Fach-
buch
Klett-Cotta

Inge Seiffge-Krenke

Jugendliche in der Psychodynamischen Psychotherapie

Kompetenzen für Diagnostik, Behandlungstechnik, Konzepte und Qualitätssicherung

Klett-Cotta

MIX
Papier aus verantwortungsvollen Quellen
FSC® C014889

Klett-Cotta
www.klett-cotta.de

Printed in Germany
Cover: Bettina Herrmann, Stuttgart,
unter Verwendung eines Fotos von photocase/k_t
Gesetzt von Kösel Media, Krugzell
Gedruckt und gebunden von Friedrich Pustet GmbH & Co. KG, Regensburg
ISBN 978-3-608-98359-3

Vierte, vollständig überarbeitete und erweiterte Neuausgabe des Titels »Psychoanalytische und tiefenpsychologisch fundierte Therapie mit Jugendlichen«, 2020

Bibliografische Information der Deutschen Nationalbibliothek
Die Deutsche Nationalbibliothek verzeichnet diese Publikation in der Deutschen Nationalbibliografie; detaillierte bibliografische Daten sind im Internet über <http://dnb.d-nb.de> abrufbar.

Inhalt

Vorwort ... 11

1. Einleitung ... 13

2. Theoretische Kompetenz: Das Jugendalter aus psychodynamischer und entwicklungspsychologischer Sicht ... 17
Frühe psychodynamische Ansätze: Von Freud zu Blos ... 18
Weiterentwicklungen: Selbstpsychologie, Objektbeziehungstheorien, intersubjektive Ansätze und die Bedeutung des Körpers ... 26
Die psychodynamischen Akzentsetzungen in den letzten Jahren ... 32
Begrenzungen der psychodynamischen Adoleszenztheorien: Warum brauchen Jugendlichen-Therapeuten entwicklungspsychologische Kenntnisse? ... 40
Die Sicht der Entwicklungspsychologie: Der kompetente Jugendliche ... 41
Von der Defizitorientierung zur Ressourcenorientierung ... 57
Zusammenfassung ... 57

3. Ursachen für die Zunahme und Veränderung psychischer Störungen ... 59
Veränderungen in den ätiologischen Modellen und Krankheitswandel ... 60
Neue Trends: Balance zwischen internalen und externalen Faktoren ... 61
Zunahme von psychischen Störungen bei Jugendlichen: Epidemiologische Studien und Krankenkassen-Statistiken ... 63
Zunahmen bei einzelnen Störungen, Modediagnosen, Geschlechtsspezifität ... 64
Stabilität von Störungen ... 66
Komorbidität als jugendtypisches Phänomen ... 67
Gesellschaftliche Veränderungen als Ursachen für die Zunahme und Veränderung von psychischen Störungen ... 68
Erdrückende Realitäten: Kumulierung von Stressoren in der Gruppe psychisch auffälliger Jugendlicher ... 76
Vulnerabilität und Resilienz ... 77
Zusammenfassung ... 78

4. Diagnostische Kompetenz: Der diagnostische Prozess ... 79
Der Weg in die Therapie: Die Behandlungsmotivation von Jugendlichen ... 80
Diskrepanzen in den Symptombeschreibungen, unklare und instabile Diagnosen ... 85
Wer ist eigentlich der Patient? Wer braucht eine Therapie? ... 87
Anonyme Online-Dienste und »bewusste Unaufrichtigkeit« und »Vagheit« in der dyadischen Gesprächssituation ... 89
Wie kann man traumatische Erfahrungen kommunizieren und verstehen? ... 90
Indikationen zur Psychotherapie bei Jugendlichen ... 91
Vorgehen in den probatorischen Sitzungen, Nutzung des OPD-KJ-Interviews als Tool ... 94
Szenisches Verstehen und OPD-KJ – kein Widerspruch ... 96
Indikationskriterien und die Unterscheidung zwischen bewusster und unbewusster Behandlungsmotivation ... 102
Diagnostische Hilfen ... 105
Diagnostische Arbeit mit der OPD-KJ ... 112
Die Erstellung der Fallkonzeption mit Hilfe der OPD-KJ ... 117
Zusammenfassung ... 122

5. Diagnostische Kompetenz: Einige typische Störungsbilder ... 123
Hysterie/Dissoziative Störungen ... 123
ADHS ... 129
(Borderline-)Persönlichkeitsstörungen ... 132
Jugendliche Psychosen ... 134
Destruktives Körperagieren: Selbstverletzendes Verhalten und Essstörungen ... 137
Probleme mit der sexuellen Präferenz und der Geschlechtsidentität, Transgender ... 144
Sexualisierte Gewalt: Sexualstraftäter ... 147
Antisoziales Verhalten, Delinquenz, Weglaufen, Schulabsentismus ... 148
Depression ... 152
Suizidalität ... 155
Traumatisierungen ... 157
Zusammenfassung ... 160

6. Psychodynamische Kompetenz: Was heißt »psychodynamisches Arbeiten«? 161
Was heißt »psychodynamisches Arbeiten«? 162
Aktuelle Veränderungen in der Erwachsenenpsychotherapie: Von der Kunst der Deutung zur Macht der Beziehung 172
Berufsbild und Tätigkeit des Jugendlichen-Psychotherapeuten 173
Essentiell für die Versorgung: Der Berufsstand des psychodynamischen Kinder- und Jugendlichen-Psychotherapeuten 177
Was macht einen »hinreichend guten« Jugendlichen-Psychotherapeuten aus? 181
Vergleich zwischen erfahrenen und unerfahrenen Therapeuten 189
Zusammenfassung 192

7. Behandlungstechnische Kompetenz: »Der Versuch, auf einen fahrenden Zug aufzuspringen« 193
Historischer Exkurs: Spaltung zwischen Befürwortung und Ablehnung der Jugendlichenbehandlung 194
Die Einhaltung des Rahmens 195
Grundregel und Arbeitsbündnis 199
Symbolisierungsfähigkeit und die Bedeutung der Mentalisierung 203
Umgang mit Phantasien und dem Unbewussten 205
Arbeiten mit Träumen 211
Die Arbeit mit der »inneren Bühne«: Geschichten, Filme, neue Medien 214
Nutzung von Spielen, Zeichnungen und Kunst 217
Deuten versus »containen« 222
Arbeit in der Beziehung, Bindungsaspekte 226
Gegenübertragungsphänomene und -probleme 234
Reparieren von Brüchen: »rupture and repair« 239
Spezielle Widerstands- und Abwehrformen 240
Traumata, Sprachlosigkeit und Agieren 246
Agieren in und außerhalb der Therapie 248
Abstinenz und analytische Neutralität 252
Grenzen setzen, Triangulierung und der ödipale Verzicht 256
Phasenspezifische Besonderheiten: Übergangsobjekte, Sexualität, Umgang mit Autonomie 260

Sexuelle Entwicklung von Jugendlichen und das Geschlecht des Therapeuten ... 264
Negative therapeutische Motivation und negative therapeutische Reaktion ... 270
Beendigung der Therapie ... 272
Zusammenfassung ... 276

8. Behandlungstechnische Kompetenz: Begleitende Elternarbeit ... 277
Elternarbeit: Zielsetzungen, triadische Kompetenz und die »Achillesferse« ... 277
Der Beginn der Elternarbeit in den probatorischen Sitzungen ... 279
Unterschiedliche Typen von Elterngesprächen ... 282
Funktion und Themen der Elternarbeit: Stärkung der Elternkompetenz ... 285
Hinweise zur Technik in Elterngesprächen ... 291
Therapieende und Therapieabbrüche ... 302
Zusammenfassung ... 304

9. Kulturelle Kompetenz: Die Arbeit mit ausländischen Familien ... 305
Der erste Kontakt: Unterschiedlicher Ausdruck von »Störungen« und die Bedeutung des Schamaffekts ... 306
Die therapeutische Haltung im Setting, modifiziertes Abstinenzkonzept ... 307
Fragen zum technischen Vorgehen ... 310
Interethnische Heiraten, unterschiedliches Akkulturationsniveau zwischen Eltern und Kindern und die Arbeit mit Vätern ... 312
Offenheit für andere Werte und Erziehungsvorstellungen, Identitätsprobleme und Autonomieschuld ... 315
Besondere Gegenübertragungsgefühle und -gefahren ... 319
Zusammenfassung ... 320

10. Behandlungstechnik bei traumatisierten Patienten und Patienten mit strukturellen Beeinträchtigungen ... 321
Nutzung verschiedener Krankheitsmodelle: Von der Konflikt- zur Struktur- und Traumapathologie ... 322
Konflikt- und Strukturfokus in psychodynamischen Therapien ... 324

Strukturgebende Therapien und die Bedeutung von Mentalisierung und Bindung 329
Übertragungsfokussierte Therapie (TFP) 330
Adolescent Identity Treatment (AIT) 333
Mentalisierungsbasierte Therapie für Adoleszente (MBT-A) 335
Die Psychoanalytisch-interaktionelle Methode (PIM) 339
Umgang mit traumatisierten Patienten 342
Zusammenfassung 346

11. Flexibilisierung der Behandlungsformen: Von der KZT zum stationären Setting 347
Flexibilität des therapeutischen Prozesses 347
Beratung und Krisenintervention 348
KZT und Fokaltherapie 352
Einzeltherapie 354
Gruppentherapie 357
Stationäres Setting 362
Zusammenfassung 369

12. Forschungskompetenz: Qualitätssicherung und Veränderungen in psychodynamischen Behandlungen 370
Warum wird Qualitätssicherung für die Zukunft der Jugendlichen-Therapeuten immer bedeutsamer? 371
Ergebnisse der Evaluationsforschung in der Kinder- und Jugendlichen-Psychotherapie 375
Prozessanalysen: Kommunikationsanalysen und Schulung des Umgangs mit »ruptures« in der therapeutischen Beziehung 379
OPD-KJ in der Diagnostik und Qualitätssicherung 380
Verbesserung des Strukturniveaus und der Mentalisierungsfähigkeit 381
Faktoren, die einen Einfluss auf den Psychotherapieprozess und das Psychotherapieergebnis haben: Moderatoren der Veränderung 383
Forschung zu Therapieabbrüchen 386
Qualitätssicherung in der Kinder- und Jugendlichen-Therapie – mehr als nur eine Frage der Effizienz 388
Zusammenfassung 390

Literatur ... 391

Personenregister ... 427

Sachwortregister ... 434

Die Autorin ... 447

Vorwort

Meine Beschäftigung mit dem Gegenstand dieses Buches hat eine lange Geschichte. Zunächst ist zu sagen, dass ich neben einer psychoanalytischen Ausbildung für die Behandlung von Erwachsenen auch eine Ausbildung für die psychoanalytische und tiefenpsychologisch fundierte Therapie von Kindern und Jugendlichen absolvierte, und diese kombinierte Erfahrung in beiden Altersbereichen war sehr entscheidend für meine Beschäftigung mit jugendlichen Patienten, ebenso wie meine Tätigkeit als Entwicklungspsychologin mit meinen zahlreichen Forschungsarbeiten über Jugendliche und ihre Eltern nicht nur in Deutschland, sondern auch in vielen anderen Ländern.

Mein erstes Buch über psychoanalytische Psychotherapie bei Jugendlichen entstand 1986. Neue Möglichkeiten der Behandlung, aber auch der Krankheitswandel waren Anlass für die umfassende Neukonzeptualisierung, die ich in *Psychoanalytische und tiefenpsychologisch fundierte Psychotherapie mit Jugendlichen* 2007 vorlegte, ein Buch, das im gleichen Jahr den Heigl-Preis erhielt. Ich habe mich sehr gefreut, dass die Therapie von Jugendlichen eine solche Aufmerksamkeit erhielt.

Seither sind einige Jahre vergangen, in denen eine umfangreiche Forschung zu den neurobiologischen Grundlagen psychischer Störungen stattfand, in denen die neuen Medien in nie geahnter Weise Einfluss auf unseren Alltag und die therapeutische Praxis nahmen, in denen viele Patienten mit Migrationshintergrund in unsere Ambulanzen kamen und in denen die Notwendigkeit, die Effizienz unserer Behandlungen zu evaluieren, immer deutlicher wurde. Dass reale Traumatisierungen viel häufiger sind als noch vor Jahrzehnten wahrgenommen und strukturelle Störungen im Zunehmen begriffen sind, wurde offenkundig und hat zu zahlreichen spezifischen Behandlungsformen für diese Störungsgruppe geführt. Das vorliegende Buch baut auf den früheren Arbeiten auf, es nimmt zugleich die neueren Entwicklungen in den Blick und reflektiert sie für die therapeutische Praxis. Auch der Titel wurde geändert, um deutlich zu machen, dass psychodynamische und tiefenpsychologisch fundierte Therapien unter dem Dach »Psychodynamische Therapie (TP)« einen guten Platz gefunden haben, was nicht nur dem internationalen Sprachgebrauch entspricht, sondern zugleich den zukunftsträchtigen Entwicklungen Rechnung trägt. Ab 2020 wird es nämlich in Deutschland einen neuen Studiengang, *Master in Psychotherapie* geben, in dem psychodynamische Verfahren ihren Stellenwert haben; dies wird auch zu Veränderungen in den Weiterbildungen für psychodynamische Psychotherapie bei Kindern und Jugendlichen führen. Psychodynamische Konzepte und Behandlungsformen haben damit eine erhebliche Aufwertung und Professionalisierung erfahren – eine sehr erfreuliche Entwicklung.

In den letzten Jahren haben mich die Gespräche und der Austausch mit Freunden und Kollegen wie Hans Hopf, Gabriele Scherning, Annegret Boll-Klatt, Mathias Kohrs, Luise Reddemann, Annette Streeck-Fischer, Manfred Cierpka, Harald Freyberger, Verena Kast, Gerd Rudolf, Henning Schauenburg, Kerstin Westhoff, Christiane Ludwig-Körner, Norbert Kohl, Dieter Sens, Gitta Binder-Klinsing, Jürgen Grieser, Anke Hüter, Daniela Pfannkuch und Shmuel Shulman sehr bereichert. Die jahrzehntelange Arbeit in der Therapie und Supervision, in verschiedenen Ausbildungskontexten, in Beratungsstellen, in der Kinderpsychosomatik, der Kinder- und Jugendpsychiatrie, in Gemeinschaftspraxen sowie die Arbeit in der *OPD-KJ* (u.a. mit Klaus Schmeck, Susanne Schlüter-Müller, Heiko Dietrich, Helene Timmermann, Petra Adler-Corman und Fabian Escher) bedeuten mir viel. Die Begeisterung für die Psychodynamik hat uns (Franz Resch, Günter Presting, Ulrike Rastin und mich) in der Buchreihe *Psychodynamik kompakt* zu einer jahrelangen kreativen Zusammenarbeit geführt, in der Bände für Kinder- und Jugendlichen-Therapeuten entstanden. In der *Arbeitsgemeinschaft Psychodynamischer Professorinnen und Professoren* haben wir uns, allen voran Jürgen Körner und Cord Benecke, sehr für die Belange einer zukunftsträchtigen psychodynamischen Aus- und Weiterbildung engagiert. Ich bedanke mich bei allen Weggefährten sehr herzlich, und dazu gehören auch Dr. Heinz Beyer vom Verlag Klett-Cotta, der mit Nachdruck und Geduld diese Überarbeitung begleitete, sowie Thomas Reichert, der wiederum wie bei meinen früheren Büchern umsichtig und kompetent lektorierte.

1. KAPITEL

Einleitung

»Würdest du mir bitte sagen, welchen Weg ich einschlagen muss?«
»Das hängt in beträchtlichem Maße davon ab, wohin du gehen willst«, antwortete die Katze.
»Oh, das ist mir ziemlich gleichgültig«, sagte Alice.
»Dann ist es auch einerlei, welchen Weg du einschlägst«, meinte die Katze.
»Hauptsache, ich komme irgendwohin«, ergänzte sich Alice.
»Das wirst du sicher, wenn du lange genug gehst«, sagte die Katze.

(Lewis Carroll, Alice im Wunderland, 1865, S. 103)

Psychodynamische Psychotherapeuten leisten nicht nur den größten Anteil, sie sind in der ambulanten und stationären Versorgung von Jugendlichen unverzichtbar. Ihr therapeutischer Zugang, ihre Haltung und ihre Kompetenzen sind in einer Altersgruppe gefragt, die keineswegs leicht zu behandeln ist. Auch formal haben sich die Voraussetzungen für psychodynamische Jugendlichen-Therapeuten verbessert. Seit In-Kraft-Treten des Psychotherapeutengesetzes 1999[1] wurde die Ausbildung von Kinder- und Jugendlichen-Therapeuten und deren berufliche Grundlage auf eine neue, sichere Basis gestellt. Der 8. Deutsche Psychotherapeutentag (DPT) forderte bereits 2006 in einer einhellig verabschiedeten Resolution, für Kinder- und Jugendlichen-Therapie eine Mindestquote von 20 % der Bedarfsplanung vorzusehen, es dauerte allerdings einige Zeit, bis diese realisiert wurde (Schwarz, 2019). Dies erbrachte tatsächlich neue Kassensitze, konnte aber das Stadt-Land-Gefälle strukturell nicht beheben. Inzwischen liegen neue Informationen zur Bedarfsplanung vor, ist die Reform der Aus- und Weiterbildung in Psychotherapie in Deutschland u. a. durch die im Bundestag (12/2019) verabschiedete

---

1 Dieses Buch bezieht sich öfters auf die Entwicklung in Deutschland. Die psychodynamische Ausbildung und der Zugang zu den Krankenkassen sind in anderen deutschsprachigen Ländern wie der Schweiz und Österreich weniger formalisiert und festgelegt; die theoretischen Grundlagen und das praktische Vorgehen sind jedoch weitgehend vergleichbar.

Novelle des Psychotherapeutengesetzes, basierend auf dem Referentenentwurf des Bundesministeriums für Gesundheit, vorangeschritten, eine Approbationsordnung wurde vom Bundesrat am 14. 2. 2020 verabschiedet, Weiterbildungsordnungen werden folgen.

Ab 2020 wird es also einen neuen Studiengang *Master in Psychotherapie* (zumeist an psychologischen Instituten) geben, der psychodynamische Perspektiven im Studium – nach einer jahrzehntelangen Dominanz verhaltenstherapeutischer Verfahren – gleichberechtigt unterrichtet und erforscht und in der die Lehre altersübergreifend ist, also diagnostische und therapeutische Perspektiven in Bezug auf Kinder, Jugendliche und Erwachsene integriert. Erst nach Abschluss dieses verfahrens- und altersübergreifenden Studiums kann eine Weiterbildung in einem speziellen Verfahren, z. B. psychodynamische, d. h. tiefenpsychologisch fundierte (TP), und psychoanalytische Therapie (PA) bei Kindern und Jugendlichen angeschlossen werden mit der Möglichkeit des Erwerbs der jeweils anderen Fachkunde für die jeweils andere Altersstufe. Die Durchlässigkeit und Flexibilität ist also sehr groß geworden, und der Beruf des Kinder- und Jugendlichen-Therapeuten deutlich aufgewertet und dem des Erwachsenentherapeuten gleichgestellt.

Diese Neuerungen in der psychodynamischen Aus- und Weiterbildung – und dass international »psychodynamisch« die gebräuchliche Form ist – sind der Grund dafür, weshalb in diesem Buch zumeist der Begriff *psychodynamisch* gebraucht wird, unter dem im deutschen Kassensystem die Finanzierung von tiefenpsychologisch fundierten und von analytischen Psychotherapien mit Kindern und Jugendlichen erfolgt. Die Psychodynamik ist also das »gemeinsame Dach«, unter dem international, aber auch in den anderen deutschsprachigen Ländern, diagnostische und therapeutische Arbeit geleistet wird.

Dieses Buch hat sich zum Ziel gesetzt, auf dem Hintergrund von Theorien, Forschungsbefunden und therapeutischer Praxis einen Beitrag zu wesentlichen Arbeitsschwerpunkten von Jugendlichen-Psychotherapeuten zu leisten. In den letzten 20 Jahren hat sich das Interesse an dieser Entwicklungsphase – der Jugend – verstärkt und die therapeutische Vorgehensweise stark verändert, und zwar auf Grund von folgenden Entwicklungen:

1. Eine größere Differenzierung in den ätiologischen Faktoren, die das Verständnis des Einflusses von Entwicklungsfaktoren hervorgebracht und dazu geführt haben, dass diese verstärkt in der therapeutischen Arbeit benutzt werden.
2. Neurobiologische Erkenntnisse und Ergebnisse der Bindungsforschung wurden stark rezipiert und in ihrer Bedeutung für die Adoleszenztherapie reflektiert.

3. Der frühen Entwicklung wurde in ihrer Bedeutung für die spätere Psychopathologie stärker Rechnung getragen, etwa durch die Wahrnehmung der Bedeutung früher Traumatisierungen und belastender Lebensereignisse.
4. Zugleich wurde die Adoleszenz als »Fenster der Vulnerabilität« begriffen, als zentrale Schnittstelle, von der aus sich weitere psychopathologische Entwicklungen, z. B. als Einflüsse auf das junge Erwachsenalter (»emerging adulthood«), zeigen.
5. Gravierende gesamtgesellschaftliche Veränderungen, der Einfluss der neuen Medien, Veränderungen in den Familienformen und eine zunehmende kulturelle Diversität waren in diagnostische und therapeutische Konzepte zu integrieren.

Jugendliche Patienten heutzutage unterscheiden sich deutlich von jenen, die noch vor 20, 30 Jahren therapiert wurden. Dieser Krankheitswandel hängt auch mit gesamtgesellschaftlichen Veränderungen zusammen, wie ich in diesem Buch belegen will. Wesentliche Impulse zur Beachtung der Realität – im Vergleich zu den unbewussten Phantasien – kamen von der Bindungsforschung. Sie sollen in den nächsten Kapiteln dargestellt werden, ebenso wie entwicklungspsychopathologische Befunde, die von besonderer klinischer Relevanz sind.

Aufgrund der beschriebenen Veränderungen werden Fragen der Diagnostik (etwa durch OPD-KJ), der Behandlungstechnik und auf psychodynamischem Denken gründende neue Behandlungsmethoden wie strukturorientierte Psychotherapie, MBT (Mentalisierungsbasierte Therapie) und TFP (Übertragungsfokussierte Psychotherapie) in diesem Buch einen besonderen Schwerpunkt ausmachen. Dabei geht es auch um Fragen der Unterscheidung zwischen Konflikt- und Strukturpathologie sowie Traumapathologie.

In Anbetracht der Möglichkeit, die »zweite Chance« (Blos, 2015, S. 19) zur grundlegenden Veränderung der psychischen Struktur zu nutzen, ist die psychodynamische Behandlung von Jugendlichen eine große Aufgabe, die die Kompetenz von Therapeuten herausfordert. Ein Kapitel dieses Buches wird sich daher Fragen der Kompetenz und Professionalisierung (Wer sind wir? Was macht einen »hinreichend guten« Jugendlichen-Therapeuten aus?) widmen. Die später zusammengetragenen Evaluationsstudien unterstreichen, dass diese Altersgruppe sehr von einer solchen Therapie profitiert; die Effektstärken liegen nur wenig unter denen für Erwachsenenbehandlungen. Aber neben der Effizienz hat die Forschung noch viele andere spannende Ergebnisse zur Psychotherapie bei Jugendlichen zu bieten.

Eine psychodynamische Behandlung von Jugendlichen kann sich – wie in weiteren Kapiteln dieses Buches nachgewiesen werden soll – in ihrem Verlauf und in behandlungstechnischer Hinsicht sehr von einer Erwachsenenbehandlung unterscheiden. Daher ist es besonders wichtig, die entwicklungspsychologischen Basisdaten dieser Entwicklungsphase zu kennen, konturieren sie doch den Hintergrund, vor dem sich der psychodynamische Prozess zwischen Therapeut und jugendlichem Patienten entfaltet.

Ich möchte hervorheben, dass, wenn aus Gründen der Vereinfachung von »Therapeut« und »Jugendlichem« gesprochen wird, immer alle Geschlechter gemeint sind. Desgleichen möchte ich betonen, dass, wenn im Folgenden der Begriff der »Adoleszenz« verwendet wird, er ganz unterschiedliche Entwicklungsabschnitte umgreift. Neuere entwicklungspsychologische Forschung hat gezeigt, dass frühere Konzepte einer prolongierten oder sogar pathologisch prolongierten Adoleszenz (Blos, 1954) nicht mehr zutreffend sind, sondern dass das Auftreten eines neuen, bislang unbekannten Entwicklungsabschnitts zwischen Jugendalter und Erwachsenenalter (»emerging adulthood«, Seiffge-Krenke, 2015a) heute die Regel ist, was für Jugendlichen-Psychotherapeuten die Behandlung von jungen Menschen bis zum 23. Lebensjahr bedeuten kann. Bis zum 21. Lebensjahr muss die Therapie allerdings begonnen worden sein.

Insgesamt wird in diesem Buch durch die Integration vielfältiger interdisziplinärer Theorien und Befunde, durch deren Illustration in Form von Falldarstellungen und dadurch, dass der Fokus auf wesentliche Arbeitsschwerpunkte (wie Diagnostik, Fallkonzeption, neue Krankheitsbilder, neue Behandlungsformen, Arbeit an der therapeutischen Beziehung, technische Fragen in der Jugendlichenbehandlung, Elternarbeit und Qualitätssicherung) gelegt wird, Jugendlichen-Therapeuten in der Aus- und Weiterbildung und Jugendlichen-Therapeuten bei ihrer praktischen Arbeit ein komplexer theoretischer Rahmen, ein hilfreiches Gerüst an Einsichten und Techniken angeboten. Dabei werden, zusammenfassend, vier Schwerpunkte gesetzt:

- theoretische Kompetenz,
- diagnostische Kompetenz,
- behandlungstechnische Kompetenz und
- Forschungskompetenz.

In einem Kontext von hohen Einwanderungsraten wie in der Schweiz, in Österreich und in Deutschland wird die kulturelle Kompetenz als spezifische diagnostische und behandlungstechnische Kompetenz ebenfalls eine Rolle spielen.

2. KAPITEL

Theoretische Kompetenz: Das Jugendalter aus psychodynamischer und entwicklungspsychologischer Sicht

Die altersmäßige Umgrenzung des Jugendalters als Entwicklungsabschnitt ist nicht einfach. Während der Beginn der Adoleszenz noch relativ eindeutig das Alter von 12 bis 13 Jahren umfasst, bereitet die Bestimmung der obersten Grenze zunehmend Schwierigkeiten. Das Ende der Adoleszenz ist erreicht, so Freud (1905a), wenn das Individuum ein nichtinzestuöses Liebesobjekt gefunden hat – ein schwierig zu definierendes Kriterium. In der entwicklungspsychologischen Forschung wurde vor einer Reihe von Jahren ein neues, eigenes Stadium zwischen später Adoleszenz und jungem Erwachsenenalter entdeckt, »emerging adulthood« (Arnett, 2000; Seiffge-Krenke, 2015a).

Orientiert am historischen Verlauf werden in diesem Kapitel zunächst die Konzeptionen der klassischen Vertreter psychodynamischer Adoleszenztheorien wie Sigmund und Anna Freud sowie die Reflexion ihrer Ansätze in älteren Arbeiten vorgestellt. Dann werden die Objektbeziehungstheorien, interaktionistische Ansätze und die Selbstpsychologie dargestellt, deren Ideen, obwohl sie keinen eigenständigen Beitrag zur Theorie der Adoleszenz geleistet haben, bis heute in den meisten aktuellen Ansätzen vertreten werden. Die Bindungstheorie, die im Rahmen der Vorstellung entwicklungspsychologischer Befunde und Theorien besprochen wird, stellt ein Bindeglied zwischen Psychoanalyse und Entwicklungspsychologie dar. Schließlich geht es in diesem Kapitel um Beziehungsentwicklung, Körperkonzept, Identität und Stressbewältigung des Jugendlichen, die vor dem Hintergrund der Verarbeitung belastender Erfahrungen bei vielen Patienten bedeutsam sind. Dies wird in den Rahmen der Familienentwicklung in dieser Altersphase eingebettet.

Frühe psychodynamische Ansätze: Von Freud zu Blos

Für alle psychodynamischen Ansätze ist das Konzept des *Unbewussten* zentral, können unbewältigte frühe Konflikte alle späteren Beziehungen belasten und zu psychischen Symptomen führen (Boll-Klatt & Kohrs, 2018). Dabei ist die Kontinuität zwischen normalen und gestörten Entwicklungsprozessen ein Diktum, das besonders für die Adoleszenz gilt.

Auf die frühen Ansätze von Sigmund Freud, von Anna Freud und Erik H. Erikson wird nur kurz eingegangen, da ihre Bekanntheit vorausgesetzt werden kann (vgl. Seiffge-Krenke, 2003a). Etwas ausführlicher wird die Theorie von Peter Blos dargestellt, der sich besonders um eine Differenzierung in einzelne Entwicklungsabschnitte und ihre speziellen Aufgaben bemüht hat.

Sigmund Freud: Adoleszenz als endgültige Lösung des Ödipuskomplexes, Bisexualität

Das psychodynamische Studium der Adoleszenz begann bekanntlich 1905 mit dem entsprechenden Kapitel in den »Drei Abhandlungen zur Sexualtheorie«, in denen Sigmund Freud das Erreichen einer endgültigen Sexualorganisation als entscheidendes Charakteristikum dieser Entwicklungsphase herausstellte. Die dort von ihm vertretene Sicht, die Adoleszenz sei vor allem eine *Neuauflage ödipaler Probleme*, hatte weitreichende Konsequenzen; angesichts der Vielzahl von Patienten, die mit ihren Eltern ein spezielles Schlafarrangement teilen, finden wir diese Sichtweise heute erneut bedeutsam (vgl. Kapitel 3).

In wesentlichen Zügen wiederholt die Adoleszenz nach Freud den Ödipuskomplex und muss ihn endgültig lösen. Um das Ziel der reifen Sexualität zu erreichen – nach Freud die Unterordnung der erogenen Zonen unter das Genitalprimat und die Anerkennung der Generationsgrenze –, hat der Jugendliche mehrere Entwicklungsaufgaben zu bewältigen: Er muss den Ablösungsprozess von den Eltern vollziehen, also auf inzestuöse Objektbesetzungen verzichten, sowie gleichgeschlechtliche Neigungen aufgeben, also heterosexuelle Objekte wählen. Wir würden heute die homosexuelle Objektwahl hinzufügen wollen. Interessant ist, dass Freud auf ein bisexuelles Durchgangsstadium hingewiesen hat, besonders deutlich bei den Mädchen, aus heutiger Sicht angesichts der vielen Patienten mit Transgender-Problematik bemerkenswert.

Freuds Sichtweise der »zweiten ödipalen Phase« war sehr einflussreich. In den folgenden Jahren haben dann Siegfried Bernfeld (1923), Alfred Adler (1927) und

August Aichhorn (1925) von einer eher praktischen Seite her zum Verständnis von Jugendlichen beigetragen. Aichhorns behandlungstechnisches Vorgehen in der Therapie dissozialer und delinquenter Jugendlicher ist hier zu nennen. Bernfelds protrahierter Typus, dadurch gekennzeichnet, dass er weit über die normale Altersstufe hinaus adoleszente Verhaltensweisen beibehält, ist heute vor dem Hintergrund der neuen Phase des »emerging adulthood« besonders interessant. Blos (1965) beschrieb den spezifischen Ablauf der Adoleszenz beim männlichen Geschlecht, Helene Deutsch (1944) die frühe Adoleszenz bei Mädchen. Sie arbeitete das *bisexuelle Schwanken* als besonders offenkundig bei Mädchen heraus. In der Tat lässt sich belegen, dass weibliche Jugendliche in der frühen Adoleszenz mit gleicher Heftigkeit heterosexuelle und homoerotische Beziehungen aufnehmen (vgl. Seiffge-Krenke, 2017a).

Anna Freud: Entidealisierung der Eltern, Trauerarbeit und jugendspezifische Abwehrmechanismen

Anna Freud beschäftigte sich eingehender als ihr Vater mit diesem Entwicklungsabschnitt. 1936 veröffentlichte sie zwei Aufsätze, »Das Ich und das Es in der Pubertät« und »Triebangst in der Pubertät«, in denen sie die konfliktträchtige und quantitative Veränderung der Triebe mit dem Eintritt in die Pubertät belegt. Für sie bedeutet

> »die Pubertät ihrem Wesen nach die Unterbrechung einer Periode friedlichen Wachstums, […] das Weiterbestehen von innerem Gleichgewicht und Harmonie dagegen eine abnorme, nicht eine normale Erscheinung, die dringend einer Behandlung bedarf« (A. Freud, 1960, S. 21).

Anna Freud hält die Verlagerung libidinöser Besetzungen der Elternrepräsentanzen auf nichtinzestuöse Objekte außerhalb der Familie für das zentrale Problem der Adoleszenz. Hierzu ist eine spezielle *Trauerarbeit* erforderlich, die an einen realen Objektverlust erinnert.

Im idealen Fall reduzieren sich Angst und Schuldgefühle mit dem Abzug von Besetzungen. Zur Bewältigung der Ängste setzt das Ich alle ihm zur Verfügung stehenden Abwehrmechanismen aus jeder Entwicklungsstufe ein. Im Einzelnen unterscheidet Anna Freud (1958, S. 269):

1. *Abwehr gegen infantile Bindungen* durch Verschiebung der Libido auf andere Objekte (abrupte Besetzung außerfamiliärer Objekte wie Freunde) bzw. durch

Verkehrung eines Affektes in sein Gegenteil (Verleugnung von positiven Gefühlen, provokantes, aggressives Verhalten);
2. *Abwehr gegen triebhafte Impulse* durch Askese (den Versuch, jegliche Triebbefriedigung zu unterdrücken; dazu gehören auch Bedürfnisse wie Schlaf und Nahrung) bzw. durch Intellektualisierung (die gedankliche Meisterung der Triebwünsche, die sich oft in endlosen Diskussionen über abstrakte politische Themen äußert).

Anna Freud hebt besonders die Abwehrmechanismen der Askese und der Intellektualisierung als für das Jugendalter charakteristisch hervor. Da sich diese Abwehrmechanismen gegen Triebabkömmlinge aus allen prägenitalen Phasen richten, ist das pathologische Erscheinungsbild des Jugendlichen variabel und unberechenbar. Fluktuationen zwischen extremen Gegensätzen – wie Ablehnung vs. Erfüllung eigener Triebimpulse, Hass vs. Liebe zu den Eltern, Auflehnung vs. Abhängigkeit von den Eltern, idealistisches, selbstloses vs. egozentrisches, berechnendes Verhalten – sind ihrer Auffassung nach für Jugendliche angemessen und durchaus normal. Dieser Umstand lässt eine Differentialdiagnose zwischen jugendtypischem »Aufruhr« und wirklicher Pathologie zum Problem werden (A. Freud, 1958). Wichtig ist auch das Konzept der Entwicklungslinien. Anna Freud (1965) hat darauf hingewiesen, dass Imbalancen in einzelnen Entwicklungsbereichen relativ häufig sind.

Erikson: Identitätsentwicklung und die Notwendigkeit eines Moratoriums

Im Vergleich zu Freuds Konzeption gibt Erikson dem Unbewussten und der psychosexuellen Dimension weniger Raum und bezieht den Entwicklungskontext stärker ein. Seine Arbeiten (Erikson, 1950, 1956, 1970 [2003]) verdeutlichten, dass das Phänomen der Adoleszenz nicht nur durch eine Zunahme der Triebimpulse und deren Abwehr begründet werden kann, sondern eine psychosoziale Notwendigkeit darstellt, die wesentlich zur Integration des Jugendlichen in die Gesellschaft beiträgt. Auf jeder der acht von ihm beschriebenen Entwicklungsstufen hat das Individuum einen typischen Konflikt zu lösen, dessen befriedigende Bewältigung und Integration in die nächstfolgende Stufe die Voraussetzung für eine gesunde Entwicklung des Ichs und der Ich-Identität bilden.

Die Adoleszenz, als fünfte seiner Grundphasen, wird durch die Antithese von *Identität vs. Identitätsdiffusion* charakterisiert. Erikson weist darauf hin, dass Jugendliche eines Moratoriums bedürfen, bevor sie als junge Erwachsene endgültig eine spezialisierte Arbeit ergreifen können und zur Intimität fähig sind (Erikson, 1970 [2003]). Die endgültige Identität, wie sie am Ende der Adoleszenz feststeht, schließt die Auseinandersetzung mit allen bedeutsamen Identifizierungen der Vergangenheit ein. Dass diese Integration eine schwierige Leistung der Ich-Synthese darstellt, die nicht ohne Konflikte und Krisen abläuft, verdeutlicht das folgende Zitat:

> »Es ist nicht immer einfach, sich daran zu erinnern, daß [...] die Adoleszenz kein Leiden ist, sondern eine normative Krise, das heißt eine normale Phase erhöhten Konflikts, gekennzeichnet sowohl durch eine scheinbare Schwankung in der Ich-Stärke wie durch ein hohes Wachstumspotential.« (Erikson, 1970 [2003], S. 167 f.)

Die Weiterentwicklung der Identität geschieht also in einer Phase, die Erikson als »normative Krise« bezeichnet. Mit Identitäts- oder Rollendiffusion sind dagegen für den Heranwachsenden problematische Entwicklungsverläufe gemeint. Erikson (1970 [2003]) sieht im Potential einer Gesellschaft, das dem Jugendlichen ermöglicht, sich mit neuen Rollen zu identifizieren und ein Moratorium zulässt, eine wichtige Hilfe bei der Identitätsbildung. Damit kommt Erikson den Theorien, die in der Entwicklungspsychologie u.a. auf der Grundlage umfangreicher Studien gegenwärtig vorherrschen, sehr nahe.

Das Fünfphasenmodell der Adoleszenz von Peter Blos

Zu den umfassendsten psychodynamischen Arbeiten über die Adoleszenz zählt das 1962 in den USA (1973 in deutscher Sprache) erschienene Buch *On adolescence* von Peter Blos, das mehrere deutsche Auflagen durchlief (zuletzt Blos, 2015, 9. Aufl.). Bis heute ist es das Standardwerk über die psychodynamische Theorie der Adoleszenz geblieben. Blos, ein enger Weggefährte von Erikson aus Karlsruher bzw. Wiener Tagen, versucht, den Übergang von der Kindheit zum Erwachsenenalter durch Differenzierung in fünf Phasen der psychischen Entwicklung überschaubarer zu machen.

Präadoleszenz: Zunahme des Triebdrucks, Banden-Stadium und Tomboy-Verhalten. Während der Präadoleszenz (etwa 10. bis 12. Lebensjahr) führt der Triebschub zu einem Wiederaufleben der prägenital geprägten inneren Welt des Kindes. Nahezu jedes Erlebnis – z. B. Zorn, Furcht, sportliche Betätigung – kann sexuell stimulierend wirken. Die Genitalien dienen als unspezifisches Organ der Spannungsabfuhr; erst ab der Adoleszenz werden sie ihre exklusive Empfindsamkeit für zumeist heterosexuelle Reize erhalten. Jugendliche in diesem Entwicklungsabschnitt haben Spaß an schmutzigen Worten und analen Witzen, waschen sich ungern, machen gerne Geräusche nach und verhalten sich häufig oral gierig (Blos, 2015).

Als Konsequenz der verstärkten Triebzunahme werden Abwehrmechanismen wie Verdrängung, Reaktionsbildung, Verschiebung etc. verstärkt eingesetzt. Zugleich entwickelt der Präadoleszente Tätigkeiten, die ihm in der Gruppe der Gleichaltrigen Anerkennung und Prestige verschaffen. In diesem Alter tritt auch die *Sozialisierung der Schuld* auf. Geteilte oder projizierte Schuldgefühle sind Gründe für die wachsende Bedeutung der Gruppenzugehörigkeit. Natürlich glückt die Abwehr nicht vollkommen, und so finden wir in der Präadoleszenz eine Reihe von Symptomen, die als Spannungsventile anzusehen sind, wie Magen- und Kopfschmerzen, Nägelknabbern, Herumbeißen auf den Lippen, Herumspielen an den Fingern, den Haaren sowie erhöhte motorische Unruhe.

Die Hauptaufgabe dieser Phase stellt der schwierige und langwierige Ablösungsprozess von den primären Bezugspersonen dar, dabei stand für Blos die Mutter im Zentrum. Die typischen Bewältigungs- und Aktivitätsformen von Jungen und Mädchen unterscheiden sich auffallend: Jungen zeigen eine mädchenfeindliche Einstellung. Sie meiden Mädchen bzw. setzen sie herab, necken sie und verhalten sich angeberisch, wenn sie mit ihnen zusammen sind. Bei den Mädchen ist diese Phase durch einen Aktivitätsschub *(Tomboy-Verhalten,* Dalsimer, 1979) gekennzeichnet, indem jungenhaftes Benehmen einen Höhepunkt erreicht. Häufig haben Jungen in diesem Alter Größenideen; das Thema des Tötens, Unterwerfens, Demütigens taucht in endlosen Variationen auf. Dies wird verstärkt durch das Zusammensein in gleichgeschlechtlichen Peergruppen (Banden-Stadium). Blos (2015) erklärt das Verhalten der Jungen durch das Wiederauftauchen der Kastrationsangst; das der Mädchen, ähnlich wie Helene Deutsch (1944), durch eine Verleugnung der Weiblichkeit. Passive Bestrebungen werden bei beiden Geschlechtern überkompensiert. Der entscheidende Unterschied zwischen männlichen und weiblichen Jugendlichen in diesem Stadium besteht darin, dass Mädchen ihre Prägenitalität wesentlich stärker verdrängen (Blos, 1965). Bis auf das jungenhafte Benehmen verhalten sie sich angepasst und ruhig und zeigen eine Neigung zum Tuscheln und zu Geheimnissen (Mack Brunswick, 1940).

Frühadoleszenz: Homosexuelles Durchgangsstadium, bisexuelles Schwanken, Agieren und Ich-Ideal. Im Stadium der Frühadoleszenz (etwa 13 bis 14 Jahre) beginnen der Trennungsprozess von den frühen Objektbindungen und die Hinwendung zu libidinösen, extrafamiliären Objekten. Der besondere Charakter der frühen Adoleszenz ist so durch die Absetzung der inzestuösen Liebesobjekte und als Folge davon durch die frei werdende Objektlibido gekennzeichnet. Die Suche nach einem neuen Objekt folgt zunächst noch einem narzisstischen Schema: Man schließt Freundschaft mit Gleichaltrigen, an denen man ein bestimmtes Charakteristikum besonders liebt, das man selbst gern hätte. Aus diesem Grunde sind Freundschaftsbeziehungen in diesem Altersabschnitt latent oder manifest homosexuell: Der Freund übernimmt Teile des Ich-Ideals als Substruktur des Ichs. Ein Grund für die Beendigung einer solchen homosexuell getönten exklusiven Freundschaft sind daher auch unvermeidliche Frustrationen, in denen der Freund auf gewöhnliche Proportionen schrumpft. Ein typisches Beispiel für eine solche frühadoleszente Freundschaft zwischen Jungen, in der sich Idealisierung und Erotik verbinden, ist jene zwischen Tonio Kröger und Hans Hansen in Thomas Manns Erzählung »Tonio Kröger«.

Bei den frühadoleszenten Mädchen finden wir sehr enge und intime gleichgeschlechtliche Freundschaften. Hinzu kommt eine typische Form der Idealisierung: der »Schwarm«, eine idealisierte und erotische Beziehung, die sich auf ältere Männer und Frauen beziehen kann. Eindrucksvolle Beispiele dazu gibt Karen Horney in ihren Jugendtagebüchern (Seiffge-Krenke & Kirsch, 2002). Das Objekt einer solchen Schwärmerei wird passiv geliebt mit dem Ziel, ein wenig seiner Aufmerksamkeit und Zuneigung zu erlangen. Stärker als bei den erotisch getönten Jungenfreundschaften dieser Altersstufe tritt der passive und masochistische Charakter (das Quälen, die Sehnsucht) hervor, die Bisexualität wird weniger verdrängt. Damit greift Blos die Idee von Freud und Deutsch bezüglich des heftigeren *bisexuellen Schwankens* von Mädchen auf. Das Nachlassen der bisexuellen Tendenz bei beiden Geschlechtern zeigt dann den Eintritt in die eigentliche Adoleszenz an.

Laufer (1964) weist auf die Bedeutung des Ich-Ideals in diesem Entwicklungsabschnitt hin. Charakteristisch ist auch das von Blos (1964) beschriebene Agieren. Das *Agieren* dient hier einer progressiven Entwicklung. Wenn der Heranwachsende fähig ist, seine eigenen Gedanken zu analysieren und Theorien zu bilden (Stadium der formalen Operationen nach Piaget & Inhelder, 1972), macht das »Probehandeln im Denken […] das Agieren entbehrlich« (Blos, 1964, S. 128).

Mittlere Adoleszenz: Zunahme an Narzissmus, Aufgabe der bisexuellen Einstellung, Hinwendung zum heterosexuellen Objekt, split parental imago. Charakteristisch für die Phase der eigentlichen oder mittleren Adoleszenz (etwa 15 bis 17 Jahre) ist die Aufgabe der bisexuellen Einstellung und die Hinwendung zu heterosexuellen Liebesobjekten. Der Entzug von Besetzungen von den Eltern führt zu einer verstärkten Besetzung des Ichs mit narzisstischer Libido, die zu einer Reihe charakteristischer narzisstischer Zustände führt (wie Überschätzung des Selbst, Selbsterhöhung auf Kosten der Realitätsprüfung, extreme Empfindlichkeit und Selbstbezogenheit, überscharfe Wahrnehmung, zum Teil an Halluzinationen erinnernd). In gewisser Hinsicht ähnelt dieser Zustand einer beginnenden Psychose (Bernfeld, 1923). Das narzisstische Stadium ist als positives Stadium im Loslösungsprozess anzusehen. Es liefert dem Jugendlichen die narzisstische Gratifikation, die für die Ablösung von den Eltern notwendig ist. Phantasieleben und schöpferische Betätigung erreichen in diesem Entwicklungsabschnitt einen Höhepunkt; recht häufig wird ein Tagebuch geschrieben. Das Niederschreiben erlebter Vorstellungen und Emotionen verhindert zumindest teilweise das Agieren (Bernfeld, 1931).

Mit der endgültigen Bewältigung des Ödipuskomplexes, die bis in die Spätadoleszenz reichen kann, sind die affektiven Zustände des Trauerns (Verzicht auf die ödipalen Eltern) und des Verliebtseins (Fortschreiten der Libido zu neuen Objekten) verbunden. In der mittleren Adoleszenz findet man verstärkt Abwehrprozesse wie *Intellektualisierung* und *Askese* (A. Freud, 1936). Beide Abwehrmechanismen sind für die westeuropäische Kultur besonders bedeutsam. Blos (2015) beschreibt auch die Bewältigungsform des *Uniformismus*: die Neigung, in einer Gruppe unterzutauchen, die eine Angst bindende Funktion hat.

Die »Normallösung« der adoleszenten Entwicklung – darauf hat schon Freud (1905a) hingewiesen – besteht in der Objektfindung, d. h. in einer Ablösung von den primären und der Wahl von nichtinzestuösen Liebesobjekten. In dieser Phase kann man bei Jugendlichen Übergangsobjekte beobachten. Die Neigung von Jugendlichen, jedermann als entweder gut oder schlecht, entweder klug oder dumm, entweder aufregend oder langweilig, entweder aktiv oder passiv zu bezeichnen, ist nach Blos (1976) in einem gespaltenen Elternbild begründet (»split parental imago«).

Spätadoleszenz: Irreversible sexuelle Einstellung, Aufschubmanöver. Die Spätadoleszenz (etwa 18 bis 20 Jahre) ist eine Phase der Konsolidierung, in der es zu einer Stabilisierung der Ich-Funktionen kommt, zu einer einheitlichen Identität, verbunden mit einer stabilen Selbstdarstellung. In dieser Phase werden eine konstante Objektbesetzung sowie eine irreversible sexuelle Einstellung (vorzugsweise verbunden mit einem genitalen Primat) erreicht. Es ist zugleich eine Phase relativer Reife, denn der Jugendliche bemüht sich um die Ausarbeitung eines einheitlichen Ichs. Wir wissen über den Weg der Persönlichkeitskonsolidierung allerdings noch recht wenig, da, wie Blos (2015, S. 152) ausführt, »Integration eben leiser vor sich geht als Desintegration«. Dass im Alter von 18 bis 20 Jahren eine Sexualwahl getroffen ist, wird auch daran deutlich, dass Homosexuelle sich ab diesem Zeitpunkt als permanent homosexuell betrachten (Blos, 2015).

In einer weiteren Arbeit beschreibt Blos (1954) die Aufschubmanöver, die Jugendliche in der *prolongierten Adoleszenz* unternehmen. Bernfeld beobachtete bereits 1923 das Phänomen, die Phase der Kindheit noch etwas auszudehnen, verbunden mit einem gewissen Widerwillen, den Entwicklungsprozess zum Abschluss zu bringen. Angesichts der heutigen Verlängerung und Ausdehnung, wie sie in der neuen Entwicklungsphase des »emerging adulthood« (Seiffge-Krenke, 2015a) beschrieben wird, ist das eine interessante Perspektive. Therapeutische Implikationen hat dieses Verharren erst, wenn eine bestimmte Toleranzgrenze überschritten wird und die Unfähigkeit zur Lösung der elterlichen Bindung ursächlich mit pathologischen Fixierungen zusammenhängt. Die Ausbildung einer historischen Kontinuität des Ichs ist eine besondere Leistung dieses Entwicklungsabschnittes, in dem Patienten verstehen, dass man »wohl nur eine Zukunft haben [kann], wenn man auch eine Vergangenheit hat« (Blos, 2015, S. 155).

Postadoleszenz: Konsolidierung, Experimentieren, Aussöhnung mit den Eltern. Die Postadoleszenz (21 bis 25 Jahre) stellt eine Übergangsperiode zwischen Adoleszenz und Erwachsenensein dar. Es kommt zu einer Konsolidierung sozialer Rollen und der Berufswahl bzw. dem Abschluss der Berufsausbildung. Die emotionale Entwicklung ist allerdings keineswegs zum Abschluss gekommen. Dies sieht man an dem typischen Verhalten des postadoleszenten Experimentierens – im Bereich von Sexualität mit potentiellen Liebesobjekten, zudem mit neuen Lebensformen. Im Gegensatz zur Spätadoleszenz ist wichtig, dass die Ziele schließlich in Form von dauerhaften Bindungen, Rollen oder einer dauerhaften Berufswahl umgesetzt werden können.

Es ist aber anzumerken, dass in diesem Entwicklungsabschnitt zugleich psychische Erkrankungen in ein manifestes Stadium eintreten und eine besorgniserregend hohe Sterblichkeitsrate (aufgrund von Unfällen und Suiziden) vorliegt. Ein weiterer wichtiger Aspekt der Postadoleszenz liegt in dem Bemühen, mit den

Eltern auf Distanz ins Reine zu kommen. Darunter versteht Blos (2015) die Aussöhnung mit den elterlichen Interessen und Haltungen bzw. mit dem gleichgeschlechtlichen Eltern-Imago. Der Übergang von der Spät- zur Postadoleszenz ist fließend; Erikson (1956) umgreift sogar beide Phasen in seiner Formulierung des psychosozialen Moratoriums: Der Jugendliche experimentiert und ist – bei gewissen Erwachsenenvorrechten – von Erwachsenenpflichten noch entbunden, genießt also ein Stück Freiraum.

Die Altersangaben des Modells sind als grobe Orientierungsmarken zu verstehen; insbesondere die letzten Phasen haben sich gegenwärtig zeitlich sehr ausgedehnt (Seiffge-Krenke, 2015a).

Weiterentwicklungen: Selbstpsychologie, Objektbeziehungstheorien, intersubjektive Ansätze und die Bedeutung des Körpers

Es ist auffällig, dass in weiteren Konzeptualisierungen und Schriften über das Jugendalter Ich-Entwicklung, Phantasien, Realität, Grenzen und Bindung, also Objektbeziehungs- und Selbstaspekte, eine große Rolle einnehmen und praktisch gleichwertig mit den Aspekten des Körpers betrachtet werden. Die Arbeit von Sandler und Sandler (1999) stellt ein gutes Beispiel für die Integration dieser Konzeptionen dar.

Von der Ich-Psychologie zur Objektbeziehungstheorie und Selbstpsychologie

Zwei Theoretikerinnen waren und sind besonders wichtig und als Pioniere anzusehen: Anna Freud und Melanie Klein. Wie bereits dargestellt, beschäftigte sich Anna Freud besonders mit Ich-Aspekten, und ihre Formulierungen der Abwehrmechanismen sind insofern eine direkte Weiterentwicklung dieser Ich-Funktionen. Auch der Widerstand ist eine Ich-Funktion. Anna Freud hat viele Jugendliche behandelt und spezifische Ausführungen zur Theorie und Technik formuliert, die bis heute im Anna Freud Centre vertreten werden (Sandler et al., 1982; Fonagy & Target, 2000). Sie hat besonders die Arbeiten von Margaret Mahler (1968) beeinflusst, die die komplexe Aufgabe der Ablösung, »separation«, beschrieben hat, bei Mahler allerdings bezogen auf die frühe Kindheit.

Melanie Klein hat eher den interpersonalen Aspekt betont. Die sehr frühen Objektbeziehungen zwischen Mutter und Baby sind Klein zufolge Beziehungen zu Teilobjekten, durch das Aufspalten in Gut und Böse als frühe Ordnungsgebung. Für sie wird die innere Welt durch Prozesse der Projektion und Introjektion kreiert, wobei es bei Überwiegen der guten mütterlichen Erfahrung zur Internalisierung eher guter innerer Objekte kommt (Klein, 1928). Unbewusste Phantasien sind für Melanie Klein von großer Bedeutung, während Anna Freud die Realität stärker betont.

Während bei Freud das Subjekt, insbesondere dessen triebhafte Anteile, und das Unbewusste zentral sind, verlagert sich in den Objektbeziehungstheorien der Schwerpunkt auf das Selbst und die Beziehungsebene. Das Selbst entsteht aus einem interaktiven Zusammenspiel im Raum zwischen Mutter und Kind. Auch bei den Interaktionisten wird die Bezogenheit als Begegnung zwischen zwei Subjekten konzeptualisiert, die sich wechselseitig beeinflussen (Bohleber, 1999). Diese wechselseitige Bezogenheit ist entscheidend und trägt zum Aufbau des Selbst eines Kindes oder Jugendlichen bei (Winnicott, 1969a). Die Intersubjektivität ist einer der Schlüsselbegriffe für diese theoretischen Neuerungen (Bohleber, 2013).

Die Überschneidungen zwischen den verschiedenen Ansätzen können auch auf die Biographie der Theoretiker zurückgeführt werden. Winnicott z. B. war auf einzigartige Weise durch das England der 1940er Jahre geprägt, als die Anna Freud-Melanie Klein-Kontroversen stattfanden. Obwohl er mit manchen Gedanken von Klein später nicht mehr einverstanden war, nahm er ihre Idee der internalisierten Objektbeziehungen, ihre Konzepte über präödipale Teilobjekte und *primitive Aggression* sehr ernst. Die Theorien von Melanie Klein führten zur Gründung einer Objektbeziehungsschule, zu der Theoretiker wie Donald Winnicott, Michael Balint, Ronald Fairbairn und Wilfred Bion gehörten. Sie stimmten Klein bezüglich der frühen Spaltungsprozesse zu, aber auch Anna Freuds Überlegungen zur frühen Hilflosigkeit des Ichs, das nicht auf die mütterliche Unterstützung zurückgreifen konnte – eine Idee, die Winnicott später durch die »Einheit zwischen Mutter und Säugling« verstärkte. Kleins Konzept der *unbewussten Phantasien* war sehr einflussreich, aber auch Anna Freud hatte schon auf die Bedeutung des Phantasielebens hingewiesen, wenngleich sie die realen Lebensbedingungen ungleich stärker beachtete als Melanie Klein.

Objektbeziehungs- und Bindungstheoretiker

Während Triebaspekte und deren Abwehr bei Anna Freud im Vordergrund standen, beschäftigte sich Melanie Klein stärker mit den frühen Mutter-Kind-Beziehungen und konzeptualisierte diese als Teil-Objekt-Beziehungen mit einer deutlich aggressiven Note. Melanie Klein (1946) hat wenig über das Jugendalter geschrieben und sie hat auch nur weniges zur Jugendlichenbehandlung publiziert, u.a. die Analyse der 15-jährigen Lisa, vermutlich die ihrer Tochter Melitta Schmideberg. Allerdings hat sie darauf hingewiesen, dass manche Symptome der Adoleszenz die Ängste der paranoid-schizoiden oder depressiven Position aus der frühen Kindheit aufgreifen. Über die *depressive Position* von Melanie Klein, in der es schließlich gelingt, böse und gute Anteile der Mutter zu einem ganzen Objekt zu integrieren, schrieb Winnicott (1965, S. 176):

> »This is Klein's most important contribution, in my opinion, and I think it ranks with Freud's concept of Oedipus complex. The latter concerns a three body relationship and Klein's depressive position concerns a two body relationship, that between the infant and the mother.«

Die frühen Objektbeziehungen haben zunächst einen sehr archaischen, aggressiv-verfolgenden Charakter. In der Therapie mit Jugendlichen können solche frühen Objekterfahrungen wiederauftauchen und zu einem sprachlosen Agieren führen (vgl. Kapitel 7). Bowlby (1980) hat später in der Bindungstheorie die Suche nach dem guten Objekt, einen regelrechten »Trieb nach Bindung«, postuliert. An der Tavistock Clinic werden die von Klein entwickelten Konzepte der *Spaltung*, der Teil-Objekt-Beziehungen bis hin zur depressiven Position in der Behandlung von Jugendlichen nach wie vor vertreten und durch Bowlbys Konzept der Bindung ergänzt (Bronstein, 2001).

Das Bindungskonzept ist insofern von Bedeutung, als es um die Reaktion auf Trennung und Verlust geht. In den theoretischen Weiterentwicklungen wurde dann die Funktion der Bindung für die Symbolisierung und *Mentalisierung* (Fonagy et al., 2019) herausgearbeitet.

Winnicott, der sich zunehmend als »Unabhängiger« zwischen den Fronten von Melanie Klein und Anna Freud empfand, fügte den Kleinschen Vorstellungen über die primitiven dyadischen Phantasien die Konzepte des Übergangsraumes, Übergangsobjektes, Übergangsphänomens hinzu (Winnicott, 1969b), die auch auf Jugendliche anwendbar sind und in den technischen Überlegungen zu Jugendlichenbehandlungen auftauchen (vgl. Kapitel 7). Dies gilt auch für das »containing« oder die »holding function« – Konzepte, die darauf aufbauen und Aspekte der Triangulierung vorwegnehmen. Für Winnicott repräsentierte Freud das väterliche Prinzip (Moral, Rationalität, Objektivität, Sekundärprozess) und Klein das mütterliche Prinzip (Emotionalität, die Welt der gespaltenen und Teilobjekte, die primitiven Identifikationen und Projektionen, die im Primärprozess vorhanden sind). Er hob die Bedeutung der Symbolbildung hervor, ebenso wie das akkurate »affect attunement«. Therapeuten, die auf der Basis der Winnicottschen Ideen arbeiten, beschäftigen sich mit der »hinreichend guten Bemutterung« (»good enough mothering«) und dem Erlernen von Takt, Timing und den angemessenen Grenzen – Dingen also, die sich an die Bindungstheorie anlehnen und das prompte Wahrnehmen und angemessene Reagieren thematisieren. Für Winnicott (1974 [2002]) war das Konzept der fördernden Umwelt sehr wichtig. Sein primäres therapeutisches Ziel mit Jugendlichen bestand immer darin, die therapeutische Beziehung dazu zu nutzen, die Deprivation in der mütterlichen Versorgung zu kompensieren.

In diesem Rahmen spielt auch die *projektive Identifikation* – ein Konzept, das als Erstes von Melanie Klein (1946) eingeführt wurde – eine große Rolle. Es beschreibt die klinische Erfahrung, dass eine Person etwas von sich selbst in eine andere Person projiziert und dort kontrolliert. Meistens handelt es sich um intolerable oder schwierige, problematische Anteile. Die projektive Identifikation enthält einen Aspekt der Projektion, der »containt« (Bion, 1967a) und nach und nach in der Therapie modifiziert werden sollte (vgl. Kapitel 7).

Selbstpsychologie: Identität und Narzissmus

Obgleich auch die Selbstpsychologen Kernberg (1978) und Kohut (1979a) keine genuin jugendpsychologischen Arbeiten verfasst und keine Jugendlichen behandelt haben, werden ihre Theorien von Jugendlichen-Therapeuten stark rezipiert. Dies hängt möglicherweise mit den narzisstischen Phänomenen als Durchgangsstadium in der Adoleszenz zusammen, die schon Blos in seinen frühen Arbeiten als »aggrandiertes Selbst« beschrieben hat. Kohut (1979b) hatte an erwachsenen narzisstischen Patienten, die einen Mangel an Selbstkohäsion zeigen, schwere Defizite des Selbstwertgefühls beobachtet. Beide Narzissmustheoretiker haben unterschiedliche Behandlungskonzepte entwickelt.

Winnicott ist, wie dargestellt, einerseits als Objektbeziehungstheoretiker, andererseits als Selbstpsychologe einzuordnen, was kein Widerspruch ist, denn für ihn entsteht das Selbst aus Beziehungen. Ähnlich wie Anna Freud spekulierte

Winnicott (1969a) darüber, dass die Störungen des Jugendlichen oft sehr schwer von normalen Entwicklungen zu unterscheiden seien. Er weist auf die narzisstischen Borderlinezüge, die jugendliche Patienten haben, und die unbewusste Destruktivität hin, was seine Herkunft aus der kleinianischen Richtung anzeigt. Sehr zentral ist Winnicotts (1969a) Hypothese, dass Jugendliche letztlich unbewusst an der Beseitigung ihrer Eltern arbeiten:

> »Growing up means taking the parents place. It really does. In the unconscious fantasy growing up is inherently an aggressive act and a child is no longer child-size« (Winnicott, 1971, S. 169).

Von ihm stammt auch der Begriff »das falsche Selbst«. In der Selbstpsychologie nimmt das Selbst seit Kohuts Ausführungen einen großen Raum ein, sind die Selbstwirksamkeit, d. h. die Fähigkeit, die eigene (innere) Welt zu beeinflussen, und die spiegelnden Erfahrungen wichtiger Anderer bedeutsam (Milch, 2019). Im Zusammenhang mit der eigenen Identitätsentwicklung, aber auch der Beziehungsentwicklung ist »the capacity to be alone« (Winnicott, 1965) zentral und wird in der Arbeit mit Jugendlichen thematisiert (Erlich, 1998).

Andere Autoren wie Palombo (1990) beschäftigen sich mit Kohuts Begriffen des »cohesive self« und des »nuclear self«. Palombo berichtet, dass bei vielen Jugendlichen, die er in Langzeittherapie hatte, im Alter von ungefähr 17 Jahren erstaunliche Veränderungen auftraten. So nahm der Widerstand gegen den therapeutischen Prozess ab, die Jugendlichen waren weniger konfrontativ, auch gegenüber ihren Eltern, zeigten ein größeres Gefühl von Verantwortlichkeit für ihre eigenen Handlungen und deren Konsequenzen und waren in der Planung ihrer Zukunft aktiver. Diese Veränderungen scheinen Palombo zum einen durch den therapeutischen Prozess bedingt, zum anderen aber auch ein Ergebnis der Stabilisierung des Gefühls des Selbst (»sense of cohesive self«) zu sein. Die Jugendlichen hatten offensichtlich im Vergleich zu den aufregenden früheren Jahren eine neue innere Balance erreicht.

»Developmental breakdown« und zentrale Onaniephantasie

Die Arbeiten von Moses und Eglé Laufer (1984) kombinieren Freuds Konzentration auf die Sexualität mit Anna Freuds Konzept der Abwehr und ihrer eigenen Idee eines Entwicklungszusammenbruchs, speziell bezogen auf die sexuelle Identität. Die Laufers haben sowohl in privater Praxis als auch in einer »Outpatient«-

Klinik mit schwer gestörten suizidalen Jugendlichen psychodynamisch gearbeitet.

Von besonderer Bedeutung ist die so genannte *zentrale Onaniephantasie*, die die Auflösung des Ödipuskomplexes enthält: Es handelt sich um eine komplexe Phantasie, in der die verschiedenen regressiven Befriedigungen und die sexuelle Identifikation beinhaltet sind. Onanie und Onaniephantasien werden als Äquivalent eines Probehandelns (Laufer, 1980) angesehen. Die ödipalen Phantasien der Jugendlichen werden, wenn auch in maskierter Form, zum Bewusstsein zugelassen. Nach Laufers Dafürhalten ist die zentrale Onaniephantasie ein universelles Phänomen, das unabhängig davon auftritt, ob der Jugendliche masturbiert oder nicht.

Die Geschlechtsreife bedeutet eine große Belastung der Abwehrorganisation. Einige Jugendliche nehmen die Veränderung ihres Körpers als eine Katastrophe für ihre innere Welt wahr und reagieren mit einem psychotischen Zusammenbruch, andere fühlen sich von ihrem Körper als einem schlechten Objekt verfolgt und angegriffen bzw. ignorieren ihn (Sidoli & Bovensiepen, 1995). Der Körper, der in nicht-symbolischer Weise mit dem Körper der Mutter gleichgesetzt wird, wird abgelehnt, ignoriert, als bedrohlich erlebt. Dies kann verstehen helfen, warum Jugendliche ihren Körper regelrecht attackieren, etwa bei Anorexia nervosa, bei selbstverletzendem Verhalten und bei Suizidalität (vgl. Kapitel 5).

Die psychodynamische Objektbeziehungstheorie hat weitere Konzepte vorgestellt, nach denen der Umgang mit dem Körper u. a. als Umgang mit verinnerlichten Objekten oder als Urphantasie des Verschmolzenseins verstanden wird. Eine wichtige Rolle bei dem Prozess der Individuation kommt dem Vater im Rahmen der *Triangulierung* (Rotmann, 1978) zu, der die enge Mutter-Kind-Symbiose aufbricht. Fällt der Vater in dieser Funktion aus und ist die Mutter nicht in der Lage, abwechselnd bei ihrem Kind die Wünsche nach Verschmelzung, nach Differenzierung und Individuation wahrzunehmen und zu beantworten, läuft sie Gefahr, das Kind Bedingungen auszusetzen, die zur Psychose oder Psychosomatose führen können. Da die Adoleszenz nach Blos (2015) die *Phase der 2. Individuation* ist, kommt der Triangulierung mit dem Vater nun eine verstärkte Bedeutung zu.

Die psychodynamischen Akzentsetzungen in den letzten Jahren

In den letzten Jahren sind die klassischen Ansätze reflektiert und Ideen der Objektbeziehungstheoretiker, der Intersubjektivisten, Bindungstheoretiker und Selbstpsychologen integriert worden. Auffällig ist jedoch, dass mit wenigen Ausnahmen keine wirklichen konzeptuellen Neuentwicklungen für das Jugendalter vorgenommen worden sind. Es sind gegenwärtig eher Akzentsetzungen zu verzeichnen, bei denen offenkundig verstärkt empirische Ergebnisse aus der Entwicklungspsychologie und der Neurobiologie rezipiert wurden.

Von der Orthodoxie zur Pluralität

Lässt man die Konzeptionen des letzten Jahrhunderts von ihrem Beginn in der frühen Psychoanalyse, die stark trieborientiert war, über eine lange Periode der Gegenbewegung, die ihren Fokus stattdessen auf das Selbst, die Interaktion, die Objektbeziehungen legte, bis heute passieren, so ist bemerkenswert, dass es praktisch keine neuen eigenständigen Konzeptionen über die Adoleszenz gibt. Mit wenigen Ausnahmen, dazu gehören etwa Winnicott, Blos und Laufer, gibt es keine wirklichen konzeptuellen Neuentwicklungen; und die gerade genannten Autoren haben in den 1950er bis 1980er Jahren publiziert.

Neuere Übersichten über die psychodynamische Entwicklungspsychologie, etwa die in dem von Annette Streeck-Fischer (2018) herausgegebenen Reader, enden in der Baby- und Kleinkindzeit. Ich hatte schon erwähnt, dass die Konzeptionen der Selbstpsychologie, der Objektbeziehungstheoretiker, die sich auf die frühe Interaktion zwischen Mutter und Baby beziehen, für die Adoleszenz übernommen wurden. Ob das dem Entwicklungsstand vieler jugendlichen Patienten und deren Eltern-Beziehung überhaupt angemessen ist, wurde nie kritisch hinterfragt. Meiner Ansicht nach ist eine solche Generalisierung vor allem für Patienten angemessen, bei denen es zu einer massiven Wiederbelebung früher archaischer Ängste und Beziehungsmuster kommt, bei denen Sprachlosigkeit und Agieren, aber auch überwältigende negative Emotionen vorherrschen. Hier sind besondere therapeutische Ansätze vonnöten, wie sie teilweise in Kapitel 7, vor allem aber in Kapitel 10 geschildert werden.

Es gibt also keine konzeptuellen Neuschöpfungen, sondern eher einen Transfer von Konzepten aus der Baby- und Kleinkindzeit in die Adoleszenz; dabei ist, wie erwähnt, die Intersubjektivität einer der Schlüsselbegriffe (Bohleber, 2013). Generell hat offenkundig eine Wendung von der Orthodoxie zur Pluralität stattgefunden (Bohleber, 2019), in der weniger die Loyalität zu den frühen Konzepten Freuds, sondern eher die Komplexität und der Facettenreichtum der psychodynamischen Konzepte mit Fokus auf Beziehungen betont wird. Die folgenden Ausführungen beschreiben also eher ein Gewichten, Akzentsetzen.

Festhalten am Krisenbegriff

Bürgin (2002) stellt die Adoleszenz als zwangsläufig krisenhaft dar. Auch andere Autoren halten weiterhin am Krisenbegriff fest. Waddell (2002) schreibt in diesem Kontext mit Emphase von »terror of maturation, individuality, change and unspeakable sexuality« (S. 380). Ein Festhalten am Krisenbegriff gilt auch heute weithin für viele Therapeuten. Streeck-Fischer (2006) macht auf einen entscheidenden Unterschied aufmerksam: Für sie gilt die »Adoleszenzkrise« vor allem für traumatisierte Patienten, die die normalen Anforderungen der Adoleszenz, die »normative Krise« nach Erikson, nicht bewältigen können. Ihre Abgrenzung eines normalen Verlaufs (z. B. gelegentlicher Alkohol- und Drogenkonsum, sexuelle Experimente, Unzufriedenheit, Langeweile, provokantes Verhalten gegenüber Eltern/Erwachsenen) von einem krisenhaften Verlauf (Missbrauch von Drogen und Alkohol, promiskuöse sexuelle Beziehungen oder vollständiger Rückzug, Schulverweigerung, von Angst oder Aggression überwältigt werden, Hasstiraden auf Eltern/Erwachsene) erscheint mir als sehr sinnvoll.

Schwierigkeiten, zwischen »normal« und »pathologisch« zu unterscheiden

Bei der Auseinandersetzung mit verschiedenen Krankheitsbildern (vgl. Kapitel 5) werden wir darauf stoßen, dass viele psychodynamische Autoren die Schwierigkeiten bei der Einschätzung der Psychopathologie hervorheben. Dazu zählen etwa kurzzeitige Symptombildungen (wie Schnittsymptome, Essstörungen, Körperagieren), die teilweise durch mediale Ereignisse ausgelöst oder durch die Wirkung der sozialen Medien im Freundeskreis bedingt sind. Auch normale Jugendliche können durch die für dieses Entwicklungsalter typische starke Tendenz zu Projektion, Verleugnung, Grandiosität und extremer Selbstbeschäftigung beinahe psychotisch anmuten. Vor allem ihre Neigung zum heftigen Körperagieren kann beunruhigen: Waddell (2002, S. 367) schreibt, dass dies bei Psychotherapeuten elternähnliche Ängste (»parental-type anxieties«) hervorrufen kann. Schleske, Meng und Bürgin (Schleske et al., 2002) heben hervor, dass solche psychotisch anmutenden Symptome einen anderen diagnostischen und prognostischen Wert haben können als bei Erwachsenen. Wir werden in Kapitel 3 und 5 darauf stoßen, dass einige adoleszente Symptome eine hohe, andere eine relativ geringe Stabilität haben. Bei der Beurteilung der Jugendlichen muss deshalb der ganze Entwicklungsprozess betrachtet und darf nicht lediglich auf Symptome fokussiert werden. Auch Bloch (1995) betont die Wichtigkeit, herauszufinden, ob etwa die Abwehrmechanismen eine adaptive Funktion haben, ob sie altersangemessen sind und ob insgesamt die Entwicklung voranschreitet.

Intersubjektivität und »Parental sponsorship«

Die Intersubjektivität steht zwar im Zentrum der theoretischen Neuerungen in der Psychoanalyse (Bohleber, 2013), dies gilt jedoch kaum für Konzepte zum Jugendalter. Die Sicht der Interaktionspartner wurde konzeptionell nicht einbezogen. Der Blick bleibt weiterhin lediglich darauf gerichtet, inwiefern Eltern den Entwicklungsraum bereitstellen. Schon Blos (1985) hat darauf hingewiesen, dass für die adoleszente Entwicklung die Unterstützung der Eltern (»parental sponsorship«) dringend notwendig ist, so sei es bei der *Ich-Idealbildung* wichtig, dass der Vater »give his blessing to his son's emerging manhood«. Mentorenartige Beziehungen werden bis ins mittlere Erwachsenenalter gesucht (Seiffge-Krenke, 2012b), vor allem in Zeiten erschwerter Identitätsentwicklung. Bloch (1995, S. 78) verdeutlicht dies anhand der Autobiographie des amerikanischen Schriftstellers Sherwood Anderson (1876–1941), in der dieser seinen Vater als lächerlich und peinlich im öffentlichen Auftreten beschreibt und berichtet, dass er sich als Kind oft für ihn geschämt hat.

> »Ich war oft mit Bitterkeit erfüllt und wünschte manchmal, dass er nicht mein Vater wäre. Ich habe sogar einen anderen Mann als meinen Vater erfunden. Um meine Mutter zu schützen, erfand ich Geschichten von einer heimlichen Heirat mit einem starken, fremden Mann.«

Anderson entwickelte einen *Familienroman,* weil sein Vater ihm niemals Aufmerksamkeit geschenkt hatte. Er wertete seinen Vater ab, aber er suchte auch eine Art von »sponsorship« bei ihm. Intersubjektiv bedeutsam ist, dass es die deutlich spürbare depressive Stimmung des Vaters war, und sein Beziehungsangebot, was dann zu einer neuen, einer veränderten Beziehung zwischen beiden führte.

Große Bedeutung von Triangulierungsprozessen

Triangulierungsprozesse sind in der therapeutischen Beziehung mit jugendlichen Patienten heute bedeutsamer als früher (vgl. Kapitel 7 und 8). Eine gelungene Triangulierung umfasst die Fähigkeit, gleichzeitig eine Beziehung zu Mutter und Vater zu haben und zu akzeptieren, dass beide Eltern parallel auch eine Beziehung zueinander haben. Diese Beziehungsform muss dann verinnerlicht werden. Meng, Schleske und Bürgin (Meng et al., 2002a) betonen, dass die Triangulierung auf der gelungenen *Individuation-Separation* (Mahler, 1968) im Verlauf der früheren, präödipalen Entwicklung aufbaut. Nach Fonagy und Target (1996) schließt eine gelungene Triangulierung die Fähigkeit ein, dem Dritten eine Innenwelt, die von dem Selbst unabhängig ist, zuzubilligen.

In der Adoleszenz gewinnen trianguläre Phänomene erneut an Aktualität, da eine neue Lösung erarbeitet werden muss (Grieser, 2004). Wenn das Kind eine trianguläre, ödipale Beziehung nicht ausreichend verinnerlicht hat, kommt es im Jugendalter bei dieser Umgestaltung leicht zu Störungen bzw. im ungünstigen Fall zum Entwicklungszusammenbruch (Schleske et al., 2002). Die *triadische Fähigkeit* ermöglicht es dagegen, Hilfe eines Dritten zuzulassen, der einer übermäßigen regressiven Annäherung an ein ödipales Objekt entgegenwirkt. Dies erscheint heute, in einer Zeit mit geringer Generationendifferenzierung (vgl. Kapitel 3), als wichtiger denn je.

Ist der Ödipuskomplex noch zeitgemäß?

Nachdem der Ödipuskomplex bei Freud dominante Konzeption war, galt er lange Zeit als obsolet, frühe Bindungen zwischen Kind und Eltern wurden wichtiger. In letzter Zeit wurde, auch im Zuge der Zunahme der Zahl von Patienten mit Transgender-Geschichte und der Eintragung eines dritten Geschlechts im Personenstandsregister, darüber reflektiert, ob das binäre System und damit auch der Ödipuskomplex noch zeitgemäß ist (Quindeau, 2017). Freud (1905a) verweist in den »Drei Abhandlungen zur Sexualtheorie« auf die unvermeidliche ödipale Krise, die er auf das 3.–5. Lebensjahr legt. Für Freud diente der ödipale Konflikt zwei bedeutsamen Aufgaben: zum einen dem Ermöglichen einer Geschlechtsidentität und zum anderen der Einhaltung der Generationsgrenzen. Jungen wie Mädchen erleben die Unrealisierbarkeit ihrer ödipalen Wünsche. Wie geschildert, wird die Adoleszenz aus der Sicht bedeutender Theoretiker als eine Neuauflage (und endgültige Lösung) des Ödipuskomplexes angesehen.

Die Lösung des ödipalen Konfliktes, der *ödipale Verzicht*, ist auch heute noch von großer Bedeutung, ja ihre Bedeutung hat meiner Beobachtung nach sogar zugenommen und erfordert therapeutische Interventionen (vgl. Kapitel 7). Triadische Kompetenzen von Kind und Eltern, die in normalen Familien schon früh ausgebildet sind, sind die Voraussetzung für diese Lösung. Dennoch muss das Kind lernen, dass es aus der Beziehung der Eltern ausgeschlossen ist (Seiffge-Krenke, 2017a). Im klinischen Kontext haben wir viele alleinerziehende Eltern oder Eltern, bei denen die Paarbeziehung brüchig und konfliktbeladen ist, so dass Kinder oftmals eine unangemessen starke Funktion als Partnerersatz oder als Bollwerk gegen den Partner bzw. als Selbstobjekt eines Elternteils bekommen. Das Vorhandensein einer inneren, triadisch strukturierten Objektwelt und damit vorhandener flexibler, triadischer Innenräume ist nicht gegeben. Die Konstellationen, auf die wir im klinischen Alltag bei Jugendlichen häufig treffen, sind daher in der Regel solche, bei denen eine reife Triangulierung nicht geglückt ist und lediglich dyadische Beziehungen vorliegen.

Vom Ödipuskomplex zur emanzipatorischen Schuld

Bloch (1995) reflektiert, welche Folgen die Autonomieentwicklung von Jugendlichen auf die Beziehung zu ihren Eltern hat. Sie empfinden Schuld wegen ihres Bedürfnisses nach Ablösung. Diese »emancipatory guilt« hält er für sehr wichtig; so ist es z. B. charakteristisch, dass Jugendliche ihre Eltern in den Leistungen übertreffen wollen, aber dass sie das nicht auf Kosten der Eltern tun möchten. Aus heutiger Sicht ist die emanzipatorische Schuld eher noch häufiger zum Thema in der Therapie geworden, insbesondere bei ausländischen Patienten aus einem anderen Kulturkreis, wo Individuation weniger wichtig ist als Verbundenheit mit der erweiterten Familie.

Bloch (1995) weist auch auf die große Bedeutung von *defensiven Identifikationen* in der Adoleszenz hin. Identifikationen sind im Grunde Zeichen einer progressiven Entwicklung. Eine defensive Identifikation ist die mit den schwachen Eltern. Die Adoleszenten vermitteln das Gefühl: »Ich bin nicht stärker als meine Eltern, sondern ich bin schwach oder sogar schwächer als meine Eltern«. Entsprechend treten im Zuge der Autonomiewerdung »separation guilt« oder »emancipatory guilt« (Bloch, 1995) auf. Während von Freud die ödipale Schuld als für die Adoleszenz typisch angesehen wurde, lässt Blochs Arbeit mit Jugendlichen den Schluss zu, dass manches, was als ödipale Schuld interpretiert wird, eigentlich Emanzipationsschuld ist.

Beachtung der Beziehung zwischen Phantasie und Realität, zwischen »being« und »doing«

Die Beziehung zwischen Phantasie und Realität findet konzeptionell und in Therapien mehr Beachtung. Erlich (1993) unterstreicht, dass *Grenzziehung* für die Realitätstestung wichtig ist: Das Ich muss zwischen internal und external unterscheiden lernen. Es werden Tagträume entwickelt, weil die Realität den eigenen Bedürfnissen nicht gerecht wird. Er unterscheidet des Weiteren zwischen Tun und Sein im Sinne von Donald W. Winnicott (1971). In der Adoleszenz müssen »being« und »doing« integriert werden. Im Jugendalter sind die Grenzen zwischen psychischer und äußerer Realität fließend. »Acting out« wird nicht nur als Regression angesehen, sondern auch als Möglichkeit der Etablierung einer psychischen Realität.

Freud hatte darauf hingewiesen, dass die präpubertären Wünsche und Phantasien gefahrlos annehmbar waren, aber von der Pubertät an die gleichen Wünsche und Phantasien mit einer neuen Bedeutung befrachtet sind. Der Körper ist jetzt in der Lage, sexuelle und aggressive Phantasien direkt umzusetzen und wirklich zu schwängern oder zu töten (Bürgin, 2002). In der Adoleszenz bekommen Omnipotenzen daher eine neue Bedeutung. Möglichkeit und Wirklichkeit, Wunsch und Realität müssen nun schärfer auseinandergehalten werden (Eiguer, 1996). Besonders in Bezug auf schwer gestörte Jugendliche hat Streeck-Fischer (2006) betont, dass die Grenzen zwischen Phantasie und Realität beachtet werden müssen, dass Rettungsphantasien zu einer starken Verzerrung der Realität führen können und dass die Jugendlichen sich stärker durch das, was sie tun, mitteilen als durch das, was sie sagen.

Erneuter Fokus auf dem Körper, der Sexualität, dem bisexuellen Schwanken

Viele Arbeiten beschäftigen sich mit der psychosexuellen Entwicklung der Geschlechter (Poluda, 1999; Castendyk, 2004; Flaake, 2019); eigene Monographien sind der Entwicklung von Mädchen (Seiffge-Krenke, 2017a) und Jungen (Hopf, 2014) gewidmet. Zunächst bedeuten die körperlichen Veränderungen zu Beginn der Pubertät einen Abschied vom kindlichen Körper, dem bis dahin in der Phantasie des Kindes noch alle Entwicklungsmöglichkeiten offenstanden. Nun müssen sich Jungen und Mädchen endgültig mit der Festgelegtheit ihres Geschlechts abfinden (Jongbloed-Schurig, 1999). Diese bislang gültige Sichtweise ist in jüngster Zeit durch viele Jugendliche herausgefordert, die mit dem Wunsch kommen, ihren Körper, ihr Geschlecht, zu ändern. Zugleich hat eine Kritik an dem binär organisierten System der Zweigeschlechtlichkeit und der Norm der Heterosexualität eingesetzt (Flaake, 2019).

In der letzten Zeit sehen wir verstärkt Patienten, die sich ihrer Geschlechtsidentität und ihrer sexuellen Orientierung nicht sicher sind und die – weil sie sich in ihrem Körper nicht wohl fühlen – gar darauf drängen, dass eine Hormontherapie und anschließend eine Geschlechtsumwandlung vorgenommen werden solle (Gsell & Zürcher, 2011). Da die Prozentsätze von Menschen mit Intergeschlechtlichkeit gleich geblieben sind (Schweizer et al., 2019), stellt sich die Frage nach den Ursachen dieser Haltungen, müssen wir über die Behandlungstechnik nachdenken (vgl. Kapitel 7).

Bisexuelle Komponenten der Sexualität wurden in der psychoanalytischen Theorienbildung schon früh formuliert, haben aber erst jetzt wirklich Beachtung gefunden. Die Vielzahl von Patienten, die mit diesen Fragen kommen, macht es nötig, sich konzeptuell damit zu beschäftigen. Im Zentrum steht also nicht die biologische Bisexualität, sondern die psychische. Hier ist eine wichtige theoretische Perspektive, wie sie mit der Identifizierung mit beiden Eltern zusammenhängt (Seiffge-Krenke, 2018), die wir heute für sinnvoll halten. Tatsächlich hatte Freud – und auch seine Nachfolger bis Blos – immer eine Identifizierung mit nur *einem* Elternteil postuliert.

Erweiterung des Konfliktmodells, Beachtung struktureller Defizite

Das klassische psychoanalytische Krankheitsmodell von Freud ist ein Konfliktmodell, in dem ein Konflikt zwischen triebhaften Bestrebungen des Es und Verboten des Über-Ichs so »gelöst« wird, das Symptome entstehen – durch die vermittelnde Funktion des Ichs, die u. a. die Abwehr in Gang setzt. Die OPD-KJ-Achse »Konflikt« ergänzt den klassischen ödipalen Konflikt durch sechs weitere, entwicklungsbehindernde Konflikte, die man in der Therapie auflösen sollte (eine ausführliche Darstellung der OPD-KJ erfolgt in Kapitel 4 im Abschnitt »Diagnostische Arbeit mit der OPD-KJ«).

Während die Triebtheorie auf der Lösung des Ödipuskomplexes als entscheidendem Hindernis in der Entwicklung fokussierte, widmet sich die Objektbeziehungstheorie stärker den Beziehungskonflikten; diese werden auch in der OPD-KJ thematisiert, ebenso die selbstbezogenen Konflikte. Kohuts Selbstpsychologie ist letztlich eine Theorie über Trauer – Trauer um den Verlust: Verlust der Illusion, perfekt zu sein oder dass Objekte perfekt sind. Es geht um die optimale Desillusionierung und anschließende Internalisierung, den Aufbau innerer Strukturen

(Stark, 1996). Das relationale Konfliktmodell enthält das Bedürfnis des Patienten, dass der Therapeut als gutes oder böses Objekt fungiert. Aus intersubjektiver Sicht bedeutet das: Der Therapeut lässt sich dazu »verwenden«, wie es Jürgen Körner (2018) beschreibt. Die Analyse der eigenen *Gegenübertragung* hilft zu verstehen, auf welche Weise und mit welchen Beziehungsmodellen die Patienten uns verwenden und welche inneren Konflikte sie dabei zu bewältigen versuchen.

Bedingt durch den Krankheitswandel (vgl. Kapitel 3) haben strukturelle Defizite bei Patienten immer mehr Beachtung gefunden und machten eine Erweiterung um ein *Strukturmodell* (und auch ein *Traumamodell)* notwendig (vgl. Kapitel 10). Letzteres wurde durch die Arbeiten von Gerd Rudolf (Rudolf, 2010) sowie Reddemann & Sachsse (1997) immer deutlicher und erforderte neue therapeutische Strategien.

Zentralität der Identität als Beziehungskonstruktion

Die letzte psychodynamische Akzentsetzung, die ich hervorheben möchte, betrifft eine verstärkte Konzeptualisierung der Identitätsentwicklung von Jugendlichen im Kontext ihrer Beziehungen (vgl. Seiffge-Krenke, 2012a, 2020), die auch den therapeutischen Kontext beeinflusste.

Nach Erikson (1956) muss der Jugendliche seine verschiedenen, teils widersprüchlichen Identifizierungen einer inneren Umwandlung unterziehen. Dies heißt für Hinshelwood (1997), in Anlehnung an Melanie Klein, zu differenzieren, welche Selbstanteile und Erfahrungen als zu sich selbst gehörig betrachtet werden. Durch »splitting« und Projektionen können sie eliminiert und anderen zugeschrieben werden. Interessant ist hier die Verstreuung von Selbstanteilen über die Selbstgrenzen hinaus. Selbstanteile stecken gleichsam in anderen Menschen, und dieses »containment« durch andere formt das Individuum wiederum (Bohleber, 1999). Auch Christopher Bollas (1992) räumt dem Mechanismus der projektiven Identifikation bei seiner Konzeption von Selbst und Identität einen zentralen Platz ein, er gibt dem Vorgang der projektiven Identifikation eine positive Bedeutung. Für Fonagy et al. (2019) entsteht die Selbstreflexion aus der frühen Mutter-Kind-Interaktion, die man so in Worte fassen könnte: »Ich bin das, was meine Mutter in mir sieht«.

Die Identität ist *das* zentrale psychische Organisationsprinzip im Verlauf der adoleszenten Umgestaltung (Bohleber, 1999). Verschiedenartige infantile Selbstbilder und vergangene Erfahrungen müssen im Lichte der gegenwärtigen Realität eines sexuell reifen Körpers reorganisiert und in eine entsprechende sexuelle

Identität integriert werden. Von entscheidender Bedeutung ist das Gefühl des Adoleszenten, aktiv sein zu können (»agency«), eine Wahl und die Möglichkeit eines Moratoriums zu haben (Seiffge-Krenke, 2020). Grenzerfahrungen werden gesucht. Bei alldem schwankt das adoleszente Selbstgefühl zwischen Größenphantasien und mit Panik empfundener Einsamkeit. In den letzten Jahren hat sich die Identitätsentwicklung sehr stark ausgedehnt, es dauert sehr viel länger, bis junge Leute eine reife Identität entwickelt haben, was auch therapeutische Konsequenzen hat (Seiffge-Krenke, 2012b).

Begrenzungen der psychodynamischen Adoleszenztheorien: Warum brauchen Jugendlichen-Therapeuten entwicklungspsychologische Kenntnisse?

Während man für die Rekonstruktion der frühen Kindheit in Erwachsenenbehandlungen die entwicklungspsychologischen Befunde der Säuglings- und Kleinkindforschung heranzieht (Dornes, 1995), werden die Erkenntnisse der entwicklungspsychologischen Adoleszenzforschung sehr viel zögerlicher rezipiert. Man konzentrierte sich auf den adoleszenten *Patienten,* was auch zur Folge hatte, dass wenig Wissen über die *normale* Entwicklung von Jugendlichen vorlag. Dass die Adoleszenz vernachlässigt wurde, gilt auch für die therapeutische Arbeit. Kulish (1998) weist auf die Vernachlässigung der Adoleszenz in Therapien von Erwachsenen hin. Anna Freud (1958) macht spezielle Widerstände der Patienten dafür verantwortlich. Offenkundig bereitet die Wiedererweckung der starken adoleszenten Gefühle in der Therapie aber auch Therapeuten Schwierigkeiten.

Hinzu kam, dass interaktionistische Aspekte des Übergangs, etwa das gleichzeitige Zusammentreffen von körperlicher Reife des Jugendlichen und Klimakterium seiner Eltern, zu wenig beachtet wurden. Im Blosschen Ansatz wird beispielsweise an keiner Stelle erwähnt, dass die Ablösungsprozesse des Adoleszenten Interaktionsprozesse sind, die die Dynamik familiärer Beziehungsstrukturen und der Paarbeziehung der Eltern verändern. Wie beschrieben haben sowohl Objektbeziehungstheoretiker als auch Selbstpsychologie keine genuin jugendpsychologischen Arbeiten verfasst.

Eine entwicklungspsychologische Perspektive ist dringend erforderlich, markiert sie doch die »base line«, vor der bestimmte Pathologien (die »*Krankheitswertigkeit* einer Störung«, wie es im Bericht von Therapeuten an den Gutachter heißt) überhaupt erst verständlich und sichtbar werden. Grundwissen über Beziehungsentwicklung, Emotionsregulierung und -bewältigung ist nicht nur im Verstehen der Dynamik in Jugendlichenbehandlungen hilfreich, es ermöglicht auch eine adäquate Einschätzung von Veränderungen und gibt Hilfen für die Interpretation von Übertragung und Gegenübertragung (Edgcumbe, 1993).

Die Sicht der Entwicklungspsychologie: Der kompetente Jugendliche

Auch die Entwicklungspsychologie hat verstanden, dass es einen fließenden Übergang zwischen Normalität und Pathologie gibt, dass in allen Beziehungskontexten und Entwicklungsprozessen sowohl Risiko- als auch Schutzfaktoren enthalten sind. Die Nutzbarmachung solcher Erkenntnisse soll im Folgenden durch die Darstellung wichtiger Befunde der Jugendforschung erfolgen.

Neuer Entwicklungsbegriff

Die Ergebnisse von Längsschnittstudien, in denen klinisch unauffällige Jugendliche und ihre Familien über Jahre beobachtet und untersucht wurden, zeigten, dass Jugendliche aktive Produzenten ihrer eigenen Entwicklung sind, d. h. ihr Beitrag zu ihrer eigenen Entwicklung ist unübersehbar. Sie lösen die altersrelevanten *Entwicklungsaufgaben* (wie Umgestaltung der Identität, Ablösung von den Eltern, Aufbau eines reifen Körperkonzeptes, Gestaltung von intimen Beziehungen) und beeinflussen aktiv auch bedeutende Beziehungspartner, wie ihre Eltern, Freunde und Partner. Man fand unterschiedliche Entwicklungspfade in Abhängigkeit von unterschiedlichen Entwicklungskontexten.

Damit ist die heutige Entwicklungskonzeption dem analytischen Konzept von Anna Freud (1965) über Entwicklungslinien einzelner psychischer Funktionen sehr ähnlich. Dass sich in diesem Entwicklungsabschnitt für die Mehrzahl der Jugendlichen ein umfassender emotionaler und kognitiver Reifungsprozess vollzieht – und dies weitgehend ohne Hilfe ihrer Eltern, die dem Erwachsenwerden durchaus ambivalent gegenüberstehen und auch einen historisch anderen Zugang zu diesem Prozess haben –, wird zu wenig bedacht. Wenn man berücksichtigt, wie viele komplexe und miteinander vernetzte Umstrukturierungen notwendig sind, so ist die produktive Anpassungsleistung der Mehrzahl der Jugendlichen eine erstaunliche, von Erwachsenen im Allgemeinen zu wenig honorierte Leistung.

In der psychologischen Theorienbildung hat sich diese veränderte Sicht in den letzten beiden Jahrzehnten durchgesetzt, so in der These des »Jugendlichen als Produzenten seiner eigenen Entwicklung« (Seiffge-Krenke et al., 2010). Charakteristisch für klinisch unauffällige Jugendliche ist in der Regel, an einer Entwicklungsaufgabe pro Zeitpunkt zu arbeiten (Sequenzierung). Eine Krise entsteht nur dann, wenn mehrere Stressoren und Belastungen *gleichzeitig* auftreten, die dann nicht mehr angemessen bewältigt werden können.

Integration von »normaler« und »gestörter« Entwicklung: Entwicklungspsychopathologie und Resilienz

Seit Beginn der 1980er Jahre wurden die klinische und die entwicklungspsychologische Perspektive in dem neuen Forschungsschwerpunkt der Entwicklungspsychopathologie zusammengeführt. Eine Wiesbadenerin, Emmy Werner, wurde zur herausragenden Mitbegründerin dieser neuen Disziplin; sie leitete die Aufsehen erregende Kauai-Studie, in der sämtliche neugeborenen Kinder und ihre Familien einer hawaiianischen Insel über zwei Jahrzehnte regelmäßig beobachtet und untersucht wurden, um Aufschluss über gelingende und scheiternde Entwicklungsprozesse und deren Determinanten zu finden (Werner & Smith, 1992). *Risiko- und Schutzfaktoren* für eine gesunde und pathologische Entwicklung konnten so identifiziert werden (vgl. Kapitel 3).

Diese Forschungsrichtung hat zu ungewöhnlichen und beeindruckenden Resultaten geführt, z. B. zum Entdecken der *Invulnerabilität* und der *Resilienz*: Auch Jugendliche, die unter extrem stressreichen Bedingungen aufwuchsen (wie Verlust der Mutter, schwere psychische oder körperliche Erkrankung der Eltern, Armut), konnten sich gesund entwickeln, wenn kompensatorische Schutzfaktoren in ihrer eigenen Person oder in der Umwelt vorhanden waren. Damit wurde deutlich, dass belastende Lebenssituationen und kritische bzw. traumatische Ereignisse nicht notwendigerweise zum Ausbruch schwerer psychischer und körperlicher Erkrankungen führen müssen, sondern eine erhebliche Varianz besteht. Schutzfaktoren müssen also stärker beachtet werden.

Ergebnisse der Bindungstheorie und -forschung

In den letzten Jahrzehnten hat es, ausgelöst durch Bowlbys Arbeiten (Bowlby, 1995), geradezu eine Explosion der Bindungsforschung in der Entwicklungspsychologie gegeben. Auch aus psychodynamischer Sicht (Buchheim, 2018; Schauenburg, 2018) sind zahlreiche neuere Arbeiten erschienen, die verdeutlichen, dass die Konzepte und Thesen Bowlbys in die klinische Arbeit und die Forschung aufgenommen wurden. Allerdings gibt es immer noch deutlich weniger Arbeiten zum Jugendalter.

Dialektik von Bindung und Exploration. Wichtig ist, dass die Bindungsbeziehung von Anfang an mehr als nur die Bindung selbst umfasst. Die beiden Verhaltenssysteme *Bindung,* also die in der Kindheit gebildete Vertrauensbasis zu einer Person, die sich besonders in der Reaktion auf Trennung und Verlust zeigt, und *Exploration,* also Erkundungsverhalten, sind auf subtile Weise miteinander verknüpft, wobei die Bindungsfigur die unabdingbare sichere Basis bietet, von der aus das Kind die Welt erkunden kann. Es kann, so Bowlby (1980), keine Neugier, kein Lernen entstehen, wenn die Grundbedürfnisse des Kindes nach Bindung und Sicherheit nicht erfüllt werden. Diese Dialektik von Bindung und Exploration bestimmt die weitere Entwicklung und erklärt teilweise die oft erheblichen und noch im Jugendalter zu beobachtenden kognitiven Defizite von Kindern, die emotional vernachlässigt wurden.

In eindrucksvollen Untersuchungen wurde die Entstehung der Selbst-Reflexion und der *Mentalisierung* (Fonagy et al., 1994; Fonagy, 2006) aus der frühen Mutter-Kind-Interaktion erforscht. Auf diese Weise wird die Fähigkeit aufgebaut, eigene Handlungen, Gefühle und Gedanken, aber auch die anderer zu reflektieren. Die gebildeten *inneren Arbeitsmodelle* von sich selbst und wichtigen Bezugspersonen werden dann in der Folge handlungsleitend für die weitere Beziehungsgestaltung, die Fähigkeit zur Mentalisierung, d. h. zur Wahrnehmung der inneren Welt anderer, moderiert den Interaktionsprozess ganz wesentlich.

Auch die *Fähigkeit zur Emotionsregulierung* gehört zu den zentralen Fertigkeiten, die auf der Basis von Bindungsbeziehungen erworben werden. Aufbauend auf den frühen Arbeiten von René Spitz in Findelkindhäusern zeigen Studien mit traumatisierten Kindern aus Waisenhäusern in fremden Ländern, die bei Adoptiveltern aufwachsen (Zeanah et al., 2005), dass diese Kinder durch schützende und fördernde Adoptiveltern ein zunehmend sicheres Bindungsverhalten entwickeln, allerdings bleiben auch weiterhin desorganisierte oder unsichere »Einsprengsel« erhalten.

Bindungstypen als Ergebnis früher Interaktion. Es ist wichtig, darauf hinzuweisen, dass sicher gebundene Kinder zwar in der klinisch unauffälligen Gruppe etwa 50 % ausmachen, jedoch nur noch 8 % in klinischen Gruppen (van IJzendoorn et al., 1999). Sicher gebundene Muster finden sich demnach nur bei einer verschwindend geringen Anzahl von Patienten. Über 80 % aller Kinder, die Gewalt und sexuelle Gewalt erlebten, sind desorganisiert gebunden. Es ist aber auch darauf hinzuweisen, dass Kinder unter extremen Lebensbedingungen, z. B. Kinder von Inhaftierten (Poehlmann, 2005), noch zu einem erheblichen Prozentsatz (37 %) sicher gebunden sein können, wenn alternative Betreuungen vorliegen. Ein negativer Entwicklungskontext allein führt also nicht zwangsläufig zu unsicheren Bindungsmustern.

Die Bindungsbeziehungen im Jugendalter. Untersucht wurden zumeist die ehemaligen Kleinkinder aus Längsschnittstudien in den USA und Deutschland, die ins Jugendalter kamen und dann mit dem Adult Attachment Interview (AAI), das ursprünglich für Erwachsene entwickelt worden war, ab dem Alter von 16 Jahren befragt wurden. Es wurde also nicht das Bindungs*verhalten*, sondern die aktuelle Bindungs*repräsentation* gemessen. Dabei zeigte sich Folgendes (Seiffge-Krenke, 2004a):

In der retrospektiven Befragung nach dem AAI zu Fragen wie: »Wie hast du dich gefühlt, wenn deine Eltern dich abends allein gelassen haben?«. oder: »Kannst du dich an das erste Mal erinnern, als du eine längere Zeit von deinen Eltern getrennt warst?«, findet man bei *sicher gebundenen* Jugendlichen (»secure«) hohe Autonomie gegenüber den Eltern, großes Vertrauen in sie, dabei nicht weniger Konflikte mit ihnen, aber produktivere Konfliktlösungen. Es herrscht ein gutes Gleichgewicht von Bindung und Exploration vor. *Unsicher-distanziert gebundene* Jugendliche (»dismissing«) zeigen dagegen wenig Autonomie gegenüber den Eltern, geringe Verbundenheit mit ihnen (»Ich habe eigentlich keine Beziehung nötig, ich brauche niemanden«) und starkes Rückzugsverhalten. Diese Jugendlichen haben auch Schwierigkeiten, negative Gefühle bei sich und anderen wahrzunehmen. Die Gruppe der *unsicher-ambivalent gebundenen* Jugendlichen (»preoccupied«) zeigt ebenfalls wenig Autonomie, aber gleichzeitig eine erhöhte, unproduktive, ständige Beschäftigung mit den Eltern sowie viel dysfunktionalen Ärger. Das Bindungssystem bleibt ständig aktiviert, es kommt nicht zur Ruhe. Diese Jugendlichen zeigen später in Bezug auf heterosexuelle oder homosexuelle Kontakte, den romantischen Partner, ein stark anhängliches, dann wieder sehr ängstliches Verhalten.

Während demnach sicher gebundene Jugendliche die Beziehungen zu ihren Eltern wertschätzen, sich aber allmählich ablösen, fallen die beiden Gruppen unsicher gebundener Jugendlicher in ihren Bindungserfahrungen durch unangemessene Idealisierung der Eltern oder ständige Versuche, noch etwas von den Eltern zu bekommen, auf. Damit ist eine Exploration von einer sicheren Basis aus kaum möglich, die Eroberung neuer Welten, der Aufbau heterosexueller Beziehungen blockiert (Seiffge-Krenke, 2006a).

Langfristige Auswirkungen der Bindungsbeziehungen. Bowlby postulierte, auf der Grundlage früher Bindungserfahrungen entstehe ein inneres Arbeitsmodell von sich und anderen, das alle zukünftigen Beziehungen beeinflusst. In einigen amerikanischen Längsschnittstudien, in denen Personen über einen Zeitraum von 20 Jahren zweimal untersucht wurden, fand man eine beeindruckende Stabilität in den Bindungsklassifikationen von 68 bis 75 %. In anderen Studien war die Stabilität deutlich geringer bzw. gar nicht gegeben; auch in den relativ kleinen deutschen Stichproben fiel die Stabilität weniger eindrucksvoll aus (Grossmann & Grossmann, 2004). Dies hing möglicherweise auch damit zusammen, dass zwischenzeitlich belastende Ereignisse eingetreten waren, die zu einer Veränderung des Bindungsstatus geführt hatten.

Hinzu kommt das »Bindungsloch« (Seiffge-Krenke, 2004a) in der Adoleszenz, durch das vor allem im Zeitraum zwischen 13 und 16 Jahren keine Stabilität in den Beziehungsmustern zu finden ist, was mit der emotionalen Ablösung von den Eltern zusammenhängt. Allerdings darf nicht übersehen werden, dass das, was in Bindungsbeziehungen gelernt und entwickelt wird – nämlich eine Fähigkeit zur Emotionsregulierung, die Mentalisierung und ein inneres Arbeitsmodell über sich oder andere –, entscheidender für die weitere Beziehungsentwicklung und die intellektuelle Entwicklung ist als etwa die Frage der Stabilität.

Bindung und Psychopathologie

Während die Forschung zum Zusammenhang zwischen Bindungsstil und psychischen Störungen bei Babys und Kleinkindern noch relativ umfangreich ist, sind Studien zu dieser Fragestellung bei Jugendlichen deutlich seltener (Seiffge-Krenke & Ziegenhain, 2009). Bei Jugendlichen sind kognitive und soziale Ressourcen vorhanden, wie der Transfer von Attachmentfunktionen auf andere Erwachsene oder Freunde, so dass die Effekte elterlicher Dysfunktion möglicherweise abgemildert werden könnten. Allerdings ist auch zu bedenken, dass als Folge eines kumulativen Defizits die Auswirkungen von maladaptiven Erziehungspraktiken und elterlichen unsicheren Bindungsmustern noch viel gravierender sein könnten als bei Kindern (Seiffge-Krenke, 2016a).

Die Frage der Übereinstimmung zwischen der Bindungsqualität von Eltern und ihren Kindern ist aus klinischer Sicht unmittelbar relevant, denn man hat in Studien eine transgenerationale Weitergabe von problematischen Bindungsmustern gefunden. Dabei war man überraschenderweise auch auf eine relativ hohe genetische Komponente gestoßen (Fearon et al., 2014). Klinisch relevant sind auch die Bezüge zwischen unsicheren Bindungstypen und bestimmten Krankheitsbildern, z. B. verstrickten frühen *Bindungsmustern* und späterer Depression (Schauenburg, 2018) oder unsicher-vermeidendem Bindungsstatus und spätere Dissozialität (Shaw & Dallos, 2005). Allerdings können spätere positive Beziehungserfahrungen, z. B. in Partnerschaften oder in Psychotherapien, unsichere Arbeitsmodelle erfreulicherweise noch korrigieren (Buchheim, 2018).

Einbettung in familiäre Entwicklungsprozesse

Gegenwärtige Konzeptualisierungen betonen die enge Interdependenz zwischen der Familienentwicklung und der sozio-emotionalen Entwicklung des Jugendlichen: Die Ablösung des Jugendlichen wird verstärkt vor dem Hintergrund der »Empty Nest-Situation« für seine Eltern betrachtet.

Veränderungen in den familiären Beziehungen. In der Beziehung zwischen Jugendlichen und ihren Eltern kommt es zu zahlreichen Veränderungen. Veränderte Machtverhältnisse signalisieren einen größeren Einfluss des Jugendlichen auf Familienentscheidungen und familiäre Aktivitäten. Es handelt sich um einen schrittweisen Ablösungsprozess, der in der späten Kindheit beginnt und oft bis weit in das Erwachsenenalter hineinreicht (Seiffge-Krenke, 2006a). Dem an klinischen Familien gewonnenen Eindruck einer besonders heftigen und strapaziösen Phase stehen die Befunde bei klinisch unauffälligen Familien gegenüber, die mehrheitlich die positiven Aspekte dieser Entwicklungsphase hervorheben, ohne jedoch den Belastungscharakter zu verleugnen.

Aushandeln von Autonomie durch Zunahme von Konflikten. Die Veränderungen in der Beziehung zwischen Eltern und Jugendlichen lassen sich an verschiedenen Merkmalen aufzeigen. Mit Beginn der Pubertät nehmen Konflikte in der Auseinandersetzung zwischen Eltern und Jugendlichen deutlich zu (Branje et al., 2009; Seiffge-Krenke, 1999). Das Aushandeln neuer Verhaltensweisen und Regeln spiegelt das ständige Bemühen um eine Balance zwischen elterlicher Kontrolle und der Förderung von Autonomie und Selbstverantwortlichkeit wider. Mit wachsender Ebenbürtigkeit in der Beziehung kann man dann in der mittleren und späten Adoleszenz eine deutliche Abnahme der Eltern-Jugendlichen-Konflikte beobachten (Smetana et al., 1991). Die Gruppe der Gleichaltrigen und enge Freunde erschließt neue Erfahrungsmöglichkeiten und löst die Eltern in vielen Bereichen als bedeutsame Unterstützungspartner ab. Eltern sind auch nicht mehr länger bevorzugter Partner für private, intime Informationen des Jugendlichen, die zunehmend nur noch mit den Freunden geteilt werden. *Geheimnisse* erfüllen eine wichtige Funktion in der Abgrenzung von den Eltern und anderen Erwachsenen. Die mit den Eltern verbrachte Zeit geht drastisch zurück und wird durch Aktivitäten mit Freunden und Freundinnen oder durch Alleinsein ersetzt.

In meinen eigenen Studien (Seiffge-Krenke, 1997a) gaben Mütter spontan mehr familiäre Konflikte an als die Jugendlichen. Die Jugendlichen berichteten über mehrere Jahre hinweg zunehmend häufiger über *Autonomiekonflikte* wie Ausgehzeiten oder Allein-Verreisen, während die Mütter stärker allgemeine Konflikte über Aufräumen des Zimmers oder Mithilfe im Haushalt nannten. Es ist bemerkenswert, dass sich der Inhalt dieser Konflikte seit den ersten Studien 1930 kaum gewandelt hat. Die Hauptkonflikte zwischen Eltern und Jugendlichen, so Hill und Holmbeck (1987, S. 215), sind Konflikte über »homeworks, dishes and galoshes«, was man übersetzen könnte mit (nicht gemachten) Hausaufgaben, (nicht abgewaschenem) Geschirr und (herumfliegenden) Schuhen. Dieses zunächst banal erscheinende Ergebnis ist dennoch bedeutsam, weil es zeigt, dass es keine großen Krisen sind, keine »Generationenkonflikte«, die das emotionale Band zwischen Eltern und Jugendlichen bedrohen. Die positive, entwicklungsfördernde Funktion von Konflikten (»ohne Konflikt keine Fortentwicklung«) wird unterstrichen. Es wird weniger die Tatsache von Konflikten beachtet, sondern vielmehr deren unangemessene Häufigkeit für problematisch gehalten, z. B. in klinisch auffälligen Familien (»all families some of the time – some families most of the time«; vgl. Montemayor, 1983, S. 88).

Ineinandergreifen von familiärer Entwicklung und Jugendlichenentwicklung. Die Bedeutung der Eltern wird relativiert, jedoch trotz der abnehmenden emotionalen Nähe nicht aufgehoben. So zeigen eigene Befunde (Seiffge-Krenke, 2002), dass Jugendliche, die sich sowohl mit den Gleichaltrigen als auch mit den Eltern identifizierten, den vielfältigen Anforderungen der Jugendphase besser gerecht werden konnten als solche, die sich nur mit einem von beiden identifizierten.

Die Beziehung zwischen Eltern und Jugendlichen ist über die gesamte Spanne der Adoleszenz hinweg immer sowohl durch Verbundenheit als auch durch

Abgrenzung gekennzeichnet (Grotevant & Cooper, 1986), wobei von allen Beteiligten ständig eine Neubalancierung vorgenommen wird. Diese Neubalancierung führt zu einer kontinuierlichen Veränderung in der Beziehung zwischen Eltern und Jugendlichen, hat aber darüber hinaus entscheidenden Einfluss auf weitere Entwicklungsprozesse. Wenn allerdings Jugendliche unangemessen in elterliche Paarkonflikte involviert sind, führt dies zu massiven Entwicklungsbehinderungen (Fosco & Grych, 2010).

Unverwechselbar: Der Einfluss des Vaters. In Studien zu Gewalt und sexualisierter Gewalt in Familien wurde auf die schädigende Wirkung von Vätern auf ihre Kinder hingewiesen (Egle et al., 2016). Aber auch die normale Vater-Kind-Beziehung, insbesondere die spezifische Bedeutung, die Körper und Geschlecht des Kindes für den Vater haben, wird inzwischen beachtet. Die entwicklungspsychologische Vaterforschung der letzten Jahre belegt definitiv eine besondere, distinktive Rolle von Vätern in Familien mit klinisch unauffälligen Jugendlichen (Seiffge-Krenke, 2001b). Sie bezieht sich auf die Betonung von Sport und Freizeitaktivitäten mit starkem Fokus auf dem Körper und dem Geschlecht des Jugendlichen.

Der Vater ist für Jugendliche ein sehr gutes Modell für Autonomie und erlaubt ihnen größere Selbstständigkeit als die Mutter, in der Regel tut er dies vier Jahre früher (Shulman & Seiffge-Krenke, 2015). Allerdings zeigen die Studien auch, dass gerade in Problemfamilien Väter diese distinktive Rolle nicht übernehmen, sondern sich entweder stark zurückziehen (»Sag-du-doch-etwas-Papas«) oder die Kinder überstimulieren (»Disneyland-Daddies«; Seiffge-Krenke, 2016b). Auch Väter, die die Rolle von zweiten Müttern einnehmen, kommen dieser wichtigen Funktion nicht nach und unterstützen den Autonomieprozess nicht nachhaltig genug (Seiffge-Krenke et al., 2001). Besonders nachteilig wirken sich im Jugendalter ablehnend-autoritäre Väter langfristig aus, der negative Einfluss ist noch bis ins junge Erwachsenenalter nachweisbar (Seiffge-Krenke & Escher, 2018).

Mütter und Väter – Töchter und Söhne. Der Ablösungsprozess und die Beziehungsgestaltung entwickeln sich in Abhängigkeit vom Geschlecht der Interaktionspartner sehr unterschiedlich (Seiffge-Krenke, 2001b). Die Beziehung zwischen weiblichen Jugendlichen und beiden Eltern ist zumeist durch ein höheres Ausmaß an emotionaler Nähe geprägt. Insbesondere die Beziehung zur Mutter ist durch starke Gefühle der Verbundenheit bei einer gleichzeitig größeren Anzahl heftiger, emotionaler Konflikte gekennzeichnet. *Ambivalenz* in der Beziehung zur Mutter ist tendenziell auch bei Söhnen wahrnehmbar, aber bei weitem nicht so stark ausgeprägt wie bei Töchtern. Männliche Jugendliche treiben ihren Ablösungsprozess energischer voran und werden darin auch weniger gebremst als junge Mädchen. Die in vielen Untersuchungen gefundene Konfliktintensität in Familien mit weiblichen Jugendlichen – bei unverminderter emotionaler Bindung an die Eltern – ist auch so zu erklären, dass weiblichen Jugendlichen größere Einschränkungen bezüglich ihrer Verselbstständigung auferlegt werden, gegen die sie sich zur Wehr setzen. Diese Konflikte werden häufiger im Zusammenhang mit Müttern geäußert, die stärker in das Familienleben und in das Alltagsleben der Jugendlichen involviert sind (Seiffge-Krenke, 2017a).

Die horizontale Perspektive: Geschwisterbeziehungen. Geschwisterbeziehungen sind komplex, weil sie sowohl durch vertikale Beziehungen zu beiden Eltern als auch durch horizontale Beziehungen zueinander gestaltet sind. Der Entwicklungsgewinn durch das Aufwachsen mit Geschwistern in der Adoleszenz wurde in der Psychotherapie zu wenig beachtet. Die Beziehungen von Geschwistern sind untrennbar mit deren Funktion im Familienverband verbunden und abhängig von der Art und Weise, wie Eltern mit ihren Kindern umgehen. Bislang wurde auch nur sehr wenig wahrgenommen, wie sehr Geschwister wiederum das Verhalten ihrer Eltern beeinflussen und dass die Verschiedenheit von Geschwistern über eine eher aktive und kreative Anpassung die Schaffung einer eigenständigen Identität unterstützt.

Das Konzept der Nischenbildung oder *Nischenspezialisierung* beschreibt sehr gut die aktive Leistung des Jugendlichen, sich innerhalb seiner Familie im Vergleich zu seinen Geschwistern zu positionieren und zu einer ganz eigenen und unverwechselbaren Identität zu gelangen (Willi, 1996; Sulloway, 1999). Geschwister haben unterschiedliche Rollen und Funktionen inne wie z. B. die des Lehrers und Helfers, des Beneideten und Gehassten, sie können Rivale sein, Elternersatz, Sündenbock, Verführer und erotischer Partner (Seiffge-Krenke, 2004b), aber, wie es Hirsch (1999) eindrucksvoll beschrieben hat, auch *Ersatzkind*, was sich besonders dramatisch auf die Identität dieses Kindes auswirkt. Ich habe besonders auf Neid und Rivalität in den Beziehungen von Mädchen zu ihren Geschwistern aufmerksam gemacht, verdeutlicht im Aschenputtel-Phänomen (Seiffge-Krenke, 2017b).

Beziehungsentwicklung zu Freunden und romantischen Partnern
Auch die Rolle, die Freunden und romantischen Partnern zukommt – nämlich echte Entwicklungshelfer und gemeinsam mit Jugendlichen Produzenten von deren Entwicklung zu sein –, wird in der Psychotherapie immer noch wenig beachtet, obgleich dazu umfangreiche Forschung vorliegt.

Freunde und romantische Partner als »Entwicklungshelfer«. Zu den Prozessen, die u. a. verstärkt in Freundschaftsbeziehungen gelernt werden, zählen Fähigkeiten in der Emotionsregulierung und im Umgang mit Konflikten. Hier wird echte Beziehungsarbeit geleistet, die die Beziehungen auf ein höheres Niveau bringt. Freunde helfen nicht nur bei der Konturierung der eigenen Identität, des Selbstkonzeptes und des Körperkonzeptes, auch die Annäherung an das andere Geschlecht erfolgt später im Schutze der besten Freunde. Um das 15. Lebensjahr hat ein markanter Wechsel des Partners, dem man Vertrauliches enthüllt, stattgefunden. Jugendliche fühlen sich von ihren Freunden besser verstanden als von ihren Eltern und teilen Privates bevorzugt mit ihnen.

In den letzten Jahren ist verstärkt die *protektive Funktion* der Unterstützung durch Freunde untersucht worden – vor allem, wenn defizitäre Eltern-Kind-Beziehungen vorliegen. Auch für Eltern, Lehrer und Therapeuten ist es ein besorgniserregendes Zeichen, wenn Jugendliche keine Freunde haben. Es gibt kein anderes Symptom, das klinisch auffällige von unauffälligen Jugendlichen so gut trennt wie Probleme mit Gleichaltrigen. Die protektive Funktion kann sogar so weit gehen, dass sich Jugendliche Phantasiefreunde schaffen, wenn sie keine Freunde haben.

Erst bei Jugendlichen gibt es den intimen gegenseitigen Austausch als zentrales Kriterium für Freundschaft; die bloße physische Nähe verliert an Bedeutung. Das ist auch einer der Gründe, weshalb Jugendliche gerne im Internet »chatten« und umfangreiche WhatsApp-Kontakte über große Distanzen pflegen.

Die für die Entwicklung romantischer Partnerschaften so wichtige *Intimität* wird zunächst in den gleichgeschlechtlichen Freundschaften »gelernt«. Dabei weisen weibliche Jugendliche rund zwei Jahre vor den männlichen Jugendlichen schon recht hohe Intimitätswerte in ihren Freundschaftsbeziehungen auf – vermutlich, weil sie stärker an Beziehungen orientiert sind (Seiffge-Krenke, 2015b). Bei Mädchen lässt sich – im Vergleich zu Jungen – ebenfalls eine engere Körperbetonung in Freundschaftsbeziehungen nachweisen (Seiffge-Krenke 2015c).

Für Gray und Steinberg (1999) ist, in Anlehnung an Freud, das Finden eines romantischen Partners der entscheidende Schritt im Ablösungsprozess. In den ersten romantischen Beziehungen geht es zunächst mehr um den eigenen Körper, die eigene Identität und den Status in der Jugendlichengruppe, also darum, dazuzugehören und auch mit einem Jungen oder einem Mädchen zu »gehen« (Brown, 1999). Die romantischen Beziehungen in der frühen und mittleren Adoleszenz sind recht kurzlebig, dennoch aber sehr aufregend. In der Regel tritt erst später ein Stadium in der romantischen Entwicklung auf (»affection phase«), in dem der Partner wirklich als Gegenüber »gemeint ist« und die Beziehung eine gewisse Tiefe, Dauer und Intimität erreicht (Seiffge-Krenke, 2003b). Sexuelle Beziehungen kann es in allen Phasen der romantischen Entwicklung geben (Shulman et al., 2017a) und unverbindliche sexuellen Beziehungen (Freundschaft+, One-night-Stand) setzen sich oft im jungen Erwachsenalter fort. Insbesondere bei den Mädchen führen die (normalen) häufigen Trennungen oftmals zu kurzzeitigen depressiven Symptomen (Shulman et al., 2017b).

Größere Empathie und passagerer Egozentrismus. Entwicklung vollzieht sich nicht nur im Sinne einer linearen Progression. Nachdem Kinder bereits gelernt haben, sich in die Perspektive eines anderen hineinzuversetzen und die »egozentrische Perspektive« nachlässt, entsteht im Jugendalter erneut eine egozentrische oder narzisstische Haltung, wenn dem Jugendlichen die adäquate Bezugnahme auf das Denken und Fühlen anderer kurzzeitig abhanden kommt. Alberts et al. (2007) haben darauf hingewiesen, dass Jugendliche ihre eigenen Gefühle überdifferenzieren und dass sie sich selbst und auch ihre Gefühle als im Vergleich zu denen anderer Personen einzigartig wahrnehmen. Der kognitive Schritt vom konkreten zum formalen Denkniveau ist hier entscheidend und die Interaktion mit den Freunden trägt maßgeblich zum Rückgang des *adoleszenten Egozentrismus* bei (Seiffge-Krenke, 2002).

In der Emotionsregulierung machen Jugendliche ebenfalls große Fortschritte. Sie sind viel besser als Kinder in der Lage, negative Emotionen zu verbergen (»cool sein«), wenn sie spüren, dass das offene Äußern negativer Gefühle ihr Gegenüber verletzt.

Unterschiede in der Hirnentwicklung, neue kognitive Fertigkeiten, Risikoverhalten, erhöhte Phantasietätigkeit

Die Neurobiologie zeigt, dass insgesamt die Hirnentwicklung im Jugendalter noch andauert, vor allem aber, dass ein Ungleichgewicht zwischen der Entwicklung limbischer Hirnregionen und der Regionen des präfrontalen Kortex besteht

(Schmidt & Weigelt, 2019). Damit reifen Hirnstrukturen, die an der Verarbeitung emotionaler Inhalte beteiligt sind, etwas früher, während die Reifung des präfrontalen Kortex, der für kognitive Funktionen wie Handlungsplanung, vorausschauendes Denken etc. zuständig ist, noch andauert.

Denken in Möglichkeiten und Wahrscheinlichkeiten, Zukunftsperspektive. Wichtig sind auch kognitive Veränderungen, die das neue Niveau auf der Beziehungsebene ermöglichen. Jugendliche lernen, formallogisch zu denken, und sind dadurch in der Lage, von sich selbst zu abstrahieren, eine andere Perspektive einzunehmen und sich von außen zu sehen (Piaget & Inhelder, 1972). Sie dringen dadurch in den Bereich des Hypothetischen, des Möglichen und des Imaginären vor (Lichtenberg, 1998) und dehnen ihren Horizont auf Weltanschauungen, religiöse Überzeugungen und politische Ideologien aus, an denen sich Identitätsthemen ausgestalten können. Damit sind sie aber auch anfälliger für ideologische Strömungen und Populismus (Seiffge-Krenke, 2020).

Wahrnehmung der eigenen Sterblichkeit und Risikoverhalten. Zum ersten Mal werden Jugendliche sich auch ihrer eigenen Sterblichkeit bewusst und testen in diesem Zusammenhang Grenzen aus. Viele der Aktivitäten in der frühen Adoleszenz haben einen hedonistischen Charakter; Risikoverhaltensweisen und riskante Sportarten sind häufig. Dabei wird die Peergruppe als ein Experimentierfeld für neue Erfahrungen genutzt. Internetforen für Jugendliche beschäftigen sich mit der Möglichkeit, dem eigenen Leben ein Ende zu setzen. Der am 22.1.2008 erfolgte Suizid von Heath Ledger, der im Film *The Dark Night* (Regie: Christopher Nolan) den *Joker* gespielt hatte, fand einige Nachahmer; beim zweiten *Joker*-Film 2019 (Regie: Todd Phillips) wurde vor allem beargwöhnt, der Film verführe zur Gewalt.

Zunahme an Tagtraumraten, phantasierte Beziehungen. Exzessives Tagträumen und bewusste oder unbewusste Phantasien sind in der Adoleszenz häufig . Sidoli und Bovensiepen (1995) beschreiben »heroic dreams of fantasies«: Jugendliche versetzen sich ganz stark in Heldenfiguren wie »Batman«, »Superman«, »Spider Man«, »Luke Skywalker« oder »Joker« hinein und fühlen sich durch den Vergleich mit diesen in der Realität schlecht ausgestattet. Viele dieser Jugendlichen sind mit Rollenspielen, dem Aufbau neuer Welten und Identitäten am Computer (z.B.: *Minecraft*, *Fortnite*) beschäftigt.

Die enormen Zunahmen in den Tagtraumraten und in der Phantasietätigkeit haben sehr stark mit den kognitiven Veränderungen zu tun (Seiffge-Krenke,

2001c). Phantasierte Beziehungen haben im Jugendalter eine sehr große Bedeutung. 34 % aller weiblichen Jugendlichen und 25 % aller männlichen Jugendlichen geben phantasierte heterosexuelle Beziehungen an, haben sich also in jemanden verliebt, ohne dass der Betreffende etwas davon weiß (Furman et al., 1999).

Phantasiefreunde gibt es nicht nur im Kindesalter, sondern sie spielen auch im Jugendalter eine Rolle (Seiffge-Krenke, 2000). Der imaginäre Gefährte kann eine Projektion der Gefühle des Jugendlichen von Omnipotenz in einer Situation schmerzhafter Abhängigkeit darstellen, als phantasierter Gesprächspartner bedeutet er eine Möglichkeit der Selbstexploration in einem verborgenen, privaten Rahmen; die Kontrolle der Beziehung ist dabei wichtig. Wenn die Identitäts-Neustrukturierung abgeschlossen ist, wird der imaginäre Gefährte ebenfalls aufgegeben (Seiffge-Krenke, 2001c).

Körperkonzept und der Einfluss der körperlichen Reife

Seit etwa 60 Jahren wird über Körperkonzept und den Einfluss der körperlichen Reife intensiv geforscht, mit sehr einheitlichen Ergebnissen. Dazu gehört zunächst das deutlich andere Körperkonzept von Jugendlichen, etwa im Vergleich zu Erwachsenen. Körperentfremdungsgefühle und ein veränderter Umgang mit Körperkontakt sind auffällig. Während die Beziehungen zu Gleichaltrigen eng sind und auch körperliche Nähe (z. B. bei Mädchen durch wechselseitiges Schminken, Kleidertausch, Händchenhalten) umfassen, sind körperliche Distanzierungen von Erwachsenen häufig und treten noch vor den äußerlich sichtbaren Zeichen der körperlichen Reife auf. Die Regulierung der körperlichen Distanz geht sehr stark von den Jugendlichen aus und macht sich in den Familien z. B. beim Umgang mit Nacktheit deutlich bemerkbar. Die Modellierung eines weiblichen oder männlichen Körpers geschieht in engen Freundschaftsbeziehungen, in denen körperliche Erfahrungen geteilt und der neue Körper erprobt wird (Seiffge-Krenke, 2015b; Seiffge-Krenke, 2015c).

Das *Körperkonzept* von Mädchen ist insgesamt negativer als das von Jungen. Typische Bemerkungen über den Körper in Mädchentagebüchern umfassen kritische Urteile, massive soziale Vergleiche und Körperbeschwerden wie Kopf- oder Bauchschmerzen (Seiffge-Krenke, 2017a). Auch Diäten und die extreme Beschäftigung mit dem Gewicht, die man bei weiblichen Jugendlichen findet, sind keine neuen Phänomene. Schon vor 50 Jahren zeigten Untersuchungen die verzerrte Körperwahrnehmung von klinisch unauffälligen, weiblichen Jugendlichen und ihre Bevorzugung des untergewichtigen Status, während Körperkonzept und

Gewichtseinschätzung der gleichaltrigen männlichen Jugendlichen realistisch waren.

Des Weiteren zeigte sich in den letzten Jahrzehnten nicht nur eine zeitliche Vorverlagerung der körperlichen Reife, sondern auch ein Verschwinden des Unterschieds zwischen den Geschlechtern; Mädchen sind Jungen nur noch knapp ein Jahr in der körperlichen Reife voraus. Ein weiterer wichtiger Befund betrifft die diametral unterschiedlichen Effekte von *Frühreife.* Sehr viele Studien zeigen, das frühreife Mädchen depressiver, ängstlicher und schwieriger im Kontakt sind, während sich Frühreife auf das Selbstbewusstsein von Jungen ausschließlich positiv auswirkt. Frühreife Mädchen sind demnach als eine Risikogruppe für psychische Störungen anzusehen. Auffällig ist die hohe Anzahl von diffusen Körperbeschwerden im Jugendalter, die leicht die Normwerte für erwachsene Psychosomatiker erreichen (Seiffge-Krenke, 1994).

Die Verarbeitung von Belastungen

Das Jugendalter ist eine Entwicklungsphase, in der Veränderungen in sehr vielen verschiedenen Bereichen (körperlich, kognitiv, emotional, auf der Beziehungsebene) an der Tageordnung sind. Von daher sind belastende oder herausfordernde Ereignisse ubiquitär und zählen im Leben von Jugendlichen zu den häufigen und prägenden Erfahrungen.

Bewältigung von Belastungen. Dem Umgang mit Belastungen, d.h. dem Bewältigungsverhalten (»coping«), kommt daher in diesem Entwicklungsabschnitt eine zentrale Bedeutung zu. Die PISA-Studien haben sehr stark auf einzelne Schulleistungen wie Lesen und Mathematik fokussiert und »Kompetenz« aufgrund einer sehr eingeschränkten, naturwissenschaftlich dominierten Sicht gemessen. Studien, denen ein umfassender, komplexer Begriff von Kompetenz zugrunde liegt, der die Bewältigung einer Vielzahl von alltäglichen Problemen umfasst, die über schulische Leistungsanforderungen hinausgehen (z.B. Bewältigung von Problemen in der Familie, mit den Freunden, Auseinandersetzung mit der eigenen Identität, dem sich verändernden Körper sowie zukunftsbezogene Probleme und Fragen), zeigen eine sehr hohe Kompetenz der deutschen Jugendlichen auch im internationalen Vergleich (Seiffge-Krenke, 2006b; Persike & Seiffge-Krenke, 2015). Diese *Bewältigungskompetenz* ist eine entscheidende Variable, die bestimmt, wie zukünftige Herausforderungen gemeistert werden. Sie hat auch einen starken Puffereffekt in Bezug auf Belastungen.

Für die Mehrzahl der nicht klinischen Jugendlichen ist eine aktive, reflektierte Auseinandersetzung sehr charakteristisch. Aktive Versuche, Probleme zu bewältigen, lassen sich bei ihnen beispielsweise sehr viel öfter beobachten als bei ihren Eltern. Rückzug und ausweichendes Verhalten sind eher selten und nur in besonderen Untergruppen erhöht, etwa bei depressiven Jugendlichen, bei Jugendlichen aus Trennungsfamilien und bei Jugendlichen, die in Armut leben.

Furchtsame Zukunftsperspektiven. Die in schulischen Institutionen verbrachte Zeit hat in den letzten Jahrzehnten stetig zugenommen. Das Streben nach einem hoch qualifizierten Bildungsabschluss hat eine Verstärkung des Leistungs- und Konkurrenzdrucks zur Folge. Die Kluft zwischen dem Bildungsniveau der Eltern und dem des Jugendlichen – ob nun im Sinne einer Abwärts- oder Aufwärtsentwicklung – geht oft mit einem erhöhten Belastungsniveau und psychosomatischen Beschwerden einher (Hurrelmann et al., 2003). Für Haupt- und Realschüler ist charakteristisch, dass sie den Übergang zum Erwachsenenalter relativ rasch und in vielen Entwicklungsbereichen gleichzeitig vollziehen müssen. Jugendliche, die ihre Schulphase mit dem Abitur abschließen und ggf. im Anschluss daran studieren, können dagegen die Phase des Jugendalters mit ihren charakteristischen Privilegien (Erwachsenenvorrechte bei kindlicher Abhängigkeit) teilweise um bis zu zehn Jahre »verlängern«. Die Angst vor Arbeitslosigkeit steht neben globalen Ängsten vor Umweltzerstörung und Kriegen an erster Stelle der *zukunftsbezogenen Sorgen* von Jugendlichen in aller Welt, so auch in Deutschland (Seiffge-Krenke et al., 2012a). Besonders groß sind die Zukunftsängste von Jugendlichen mit Migrationshintergrund in Deutschland (Seiffge-Krenke, 2019b).

Fachlich begründete Ausdehnung der Behandlung: Die neue Entwicklungsphase des »emerging adulthood«

Da gegenwärtig eine Jugendlichenpsychotherapie bis zum Alter von 21 Jahren begonnen haben muss, die Behandlung dann bis maximal 23 Jahre erfolgen kann und eine fachlich begründete Ausdehnung gegenwärtig diskutiert wird, ist es sinnvoll, sich mit einer neu entdeckten Entwicklungsphase und ihren Besonderheiten zu beschäftigen (Seiffge-Krenke, 2015a). Die Zeit vom 18. Lebensjahr bis Mitte/Ende des dritten Lebensjahrzehnts, diese Phase des »emerging adulthood«, unterscheidet sich von der ihr vorausgehenden Adoleszenz und von dem ihr nachfolgenden Erwachsenenalter sowohl in der subjektiven Wahrnehmung als auch in den objektiven Kriterien deutlich. Junge Menschen dieses Alters geben an, zwar keine Jugendlichen mehr, aber auch noch nicht wirklich erwachsen zu sein. Während es für unter 18-Jährige und für Personen ab 30 Jahren eindeutige »soziodemographische Normen« bezüglich der Wohnsituation, des Ausbildungsstands und des Familienstands gibt, ist die Zeit zwischen dem 18. Lebensjahr und dem Alter bis Ende 20 durch große Heterogenität gekennzeichnet (Arnett, 2000).

Der Auszug aus dem Elternhaus, die endgültige Autonomie von den Eltern, der Übergang in die Berufstätigkeit, die Etablierung stabiler Partnerschaften und ggf. der Übergang in die Elternschaft werden als die zentralen Entwicklungsaufgaben dieser Lebensphase bezeichnet. Trotz der zunehmenden Ernsthaftigkeit und der stärkeren Zukunftsperspektive ist in dieser Altersspanne dennoch ein Ausprobieren, ein Durchspielen verschiedener Alternativen möglich und gesellschaftlich akzeptiert. Dies ist in der Adoleszenz wegen der finanziellen Abhängigkeit von den Eltern und der Kontrolle, die diese ausüben, noch nicht und in der Gruppe der über 30-Jährigen wegen der rapide abnehmenden gesellschaftlichen Toleranz gegenüber einem »unsteten Lebenswandel« nicht mehr gegeben (Arnett, 2007). In der Lebensphase des »emerging adulthood« aber stehen dem Individuum mehr Freiheiten und Möglichkeiten offen als zu jedem anderen Zeitpunkt in seinem Leben.

Aus psychodynamischer Sicht interessant ist, dass für die jungen Leute in dieser Altersphase eine *verzögerte Identitätsentwicklung* (Kroger et al., 2010), ein *extremer Selbstfokus* und das Fehlen von Verpflichtungen im Bereich von Beruf und Partnerschaft kennzeichnend sind (Seiffge-Krenke, 2015a), besonders stark ausgeprägt bei Studierenden (Seiffge-Krenke, 2017c). Insbesondere bei »Nesthockern« sind die familiären Beziehungen häufig angespannt und die Eltern fühlen sich von der Rundumversorgung (»Hotel Mama«, »Helikopter-Eltern«) gestresst. Bestimmte familiendynamische Bedingungen (wie wenig Konflikte, wenig Autonomie und ein unsicherer Bindungsstatus während der Jugendzeit, vgl. von Irmer & Seiffge-Krenke, 2008) tragen dazu bei, dass junge Erwachsene länger zu Hause wohnen bleiben – was noch einmal die entwicklungsfördernde Funktion von Konflikten unterstreicht.

Die Ergebnisse zeigen, dass frühere Konzepte von Blos zur prolongierten bzw. pathologisch prolongierten Adoleszenz zu überdenken sind. Es hat ein genereller Trend zum späteren Auszug und zu längerer emotionaler und finanzieller Abhängigkeit eingesetzt; dabei gibt es Untergruppen, die eine massive Entwicklungsverzögerung aufweisen und daher psychotherapeutischer Hilfe bedürfen (Seiffge-Krenke, 2012b).

Von der Defizitorientierung zur Ressourcenorientierung

Jugendliche gehen sehr produktiv mit den Herausforderungen in den verschiedenen Altersphasen um, die in die familiäre Entwicklung eingebettet sind. Ein Blick auf die Veränderungen, die sich in den Familien vollzogen haben, verdeutlicht die enormen Einflüsse dieser Entwicklungskontexte auf die Eltern-Jugendlichen-Interaktionen. Die Ursachen des familienstrukturellen Wandels sind allerdings heute weder Notlagen noch einschneidende Lebensereignisse, sondern die gestiegenen Ansprüche an Beziehungen in einer immer kleiner werdenden Familie (Seiffge-Krenke & Schneider, 2012). In den Phasen der familiären Transformation, wie beim Auszug der Kinder aus dem Elternhaus, wird die Vulnerabilität der Familie sehr deutlich, wie die große Zahl der Scheidungen zu dieser Zeit zeigt.

In der therapeutischen Arbeit der letzten drei Jahrzehnte stand zunehmend die Arbeit mit Patienten mit strukturellen Störungen sowie mit traumatisierten Patienten im Vordergrund (vgl. Kapitel 5 und Kapitel 10). Dies verlangte vom Therapeuten sehr viel Halt, Strukturierung und »containing« und veränderte zwangsläufig auch seine Wahrnehmung des Patienten. Der Krankheitswandel verführte zu einer pathologisierenden Betrachtungsweise von Jugendlichen, bei der Defizite im Vordergrund standen, die es schwer machten, das Potential des Patienten und seiner Familie zu bemerken. Entwicklungspsychologische Befunde können bei einer stärkeren Ressourcenorientierung helfen.

Zusammenfassung

Nachdem für die klassischen psychodynamischen Theorien Triebkonzepte und Abwehrleistungen im Vordergrund standen, wurden dann verstärkt Konzepte der Objektbeziehungstheoretiker, der Intersubjektivisten und der Selbstpsychologie rezipiert. Insgesamt fällt eine Übertragung psychodynamischer Theorien der frühen Babyzeit auf das Jugendalter auf. In den letzten Jahren gab es keine Neukonzeptualisierungen, aber einige interessante Akzentsetzungen. Den psychodynamischen Theorien wurden empirische Befunde zur Entwicklungspsychologie und Entwicklungspsychopathologie, zur Beziehungsentwicklung und Bindungsforschung, zum Körperkonzept, zur Identität und zur Stressbewältigung von Jugendlichen gegenübergestellt, die in den Rahmen der Familienentwicklung in dieser Altersphase eingebettet sind. Es wurde deutlich, dass viele psychologische Befunde psychodynamische Konzepte der letzten Jahre bestätigen, dass es jedoch auch neue und abweichende Ergebnisse gibt. Wegen fehlender Generationsgrenzen bekam die »zweite Chance« zur Lösung des Ödipuskomplexes eine neue Bedeutung. Durch die veränderte Identitätsentwicklung wurde die Auseinandersetzung mit dem Konzept der Identität wichtiger als einige

Jahrzehnte zuvor. Von großer Relevanz ist ferner die Tatsache, dass Jugendliche die Folgen ihrer Autonomieentwicklung für die Beziehung zu ihren Eltern sehen.
Psychoanalyse und Entwicklungspsychologie unterscheiden sich in der Bedeutung und Universalität, die sie dem Krisenbegriff zuweisen. Übereinstimmungen zwischen ihnen bestehen insofern, als die Phase der Frühadoleszenz als am belastungsreichsten angesehen und den körperlichen Veränderungen eine große Bedeutung zugeschrieben wird.

3. KAPITEL

Ursachen für die Zunahme und Veränderung psychischer Störungen

Freuds Aufgabe der Verführungstheorie hatte zu einer stärkeren Betonung der psychischen Realität und der Phantasien geführt – auch Melanie Klein hat sehr stark die unbewussten Phantasien herausgearbeitet. Erst durch »Unabhängige« wie Winnicott und in der Folge dann Bowlby wurden die Lebensbedingungen stärker beachtet. In diesem Kapitel geht es darum, eine Balance zwischen Faktoren der inneren und äußeren Realität herzustellen und der (teilweise erdrückenden) äußeren Realität ihren gleichberechtigten Platz neben den unbewussten Phantasien zuzuweisen. Das Achten auf die Balance zwischen beidem hat auch zu Veränderungen in den ätiologischen Modellen geführt.

Zu Beginn des 21. Jahrhunderts hat, wie bereits erwähnt, ein deutlicher Krankheitswandel stattgefunden: Zunehmend mehr Patienten mit strukturellen Defiziten kommen in therapeutische Praxen und Beratungsstellen; dies hatte zur Folge, dass zunehmend strukturfördernde Maßnahmen angeboten wurden (vgl. Kapitel 10).

Solche Veränderungen sind auf der Folie gesamtgesellschaftlicher Veränderungen zu sehen. Der starke Einfluss von Medien, die zunehmende Technisierung, die die persönliche Kommunikation ersetzt, Bereicherungsstreben bei Zunahme des allgemeinen materiellen Wohlstandes und ein Funktions- und Strukturwandel der wichtigsten Sozialisationsinstanz, der Familie, sind ebenfalls zu bedenken. Klassische Zwei-Eltern-Familien sind zwar immer noch die dominante Familienform, hinzu kommen allerdings eine zunehmende Anzahl alleinerziehender Eltern sowie Stiefeltern- bzw. Stiefgeschwisterfamilien; auch die Zahl der Adoptionen hat zugenommen (Seiffge-Krenke & Schneider, 2012). Zugleich haben sich die Zukunftsperspektiven von Jugendlichen verändert. Auf der einen Seite gibt es enormen Leistungsdruck in der Schule, bei Lehrstellen, Arbeits- und Studienplätzen, zum anderen eröffnen sich Perspektiven auf eine immer weniger überschaubare berufliche Landschaft, die Orientierung wird immer schwieriger.

Veränderungen in den ätiologischen Modellen und Krankheitswandel

In der »Verführungstheorie« hatte Freud behauptet, Neurosen gingen auf reale sexuelle Verführungserlebnisse in der Kindheit zurück. Der Vortrag, den Freud Ende April 1896 vor dem Wiener Verein für Psychiatrie und Neurologie mit Belegen für seine »Verführungstheorie« hielt, fand eine »eisige Aufnahme« (Krüll, 1979, S. 54). Er belegte in diesem Vortrag anhand von 18 Fällen, dass sexuelle Erlebnisse in der Kindheit für die Ätiologie von Neurosen eine große Rolle spielen. Im Einzelnen unterschied er drei Formen von Verführung: die sexuelle Verführung von Kindern

- durch unbekannte Erwachsene,
- durch bekannte Erwachsene wie Gouvernanten, Väter, Lehrer
- sowie durch etwa Gleichaltrige, von denen einige zuvor von Erwachsenen missbraucht (und durch diese »verführt«) worden waren.

Wie Krüll (1979) nachweist, gab Freud diese »Verführungstheorie« wenig später in unmittelbarem zeitlichem Zusammenhang mit dem Tod seines Vaters Jakob Freud auf. Als Begründung führte er in seinem Briefwechsel mit Fliess an, dass die ungewöhnliche Häufung von Neurosen zur Voraussetzung gehabt hätte, dass sehr viele solcher Vorfälle im damaligen Wien stattgefunden haben müssten. Krüll vermutet, dass Freud, der sich für einen Neurotiker hielt, damit auch latent seinen Vater beschuldigt und für sein eigenes neurotisches Leiden verantwortlich gemacht hätte. Freud ersetzte dann 1897 die »Verführungstheorie« durch eine Theorie, in der die kindlichen Phantasien – statt der realen Erlebnisse – als eigentliche Ursachen der Neurosen gesehen werden. Allerdings wird häufig vergessen, dass Freud keineswegs das Vorhandensein realer Traumata leugnete (Nitschke, 1998). In den Arbeiten von Anna Freud (1965) wird die Unterscheidung in verschiedene Konflikttypen wie den realen Konflikt und den unbewussten Konflikt fortgeführt.

Die Bedeutung des unbewussten Konfliktes für die Symptomentstehung ist bis heute nahezu unangetastet geblieben und findet sich besonders deutlich im Erklärungsmodell für dissoziative Störungen (vgl. Kapitel 5). Im klassischen freudianischen Sinn handelte es sich um einen Konflikt zwischen triebhaften Bestrebungen und den internalisierten Normen der Gesellschaft, verdeutlicht in den Instanzen Es und Über-Ich, wobei das Ich eine vermittelnde Rolle einnimmt und durch Abwehrprozesse die anstößigen Triebregungen aus dem Bewusstsein fernhält. Durch die Zweiseitigkeit des Symptoms wird aber auch eine versteckte Befriedigung ermöglicht.

Das *Konfliktmodell* der Ätiologie von psychiatrischen Störungen ist nach wie vor aktuell (Boll-Klatt & Kohrs, 2018). In der Operationalisierten Psychodynamischen Diagnostik im Kindes- und Jugendalter (AK OPD-KJ-2, 2016) wird als Ursache von Neurosen ein intrapsychischer, zeitlich überdauernder Konflikt angesehen, bei dem unvereinbare Bestrebungen aufeinanderprallen und in einem eher aktiven bzw. passiven Modus »gelöst« werden. Entscheidendes Kriterium ist, dass sich der intrapsychische Konflikt in verschiedenen Alltagsbereichen beobachten lässt und die Weiterentwicklung des Kindes oder Jugendlichen hemmt, blockiert. In den Arbeiten der OPD-KJ wie auch in Arbeiten, die die Psychotherapie Erwachsener betreffen (AK OPD, 2006; Rudolf, 2010), wurde zunächst hervorgehoben, dass ein gewisses Maß an Struktur Voraussetzung dafür ist, dass sich überhaupt intrapsychische Konflikte entwickeln können; inzwischen geht man von Konflikten auf verschiedenen strukturellen Niveaus aus (OPD-3).

In den letzten Jahrzehnten lässt sich, wie bereits erwähnt, ein deutlicher Krankheitswandel feststellen, mehr Patienten mit schweren Strukturdefiziten und realen Traumata kamen in Behandlung. Die Konfliktpathologie musste durch eine *Strukturpathologie* und eine *Traumapathologie* ergänzt werden, die zu unterschiedlichen Behandlungsansätzen führten (vgl. Kapitel 10). In diesem Kapitel soll nicht nur belegt werden, dass es in den letzten Jahren zu einer Zunahme und Veränderung von Störungen bei Jugendlichen gekommen ist, sondern es soll auch der gesamtgesellschaftliche Kontext analysiert werden, der zu dieser Veränderung beigetragen hat.

Neue Trends: Balance zwischen internalen und externalen Faktoren

Wie Streeck-Fischer (1999a) anführt, hat Erikson in seiner Diskussion von Freuds Bericht über die Behandlung von Dora betont, wie wichtig es gerade bei Jugendlichen ist, die Realität zu sehen und anzuerkennen. Freud hatte sich wenig daran interessiert gezeigt. Obwohl Dora immer wieder auf äußere Geschehnisse hinwies, die ihr Verletztsein begründeten, drängte Freud (1905b) sie, nach innen und auf ihre inneren Konflikte zu schauen. Er legte starken Wert auf die psychische Realität. Dies war bekanntlich ein wichtiger Schritt zur Entstehung der Psychoanalyse. Indem er sich von der Bedeutung der faktischen äußeren Realität distanzierte (Aufgabe der »Verführungstheorie«), rückte sie im Verständnis von psychischen Konflikten zunehmend in den Hintergrund.

Im psychodynamischen Denken ist die Bedeutung internaler und externaler Faktoren in den letzten 30 Jahren stärker ins Bewusstsein gerückt, arbeiten Therapeuten gegenwärtig mit einer Balance zwischen externen und internen Faktoren, die den Jugendlichen beeinflussen (Cohen, 1997). Dennoch ist auffällig, dass es immer wieder zum »Vergessen« dieser realen Faktoren, etwa realer Traumata, in den Berichten von Psychotherapie-Kassenanträgen kommt, sie bei der Schilderung der Psychodynamik »vergessen« wurden. Aus ihrer Erfahrung als Gutachterin vermutet Streeck-Fischer (1999a) Abwehrbewegungen bei den Therapeuten, die zu einer Ausblendung und Verleugnung der Realität führten.

Auch der gegenteilige Trend wird oft von Gutachterseite berichtet (mündliche Mitteilung Gerd Rudolf): Die Gutachter bemängeln die universelle Verwendung von »Trauma« bei belastenden Erfahrungen (z. B. Trennung der Eltern, die nicht zwangsläufig traumatisierend sein muss). Dies verstellt den Blick auf die Jugendlichen mit wirklich traumatischen Erfahrungen, das gilt insbesondere für unbegleitete jugendliche Flüchtlinge, die Mehrfachtraumatisierungen ausgesetzt waren.

Die äußere Realität, die Welt von Jugendlichen, hat sich dramatisch verändert. Das Modell einer intakten Familie, das den frühen psychodynamischen Theorien noch zugrunde lag, hat sich in Richtung auf eine Vielzahl von Familienmodellen gewandelt, mit veränderten Einstellungen gegenüber Geschlecht und Sexualität. Ein massiver Einfluss der Medien ist hinzugekommen. Mehr Jugendliche leben zudem in einem ethnisch diversen und prekären Kontext. Wir versuchen zu verstehen, wie sich diese äußeren Veränderungen auf die intrapsychische Realität von Kindern und Jugendlichen auswirken.

Den starken externalen Einfluss auf die Psyche hat besonders die Bindungsforschung aufgezeigt. Bereits die frühen Arbeiten von Fonagy et al. (1994) fanden, dass Mütter einer hoch gestressten Gruppe (charakterisiert durch »single parent families, overcrowding, unemployment, parental criminality and psychological illness«, S. 249) selten sicher gebundene Kinder haben. Der große Einfluss von Stressoren auf die Veränderung des Bindungsverhaltens (von »sicher« zu »unsicher«) wurde auch in Kapitel 2 herausgearbeitet. Arbeiten der Bindungsforschung knüpfen an frühe Studien an, z. B. an jene von Anna Freud und Mitarbeitern über Kriegskinder (»war refugees«), die die erdrückende Wirkung der Realität auf die psychische Entwicklung zeigten.

Zunahme von psychischen Störungen bei Jugendlichen: Epidemiologische Studien und Krankenkassen-Statistiken

Dass psychische Störungen bereits bei Kindern und Jugendlichen in einem bedeutsamen Ausmaß vorkommen, ist mittlerweile gut belegt. Laut aktuellen Meta-Analysen liegen die 1- bis 12-Monats-Prävalenzraten psychischer Störungen im Kindes- und Jugendalter weltweit bei 13–16 %, (vgl. Polanczyk et al., 2015). Die Meta-Analyse von Barkmann und Schulte-Markwort (2012) berichtet für Deutschland eine Prävalenz psychischer Erkrankungen bei Kindern und Jugendlichen von 17,6 % (das entspricht etwa 2,3 Millionen). Es wird angenommen, dass etwa die Hälfte davon eine Behandlung braucht, während die andere Hälfte mit Diagnostik und Beratung ausreichend versorgt ist. In Rheinland-Pfalz wurden 2019 28 % der Kinder und Jugendlichen mit Verhaltensauffälligkeiten psychotherapeutisch behandelt, wie die Kassenärztliche Vereinigung berichtet, gegenüber 2009 eine Zunahme um 9 %.

Im Kontrast zu den zunehmenden Behandlungsraten stehen internationale epidemiologische Studien, die mit dem Selbstbericht (erhoben z. B. mit dem YSR [Youth Self Report], einem Fragebogen für Jugendliche) arbeiten. Sie zeigen, dass Verhaltensauffälligkeiten bei Jugendlichen zwar nicht generell zugenommen haben (Döpfner et al., 1998), doch gibt es Anstiege bei speziellen Krankheitsbildern, z. B. bei depressiven Erkrankungen, Essstörungen und selbstverletzendem Verhalten (vgl. Kapitel 5). Hinzu kommt, dass unbehandelte psychische Störungen des Kindes- und Jugendalters schwere und chronische Verläufe bis ins Erwachsenenalter nehmen können. So weisen Patton et al. (2014) darauf hin, dass die zeitliche Verlängerung der Adoleszenz (z. B. durch eine spätere Familiengründung) und gesellschaftliche Veränderungen (z. B. die stärkere Bedeutung sozialer Medien für die Kontaktgestaltung und Identitätsbildung) die Entwicklungsphase der Adoleszenz noch anfälliger für krisenhafte Verläufe machen, die sich auch auf die physische und psychische Gesundheit im Erwachsenenalter auswirken können.

Eine Analyse der Gesundheitsberichte verschiedener gesetzlicher Krankenkassen (Lademann et al., 2006) zeigte die zunehmende Bedeutung psychischer Störungen beim Krankenstand auf, eine Arbeitsunfähigkeit aufgrund solcher Störungen nahm damals bereits, je nach Kasse, Rang 3 bis 5 ein. Inzwischen liegen sie bei Rangplatz 2 (Schneider et al., 2017). Reporte zeigten für jüngere Altersgruppen zwischen 15 und 24 Jahren eine kritische Zunahme im Bereich psychischer Störungen. Dieser Trend spiegelt sich auch in einer Zunahme stationärer Behandlungsfälle aufgrund psychischer Störungen bei den 15- bis 19-Jährigen um 15%; weitere Zunahmen von 11% sind bei den 20- bis 24-jährigen Frauen zu verzeichnen. Bis zum Alter von 14 Jahren sind Verhaltens- und emotionale Störungen (F90–F98 gemäß ICD-10) auffallend, aufgrund derer Jungen mehr als doppelt so häufig stationär behandelt werden wie Mädchen; die Zuwachsrate beträgt hier 11%. Psychische Störungen sind in Deutschland insbesondere bei jungen Erwachsenen weit verbreitet. So belegen Jacobi und Kollegen (Jacobi et al., 2014) in einer Studie des Robert-Koch-Instituts, dass 30% der jungen Erwachsenen von 18–34 Jahren die Kriterien einer psychischen Störung erfüllen.

Die skizzierten Befunde unterstreichen die in Kapitel 2 herausgearbeitete Verlängerung der Jugendzeit bzw. des Auftauchens einer neuen Entwicklungsphase, »emerging adulthood«, und sprechen dafür, dass zukünftig Kinder- und Jugendlichen-Therapeuten verstärkt mit jungen Menschen über das 21. Lebensjahr hinaus, der bisherigen Obergrenze für den Beginn einer Behandlung (VAKJP, 2003), arbeiten sollten.

Zunahmen bei einzelnen Störungen, Modediagnosen, Geschlechtsspezifität

Auffällig sind deutliche altersabhängige Geschlechtseffekte (Plück et al., 2000): Bei Mädchen werden auch heute noch häufiger internalisierende Störungen wie Depression, Angststörungen und Essstörungen sowie körperliche Beschwerden diagnostiziert. Jungen zeigen hingegen höhere Prävalenzraten in externalisierenden Verhaltensweisen wie Hyperaktivitätsstörungen, aggressivem und sozial unangepasstem Verhalten. Auch wenn wir inzwischen zunehmend männliche Jugendliche mit Essstörungen bzw. weibliche Jugendliche mit externalisierenden Störungen sehen, bleibt doch das grundlegende Muster, dass Mädchen eher ihre Konflikte nach innen wenden und eher sich und ihre eigenen Körper angreifen, während männliche Jugendliche vorwiegend eine Neigung zu grenzüberschreitendem Agieren und Attacken in der äußeren Welt haben (Streeck-Fischer, 2006), immer noch deutlich erkennbar. Abbildung 1 verdeutlicht dies anhand von 303 Patienten einer Weiterbildungsambulanz (Seiffge-Krenke & Posselt, 2020a):

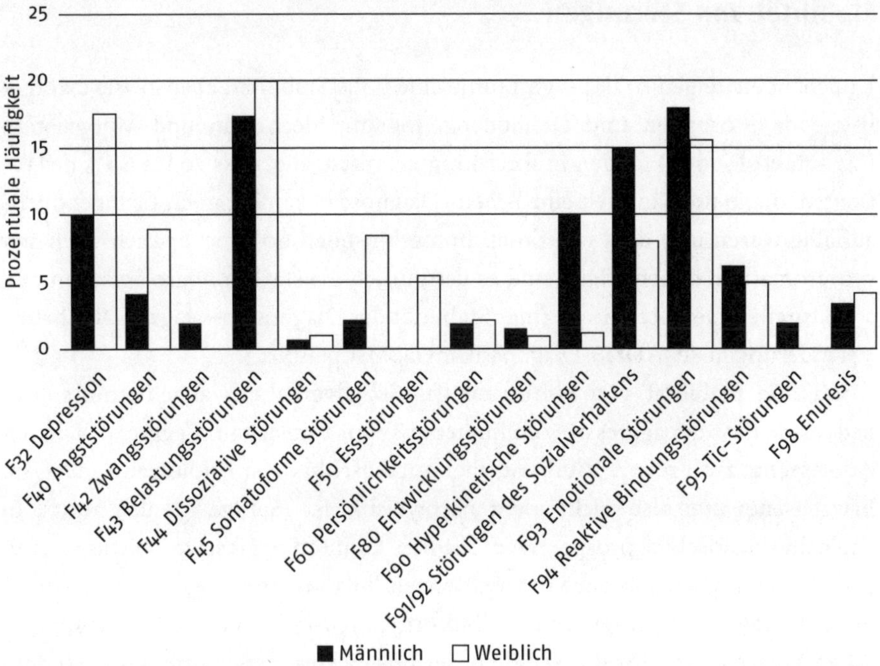

Abbildung 1: Geschlechtsabhängigkeit der Diagnosen bei 303 Patienten einer ambulanten Einrichtung

Was die Diagnosen angeht, so findet sich immer wieder ein modeabhängiges Auftreten von »Störungen«, die durch mediale Berichterstattung und mediale Ereignisse zunehmend Beachtung finden. In den 1970er und 1980er Jahren wurden verstärkt Bulimien diagnostiziert, danach setzte ein ADHS-Boom ein, gefolgt von der Modediagnose »Autismus«. Gegenwärtig finden sich besonders viele »Transgender-Patienten« in den Ambulanzen. Damit möchte ich dafür sensibilisieren, dass es spezifische Häufungen von Modediagnosen auf einem eher subklinischen Level gibt, die einer exakten diagnostischen Abklärung nicht immer standhalten.

Was sich aber wirklich geändert hat, sind die Zunahmen der Prävalenzen bei den Persönlichkeitsstörungen, insbesondere den Borderline-Persönlichkeitsstörungen, sowie bei den strukturellen Störungen generell. Es lässt sich allerdings auch hier nicht sagen, ob dies echte Zunahmen sind oder ob sich diese Störungen früher möglicherweise unter einem anderen diagnostischen Etikett versteckt haben.

Stabilität von Störungen

Unbehandelt zeigen ADHS-Symptome eine hohe Stabilität, ebenso wie externalisierende Störungen und Delinquenz. Ingram, Hechtman und Morgenstern (Ingram et al., 1999) fanden in ihrer Längsschnittstudie, dass 70 bis 80 % der Patienten, die in der Kindheit eine ADHS-Diagnose bekamen, noch als Jugendliche auffällig waren und dass von ihnen immerhin noch 60 % im Erwachsenenalter symptomatisch blieben. Hier sind es vermutlich die starken neurologischen und strukturellen Defizite, die zu einer Stabilität der Diagnose beitragen. Dies hat zu Veränderungen der ADHS-Diagnostik im DSM-5 geführt.

Was die Stabilität von Störungen des Sozialverhaltens angeht, muss man bedenken, dass der aggressive/delinquente Typus mit spätem Beginn, d.h. in der Adoleszenz, zwar relativ häufig ist, aber mit Abschluss der Adoleszenz endet, im Erwachsenenalter also nicht mehr nachweisbar ist (Seiffge-Krenke, 2005). In angloamerikanischen prospektiven Studien konnten aggressive Störungen mit frühem Beginn, also aus der Kindergartenzeit, mit 84-prozentiger Stabilität bis in die Pubertät vorhergesagt werden (Moffitt, 1993). Zu einer ähnlich pessimistischen Einschätzung für die Stabilität der Entwicklung von (früh einsetzenden) aggressiven Verhaltensstörungen kommen auch Esser et al. (2000) in ihrer deutschen prospektiven Studie.

Stabilitäten mit einer Symptompersistenz von 60–75 % fanden sich auch bei Angststörungen und Depressionen. Depressive Störungen gehören zwar seit Jahrzehnten zu den häufigsten psychiatrischen Störungen (Essau & Dobson, 1999; Adler-Corman et al., 2018). Trotz der Bedeutung dieses Krankheitsbildes blieben aber früher immer noch 70–80 % der depressiven Jugendlichen unbehandelt (Cicchetti & Toth, 1998). Die Sensibilität für die Heterogenität des Erscheinungsbildes führte aber aktuell zu höheren Behandlungsraten (Adler-Corman et al., 2018). Ursachen für die Stabilität von Depressionen können u.a. transgenerationale Prozesse sein. So haben weibliche Jugendliche, deren Mütter an einer Depression leiden, ein hohes Risiko, selbst depressiv zu erkranken.

Es ist einleuchtend, dass das Aufwachsen in einem familiären Kontext mit psychisch kranken Eltern zur Stabilität von Störungen beiträgt. Dennoch muss betont werden, dass dies nicht zwangsläufig gilt. So etwa hat Spatz Widom (1989) in ihrer Übersicht über delinquentes und antisoziales Verhalten von Kindern und Jugendlichen, die in einem Gewaltmilieu aufwuchsen, belegt, dass nur rund 20 % der Kinder und Jugendlichen, die missbraucht oder vernachlässigt wurden, später selbst zu Tätern werden.

Die Stabilitäten sind also für einige Störungen erheblich, wenn auch aus unterschiedlichen Gründen. Nur am Rande sei erwähnt, dass im Jugendalter auch Störungen verschwinden, die eher für Kinder typisch sind. Dazu gehören Enuresis, Enkopresis und einige Angststörungen, die mit mangelnder Realitätstrennung zusammenhängen (z. B. Dunkelangst).

Komorbidität als jugendtypisches Phänomen

Besondere diagnostische Probleme entstehen dadurch, dass einzelne Krankheitsbilder nicht allein auftreten, sondern mit weiteren psychischen Beeinträchtigungen einhergehen können. Das wird besonders in Kapitel 5 deutlich werden. Für psychodynamisch arbeitende Kinder- und Jugendtherapeuten stellt die (möglicherweise schnell wechselnde) Symptomatik eines Jugendlichen in der Regel kein so gravierendes Problem dar, verglichen mit Behandlungsformen wie der Verhaltenstherapie, die störungs- und symptomspezifisch vorgehen.

Im Jugendalter ist Komorbidität häufig und hat in den letzten Jahren zugenommen (Mc Donough-Caplan et al., 2018). In der Studie von Seiffge-Krenke & Posselt (2020a) kam eine Komorbidität mit 2 Störungen bei 34 % und mit 3 Störungen bei 22 % der Patienten vor. Reine Depressionen sind im Jugendalter eher die Ausnahme; die höchsten Komorbiditätsraten bestehen zwischen depressiven Störungen und Angststörungen, während geringere Komorbiditäten zwischen Depressivität und Substanz- bzw. Drogenmissbrauch und Essstörungen vorliegen. Relevant wird das Komorbiditätsproblem insbesondere im Rahmen von Diagnostik und Therapie. Die Gefahr, dass bei starken Verhaltensauffälligkeiten z. B. eine möglicherweise vorhandene depressive Symptomatik übersehen wird, ist groß (Reicher, 2000).

Auch die Einstufung in Richtung somatoforme oder dissoziative Störungen und Essstörungen zeigt oft Überlappungen. Dies verweist auf einen engen Zusammenhang und die Schwierigkeit, diese Störungen voneinander abzugrenzen (Herpertz-Dahlmann et al., 2005). Therapeutisch ist von besonderer Relevanz, dass komorbide Störungen meistens früh einsetzen, wenn viele psychosoziale Beeinträchtigungen vorliegen, und einen ungünstigeren Störungsverlauf haben (Bird et al., 1993).

Gesellschaftliche Veränderungen als Ursachen für die Zunahme und Veränderung von psychischen Störungen

In ihrem Aufsatz »Psychoanalysis is alive and well: Meeting the challenges of diversity« beschrieb Marianne Horney-Eckardt (1988) schon vor gut 30 Jahren starke gesellschaftlichen Veränderungen. Wir stehen aktuell in einem relativ beschleunigten Prozess der kulturellen Transformationen, das Leben ist diverser und komplexer geworden, und dies muss auch unsere Wahrnehmung von Normalität und Pathologie beeinflussen.

Rapide gesellschaftliche Veränderungen: Globalisierung, Medialisierung, kulturelle Brüche, Armut

Kulturelle Transformationen sind häufig und nicht erst in unserer Zeit zu beobachten. Marianne Horney-Eckardt (1988), die zweite von drei Töchtern Karen Horneys, verdeutlicht dies anhand ihrer eigenen Biographie: Geboren während des Ersten Weltkrieges, Teenager in den Mittzwanzigern in Berlin, mit dem ganz außergewöhnlichen damaligen Lebensstil von Liberalität und Experimentierlust, war sie in den Dreißigern dann mit einer total unbekannten Kultur in den USA konfrontiert. Auch für frühere Generationen waren demnach kulturelle Brüche vorhanden, allerdings betrafen sie häufig nur bestimmte gesellschaftliche Gruppen.

Gerade in den letzten 30 Jahren haben sich allerdings rapide gesamtgesellschaftliche Veränderungen ergeben, die im Hinblick auf die Zunahme bzw. Veränderung von psychischen Störungen bei Jugendlichen mit in Rechnung gestellt werden müssen. Das Alter bei Beginn der körperlichen Reifung hat sich kontinuierlich verringert, gleichzeitig hat sich die Zeit bis zum Eintritt ins Erwachsenalter verlängert (»emerging adulthood«, vgl. Kapitel 2). Die *körperliche Akzeleration*, verbunden mit gestiegenen Qualifikationsansprüchen und einem unklaren Ende der Adoleszenz, führt dazu, dass einige Entwicklungsaufgaben deutlich früher, andere wiederum deutlich später zu absolvieren sind und ihr Ausgang weniger klar umrissen ist als für frühere Generationen. Veränderungen in den »time frames« und eine größere *Pluralität* und *Diversität* von Entwicklungsverläufen sind auffallend (Seiffge-Krenke & Gelhaar, 2006). Zugleich ist zu bedenken, dass geringere Proportionen von Jugendlichen (am Anteil der Gesamtbevölkerung) für nahezu alle Industrienationen, so auch Deutschland, typisch sind und zugleich diese kleiner werdende Gruppe der Jugendlichen mit speziellen Entwicklungsbedingungen (mehr ausländische Jugendliche, mehr alleinerziehende Eltern, mehr Armut) konfrontiert ist. Mediale Ereignisse und die Bedeutung der *sozialen Medien* haben in einer unglaublichen Geschwindigkeit Einfluss auf das Leben von Jugendlichen und ihren Familien genommen.

Kinder als Selbstobjekt, Zunahme problematischer Erziehungsstile, Aufweichen der Generationsgrenzen

In den letzten Jahren haben Familien einen starken Strukturwandel durchlebt. Die Reduzierung der Familiengröße, das Verschwinden der Großelterngeneration aus dem gemeinsamen Haushalt und das Zusammenleben mit nur wenigen Geschwistern und in Patchworkfamilien sind wesentliche Veränderungen, die die Erfahrungen von Jugendlichen und ihren Eltern heute bestimmen. Hinzu kommen weitere familienstrukturelle Veränderungen; laut Statistischem Bundesamt waren rund 2,17 Millionen Mütter und etwa 407 000 Väter im Jahr 2018 alleinerziehend. Aber auch die Tatsache, dass häufig beide Eltern berufstätig und die Kinder unbetreut sind, spielt hier eine Rolle. Es gibt allerdings auch Hinweise darauf, dass bestimmte elterliche Erziehungsstile und Bindungsmuster problematisch sind (von Irmer & Seiffge-Krenke, 2008). Dazu zählen eine zu lange emotionale und praktische *Unterstützung.* Eltern von späteren Nesthockern unterstützen die Kinder über die gesamte Jugend bis in junge Erwachsenenalter unangemessen lange emotional und praktisch (Seiffge-Krenke, 2010).

In den letzten Jahren haben manipulative Strategien und *psychologische Kontrolle* als Erziehungsprinzipien stark zugenommen, mit nachteiligen Auswirkungen auf die Identitäts- und Autonomieentwicklung. Eltern, die solchen Prinzipien folgen, üben Druck auf das »Kind« aus, indem sie in ihm Schuldgefühle wecken oder manipulative Strategien anwenden, um es zu einem Verhalten in ihrem Sinne zu bringen. Dies interferiert aber mit der Entwicklung einer eigenständigen Identität und dem autonomen Funktionieren aufseiten des Kindes (Luyckx et al., 2007). Diese Veränderungen lassen sich in vielen Ländern, so auch in Deutschland, nachweisen (Seiffge-Krenke et al., 2019; Seiffge-Krenke & Escher, 2018).

Diese Veränderungen gehen einher mit der Tatsache, dass Kinder inzwischen eine große Bedeutung für den narzisstischen Selbstwert der Eltern bekommen haben (Seiffge-Krenke & Schneider, 2012), und dieses Selbstobjekt wird nicht gerne aufgegeben. Auffällig häufig finden wir Schlafarrangements, wo Kinder noch im jugendlichen Alter im Bett bei ihren Eltern schlafen (vgl. Kapitel 7 und 8).

Die *Generationsgrenzen* scheinen insgesamt weniger klar als noch vor einigen Jahrzehnten, was sich auch im zunehmend betont jugendlichen Verhalten der Eltern und einer relativ starken Machtstellung der Jugendlichen deutlich zeigt. Beide Eltern, Mütter wie Väter, versuchen verstärkt mit psychologischer Kontrolle die Nähe zum »Kind«, das ihnen zu entgleiten scheint, wiederherstellen. In der Tat waren elterliche Trennungsängste (Kins et al., 2011; Seiffge-Krenke & Escher, 2018) verantwortlich für die Zunahme von elterlicher psychologischer Kontrolle.

Diese Ergebnisse unterstreichen, dass es unter den heutigen Lebensbedingungen bei gestiegenem Wert der Kinder besonders schwierig für Eltern ist, unangemessen hohe emotionale und praktische Unterstützung zu reduzieren. Einige »Kinder« wiederum reagieren auf die paradiesischen Zustände des »Hotel Mama« mit teilweise parasitären Verhaltensweisen, die Empathie hinsichtlich der Situation der Eltern, die heutzutage selbst von Brüchigkeit in Bezug auf Partnerbeziehungen und Beruf betroffen sind, vermissen lassen. Auf der Basis einer Erfahrung als *narzisstisch besetztes Selbstobjekt der Eltern*, dem vieles abgenommen wird und das kaum Gelegenheit hat, Selbstwirksamkeit zu erfahren, kann sich nur schwer ein gesundes, kohärentes Selbst entwickeln (Seiffge-Krenke, 2020). Die Zunahme des Wertes von Kindern für die Identität von Eltern und eine Zunahme psychologischer Kontrolle und *elterlicher Separationsängste* sind insbesondere vor dem Hintergrund der kleiner gewordenen Familien eine problematische Entwicklung. Die Identifikationsmöglichkeiten sind zwar einerseits stärker eingeschränkt, auf der anderen Seite aber auch durch Patchworkfamilien diverser und vielfältiger geworden, was zu diffusen Identitätskonzeptionen beitragen kann.

Einfluss der Medien: Im Spiegel der anderen und das narzisstische Zeitalter

Wie in Kapitel 2 beschrieben, bindet Winnicott die Entwicklung des werdenden Selbst an frühkindliche *Resonanzerfahrungen*, zu denen Erfahrungen des Gespiegelt-, Anerkannt- und Geliebtwerdens gehören: »Aus dem Du der Mutter wird das Ich des Kindes!« (Altmeyer, 2019, S. 32) Diese Erfahrungen werden im impliziten Gedächtnis gespeichert, im Verlauf der weiteren Entwicklung des Kindes über die Pubertät und Adoleszenz hinaus angereichert und für die Persönlichkeitsbildung verwendet. An diese im Unbewussten aufbewahrten Erfahrungen von Umweltresonanz scheint die starke mediale Vernetzung anzuknüpfen, denn sie hat dieselbe, nämlich eine reflexive Beziehungsstruktur: »Ich werde gesehen – also bin ich!« (Altmeyer, 2019, S. 33).

Im Spiegel der anderen zu sein hat auch zu einer starken Zunahme beschönigender und harmonischer Selbstdarstellungen geführt, nicht nur bei den Blogs, Chats und den WhatsApp-Nachrichten, sondern auch in den Bildern, die diesen Botschaften beigefügt werden. Das Selbst wird inszeniert, Bilder von sich werden mit Photoshop nachbearbeitet und an mediale Vorgaben der Schönheit und Attraktivität angepasst (Seiffge-Krenke, 2020). Der *Optimierungswahn* hat also auch die Jugendlichen erreicht.

Im virtuellen Raum werden demnach identitätsstiftende Spiegel- und Resonanzerfahrungen gemacht. Dies kann zu wichtigen positiven Selbsterfahrungen, aber auch – wie beim Cyberbullying und im Darknet – zu aggressiven, vernichtenden und entwertenden Selbsterfahrungen (hatespeech, shitstorm) führen. Besonders gefährlich sind Foren, die ein gestörtes Ess-Verhalten massiv unterstützen. Pro-Ana (von pro: »für« und Anorexia nervosa: Magersucht) und Pro-Mia (Bulimia nervosa: Ess-Brechsucht) oder Foren, in denen zur Selbstverletzung aufgerufen wird (»Rote Tränen«), enthalten gefährliche Botschaften. Generell verbringen Jugendlichen einen großen Teil ihrer Freizeit im Netz, die Mädchen etwas häufiger in den Social Media, die Jungen etwas öfter mit Computerspielen. Was man in den sozialen Medien erfährt, über sich und andere (»mehr als du wissen willst«), ist oft Anlass für Neid und Eifersucht (Muise et al., 2009). Inzwischen sind neue Störungsbilder wie Computerspielabhängigkeit aufgetaucht (Rehbein et al., 2009).

Zunehmende psychische Störungen bei ostdeutschen Jugendlichen?

Eine erhöhte psychische Auffälligkeit von Jugendlichen in den neuen Bundesländern (mit Zunahme von Gewaltbereitschaft und rechtsradikalen Aktivitäten; Sturzbecher & Tausendteufel, 2003) wurde vor einigen Jahren belegt. Man fand eine höhere Ausprägung externalisierender Verhaltensweisen bei Jungen in Ostdeutschland im Vergleich zu jenen in Westdeutschland und den Niederlanden (Döpfner et al., 1998; Goetze & Julius, 2001). Nach von Widdern et al. (2004) wurde jeder fünfte Jugendliche als klinisch auffällig beurteilt. Aufmerksamkeitsprobleme und internale Auffälligkeiten nahmen mit steigendem Alter noch zu. Insbesondere die Arbeitslosigkeit des Vaters war mit depressiven und sozialen Problemen der Jugendlichen assoziiert.

Existenzunsicherheit nach der Wende, als Arbeit und gesicherte Wohnung nicht mehr als Grundrecht gewährleistet waren (Ponesicky, 2005), hatte eine noch heute anhaltende Verunsicherung zur Folge. Unrealistische Versprechungen von Politikern, Zusammenbruch der Idealisierung, narzisstische Abwertung und belehrendes und überhebliches Verhalten Ostdeutschen gegenüber haben zu einer unheilvollen Beziehungsdynamik geführt, die sich bis in die nächsten Generationen erhalten hat. Die Auflösung nachbarschaftlicher Unterstützungsressourcen und die anhaltende ökonomische Unsicherheit in Ostdeutschland verstärkten diese erdrückenden Realitäten.

Armut und Arbeitslosigkeit: Auswirkungen auf die psychische Gesundheit von Jugendlichen

Die Kinderarmut in Deutschland hat 2019 nach Angaben des Kinderschutzbundes ein ungeahntes Ausmaß erreicht. Mehr als 2,8 Millionen Kinder und Jugendliche bis zu einem Alter von 18 Jahren leben in Haushalten, die über weniger als die Hälfte des Durchschnittseinkommens verfügen. Etwa ein Drittel der Jugendlichen ist von Kinderarmut betroffen. Das Jugendamt muss häufiger einschreiten, weil Kinder immer öfter unter Vernachlässigung leiden.

Ökonomische Härten wirken sich vor allem auf die Kinder aus. Die elterliche Depressivität ist der Hauptmechanismus, durch den sich finanzielle Probleme in der Folge dann auf die Qualität der elterlichen Beziehungen und über diese auf die Eltern-Kind-Beziehung auswirken. Dieser Faktor ist in Ostdeutschland besonders gravierend (Heintze, 2004). Empirische Studien belegen, dass Jugendliche in besonderer Weise von der Arbeitslosigkeit ihrer Eltern betroffen sind (Klocke & Hurrelmann, 2013). Finanzielle Einschränkungen sind die Regel, Umzüge in kleinere Wohnungen häufig. Beengte Wohnverhältnisse und die Tatsache, keinen eigenen Raum für sich beanspruchen zu können, haben für die Jugendlichen gravierende Bedeutung. Auch die zunehmende Ausgrenzung von der Teilhabe am soziokulturellen Leben wird als belastend erlebt und führt zu Defiziten in ihrer gesundheitlichen, psychischen und emotionalen Entwicklung (Becker & Nietfeld, 1999). Neue Angebote zur verstärkten kulturellen Teilnahme werden nur von einem Drittel angenommen (Laubstein et al., 2016).

Alleinerziehend – allein gelassen? Psychosoziale Beeinträchtigungen von Kindern Alleinerziehender

Heute wächst nach wie vor der überwiegende Teil aller Jugendlichen bei einem verheirateten Paar auf. Allerdings stieg der Anteil der Alleinerziehenden an den Familien mit Kindern unter 18 Jahren von 8 % (1970) auf 20 % (2016) (Statistisches Bundesamt, 2017). Folglich wächst mehr als ein Fünftel aller Kinder unter 18 Jahren bei einem alleinerziehenden Elternteil auf, zumeist bei einer alleinerziehenden Mutter. Nach Angaben des Statistischen Bundesamtes steigt die Zahl der Ehescheidungen kontinuierlich.

Ein Großteil der Kinder in Familien mit Alleinerziehenden ist einer gravierenden ökonomischen Mangelsituation ausgesetzt. Inzwischen beziehen in Deutschland 39 % der Alleinerziehenden Sozialhilfe (94 % Mütter, 6 % Väter). Das Armutsrisiko ist jedoch nicht in allen europäischen Ländern gleich. In England leben etwa 58 % Alleinerziehende in Armut, in Schweden dagegen nur 7 %.

Zur gravierenden ökonomischen Mangelsituation kommen Erkrankungen und psychische Probleme, die bei alleinerziehenden Müttern immer wieder gefunden wurden und die Auswirkungen auf deren Kinder haben. Ringbäck Weitoft et al. (2000) fanden eine erhöhte Prävalenz von psychischen und körperlichen Erkrankungen von Alleinerziehenden auch nach Berücksichtigung des sozioökonomischen Status. Erhöhte Beeinträchtigung durch Depressivität und Angst bei Alleinerziehenden wurden in vielen Ländern wie Kanada, den USA, Großbritannien, China und Puerto Rico gefunden (Franz & Lensche, 2003). In einer deutschen Erhebung (Franke et al., 2001) waren unter den Frauen mit einem hohen bzw. sehr hohen Alkoholkonsum Alleinerziehende mit 58 % deutlich überrepräsentiert gegenüber Frauen, die mit ihrem Kind und einem Partner zusammenlebten (36 %). Die Zahl der psychosomatischen Beeinträchtigungen war bei den alleinerziehenden Müttern doppelt so hoch wie in der Kontrollgruppe.

Es ist wichtig, darauf hinzuweisen, dass zwar die Beeinträchtigung Alleinerziehender vor allem unter Armutsbedingungen belegt ist, es gibt aber auch Hinweise darauf, dass viele Alleinerziehende ihre alltäglichen Anforderungen gut bewältigen. Laut Familienbericht der Bundesregierung im Jahre 2017 werden eine bessere Ausbildung, ein gesichertes Arbeitsverhältnis sowie umfangreiche und supportive Netzwerke als protektive Faktoren für geringere Depressivität und Ängste sowie besseres Wohlbefinden Alleinerziehender beschrieben. Dies unterstreicht nachdrücklich die Wirkung der erdrückenden Realität, auf die schon Bowlby (1980) hingewiesen hat. Selbst Opfer eines defizitären Entwicklungskontextes, können diese Mütter oft nur unter großen Opfern eine hinreichend gute Bemutterung leisten.

Folgen von Scheidung und Trennung

Scheidung und Trennung haben nicht zwangsläufig ungünstige Auswirkungen auf die Entwicklung von Jugendlichen. Amato (2000) weist in seiner Übersicht auf die Heterogenität der längerfristigen Verarbeitung von Trennungsfolgen hin: Bei etwa 50% der Alleinerziehenden erfolgt eine Rekompensation, wohingegen bei 25% lang andauernde gesundheitliche Probleme resultieren (»chronic strain model«). Zu den Risikofaktoren für die spätere Entwicklung eines Kindes zählen psychische Störungen und schwere körperliche Erkrankungen der Mütter (Egle et al., 2016; Werner & Smith, 1992), chronische elterliche Disharmonie (Amato & Booth, 2001), berufsbedingte Abwesenheit der Mütter und niedrige Schulbildung der Mütter (Werner & Smith, 1992). Die vorliegenden Untersuchungen erlauben insgesamt den Schluss, dass Einflüsse, welche die Mütter in ihrer mütterlichen Fürsorge und Bindungsfähigkeit bzw. -bereitschaft beeinträchtigen können, zu einem erhöhten gesundheitlichen Risiko der Kinder beitragen. Längsschnittliche Untersuchungen über den Prozess der Scheidung zeigen, dass Mütter in der Nachscheidungsphase sehr mit sich beschäftigt sind und die Kinder, die eine unsystematische und widersprüchliche Erziehung (»chaotische Nachscheidungsphase«) erleben, weitgehend allein zurechtkommen müssen. Disziplinprobleme, Absinken der Schulleistung und Verwahrlosungstendenzen werden berichtet; erst etwa zwei Jahre nach der Scheidung hat sich das veränderte familiäre Gefüge stabilisiert.

Auch das Fehlen des Vaters in den kritischen Entwicklungsjahren wurde in vielen epidemiologischen Untersuchungen als ein Risikofaktor für spätere psychische oder psychosomatische Symptome belegt (Seiffge-Krenke, 2016b). Allerdings scheint in den Fällen, in welchen vor einer Trennung oder Scheidung in der elterlichen Beziehung ein chronifizierter, gravierender Partnerkonflikt bestand, eher die *konflikthafte Elternbeziehung* als allein die Trennung vom Partner einen negativen Einfluss auf das spätere Erkrankungsrisiko zu haben (Amato & Booth, 2001).

Während Mädchen in Trennungsfamilien überwiegend asymptomatisch sind, fand man bei Jungen ein erhöhtes Risiko für Lern- und Verhaltensstörungen (Hogan et al., 1997), ein Nachlassen der schulischen Leistungen (McLanahan, 1999) sowie Schulabbruch. Symptomverstärkend wirkt eine negativ erlebte Mutter-Kind-Beziehung oder eine negativ erlebte Beziehung zum Vater (Schmidt-Denter & Beelmann, 1997). Insgesamt gehört das Ausmaß elterlicher Konflikte vor und nach einer Trennung zu den gut gesicherten negativen Einflussfaktoren auf das Wohlbefinden von Jugendlichen.

Ethnische Herkunft, Migration

In den psychotherapeutischen Praxen, in Beratungsstellen und in der stationären Versorgung finden sich in den letzten Jahren gehäuft Jugendliche mit Migrantenstatus. Bereits in früheren Studien fand man bei ausländischen Jugendlichen einen schlechteren Gesundheitszustand und höhere Belastungswerte (Jerusalem, 1992). Für türkische Jugendliche etwa sind gleichaltrige deutsche Jugendliche eine relevante Bezugsgruppe, da sie mit diesen im Leistungs- und Sozialbereich konkurrieren müssen. Dabei schneiden ausländische Jugendliche aufgrund ihrer Sprach- und Bildungsdefizite eher schlechter ab. Folge dieser wahrgenommenen Unterlegenheit ist eine Beeinträchtigung des Selbstwertgefühls. Vor allem geringe Sprachkompetenz ist sehr belastend. Sie ging einher mit größerer Ängstlichkeit, mehr Einsamkeit, einem schlechteren Selbstwertgefühl und sozialer Unsicherheit. Jugendliche mit Migrationshintergrund haben auch häufiger *Zukunftsängste* als etwa deutsche Jugendliche (Seiffge-Krenke, 2019b).

In vergleichenden Studien mit türkischen und deutschen Familien fand man eine ungewöhnlich große Häufung von aggressiven, autoritären Interaktionen in den türkischen Familien. So etwa waren körperliche Strafen an der Tagesordnung (Mayer et al., 2005) und bezogen sich auf den Eltern-Kind-Kontext, aber auch auf das Verhalten in der elterlichen Partnerschaft. Zu bedenken sind auch die relative Abwertung der Väter und die enormen Aufgaben, die durch die Übernahme von Funktionen für die Familien – als Übersetzer, Manager und Vermittler zwischen der Kultur des Einwanderungslandes und der des Herkunftslandes – auf Jugendliche zukommen. Alle Studien, die sich mit Migrantenkindern beschäftigen, zeigen Rollenumkehr, Parentifizierung und sehr hohe Belastungswerte. Die Unterstützungsleistung der ausländischen Jugendlichen für ihre Eltern und die Familie ist hoch (Fuligni et al., 1999). Bei diesen Jugendlichen findet man im therapeutischen Erstgespräch sehr häufig starke *Loyalitätskonflikte*, d. h. das Bedürfnis nach Adaptierung an die westlichen Werte in der Peergruppe bei gleichzeitigem Wunsch, die gute Beziehung zu den Eltern aufrechtzuerhalten.

Erdrückende Realitäten: Kumulierung von Stressoren in der Gruppe psychisch auffälliger Jugendlicher

Es ist deutlich geworden, dass sich der Entwicklungskontext für alle heute lebenden Jugendlichen rapide verändert hat. Diese Veränderungen haben »Kosten«, wie sich an erhöhten Raten für psychische Auffälligkeiten in einigen Störungsgruppen festmachen lässt. Zugleich ist aber auch auffallend, dass sich in bestimmten Subgruppen die Stressoren häufen (Resch & Schulte-Markwort, 2005a; Motzkau & Rudolf, 1997; Streeck-Fischer, 2006). So können Jugendliche, die Kinder von alleinerziehenden Müttern sind, zugleich von ökonomischen Einbußen, Umzug, Wechsel der Schulklasse und damit Wechsel der Bezugsgruppe, seltenerem oder unregelmäßigem Kontakt mit dem Vater, Wiederaufnahme der Berufstätigkeit der Mutter bei fehlender Fremdbetreuung betroffen sein. Jugendliche mit Migrationshintergrund und Jugendliche, deren Eltern von Arbeitslosigkeit betroffen sind bzw. deren Familien ökonomische Härten durchmachen, sind ebenfalls besonders gefährdet.

Jugendliche, welche die Unterstützung durch psychotherapeutische Praxen und Beratungsstellen in Anspruch nehmen, sind oft aus Trennungsfamilien, wachsen mit nur mit einem Elternteil auf oder haben einen Migrationshintergrund. Auch adoptierte Jugendliche finden sich hier gehäuft. Multiple, sich zum Teil wechselseitig bedingende Faktoren wie die Arbeitslosigkeit der Eltern, Ausübung eines ungelernten oder angelernten Berufs, fehlender Schulabschluss der Eltern, geringes familiäres Einkommen und beengte Wohnverhältnisse wurden in vielen Studien als Risikofaktoren für die Entwicklung psychischer Auffälligkeiten bei Jugendlichen genannt (Egle et al., 2016).Tatsächlich fanden wir in unser Patientenstichprobe im Schnitt 5 bis 10 solcher Belastungsfaktoren, in der gesunden Vergleichsgruppe nur 1 bis 3 (Seiffge-Krenke & Posselt, 2020b).

Jugendliche, die sich in therapeutische Praxen und Institutionen begeben, haben – anders als klinisch unauffällige Jugendliche – demnach keine Entwicklungsbedingungen, bei denen man nach und nach bestimmte Stressoren bearbeiten kann (Sequenzierung, vgl. Kapitel 2). Ihr Entwicklungskontext ist in aller Regel durch eine Vielzahl von Stressoren, Auffälligkeiten und Traumata gekennzeichnet, die zu den normalen Alltagsbelastungen durch die Pubertät und Adoleszenz noch hinzukommen. Es ist unmittelbar einleuchtend, dass dies leicht zu schwerwiegenden Störungen führen kann, insbesondere dann, wenn schützende familiäre und außerfamiliäre Ressourcen fehlen.

Vulnerabilität und Resilienz

Dennoch sind in diesem Zusammenhang neben Vulnerabilitäten immer auch Resilienzen zu bedenken. Systematische Studien haben enge Beziehungen zwischen kritischen Lebensereignissen und vermehrter Symptombildung bei Kindern und Jugendlichen gezeigt. Dazu zählen die Mannheimer und Berliner Studien zu Risiko- und Schutzfaktoren, deren Daten überwiegend retrospektiv bei erwachsenen Patienten gewonnen wurden, vor allem aber die prospektive Längsschnittstudie von Werner und Smith (1992), in der die Entwicklung von knapp 700 Kindern auf Kauai, einer Hawaii-Insel, von der Geburt bis ins Erwachsenenalter verfolgt wurde (vgl. Kapitel 2). 30 % der Kinder hatten Mehrfachrisiken oder kamen aus Multiproblemfamilien (wie perinatale Komplikationen, elterliche Psychopathologie, instabile Ehen etc.). Zwei Drittel dieser belasteten Kinder entwickelten in den ersten 20 Jahren psychische Störungen. Ein weiteres Drittel der Kinder aber, die diesen kumulativen Stressoren ausgesetzt waren, entwickelte sich überraschend gut.

Wie kommt es nun, dass sich einige Jugendliche trotz schwieriger Lebensumstände insgesamt gesund entwickeln? Es gibt also offenkundig protektive Faktoren, die die Effekte von schweren Belastungen abpuffern können. Es ergibt sich eine *Triade protektiver Faktoren*; diese umfasst

1. persönliche Eigenschaften wie ein angenehmes Temperament, körperliche Attraktivität,
2. Beziehungsfaktoren, z. B. eine gute Beziehung zu wenigstens einem Elternteil,
3. die Verfügbarkeit von alternativer sozialer Unterstützung durch andere Familienmitglieder oder andere Erwachsene.

Transgenerational haben Eltern mit einer Geschichte von Deprivation und Vernachlässigung oder Missbrauch oft viele Probleme in ihrem späteren Leben und häufig auch Kinder, die psychische oder psychiatrische Probleme aufweisen (Dornes, 1997; Fonagy et al., 1994). Dennoch gibt es eine beachtliche Anzahl von Kindern, die »effective parents« werden, obwohl ein relativ großes Risiko für die intergenerationale Transmission z. B. von Missbrauch und Gewalt besteht. Bemerkenswert ist jedoch, dass etwa 20 % der männlichen Jugendlichen, die selbst Opfer väterlicher Gewalt wurden oder die Gewalt gegenüber ihren Müttern bzw. Geschwistern beobachten mussten, später keine Täter wurden (Spatz Widom, 1989).

Zusammenfassung

Die in diesem Kapitel geschilderten Befunde verdeutlichen, dass wir als Therapeuten verstärkt veränderte Realitäten zur Kenntnis nehmen müssen: Sie haben unmittelbare Konsequenzen für die Eltern-Kind-Interaktion und -Beziehung, die Entwicklung von Identität und Selbsterleben und beeinflussen auch die innerpsychische Welt, die inneren Repräsentanzen und inneren Arbeitsmodelle von Jugendlichen. In den letzten Jahren lässt sich in der psychodynamischen Literatur ein Trend feststellen, solchen externen Faktoren größere Beachtung zu schenken, nachdem man sich lange ausschließlich auf innere Faktoren, auf unbewusste Phantasien konzentrierte und die äußeren Realitäten vernachlässigte. Obwohl es zu allen Zeiten gesellschaftliche Umbrüche gab, haben sich die Veränderungen in den letzten beiden Jahrzehnten dramatisch zugespitzt. Dazu zählen familienstrukturelle Veränderungen (wie Einelternfamilien, aber auch übermäßige Verwöhnung bzw. Vernachlässigung), der teilweise negative Einfluss der Medien, zunehmende ethnische Diversität, zunehmende Armut und Zukunftssorgen. Hinzu kommen verschwimmende Generationsgrenzen und die verstärkte Nutzung der Kinder als Selbstobjekt in einem narzisstischen Zeitalter. Diese Veränderungen sind mitverantwortlich für die Zunahme von Störungen bei Jugendlichen. Für klinisch auffällige Jugendliche ist eine ungewöhnlich große Häufung von Stressoren und Traumata in ihrem biographischen Lebenszusammenhang kennzeichnend. Allerdings führen Schutzfaktoren dazu, dass nicht alle Jugendlichen, die schweren Belastungen ausgesetzt sind, erkranken.

4. KAPITEL

Diagnostische Kompetenz: Der diagnostische Prozess

In Kapitel 2 wurden die Schwierigkeiten bei der Abgrenzung zwischen Normalität und Pathologie, die schon Anna Freud (1958) erkannte, durch Theorien und Befunde zur Entwicklungsphase des Jugendalters herausgearbeitet. In diesen Schwierigkeiten liegt auch die besondere Aufmerksamkeit begründet, die in diesem Buch der Diagnostik gewidmet wird. In diesem Kapitel geht es zunächst um die Motive und Beweggründe, die Jugendliche daran hindern, psychotherapeutische Hilfe in Anspruch zu nehmen. Ihr Anteil an psychotherapeutischen Behandlungen ist von allen Altersgruppen am geringsten, sowohl in Europa als auch in außereuropäischen Ländern (Jongbloed-Schurig, 1997; Lambert et al., 2013).

Ein anderer wichtiger Schwerpunkt dieses Kapitels ist der diagnostische Prozess. Die probatorischen Sitzungen, die der Erhebung von Informationen dienen, aus denen sich möglicherweise eine Indikation für eine psychodynamische, d. h. psychoanalytische oder tiefenpsychologisch fundierte, Behandlung ergibt, erstrecken sich gewöhnlich über einen längeren Zeitraum, der mit dem Erstinterview beginnt und Folgegespräche zur weiteren Abklärung einschließen kann. Auch diagnostische Hilfsmittel können hier benutzt werden. Die OPD-KJ enthält beispielsweise eine eigene Achse »Behandlungsvoraussetzungen«, die für die Einschätzung der Indikation wichtige Hilfestellungen liefert. Mit den Konsiliarberichten umfasst diese Phase oft einen Zeitraum von sechs bis acht Wochen bis zur endgültigen Antragstellung. Am Ende des Kapitels werden wir dann Überlegungen anstellen, wie man die Vielzahl an diagnostischen Informationen im Gutachten für die Krankenkasse zusammenführen kann.

Der Weg in die Therapie: Die Behandlungsmotivation von Jugendlichen

Die Behandlungsmotivation jugendlicher Patienten ist auf dem Hintergrund der allgemeinen Entwicklungsdynamik dieser Altersspanne zu sehen und abhängig von der Rolle, die der Jugendliche in der Familie erfüllt. Der Leidensdruck ist wichtig, aber auch Einstellungen gegenüber psychisch Kranken, Vorurteile über die Arbeit von Therapeuten und mangelnde Kenntnisse über den Zugang zu einer Therapie haben Einfluss auf die Entscheidung, ob ein Jugendlicher einen Psychotherapeuten aufsucht.

Therapiemotivation, Familiendynamik und Stressoren

Für die Einschätzung der Psychogenese einer Störung sind auch entwicklungsbezogene Faktoren heranzuziehen: Erst ab der Pubertät werden psychologische Beschreibungskonzepte bzw. Beziehungskonzepte zur Charakterisierung der eigenen Person verwendet. Auch Mentalisierungsfähigkeiten sind wichtig. Dass Jugendliche keine erneute Abhängigkeit von einem Erwachsenen möchten, wird von Anna Freud (1965) als adaptiv angesehen. Erst im späten Jugendalter kommen Jugendliche, vor allem weibliche Jugendliche, verstärkt freiwillig in Behandlung.

Zu den Faktoren, die eine Krankheitswahrnehmung erleichtern können, zählen kritische Lebensereignisse (wie Scheidung, Umzug, Arbeitslosigkeit der Eltern) und traumatische Erfahrungen (wie Missbrauch, Vernachlässigung, Gewalterfahrungen). Der Verlust der Eltern, deren Trennung, Misshandlungen, Alkoholismus und Verwahrlosung der Eltern zählen zu den Vulnerabilitätsfaktoren, die in der Vorgeschichte psychisch erkrankter Jugendlicher gehäuft zu finden sind (Resch & Schulte-Markwort, 2005a; Egle et al., 2016). Lebt er oder sie in einer Trennungsfamilie, so besteht das Recht auf Beratung, wenn nötig.

Die Zeit nach dem Auftreten von so schweren Belastungen ist eine sensible Phase, in der Jugendliche besonders motiviert sind, Hilfe anzunehmen. Allerdings ist auch zu bedenken, dass ein erheblicher Prozentsatz traumatisierter Jugendlicher keine Symptomatik zeigt und daher auch nicht zur Behandlung motiviert ist. Dies schließt natürlich nicht aus, dass diese Jugendlichen zu einem späteren Zeitpunkt doch noch in Behandlung kommen.

Auch die Funktion, die ein Jugendlicher in einem pathologischen Familiensystem erfüllt, kann dazu führen, den Kontakt zu einer Beratungsstelle oder einem niedergelassenen Therapeuten zu meiden. Dazu zählt die Sündenbock-Funktion

(Richter, 1963, 1970), aber auch die von Minuchin (1978) beispielhaft an anorektischen Mädchen beschriebene Funktion für den Zusammenhalt und die Konfliktverarbeitung in der Familie. Auch die Funktion speziell von Mädchen für das Selbst der Mutter (Seiffge-Krenke, 2017a) ist hier zu nennen. Neben krankheitsspezifischen Faktoren (wie erhöhte Abwehr und Vermeidung einer Übertragungsbeziehung) sowie phasenspezifischen Faktoren (wie mangelnde Bereitschaft, sich als behandlungsbedürftig zu erklären und die Hilfe eines Erwachsenen in Anspruch zu nehmen) kommt daher der familiären Sensibilisierung für die Probleme des Jugendlichen eine große Bedeutung zu.

Leidensdruck, Behandlungsmotivation und Behandlungsverzögerung

Wie erwähnt fallen Jugendliche – im Altersvergleich – als Patienten auf, die besonders selten im Behandlung kommen, trotz bestehender Symptome (Lambert et al., 2013). Ein erhöhter Leidensdruck ist nicht gleichzusetzen mit erhöhter Inanspruchnahme therapeutischer Hilfe. Vielmehr sind im Vorfeld dieser Entscheidung Komponenten wirksam wie die Einstellung zum Kranksein, zum Therapeuten und zur dahinterstehenden Institution. Eine Analyse aversiver Faktoren scheint besonders dringend, denn die lange Behandlungsverzögerung von 3 bis 6 Jahren bis zur Wahrnehmung einer Therapie ist schon enorm.

Die Tatsache, dass die Eltern den Erstkontakt zum Therapeuten herstellen, wird von nicht wenigen Jugendlichen als aversiv erlebt. Die Jugendlichen wollen aber nicht passiv geschickt werden, sondern selbst aktiv werden, und häufig bleibt als eigener Spielraum nur noch eine Ablehnung der Behandlung durch den möglicherweise hoch motivierten Patienten. Die Rechtslage behindert eine günstigere Bedingung für die Behandlungsmotivation durchaus, da laut Gesetz (VAKJP, 2003) auf die Einholung der Zustimmung der Sorgeberechtigten bei der Beratung und Therapie von Minderjährigen nur in Ausnahmefällen verzichtet werden darf. Hinzu kommt, dass das psychodynamische Setting mit seinen festen Parametern (dem zeitlich festgelegten Rahmen, dem regelmäßigen Kommen etc.) Jugendlichen erneut Abhängigkeit und kindliche Regression signalisiert, sie also geradezu in Widerspruch zu ihren alterstypischen Entwicklungsaufgaben – der Loslösung von den Eltern, der Verselbstständigung – zu bringen scheint.

> Eine Jugendliche steht auf der Warteliste des Instituts, mit der Bemerkung »selbstverletzendes Verhalten«. Die Therapeutin ruft zu Hause an. Die Jugendliche ist am Telefon sehr verschlossen und sagt, sie brauche keine Therapie.

Dann gibt sie das Telefon an die Mutter weiter. Diese sagt, ihre Tochter habe schon einmal eine Therapie abgebrochen, dann kämen wieder Ausfallgebühren auf sie zu, wenn sie nicht zu den Stunden gehe. Die Therapeutin antwortet, sie könne sie, wenn sie doch noch Interesse an einer Therapie hätte, innerhalb der nächsten Woche anrufen, bis dahin reserviere sie den Platz.
Die Jugendliche hat in der Folge wohl fünfmal das Handy der Therapeutin klingeln lassen und schnell wieder aufgelegt, beim sechsten Mal spricht sie ihr kurz und bündig – fast unverständlich – aufs Band, sie werde kommen. Sie erscheint, ohne es der Mutter gesagt zu haben, und hält offen, ob sie wirklich eine Therapie machen möchte. Deswegen schlägt die Therapeutin ihr vor, dass sie sich einige Male sehen und am Ende entscheiden. Damit ist sie einverstanden.

Entwicklungspsychologisch befindet sich der Jugendliche in einer Situation, in der Erwachsene ihre Vorrangstellung als vertrauenswürdige Personen, denen man Intimes mitteilt, bereits eingebüßt haben (vgl. Kapitel 2). Zwar wächst mit zunehmendem Leidensdruck allgemein die Bereitschaft, über das betreffenden Problem zu sprechen, doch nimmt in gleichem Umfang das Bedürfnis zu, die eigene Intimsphäre zu schützen. Diese widersprüchlich erscheinenden Tendenzen sind möglicherweise auch Ursache für die enorme Behandlungsverzögerung bei Jugendlichen (Lambert et al., 2013).

In Untersuchungen an Jugendlichen wird das Dilemma zwischen Äußerungswunsch und Äußerungshemmung besonders deutlich (Seiffge-Krenke, 1989). Die Jugendlichen befürchten, ein Therapeut könne zu viel Einblick in ihr Leben nehmen, sie könnten sich nicht ausreichend vor ihm schützen und würden vielleicht auch nicht recht ernst genommen. Die Ergebnisse zeigen deutlich die Ambivalenz der Jugendlichen, ihre Bedürftigkeit, Hilfe in Anspruch zu nehmen, und ihr gleichzeitig vorhandenes Misstrauen, ihre Verletzlichkeit und ihr Schutzbedürfnis. Äußerungswunsch und Äußerungshemmung halten sich praktisch die Waage Nur jeder vierte Jugendliche hat trotz drängender Probleme von sich aus oder auf Veranlassung seiner Eltern bzw. seiner Lehrer eine Beratungsstelle oder einen Therapeuten aufgesucht.

Die Einstellung zur Psychotherapie, Informiertheit über psychotherapeutische Behandlungsmethoden

Leidensdruck ist eine notwendige, aber keine hinreichende Bedingung für das Aufsuchen eines Therapeuten. Auch gegenwärtig ist vielfach noch eine generell negative Einstellung gegenüber Psychotherapie wahrnehmbar, ist die Stigmatisierung von psychischen Störungen noch groß. In einer eigenen Untersuchung bei einer Stichprobe klinisch unauffälliger Jugendlicher (N = 805) waren weibliche Jugendliche eher bereit, im Falle drängender Probleme einen Psychotherapeuten aufzusuchen.

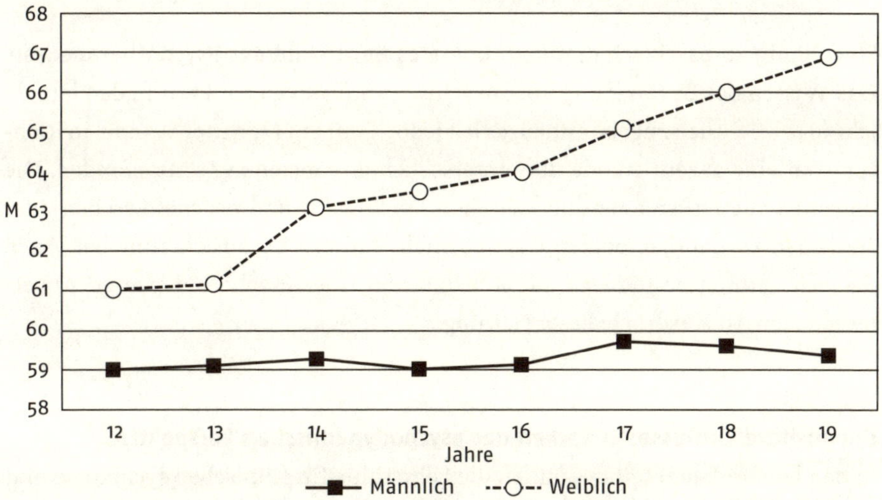

Abbildung 2: Veränderungen von Einstellungen zur Inanspruchnahme therapeutischer Hilfe bei 378 männlichen und 427 weiblichen Jugendlichen im Verlauf der Adoleszenz

Diese Bereitschaft stieg mit dem Alter an, während männliche Jugendliche altersunabhängig eine eher skeptische Haltung einnahmen. So gaben männliche Jugendliche häufiger an, jemand werde nur Therapeut, weil er Macht über andere haben oder Geld verdienen möchte. Sie fanden, man solle mit seinen Problemen eher alleine fertig werden.

Hier zeigt sich also bereits bei Jugendlichen die für Erwachsene charakteristische geschlechtsabhängige Form der Bereitschaft zur Inanspruchnahme therapeutischer Hilfe. Die Frage, ob ihrer Meinung nach Jugendliche das Angebot von Psychotherapeuten häufiger nutzen würden, wenn sie genauere Informationen besäßen, beantworteten 90 % der hoch problembelasteten Jugendlichen mit »ja«. Nach den Beweggründen gefragt, die sie trotz drängender Probleme von der Inanspruchnahme therapeutischer Hilfe abhalten können, antworten Jugendliche laut der Studie, dass sie den Therapeuten mangelnde Kompetenz und Verschwiegenheit zuschreiben und besonders stark eine Stigmatisierung befürchten (Seiffge-Krenke, 1989).

Fehlendes Wissen und unklare Vermutungen über Psychotherapie belasten demnach die Entscheidung für oder gegen professionelle Hilfe; dazu kommen eventuell bestehende Vorurteile, bestimmte Krankheitstheorien und ein möglicherweise vorliegender *Krankheitsgewinn*, wie dieser etwa in der Achse »Behandlungsvoraussetzungen« der OPD-KJ abgefragt wird.

Einstellung zu psychisch Kranken, unklares Berufsbild des Psychotherapeuten

Das Wissen der Bevölkerung über psychische Störungen hat zwar in den letzten Jahren beträchtlich zugenommen, es hat jedoch nur ein zaghafter Wandel in Richtung auf eine akzeptierende und unterstützende Einstellung stattgefunden. Die ungenügende Differenzierung zwischen Psychiatern und psychologischen oder ärztlichen Psychotherapeuten trägt ebenfalls mit zur Verunsicherung bei. Auch die weit verbreitete Tendenz, die Konsultation eines Psychotherapeuten zu verheimlichen, ist Ausdruck dieser Haltung.

Universitäre Einflüsse: Erstarken der psychodynamischen Perspektive

In den letzten Jahrzehnten wurden die Lehrstühle für Klinische Psychologie und die Lehrstühle für Psychosomatik und Kinder- und Jugendlichen-Psychiatrie zunehmend seltener mit Professoren besetzt, die eine psychodynamische Ausbildung haben, sondern mit Verhaltenstherapeuten und mit Kollegen, die an der biologisch orientierten Grundlagenforschung interessiert sind. Psychischen Ursachen von Symptomen, insbesondere der psychodynamischen Sichtweise, wurde also auch von universitärer Seite kein starkes Gewicht beigemessen. Daran wird sich allerdings mit der Einführung des neuen Studienganges *Master in Psychotherapie* ab 2020 etwas ändern, so dass zukünftige Masterstudenten in der Verfahrensbreite unterrichtet werden und auch mit der psychodynamischen Sichtweise in Kontakt kommen. Sie können sich dann in der darauffolgenden Weiterbildung gut informiert für eine tiefenpsychologisch fundierte bzw. psychoanalytische Weiterbildung zum Kinder-, Jugendlichen- oder Erwachsenen-Therapeuten entscheiden.

Es ist davon auszugehen, dass die zukünftige Verankerung der Psychodynamik an den Hochschulen zu einer deutlich positiveren Sicht in der Allgemeinbevölkerung führen wird.

Diskrepanzen in den Symptombeschreibungen, unklare und instabile Diagnosen

Einige Probleme entstehen dadurch, dass der diagnostische Prozess immer das gesamte Familiensystem betrifft – mit durchaus unterschiedlicher Einschätzung der Symptomschwere und der Notwendigkeit einer psychotherapeutischen Behandlung durch die verschiedenen Mitglieder der Familie.

Unterschiedliche Sicht von Jugendlichen, Eltern und Therapeuten

Inzwischen wissen wir aus verschiedenen Untersuchungen, dass erhebliche Diskrepanzen in der Einschätzung der Art und insbesondere der Schwere einer Störung zwischen jugendlichen Patienten, ihren Eltern und Therapeuten bestehen können (vgl. dazu auch die empirischen Ergebnisse zu den Behandlungsverläufen aus der Sicht von Eltern und Jugendlichen in Kapitel 12). Nur bezüglich auffälliger verhaltensbezogener Störungen (wie sozialem Rückzug, Essstörungen, Stehlen, Enuresis) beschrieben die Jugendlichen sich genauso, wie es ihre Eltern taten. In der Studie von Seiffge-Krenke und Kollmar (1998) korrelieren beide Urteile nur mit $r = .30$. Besonders große Unterschiede zeigen sich bezüglich internalisierender Verhaltensweisen wie Angst, Depression und Körperbeschwerden. Die Jugendlichen erlebten sich insgesamt als ängstlicher und depressiver, als ihre Eltern dies wahrnahmen. Vergleicht man die Einschätzung von Müttern und Vätern miteinander, so scheinen Mütter die Schwere einer Verhaltens- und Erlebnisstörung bei ihren Kindern zu überschätzen, während Väter sich sorgloser und zuversichtlicher geben.

Diese Befunde zeigen, dass für die Diagnose einer krankheitswertigen Störung mehrere Informanten herangezogen werden sollten, wie es in den probatorischen Sitzungen üblich ist. Während die Mütter als typische Informationsquelle gelten, wird die Sichtweise des Vaters auffällig häufig vernachlässigt (Seiffge-Krenke, 2016b). In jedem Fall ist mit Diskrepanzen zur Selbsteinschätzung des Jugendlichen zu rechnen. Auch ist davon auszugehen, dass der behandelnde Therapeut die spezifische Symptomatik, den zugrunde liegenden Konflikt und die Schwere der Störung anders beurteilt als der Patient selbst. Daher wird in der Achse

»Behandlungsvoraussetzungen« der OPD-KJ auch die subjektive Sicht des Jugendlichen erfragt.

Die »Adoleszenzkrise«, unklare Diagnosen, geringe Stabilität der Diagnosen

Die Reliabilität psychologischer und psychiatrischer Diagnosen ist gut untersucht und schwankt je nach Störungsform zwischen 30 und 70 % (Davison & Neale, 2002). Die Stabilität von Diagnosen ist in der Adoleszenz geringer als bei erwachsenen Patienten, weil in dieser Entwicklungsphase auch Spontanheilungen und psychische Umstrukturierungen vorkommen, die sich günstig auf das Störungsbild auswirken (Ehrenthal et al., 2020). Schon Anna Freud (1960) und Annemarie Dührssen (1963) hatten die Tatsache herausgearbeitet, dass Entwicklungsschübe nicht nur für Störungen verantwortlich sind, sondern auch zu Spontanheilungen und zur Lösung alter Konflikte führen können. Von psychodynamischer Seite wird also das gleichzeitige Auftreten von progressiven und regressiven Entwicklungen betont.

Wie in Kapitel 2 beschrieben, ist die Adoleszenzkrise auch dann, wenn ihre Äußerungen und Manifestationen lärmend in Erscheinung treten, nicht in jedem Fall als »pathologisch« anzusehen. Das Konzept der »normativen Krise« von Erikson (1950) wurde schon sehr früh in der psychoanalytischen Literatur aufgegriffen. Viele Schwierigkeiten und Störungsformen sind entwicklungsbedingt und von vorübergehender Natur. Zurückhaltung in der Diagnosestellung und im Behandlungsangebot ist daher bei vielen Autoren zu finden (z. B. Winnicott, 1969a). Sind Anzeichen vorhanden, dass die Entwicklung in Gang ist oder wieder in Gang kommt? Oder gibt es Hinweise auf einen kommenden oder sogar bereits vollzogenen Zusammenbruch? In der OPD-KJ-Diagnostik geht es daher um entwicklungsbehindernde Konflikte.

Die Diagnostik sollte also auf die phasenspezifische Situation des Jugendlichen zugeschnitten sein, um pathologische von normalen Entwicklungsverläufen zu trennen. Da sich die Symptomatik rasch verändern kann, kommt dem Leidensdruck und der Behandlungsmotivation des jeweiligen Jugendlichen, wie sie etwa durch die Achse »Behandlungsvoraussetzungen« der OPD-KJ (AK OPD-KJ-2, 2016) erhoben werden, eine besondere Bedeutung zu.

Wer ist eigentlich der Patient? Wer braucht eine Therapie?

Jugendliche machen es Therapeuten häufig schwer, Kontakt aufzunehmen bzw. aufrechtzuerhalten, obgleich sie, wie wir später sehen werden, durchaus motivierte Patienten sein können. Wegen der Verflechtungen innerhalb des familiären Systems stellt sich nicht selten die Frage, wer eigentlich der Patient ist.

Letzteres ist wegen der engen Interaktion zwischen familiären Störungen und den Symptomen des Jugendlichen manchmal nicht ganz leicht zu entscheiden (vgl. Kapitel 8). Dies ist auch der Grund, warum familientherapeutisch orientierte Kollegen Gespräche in Anwesenheit der derjenigen Familienmitglieder führen, die in die bestehende Problematik besonders verwickelt sind. Systemische Therapie ist nach Vorliegen ausreichender Effektivitätsstudien (vgl. Seiffge-Krenke et al., 2007; Sydow et al., 2006) als Richtlinienverfahren akzeptiert. Auch bei einer Indikationsstellung, die auf eine Einzeltherapie mit begleitender Elternarbeit hinausläuft, kann es manchmal als schwierig erscheinen, herauszufinden, wer wirklich eine Therapie benötigt – insbesondere wenn die Eltern hoch motiviert, der Jugendliche selbst dagegen eher als unmotiviert erscheint. Das folgende Beispiel verdeutlicht dies:

> Es handelt sich um einen 16-jährigen Jugendlichen, Oli. Der telefonische Erstkontakt kommt mit Olis Vater zustande: Sein Sohn habe Probleme mit allen Personen, sei jähzornig, nehme Drogen, habe sich schon mal prostituiert. Er beleidige den Vater häufig, drohe mit Schlägen und aktuell hätten sie einen Konflikt um die abendlichen Zeiten, zu denen Oli zu Hause sein soll. Der Vater räumt ein, dass er Fehler gemacht habe. Dass Oli aber besonders schwierig sei, wird auch von seiner geschiedenen Frau, Olis Mutter, bestätigt. Zum Erstgespräch erscheint der Vater und berichtet sehr aufgeregt über die heftigen verbalen und körperlichen Auseinandersetzungen mit seinem Sohn. Oli rauche unglaublich viel, trinke Alkohol, konsumiere viel Haschisch und habe größere Probleme mit den schulischen Leistungsanforderungen. In dem sich anschließenden getrennten Gespräch mit beiden Eltern des Patienten beschreiben beide die große Aggressivität des Sohnes und die daraus entstehenden körperlichen Gewalttätigkeiten zwischen Vater und Sohn als Grund, eine Psychotherapie durchführen zu wollen. Die Mutter, die auf die Behandlung gedrängt hat, sagt: »Ich dachte, es muss jetzt etwas geschehen, sonst schlagen die sich tot.« Für den Vater ist zusätzlich eine Begebenheit von Bedeutung, bei der der Sohn in den Verdacht geriet, sich prostituiert zu haben.

Die Eltern des Patienten haben sich getrennt, als Oli neun Jahre alt war. Oli, der immer schon sehr vaterorientiert gewesen sei, entschied sich, bei seinem Vater zu wohnen. Wenn er Schutz und Trost suchte, habe er stets den Vater und nicht die Mutter aufgesucht. Die aggressiven Auseinandersetzungen zwischen Vater und Sohn sind allerdings auch vor dem Hintergrund zu sehen, dass der Großvater väterlicherseits unter Alkoholeinfluss stehend seine Kinder geschlagen hat. Daher kann es der Vater nicht ertragen, seinen Sohn alkoholisiert zu sehen.

Zum Erstgespräch erscheint dann später ein altersentsprechend entwickelter schlanker Junge mit blonden Haaren. Er wird von der Mutter gebracht, die sich allerdings sofort zurückzieht, und berichtet ziemlich forsch, sein Problem sei sein Vater, und die Lösung sei schnell gefunden, wenn er entweder zur Mutter komme oder aber vom Jugendamt in eine Wohngruppe aufgenommen werde. Ansonsten komme er mit seinen Problemen ganz gut alleine klar. Eine Psychotherapie brauche er nicht und werde sie auch nicht nur seiner Mutter zuliebe machen. In weiteren Gesprächen wird deutlich, dass der Vater sehr an einer Psychotherapie interessiert ist. Er bittet die Therapeutin, dem Sohn gegenüber zu sagen, er, der Vater, sei bei ihr in Psychotherapie und der Sohn komme nur zu den begleitenden Gesprächen.

Oli hatte als Kind eine sehr innige Beziehung zum Vater, und auch der Vater war sehr eng mit dem Sohn verbunden. Die Mutter schien dem Patienten wenig Mütterlichkeit gegeben zu haben, sie war kein sicherer Hafen in Situationen, in denen Belastungen vorhanden waren und er Trost brauchte. Drei Jahre nach der Trennung der Eltern wird der Vater in den Vorruhestand versetzt. Es wird deutlich, dass der Sohn eine ganz wichtige Funktion für das narzisstische Gleichgewicht des Vaters hat. Ihre Auseinandersetzungen spiegeln typische Adoleszenzkonflikte, die sich aufgrund der Vorgeschichte von Vater und Sohn aggressiver als üblich darstellen. Der Vater verliert hier zunehmend die Kontrolle über sich, was aufgrund seiner eigenen Geschichte mit heftigen Schamgefühlen verbunden ist. Gleichzeitig fehlt dem Sohn die Empathie bezüglich der schwierigen Situation seines Vaters. Seine Entwertung des Vaters und seine körperlichen Angriffe sind grenzüberschreitend. Insgesamt handelt es sich also um eine verstärkte Adoleszenzproblematik, um Ablösungsbestrebungen beim Sohn, verbunden mit einer depressiven Entwicklung beim Vater. Es wird deutlich, dass der Vater sehr viel stärker an einer Therapie interessiert ist als der Sohn. Dennoch könnte auch für den Sohn eine therapeutische Behandlung angezeigt sein, die darauf fokussieren könnte, dass dieser lernt, Autonomieschritte zu vollziehen, ohne den Vater dabei zu provozieren. Der Vater wiederum muss sich davon lösen, den Sohn so stark zu »umklammern«, und einen eigenen Lebenssinn für sich finden. Weitere Gespräche zeigen allerdings, dass Oli nicht ausreichend motiviert ist, um an diesem Konfliktfokus zu arbeiten. Dem Vater (»Nehmen Sie mich!«) wird eine stützende Psychotherapie empfohlen.

Bei der Einschätzung der Behandlungsmotivation ist es hilfreich, die Achse »Behandlungsvoraussetzungen« der OPD-KJ (AK OPD-KJ-2, 2016) heranzuziehen, in der das subjektive Leiden des Patienten und sein Wunsch nach Veränderung durch eine Therapie operationalisiert werden. Diese Kriterien sind relevanter als die Tatsache, dass der Therapeut den Jugendlichen für sehr gestört hält.

Anonyme Online-Dienste und »bewusste Unaufrichtigkeit« und »Vagheit« in der dyadischen Gesprächssituation

Oli hat sich, wie viele jugendliche Patienten, als sehr unmotiviert dargestellt – eigentlich braucht nicht er, sondern sein Vater eine Therapie. Seine Angaben sind vage und sein Leidensdruck lässt sich nur erahnen. Dennoch ist zu bedenken, dass Jugendliche aus psychodynamisch verständlichen Gründen ungern intime, sie belastende Probleme mit fremden Erwachsenen besprechen, so dass sie in den probatorischen Sitzungen als »unergiebige Patienten« erscheinen mögen.

Die große Bedeutung von *Online-Beratungsdiensten* schöpft vor allem aus der Anonymität; insbesondere Fragen über körperliche Veränderungen und die Angst, »nicht normal entwickelt zu sein«, werden dort sehr gerne und offen besprochen. Wie Flaake (2019) ausführt, stellen bei der Auseinandersetzung mit der eigenen Sexualität oft Jungen, welche die Sorge haben, schwul zu sein, Anfragen in Online-Beratungsforen, häufig sind auch Fragen bezüglich depressiver Stimmungen und Ängste.

Wie in Kapitel 2 beschrieben, fühlen sich Jugendliche generell von ihren Freunden besser verstanden und es setzt gegenüber Erwachsenen in der konkreten Gesprächssituation ein Bemühen um eine spezielle Form der Selbstrepräsentation ein, das ihnen Verletzungen erspart, weil, wie Winnicott (1969a, S. 209) schreibt, »der Jugendliche nicht verstanden zu werden wünscht«. Wie Freud schon 1904 bemerkte, ist der »Anteil der bewußten Unaufrichtigkeit« unter Bedingungen der realen Interaktion besonders hoch.

Hinzu kommt, dass Jugendliche eine präzise Charakterisierung oftmals nur in Ansätzen zu geben vermögen: Der in Kapitel 2 beschriebene adoleszente Narzissmus verstellt den Blick für eine relationale Einschätzung des Problems. Diese phasenspezifisch auftretenden Schwierigkeiten sind möglicherweise ein Grund dafür, dass die Äußerungen von Jugendlichen durch eine gewisse »Vagheit« (es fallen Begriffe wie »irgendwie so«, »voll eklig«, »Megastress«, »krass«, »geil«) gekennzeichnet sind, die das Verständnis ihrer emotionalen Befindlichkeit erschweren. Jugendliche sind sehr aktiv in den sozialen Medien. Dass allein 2019 230 neue Emojis entwickelt wurden, unterstreicht nochmals, dass die ausführliche Verbalisierung von Gefühlen und Befindlichkeiten für Jugendliche eher ungewohnt ist.

Wie kann man traumatische Erfahrungen kommunizieren und verstehen?

Wenn Jugendliche traumatisiert sind und Symptome entwickelt haben, wenn also eine *Traumapathologie* vorliegt, stellen sich besondere Bedingungen, die den diagnostischen Prozess beeinträchtigen können. Die traumaspezifische Verarbeitung erschwert es, Zusammenhänge zwischen dem Trauma und der aktuellen Störung zu erkennen, denn die unfassbare Erfahrung wird verleugnet und abgespalten, abgetrennt aus den Beziehungen (Streeck-Fischer, 1999a). Die unerträgliche, überwältigende Szene verbleibt als namenloses Geschehen, als »stummer Schrei« (Kogan, 2007), als Introjekt, unverdaut, dissoziiert. Jugendliche, die traumatische Belastungen erlebt haben, erzählen konfus und inkohärent. Die Konfusion erfasst grundlegende Ordnungs- und Orientierungssysteme wie die Einschätzung von gut und böse, falsch und richtig. Auch die Fähigkeiten der Grenzziehung zwischen inneren und äußeren Vorgängen, zwischen Realität und Phantasie, zwischen Selbst und Objekt, Vergangenheit und Gegenwart sind häufig beeinträchtigt. Dies ist auch der Grund, weshalb den Besonderheiten im Umgang mit traumatisierten und strukturell gestörten Jugendlichen ein eigenes Kapitel gewidmet wird (vgl. Kapitel 10).

Wenn man als Therapeut Jugendlichen gegenübersitzt, die in ihrem Fühlen, Denken und Handeln erstarrt sind und keine Bilder, keine Gefühle und keine symbolische Sprache entwickeln können, reagiert man selbst leicht mit Verwirrung. Aufgrund des abgespaltenen Affektes bleibt der Therapeut möglicherweise relativ unberührt und erkennt das Schreckliche erst in den unverständlichen Handlungen. Diese »Sprachlosigkeit« des Jugendlichen und die Schwierigkeit des

Therapeuten, sich einzufühlen, hängen damit zusammen, dass die traumatische Erfahrung den intersubjektiven Raum, den Übergangsraum (Winnicott, 1969b) oder den Raum der Symbolbildung zerstört hat. Fonagy (2006) spricht von Mängeln in der Fähigkeit zur Mentalisierung und dem Verlust von »basic trust«. Je früher und anhaltender in der Entwicklung der intersubjektive Raum durch Traumata zerstört wurde, desto schwerwiegender ist dieser Mangel an Verlust des basalen Vertrauens. Kennedy (1990) schildert diesen »breakdown« in der Kommunikation bei Jugendlichen, die Suizidversuche unternommen haben, Borderline- oder psychotische Störungen aufweisen.

An die Stelle einer vertrauensvollen Beziehung, in der Gefühlszustände kohärent mitgeteilt und erlebt werden können, treten Erscheinungen wie Selbstaufblähung (Burchartz, 2019), verbunden mit einem Mangel an empathischer Wahrnehmung des anderen und einer Verleugnung der Realität, womit man bei misshandelten und missbrauchten Jugendlichen immer wieder konfrontiert wird. Diese Jugendlichen zeigen eine massive Entwertung anderer und der von ihnen vertretenen Realität. Vor allem bei männlichen Jugendlichen kann sich eine starke Para-Realität entwickeln, in der Militanz und Heldenhaftigkeit vorherrschen. Andere Jugendliche zeigen eine *Mimikry*, in der sie nach außen hin zu funktionieren scheinen, aber ein Doppelleben führen. Streeck-Fischer (1999a) schildert beispielsweise, dass die gleichzeitige Arbeit einer 18-jährigen stationären Patientin als Prostituierte erst nach einiger Zeit in der Klinik entdeckt wurde. Die manipulativen Beziehungsformen, denen diese Jugendlichen ausgesetzt waren, zeigen sich auch schon in den Erstgesprächen und führen dazu, dass man einerseits von dieser Verstrickung in den Bann gezogen wird, andererseits aber auch die massive Entwertung erlebt, die dem zugrunde liegt.

Indikationen zur Psychotherapie bei Jugendlichen

Für ein psychodynamisches Verständnis von Störungen ist die präzise diagnostische Einordnung nicht so zentral wie für andere Behandlungsformen, weil ein anderes Krankheitsverständnis zugrunde liegt. Von großer Bedeutung ist dagegen die Indikation, für die zahlreiche Kriterien herangezogen werden (Timmermann, 2001).

Der Stellenwert von diagnostischen und Indikationsfragen

Im *Konfliktmodell* geht man davon aus, dass Symptome produktive Ich-Leistungen sind, die sich, auch im Laufe einer Behandlung, ändern können. Es ist wichtig, ihre Botschaft zu verstehen und die Wunsch- und Abwehrseite zu analysieren. Damit kommt dem »Lesen« der Symptome nach wie vor eine große Bedeutung zu, ihre Veränderung und der Zusammenhang zwischen verschiedenen Symptomen wird allerdings von Psychodynamikern anders bewertet als etwa in der Verhaltenstherapie. Im Vordergrund steht weniger das einzelne Symptom als der Mechanismus der Symptombildung als Ergebnis der psychischen Bearbeitung eines Problems, das mit seinen Wurzeln bis in die Kindheitsgeschichte zurückreichen kann und möglicherweise eine aktuelle Wiederbelebung erfahren hat (»sekundäre Traumatisierung«).

Die Beobachtung der zunehmenden Vermischung ehemals »reiner« Krankheitsbilder und die Entdeckung des raschen Symptomwandels, der die Patienten zu einer anderen Form des Ausdrucks veranlasst, hat zu einem veränderten Krankheitsbegriff geführt, in dem auch Defizitaspekte, z. B. bei strukturellen Störungen, zunehmend mehr Raum gewinnen (vgl. Kapitel 10). Die Veränderung bzw. Umbenennung bisheriger Krankheitsbilder, z. B. von der Hysterie zu den dissoziativen Störungen (Kößler & Scheid, 1997), das Auftauchen neuer Krankheitsbilder wie somatoforme Störungen, Computerspielabhängigkeit und posttraumatische Belastungsstörungen (Adler-Corman et al., 2018; Burchartz, 2019) und die zunehmende Bedeutung von Identitätsaspekten in verschiedenen Krankheitsbildern (Seiffge-Krenke, 2012b) machten neue Beschreibungen und Kriterienkataloge notwendig, denen im DSM-5 und in der ICD-11 Rechnung getragen wird.

Die Frage der Indikation wurde schon sehr früh gestellt. Freud hatte bereits 1904 Indikationen und insbesondere Kontraindikationen (wie geringer Bildungsgrad, neuropathologische Degeneration, fehlende Therapiemotivation, Psychose und hohes Alter) spezifiziert. Dieser für die klassische psychoanalytische Behandlungsmethode geltende eingeschränkte Indikationsbereich wurde später durch Weiterentwicklungen der Theorie, Beobachtungen des Krankheitswandels und Modifikationen der Technik erweitert. Generell blieben jedoch Fragen der Indikation zur psychodynamischen Behandlung und der Beitrag des Therapeuten als »Messinstrument« bei der diagnostischen Abklärung bedeutsamer als eine Spezifizierung einzelner Symptome.

Indikationskriterien für die Jugendlichenbehandlung

Die Indikationsfrage schließt, ganz allgemein, neben der Symptomatik (Schwere und Dauer der Störung, Leidensdruck, Krankheitsgewinn) biologische und konstitutionelle Voraussetzungen (wie Alter, Intelligenz und Introspektionsfähigkeit) sowie die soziale Situation des Patienten mit ein, insbesondere jene aktuellen oder biographisch bedeutsamen Faktoren, die zum Ausbruch oder zur Chronifizierung von Störungen beitragen können. Zu diesen phänomenalen Kriterien kommen strukturelle prognostische Merkmale hinzu, die dem Therapeuten eine differentielle Indikationsstellung – die Wahl zwischen den klassischen psychodynamischen Psychotherapieformen (z.B. tiefenpsychologisch fundiert versus analytisch) oder zwischen Konflikt- bzw. Strukturfokus (vgl. Kapitel 10 und 11) – ermöglichen.

Bei den klassischen psychodynamischen Therapieformen, insbesondere aber bei der Indikation zu verschiedenen Methoden bei strukturell beeinträchtigten Patienten, sind der Umgang mit negativen Affekten, Impulskontrolle, Selbst- und Objekt-Differenzierung, die Qualität von Widerstand und Abwehrmechanismen, Fertigkeiten in der Symbolisierung, der Mentalisierung und Introspektionsfähigkeit sowie Ich-Stärke zu klären. Hilfreich sind diesbezüglich die Informationen, die auf den Achsen »Konflikt« und »Struktur« der OPD-KJ (AK OPD-KJ-2, 2016) gewonnen werden. Die Achse »Behandlungsvoraussetzungen« der OPD-KJ ermöglicht es darüber hinaus, neben dem Leidensdruck auch den Krankheitsgewinn und die Ressourcen des Jugendlichen zu erfassen Als problematische Faktoren werden schwere Strukturdefizite und das Ausmaß von Ersatzbefriedigungen angesehen (Rudolf, 2010). Kontraindiziert für eine ambulante Behandlung sind auch schwere Sucht- und Abhängigkeitsproblematiken sowie schwere Formen des antisozialen, delinquenten Agierens bzw. des Körperagierens (vgl. Kapitel 5 bezüglich der Störungsbilder und Kapitel 10 und 11 bezüglich alternativer Behandlungsformen).

Ein entscheidendes Kriterium ist, ob der Jugendliche bereit ist, in einen therapeutischen Dialog zu treten (Bürgin, 1992). Timmermann (2001) hat psychodynamische Indikationsgespräche mit Jugendlichen transkribiert und ausgewertet. Er berichtet, dass schon nach wenigen Sitzungen ein therapeutisches Arbeiten möglich war. Dabei zeigten auch strukturell beeinträchtigte Patienten Ansätze des Aufbaus von Struktur. Wird auf der Grundlage der probatorischen Sitzungen eine Hypothese durch eine Probedeutung geprüft, so gibt die Reaktion des Jugendlichen Auskunft darüber, wie zugänglich er für einen verstehenden psychodynamischen Dialog ist. Beim Therapeuten muss allerdings die Bereitschaft bestehen, die Deutung wieder zurückzunehmen, falls der Jugendliche ablehnt oder gar nicht reagiert.

Differentielle Indikation

Kriterien für eine differentielle Indikation werden in Kapitel 10 und 11 im Zusammenhang mit verschiedenen Behandlungsformen vorgestellt. Generell gibt es nicht sehr viele Publikationen zur differentiellen Indikation. Von Aster, Reitzle und Steinhausen untersuchten die Indikationen für vier Behandlungsbedingungen in unterschiedlichen Bereichen des diagnostischen Spektrums kinder- und jugendtherapeutischer Patienten (von Aster et al., 1994). Darunter befanden sich auch Jugendliche mit Entwicklungsstörungen, eher externalisierenden Verhaltensweisen und Intelligenzminderung. Für diese Patienten verordnen die Kliniker besonders häufig stützende und entwicklungsfördernde Maßnahmen im Sinne der pädagogischen Einzelfallhilfe. Am gegenüberliegenden Ende des Spektrums standen intelligente Patienten aus gutem Hause mit internalisierenden Störungen, aber ohne Entwicklungsstörungen; ihnen wurde häufig eine psychodynamische Behandlungsmethode zugeordnet.

In der Falldarstellung von Welter und Seiffge-Krenke (2006) werden die diagnostischen Probleme erläutert, die bei der Differentialdiagnose zwischen Hysterie bzw. dissoziativen Störungen und Essstörungen in Behandlungen von weiblichen Jugendlichen auftreten und die behandlungstechnische Probleme nach sich ziehen können. Diagnostische und Indikationsfragen zielen also letztlich auf Fragen des therapeutischen Prozesses und der Behandlungstechnik ab. Die differentielle Indikation für Patienten mit strukturellen Störungen wird auch in Cropp, Zimmermann & Streeck-Fischer (Cropp et al., 2014) erläutert.

Vorgehen in den probatorischen Sitzungen, Nutzung des OPD-KJ-Interviews als Tool

Umfang der Sitzungen und Trichterprinzip

In allen deutschsprachigen Ländern werden von Therapeuten mehrere Erstgespräche bzw. probatorische Sitzungen durchgeführt, ehe die Entscheidung für ein Behandlungsangebot fällt. Auch in Deutschland gibt es bei der analytischen und der tiefenpsychologisch fundierten Therapie, die von den Krankenkassen finanziert werden, im Rahmen der zwei probatorischen Sitzungen neben einer Anamnese (1 Std.) in der Regel weitere Gespräche mit dem Patienten bzw. seinen Eltern. Seit 2017 sind Sprechstunden abrechenbar. Insgesamt beträgt der Umfang zwischen 5 und 10 Stunden und ist für beide Behandlungsformen vergleichbar.

In der Regel wird im Sinne des klassischen Erstinterviews wenig strukturiert begonnen, dann werden nach den Regeln des Trichterprinzips gezieltes Abfragen (Anamnese) und weitere diagnostische Methoden (z.B. Baum-Test, Familie in Tieren, Satzergänzungstest SET) eingesetzt; hinzu kommen Abklärungen (internistischer oder psychiatrischer Konsiliarbericht). Auf das in diesem diagnostischen Prozess zentrale Verfahren, das psychodynamische Erstinterview (vgl. Argelander, 1999; Laimböck, 2013), wird noch eingegangen, stellt es doch die klassische Zugangsweise zum Verständnis des Patienten, seiner Störung und ihrer Behandelbarkeit dar – zumeist unter Zuhilfenahme der *Szene*. Zunächst werden zwei in der Behandlung von Jugendlichen benutzte Varianten, das Kernberg-Interview und das OPD-KJ-Interview, präsentiert; das Familiengespräch (Stierlin et al., 2001) wird in Kapitel 8 dargestellt.

Das »strukturelle Interview« von Kernberg

In den verschiedenen therapeutischen Ansätzen wird die erste Begegnung zwischen Patient und Therapeut unterschiedlich stark strukturiert; dies reicht von einem inhaltlich und in der Fragefolge exakt fixierten Themenkatalog, der z.B. in der Anamnese abgefragt wird, über halbstrukturierte Interviews wie etwa das OPD-KJ-Interview bis zu einem weitgehend unstrukturierten Gespräch, dessen Gestaltung in erster Linie dem Patienten überlassen wird (Argelander, 1999; Laimböck, 2013).

Kouretas (1996) beschreibt das *strukturelle Interview* von Kernberg, das den Fokus von der Bewertung der Symptome zunehmend auf die strukturellen Determinanten richtete. Das strukturelle Interview, das Elemente von Klarifikation, Konfrontation und sehr früher Übertragungsdeutung aufnimmt, wird von vielen Therapeuten als für den Beginn der therapeutischen Beziehung problematisch erlebt; sie argumentieren, dass die therapeutische Beziehung mehr einen reparativen Charakter haben sollte, in dem Aufbau, Stärkung und Konsolidierung der fehlenden Strukturen im Zentrum stehen. Im Interview sollten auch die Ressourcen des Patienten angesprochen werden, seine Interessen, seine Freundschaftsbeziehungen, seine Werte, seine Aktivitäten. Wie in Kapitel 10 erläutert wird, wird das strukturelle Interview von Kernberg besonders in neuen Therapieformen wie TFP (Übertragungsfokussierte Psychotherapie) eingesetzt.

Das OPD-KJ-Interview

Das OPD-KJ-Interview, das speziell für Kinder und Jugendliche entwickelt wurde (vgl. AK OPD-KJ-2, 2016), basiert auf einem Interviewleitfaden, der verschiedene alternative Fragen für bestimmte »Achsen« enthält, um dem Diagnostiker oder Therapeuten größtmögliche Flexibilität zu ermöglichen. Von besonderer Bedeutung sind darüber hinaus Fragen, die zu Beginn des Interviews, währenddessen und zum Schluss gestellt werden können. So gibt es verschiedene Formulierungsvorschläge zu Fragen, die zur *Eröffnung des Interviews* und zur Kontaktaufnahme dienen (»Weißt, du warum du hier bist?«, »Deine Eltern habe ich ja schon kennengelernt…«). Weitere Fragevorschläge beziehen sich auf die ungewöhnliche Gesprächssituation (»Ich merke, dass es dir ein bisschen schwerfällt, hier zu sein. Meinst du, du kannst mir trotzdem ein wenig von dir erzählen?«) und den Umgang mit dem Schweigen des Patienten (»Ich frag dich jetzt einfach mal was, vielleicht macht es das leichter für dich!«). Von besonderer Bedeutung sind *Pausen zum Nachdenken* (»Lass mich mal nachdenken über das, was du gesagt hast«). Sie vermitteln dem Jugendlichen (und seinen Eltern), dass man nicht sofort reagiert, sondern erst einmal nachdenken und reflektieren möchte – so wie es auch später in der Therapie sein wird. Auch die Hypothesenbildung und *Reflexion* über das Gesagte nimmt in dem Interviewleitfaden einen wichtigen Stellenwert ein (»Ich habe gemerkt, dass du in bestimmten Situationen immer so reagierst … kann das damit zu tun haben …?«). Ganz wichtig ist auch ein positiver, dankbarer Abschluss des Gesprächs (»Vielen Dank, dass du mitgemacht hast und mir so offen von dir erzählt hast«).

Szenisches Verstehen und OPD-KJ – kein Widerspruch

Die ungewöhnliche Gesprächssituation: Bruch mit Alltagserfahrungen

Auch wenn sie sich gegenüber einem Therapeuten nicht entkleiden und keinerlei körperliche Eingriffe befürchten müssen, wird von Jugendlichen doch erwartet, dass sie sich in gewissem Umfang *psychisch* enthüllen. Die Fragen, die ihnen gestellt werden – nach Problemen, ihrer Sexualität oder ihrem Körperselbstbild etwa –, sind solche, die sie in der Regel nicht mit einem Fremden, sondern allenfalls mit Freunden besprechen.

Auf dem Hintergrund dieser Ausgangsbedingungen – einem hilfesuchenden, gefühlsmäßig eher ambivalenten Patienten und einem Therapeuten, dem ein Expertenstatus zugeschrieben wird – entfaltet sich eine ungewöhnliche Gesprächssituation: Der Patient soll selbst berichten und bekommt – je nach therapeutischer Ausrichtung – unterschiedlich viele Strukturierungshilfen. Die Kommunikationssituation ist insofern asymmetrisch, als der Patient und/oder seine Eltern über ihre Sorgen und Probleme berichten, während der Therapeut dies in aller Regel nicht tut: Er hört zu, stellt gelegentlich Fragen und schweigt. Insbesondere das Schweigen des Therapeuten signalisiert den Unterschied zur Alltagskommunikation (Timmermann, 2001). Daher wurde dieser Aspekt auch im OPD-KJ-Interview als wichtiger Aspekt aufgegriffen. Allerdings sind die Schweigepausen insgesamt kürzer als etwa in der Behandlung von Erwachsenen, wird heute viel stärker nach dem »Prinzip Antwort« (Rudolf, 2010) reagiert bzw., wie im OPD-KJ-Interview, erklärt, dass man schweigt, weil man u.a. nachdenken möchte.

Das Erstinterview und die Bedeutung der Szene

Diese ungewöhnliche Gesprächssituation ist der Ausgangspunkt für das erste Gespräch, das in der Regel als psychodynamisches Erstinterview geführt wird. Hier werden neben dem beobachteten Verhalten des Jugendlichen und seiner Eltern die Darstellung der Probleme, der Inhalt und die Art der Rede sowie die gewöhnlich unbewusste Übertragung eines möglicherweise bestehenden Konfliktes in die Interviewsituation als Informationsquellen herangezogen. Bereits das Vorfeld des Gesprächs wird dem Jugendlichen bzw. seinen Eltern überlassen. Sie werden zu nichts gedrängt, da bereits die Art und Weise der Anmeldung wichtige Rückschlüsse über die *Behandlungsmotivation* zulassen kann.

Aufgabe des Therapeuten ist das Zur-Verfügung-Stellen von Zeit und Raum sowie zu verdeutlichen, dass der Patient und seine Eltern dies für sich nutzen können. Während des ersten Gesprächs kritisiert und urteilt der Therapeut nicht, er nimmt das Gesagte als psychische Realität des Patienten und seiner Eltern hin und fragt nach der subjektiven Bedeutung. Die meisten Jugendlichen und ihre Eltern öffnen sich in dieser Situation – trotz ihrer durchaus ängstlichen und zwiespältigen Gefühle – und sprechen über Dinge, die sie sonst niemandem anvertrauen würden (Katz, 1990).

Den psychodynamischen Erstgesprächen liegt die Erfahrung zugrunde, dass »wichtige unbewusste Mitteilungen die Tendenz haben, sich in Gesprächssituationen zu manifestieren« (Argelander, 1999, S. 19). In aktuellen Interaktionen beleben sich biographisch früh erworbene unbewusste Erwartungshaltungen, Bewältigungsstrategien und Beziehungsmuster wieder. Aus diesen Gründen handhabt der Therapeut das Interview so, dass diese alten Muster hervortreten können. Er versucht, möglichst wenig zu strukturieren, und achtet darauf, wie der Jugendliche bzw. seine Eltern mit dieser offenen Situation umgehen: Die äußere Erscheinung, das Auftreten, Fehlleistungen und symptomatische Handlungen, die Art der Schilderung und die emotionale Beteiligung daran, Spontanangaben und -vermeidungen können dabei eine wichtige Rolle spielen.

Entscheidende Schlussfolgerungen über die Genese der Störung und ihre Behandelbarkeit werden aus drei Quellen gezogen:

1. aus den objektiven biographischen Daten,
2. aus ihrer subjektiven Bedeutung für den Patienten und seine Eltern und
3. aus der in der Erstinterviewsituation aufgetretenen szenischen Evidenz.

Man geht davon aus, dass das im Interview präsentierte Material (Erinnerungen, Schicksale, Träume, Sorgen, Klagen) nicht zufällig vorgetragen wird, dass es sich vielmehr um eine *Szene* rankt, die in ihrer Bedeutung auch in der gegenwärtigen Interaktion zwischen Therapeut und Patient bzw. Eltern nachvollziehbar wird. Die Suche nach der situativen Evidenz für den unbewussten Konflikt des Patienten, das sogenannte szenische Verstehen, verdeutlicht folgendes Erstinterview:

Die 20-jährige Sophie kommt auf Empfehlung einer Kollegin zum Erstgespräch. Gleich zu Beginn fällt mir ihr exzentrisches Äußeres auf. Sophie ist sehr schlank, sehr groß, hat hennarote, bis zur Taille reichende Haare und trägt auffallend düstere Farben. Ihre Bekleidung – zerschlissene Hosen und ein dunkler, alles verhüllender Wollpullover – erweckt in mir den Eindruck von Ärmlichkeit und Vernachlässigung. Ihre altmodische Ausstrahlung rührt neben den Farben vor allem von ihren hohen Wangenknochen, ihrem flächigen Gesicht und ihrer leisen, wie im Traum erzählenden Stimme her.
Sie komme wegen einer ausgeprägten depressiven Störung, die für sie beängstigende Formen angenommen habe. Sie leide unter Vereinsamungsängsten und ziehe sich ganz in sich zurück. Manchmal fühle sie sich so allein, dass sie nicht mehr leben wolle. Hinzu komme, dass sie seit einem Jahr sexuelle Probleme mit ihrem Freund und seit einem dreiviertel Jahr keinen Verkehr mehr mit ihm habe. Ihr Freund benehme sich wie ein Kind und setze sie mit seinem ständigen »Ich will, ich will« massiv unter Druck; sie habe große Angst, dass sie ihn nun verliere. Es sei ihr aber gänzlich unmöglich, mit ihm zu schlafen; sie meide jeden körperlichen Kontakt und habe neuerdings ein regelrechtes

Ekelgefühl vor ihm. Sophie, sichtlich beunruhigt durch die für sie unverständlichen Veränderungen, fährt fort:
Beziehungen zu Männern habe sie seit dem 15. Lebensjahr, sie sei glücklich, wenn sie die Männer erobert habe, verliere aber dann rasch das Interesse an ihnen, so dass die Beziehungen nach kurzer Zeit auseinandergingen. Mit ihrem jetzigen Freund sei sie seit zwei Jahren zusammen, er sei ein »Abenteuertyp«, der gerne Motorrad fährt und sein Studium an der Fachhochschule nicht ganz ernst nimmt. Die Patientin ist die älteste von vier Schwestern und stammt aus einer Familie, in der es »seit zehn Jahren um die Scheidung der Eltern geht«. Der Vater, ein Vermessungsingenieur, sei 16 Jahre älter als die Mutter, die den Vater aus dem Haus getrieben und vor den Kindern ständig entwertet habe. Die Mutter habe alle Töchter, insbesondere aber die Patientin, in verschiedene Gerichtsverfahren einbezogen und gegen den Vater aussagen lassen. Noch heute habe sie Schuldgefühle ihrem Vater gegenüber, erzählt die Patientin mit großer Bewegtheit. Der Vater sei schließlich ausgezogen und habe Freundinnen, teilweise in ihrem Alter, gehabt.
Die Patientin schildert ihre Mutter in diesem Erstgespräch mit erschreckend hexenhaften Zügen: Sie sei von wechselnder Stimmungslage gewesen, niedergedrückt, dann wieder um Aufmerksamkeit heischend, ihre Töchter bespitzelnd und aggressiv behandelnd. So habe ihr die Mutter einmal das Gesicht zerkratzt, weil die Patientin ein Lied nicht singen konnte, und dem heimkommenden Vater weisgemacht, sie habe sich in der Schule geprügelt. In solchen Auseinandersetzungen habe sie sich vom Vater oft verlassen gefühlt. Er sei liebevoller, aber auch oberflächlicher gewesen. Sie selbst hatte in ihrer Familie die Rolle der älteren, zuverlässigen, aber auch »dummen« Tochter neben den attraktiven jüngeren Schwestern. Sie habe ihr Elternhaus wegen der großen Spannungen früh verlassen und eine Ausbildung als Kinderkrankenschwester begonnen.
Die Patientin beeindruckt mich bereits im ersten Gespräch, so dass ich spontan beschließe, sie in Behandlung zu nehmen. Mich fasziniert der sehr wenig verhüllte ödipale Konflikt mit der zur Hexe stereotypisierten Mutter und dem verführerischen, aber unzuverlässigen Vater. Der wenig versteckte Hass auf die Mutter lässt mich allerdings etwas bang an die zu erwartende massive negative Mutter-Übertragung denken. Ich empfinde auch Mitleid mit der Patientin, die als älteste Schwester in einem von aggressiven Auseinandersetzungen geprägten Elternhaus auf vieles hat verzichten müssen. In dem Zusammenhang fallen mir ihre blaurot gefrorenen Hände auf, die später sommers

wie winters sozusagen ein »Markenzeichen« der Patientin bleiben werden. Es ist aber vor allem ihre sehr vorsichtige Fühlungnahme zu mir und ihre spürbare Traurigkeit, die mich für sie einnehmen. Ihr gesamtes Auftreten und ihre altmodische, etwas geheimnisvolle Art machen mich neugierig.
Nach diesem ersten Interview bestelle ich die Patientin noch einige Male ein, um meinen Eindruck abzusichern, eine differentielle Indikation zu klären und einige technische Fragen mit ihr zu besprechen. Diese Interviews bestätigen meinen beim Erstgespräch gefassten Entschluss, und wir vereinbaren, dass sie in vier Monaten, nach meinem Schwangerschaftsurlaub, beginnen kann. Beim Hinausgehen fällt mir auf, dass die Patientin nun wiederum in eine Situation geraten ist, in der sie sich mit der Ankunft eines neuen »Geschwisters« auseinandersetzen muss.

Szenisches Verstehen und therapeutische Haltung

Situative Evidenz und Prägnanz des unbewussten Konflikts im Erleben des Therapeuten machen jene ungewöhnliche Form des Denkens aus, die Argelander (1999, S. 55) »Psychologik« nennt: »Der Interviewer greift Gesprächsinhalte auf und formuliert sie zu einer Frage, aber die Gewissheit, dass es sich wirklich so und nicht anders verhält, stammt aus dem Erlebnis der Gesprächssituation selbst.« Man kann versuchen, die »Bedeutungsgewissheit«, die man durch das szenische Verstehen erlangt hat, dem Patienten bzw. seinen Eltern in einer Probedeutung anzubieten, um u. a. die Fähigkeit zur psychodynamischen Arbeit zu prüfen (Heimann, 1966). Dabei muss man allerdings einfühlsam vorgehen und sich für jede Vermutung zunächst eine *unbewusste Bestätigung* des Jugendlichen bzw. seiner Eltern holen. So kann man z. B. am Ende der probatorischen Sitzungen, orientiert an der Achse »Konflikt« der OPD-KJ (AK OPD-KJ-2, 2016), vorsichtig verschiedene Hypothesen über die Ursachen des unbewussten Konfliktes, das entwicklungsbehindernde Thema eines Jugendlichen, formulieren. Die Abwehr des Jugendlichen bzw. seiner Eltern ist ein natürlicher Schutz, der respektiert werden muss.

Auch heute noch wird in der tiefenpsychologischen bzw. psychoanalytischen Ausbildung der Prozess der Diagnosebildung auf der Grundlage der Erstgespräche oder probatorischen Sitzungen für sehr bedeutsam gehalten. Die Vorgehensweise ist zugleich so komplex und anspruchsvoll, dass Kandidaten in der Weiterbildung 20 Erstinterviews ausführlich protokollieren und besprechen müssen. Die Vorgehensweise der abwartenden, dem Patienten Raum gebenden Haltung ist nicht einfach zu erlernen, und viele junge Therapeuten fragen sich, was passieren wird, wenn sie wenig strukturieren.

Das erste Gespräch wird ohne Vorbereitung geführt und läuft, im Vergleich zur Anamnese etwa, auch nicht nach einem festen Schema ab. Deswegen kommt der Frage, was die Patienten in dieser Situation von sich berichten und wie bzw. in welcher Reihenfolge sie es tun, eine besondere Bedeutung zu. Die Mehrzahl der Patienten und ihre Eltern erwarten, dass der Therapeut von sich aus das Gespräch beginnt. Zumeist wird das erste Gespräch vom Therapeuten mit der Frage eingeleitet: »Was führt dich/Sie zu uns?«. Die meisten Patienten bzw. ihre Eltern schildern daraufhin ihre Symptomatik, wobei sich sehr starke Unterschiede in der Ausführlichkeit und der Einsicht in die psychischen Ursachen eines Konfliktes erkennen lassen.

Szenisches Verstehen und OPD-KJ

Dass szenisches Verstehen und Interviewführung nach der OPD-KJ durchaus kein Widerspruch sind, hat Helene Timmermann (in Seiffge-Krenke & Schmeck, 2020) verdeutlicht. Das erste Treffen vor einem später als OPD-KJ-Interview geführten Gespräch gestaltete sich folgendermaßen:

> Eine 19-jährige Jugendliche meldet sich elektronisch in der Ambulanz; den Anruf zur Terminvereinbarung beantwortet sie sofort. Ihre helle Stimme klingt kräftig, sie gibt sich zurückhaltend und abwartend. Alle angebotenen Termine lehnt sie ab, sie müsse arbeiten. Die Tonlage ihrer Stimme ändert sich dabei nicht, es gibt keinen Ausdruck des Bedauerns oder Nachdenkens über eine Lösung. Die weitere Terminvereinbarung gestaltet sich kompliziert; sie meldet sich nicht zurück, ich fühle mich aufgefordert, sie anrufen und ihr unbedingt einen passenden Termin anbieten zu müssen. Letztendlich lässt sich, auf meine deutliche Initiative hin, eine passende Zeit finden.
>
> Vor dem ersten Termin sitzt sie im Wartebereich auf der Stuhlkante, sie wirkt erleichtert, als ich mich ihr vorstelle. Es begegnet mir eine dynamisch und gleichzeitig müde wirkende junge Frau. Sie ist eher dunkel gekleidet, auf den ersten Blick sehr schick wirkend. Später fällt mir auf, dass ihre Kleidung auch etwas abgetragen wirkt, wie Risse in der Fassade … Während sie sich setzt, entschuldigt sie sich dafür, »so fertig« auszusehen. Im Folgenden berichtet sie wasserfallartig von ihren unendlich vielen Tätigkeiten und Plänen.
>
> Am Ende des Termins fühle ich mich überflutet von Informationen. Sie hat

viel gesprochen und keine Pausen entstehen lassen, sodass ich nur wenig hatte sagen oder fragen können. Ihren Wunsch nach Kontakt konnte ich nur erahnen, auf der manifesten Ebene hielt sie mich draußen.

Objektiv zeigt sich beim Aushandeln des ersten Termins eine Ambivalenz bei der Jugendlichen. Zwar bittet sie selbst um einen Termin, signalisiert aber gleichzeitig, keine Zeit zu haben. Sie sendet also zwei einander widersprechende Informationen. Subjektiv erweckt sie den Eindruck, dass sie gebeten werden möchte, was sie selbst vermutlich zurückweisen würde.

Im ersten Termin setzt sich dieser Eindruck fort. Die Jugendliche kommt, sitzt aber auf der Stuhlkante, so als wäre sie nur kurz hier und bereit, wieder zu gehen bzw. weggeschickt zu werden. Sie wirkt dynamisch und gleichzeitig müde. Ihre Kleidung sieht auf den ersten Blick schick aus, aber auf den zweiten Blick abgetragen. Die Therapeutin reagiert irritiert und zunehmend ärgerlich. Die Fantasie: »Es gibt Risse in der Fassade …«, entsteht und weckt ihr Interesse. Doch die Patientin überflutet sie wasserfallartig mit Informationen und hält sie damit draußen. Es kommt nicht zu einem emotionalen Kontakt. Ein Wunsch nach Kontakt und Beziehung lässt sich eher erahnen. Gleichzeitig spürt die Therapeutin eine Verführung, sich mit den objektiven Daten und Themen zufriedenzugeben, um der sich dahinter verbergenden Leere nicht begegnen zu müssen. Nach dem OPD-KJ-Interview und der Erhebung der biografischen Anamnese bestätigen sich die Eindrücke aus der ersten Szene. Die Patientin hat einige Hinweise gegeben, dass es bei ihr um ein Konfliktthema der Kontrolle, besonders aber der Versorgung, gehen könnte, und in der Szene, aber auch der Gegenübertragung der Therapeutin ist dies ebenfalls deutlich sichtbar.

Indikationskriterien und die Unterscheidung zwischen bewusster und unbewusster Behandlungsmotivation

Indikationskriterien und ihre Feststellung in den probatorischen Sitzungen

Aus dem Selbsterleben des Patienten und dem szenischen Verstehen des Therapeuten werden Schlüsse für die Indikation zur psychodynamischen Behandlung gezogen. Ein wesentliches Kriterium für die Behandelbarkeit von Erwachsenen ist das gemeinsame Auftreten von *Leidensdruck, Krankheitseinsicht* und *Behandlungsmotivation*. Liegt geringer Leidensdruck oder sogar sekundärer Krankheitsgewinn vor, ist eine lang dauernde, aufdeckende und auf die Mitarbeit des Patienten setzende Behandlungsform kontraindiziert. Hinzu kommen eine Anzahl weiterer Auswahlkriterien wie Lernfähigkeit, Flexibilität, Mentalisierungsfähigkeit, Introspektivität und Realitätsorientierung, die letztlich Strukturkriterien sind (vgl. dazu die Achse »Struktur«, AK OPD-KJ-2, 2016). Diese strengen Kriterien sind notwendig, weil – wie Paula Heimann (1966) in ihren »Bemerkungen zum Arbeitsbegriff in der Psychoanalyse« belegt – die psychodynamische Therapie dem Patienten eine Arbeitsleistung aufnötigt, die auf eine weitgehende Entlastungsfunktion des Denkens (Verdrängen, Vergessen) verzichtet und kränkende bzw. erschreckende Erlebnisse explizit benennt.

Was die Feststellung einer Indikation in der Jugendlichen-Psychotherapie angeht, so bieten sich im Sinne der OPD-KJ (AK OPD-KJ-2, 2016) Informationen an, die auf der Achse »Behandlungsvoraussetzungen« einzuordnen sind. Dazu zählen Informationen über die subjektive körperliche und psychische Beeinträchtigung des Jugendlichen (»Leidest du?«; »Bist du krank?«), die wichtiger für die Indikation sind als die Tatsache, dass der Therapeut den Jugendlichen für sehr krank hält. Hinzu kommen die Theorien und Hypothesen des Jugendlichen über seine Erkrankung, sein Leidensdruck (»Wie sehr leidest du?«; »Ist das schlimm für dich?«; »Wo kommt das her?«) und seine Veränderungsmotivation (»Muss sich daran etwas ändern?«; »Was soll sich ändern?«). Die Veränderungsmotivation der Familie fließt in den Bereich Ressourcen ein. Zur Einschätzung der familiären Ressourcen werden die Offenheit der Familie im Interview, die Flexibilität, die Bezogenheit aufeinander beurteilt. Dies schließt auch die Erhebung des Krankheitsgewinns ein, der letztlich als Widerstand gegen die Therapie auftritt.

Wird nach mehreren Gesprächen die Bereitschaft des Jugendlichen zum Arbeitsbündnis und zur Aufnahme einer Beziehung zum Therapeuten spürbar, kann eine Indikation zur psychodynamischen Behandlung abgeleitet werden. Auch die Bereitschaft zur Symbolisierung psychischer Konflikte ist eine wesentliche Voraussetzung für eine psychodynamische Behandlung. Wie bereits ausgeführt, können traumatisierte Patienten aufgrund von Dissoziationen und anderen schützenden Verarbeitungsprozessen in ihrer Symbolisierungsfähigkeit eingeschränkt sein. Wie in Kapitel 11 erläutert wird, unterscheiden sich die Indikationen für eine analytische und eine tiefenpsychologisch fundierte Therapie. Aktuelle Konflikte, ein deutlicher Fokus und/oder Strukturdefizite beim Patienten sprechen für eine Indikation zur tiefenpsychologisch fundierten Therapie. Auch die Übertragung steht hier nicht so im Vordergrund. Entsprechend muss man auch in den probatorischen Sitzungen stärker auf die Möglichkeit einer Fokusbildung achten.

Bewusste und unbewusste Behandlungsmotivation

Im Hinblick auf die Behandlungsmotivation unterscheidet Argelander (1999) zwischen guter bewusster bzw. unbewusster Motivation und schlechter bewusster bzw. unbewusster Behandlungsmotivation. Ein Patient mit einer guten bewussten Motivation (der sich z. B. auf das Gespräch vorbereitet hat) kann dennoch eine schlechte unbewusste Motivation haben. Er möchte sein Symptom eigentlich behalten und wünscht, dass man etwas in seiner Realität, in seiner Familie verändere. Andererseits kann ein Patient mit einer schlechten bewussten Motivation (z. B. ein geschickter Jugendlicher, der nicht aus eigener Initiative, sondern auf Drängen der Eltern, Lehrer oder Partner in die Sprechstunde kommt) doch ein vitales Interesse daran haben, gesund zu werden. Er hat dann eine gute unbewusste Motivation und kann als prognostisch günstig eingeschätzt werden. Es ist einleuchtend, dass Jugendliche, die nicht selten von Eltern oder Lehrern zum Aufsuchen eines Therapeuten bewegt werden, eher als geschickte, vorgeschobene und mutmaßlich schlecht motivierte Patienten erscheinen können. Es ist aber aus entwicklungspsychologischen Gründen auch zu erwarten, dass es Jugendlichen schwerfällt, sich – in einer Phase der Ablösung von den Eltern – an einen erwachsenen Therapeuten zu binden.

Argelander hat einen besonderen Typ identifiziert, den er als »unergiebigen Patienten« bezeichnet. Er schildert ihn als »farblos, spröde und in seinen unbewussten psychischen Gesprächsmanifestationen uninteressant und langweilig. In der Interviewsituation errichten diese Patienten eine Barriere um sich […] und sind die großen Verleugner ihres seelischen Leidens« (Argelander, 1999, S. 32). Diesen Punkt aufgreifend, schreiben Rosenkötter et al. (1968, S. 839), dass »dieser Patiententypus uns fast zur Verzweiflung brachte, als wir in einer Studie über Anorexie und Amenorrhoe auf eine Reinkultur dieses Typus stießen«.

Aber auch bei Jugendlichen mit anderen Störungen ist zu bedenken, dass sie zumindest bewusst eher als weniger motiviert erscheinen, als sie unbewusst sind, weil sie nicht verstanden werden wollen (Winnicott 1969a; vgl. auch die Ausführungen in Kapitel 2). Für einen Jugendlichen ist es das Letzte, sich bei einem Erwachsenen Hilfe zu holen. Jugendlichen fällt es oft schwer, offen zu sagen, dass sie in Not oder verletzt sind. Auch die Tatsache, dass zusätzlich fremdanamnestische Daten über sie erhoben und Gespräche mit den Eltern geführt werden, wird von den Jugendlichen häufig empfindlich registriert und als kränkend erlebt (Bolland & Sandler, 1977).

Wie Eissler (1958) ausführt, können die Symptomatologie und die Einstellung zum Therapeuten zudem innerhalb von Tagen wechseln. Mehrere probatorische

Gespräche erscheinen zur fundierten Erhebung der unbewussten Behandlungsmotivation daher als dringend erforderlich. Anna Freud (1958) hat ebenfalls darauf hingewiesen, dass eine lange und *intensive Einleitungsphase* zum Aufbau des Vertrauens notwendig ist, um diagnostisch relevante Fragen wie die des möglichen Arbeitsbündnisses beantworten zu können.

Diagnostische Hilfen

Im Verlauf des diagnostischen Prozesses verwenden Therapeuten unterschiedliche Hilfsmittel, um Zugang zu unbewusstem Material zu bekommen. Solche Hilfsmittel sind auch eine Hilfe, wenn es dem Jugendlichen schwerfällt, zu sprechen. Die Auswahl richtet sich danach, wie psychologisch versiert und offen der Jugendliche ist und wie stark er über sich und seine Beziehungen reflektiert (Waddell, 1999). Manche Jugendlichen fühlen sich beim Malen unbehaglich und ziehen einen Satzergänzungstest vor. Selbstverständlich kann man die im Folgenden vorgestellten Verfahren auch in einer laufenden Behandlung anwenden; zumeist werden sie aber am Beginn zu den probatorischen Sitzungen eingesetzt.

Squiggle-Technik

Sehr bekannt geworden ist die Squiggle-Technik, die auf Winnicott zurückgeht und deren Vorgehensweise Günter (2003) ausführlich darstellt. Auch Bürgin (2002) erläutert das Squiggle-Spiel von Winnicott als einen Weg des In-Kontakt-Tretens und -Bleibens mit den bewussten und unbewussten Persönlichkeitsanteilen des Patienten. Der Jugendliche bekommt einen Einblick, was psychotherapeutische Arbeit sein könnte.

Squiggle heißt auf Deutsch »kritzeln«. Der Therapeut malt auf ein Blatt Papier ein oder mehrere Kritzel und bittet den Patienten, weiterzumalen und dabei daraus zu machen, was immer er möchte. Danach kann der Patient einen Schnörkel auf ein Blatt malen, und der Untersucher macht jetzt etwas daraus. Der Beziehungsgestaltung und dem Taktgefühl auf Seiten des Therapeuten kommt eine große Bedeutung zu: »[…] einerseits, sich auf das Spiel […] einzulassen und andererseits, einen haltenden Rahmen zur Verfügung zu stellen« (Günter, 2003, S. 15). Der diagnostische bzw. therapeutische Wert liegt im Inhalt des Gesprächs zu den Bildern, in den vom Patienten dazu entwickelten Geschichten.

Familie in Tieren

Luitgard Gräser (2006) hat die »Familie in Tieren« (FIT) als diagnostische Methode zum Einsatz bei Kindern und Jugendlichen in einer frühen Arbeit (1957) systematisiert; seither hat dieses Buch zahlreiche Auflagen erlebt. Gräser gibt anschauliche Beispiele, wie die einzelnen Tierzeichnungen des Kindes bzw. des Jugendlichen zu interpretieren sind, und erläutert anhand von Fallbesprechungen den Einsatz der »Familie in Tieren«. Neben diesen von Gräser vorgestellten Interpretationen scheinen mir des Weiteren folgende Aspekte beachtenswert zu sein, die das gesamte Arrangement einbeziehen:

1. Die Größenverhältnisse: Malt der Patient sich selbst als deutlich größer oder kleiner als die restlichen Familienmitglieder?
2. Die Ausnutzung des Raumes: Welche Figuren stehen zentral und welche sind eher an den Rändern platziert?
3. Der Bezug der Tiere zueinander: Gibt es Dyaden oder Triaden? Gibt es Tiere, die weitab von der restlichen Gruppe stehen? Inwiefern stehen die Gesichter der Tiere zueinander?
4. Inwiefern sind die Tiere detailreich gemalt?
5. Das »Passen« der Familienmitglieder zueinander: Malt ein Patient z. B. sich selbst und seinen Vater als Raubtiere und die restlichen Familienmitglieder als Pflanzenfresser?
6. Wie viel »Verschiedenheit« ist erlaubt in der Familie, inwieweit müssen sich alle ganz ähnlich sein?
7. Wie erklärt/erläutert der Jugendliche die Tiere?
8. Was ist Ihr erster Eindruck?
9. Ist die Zeichnung altersgerecht? (Entwicklungsstadien!)
10. Was wird als Erstes gemalt, besonders druckstark gemalt bzw. als Letztes, besonders schwach gemalt?

Die folgende Abbildung ist eine Zeichnung, die der 12-jährige Aaron während der probatorischen Sitzungen anfertigte.

In Abbildung 3 handelt es sich um eine Familie mit vier Kindern, die von einem 13-jährigen Jugendlichen, Aaron, gemalt wurde. Die Mutter als Schmetterling ist ziemlich zentral platziert und mit der Bemerkung »weil schön« kommentiert. Rechts und links von der Mutter stehen zwei Söhne, der eine als Leopard (mit der Kommentierung »weil so schnell + aggressiv«, Aaron) und

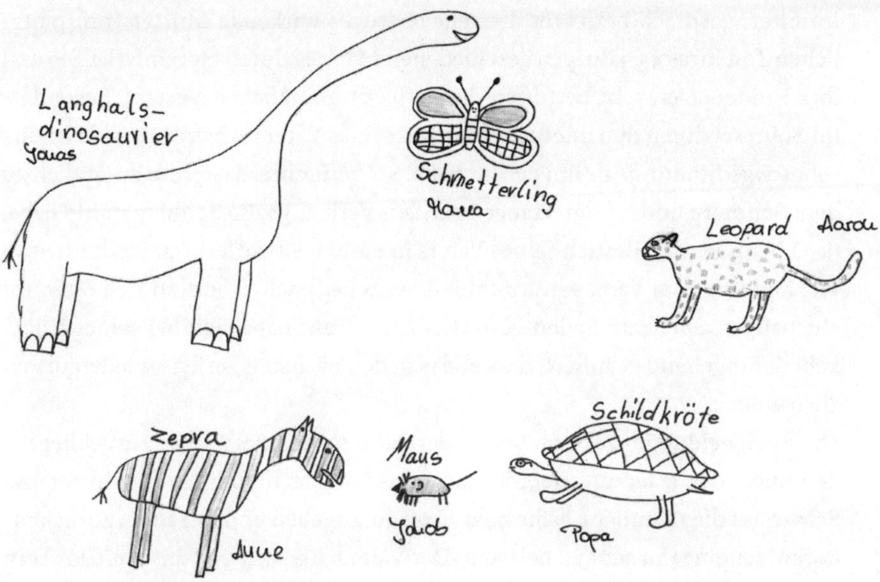

Abbildung 3: Familie in Tieren des 13-jährigen Aaron

zum anderen der ältere Bruder als Langhalsdinosaurier (»weil so groß«). Zwei weitere Kinder der Familie werden auf der unteren Ebene zusammen mit dem Vater, der als Schildkröte dargestellt ist (»weil ältester«), platziert. Der jüngste Sohn wird als Maus (»weil so klein für s. Alter«) und die einzige Tochter als Zebra (»weil sie so viel redet«) gezeichnet. Es ist auffällig, dass Schönheit, Beweglichkeit, Zartheit und vielleicht auch Flatterhaftigkeit, die bei der Mutter gesehen wird, in einem ziemlichen Kontrast zu der behäbigen Schildkröte stehen, dem Vater, an dem vermutlich auch so einiges abprallt. Die Söhne werden äußerst verschieden dargestellt.

Ohne allzu sehr ins Detail zu gehen, lässt sich feststellen, dass der Jugendliche eine Familie beschrieben hat, die eng miteinander verbunden ist (das Arrangement ist insgesamt kreisförmig) und in der die einzelnen Familienmitglieder gleichzeitig sehr verschieden sind. Es ist also eine lebhafte, große Familie, die eine beachtliche Toleranz für Verschiedenheit aufweist und bei der die Eltern sehr entgegengesetzte, aber einander gut ergänzende Rollen einnehmen.

Ein weiteres Beispiel stammt von dem 12-jährigen Tom. Zunächst zum Hintergrund:

Im Elterngespräch berichtet die sehr bedrückt wirkende Mutter vom plötzlichen Tod ihres 45-jährigen geschiedenen Mannes durch Herzinfarkt. Sie und ihre Kinder seien sehr betroffen durch diesen plötzlichen Verlust. Besonders ihr Sohn sei durch den unerwarteten Tod seines Vaters sehr verstört, da er eine sehr »enge Bindung« an ihn gehabt habe. Sie befürchte, dass Tom zusätzlich zu dem Schmerz und zu der Trauer über den Verlust große Schuldgefühle habe, da er beim letzten Besuch seines Vaters in einer weit entfernten Stadt nicht so viel Zeit wie vom Vater erwartet mit diesem verbracht, sondern sich öfter mit ehemaligen Spielkameraden getroffen habe. Tom habe sich bei seiner Rückkehr dahingehend geäußert, dass er das in den nächsten Ferien »wiedergutmachen wolle«.
Die Entscheidung ihres Sohnes, in der circa zweieinhalb Jahre zurückliegenden Auseinandersetzung der Eltern um das Sorgerecht für ihn, mit Mutter und Schwester die räumliche Nähe zum Vater aufzugeben und ihn allein zurückzulassen, scheine ihn sehr zu belasten. Der Vater hatte sich gewünscht, dass Tom bei ihm bliebe. Die Familie war nach Westdeutschland gezogen, während der Vater weit entfernt in Ostdeutschland zurückblieb. Er verlor bald seine Arbeit und hatte dann offenkundig ein Alkoholproblem. Am Ende dieser eher depressiven Entwicklung stand der plötzliche Tod des noch relativ jungen Vaters, der von uns in der Supervision als larvierter Suizid phantasiert wurde.
Die Mutter berichtet weiter, Tom sei ihr gegenüber sehr verschlossen. Schon als kleines Kind habe er körperlichen Kontakt meist abgewehrt. Nur zum Vater sei er des Öfteren auf den Schoß, in sein »Nest«, gegangen. Ihr Sohn habe wenig Kontakt zu Gleichaltrigen, er sei ein »Einzelgänger«.
Im FIT werden die Tiere (Ich, Mama, Annika, Papa) als Phantasietiere, bestehend aus Einzelteilen verschiedener Tiere, dargestellt. Insgesamt wirkt die Zeichnung bizarr. Keines der Tiere hat eine klare, eigenständige Identität, alle erscheinen »fragmentiert« und wenig aufeinander bezogen. Tom zeichnet sich mit Gänsefüßen als Schwein. In der Familie – bis auf den Vater am Bildrand nebeneinander aufgereiht – steht er links, seine nach links blickende Elefanten-Hund-Hase-Mutter mit Haikiemen anschauend. Neben dieser ist frontal, klein und unscheinbar wirkend, die Taube-Hase-Hund-Schwester mit riesigen Nilpferdohren. Der Schwein-Hase-Vater mit Kuhfüßen, Schnappschildkrötenmund und Krokodilszähnen schwebt über der Selbstdarstellung und schaut in die gleiche Richtung wie sein Sohn. Noch am ehesten sind Ähnlichkeiten zwischen Tom und seinem Vater zu erkennen, wenn man auf der Tierebene bleibt.

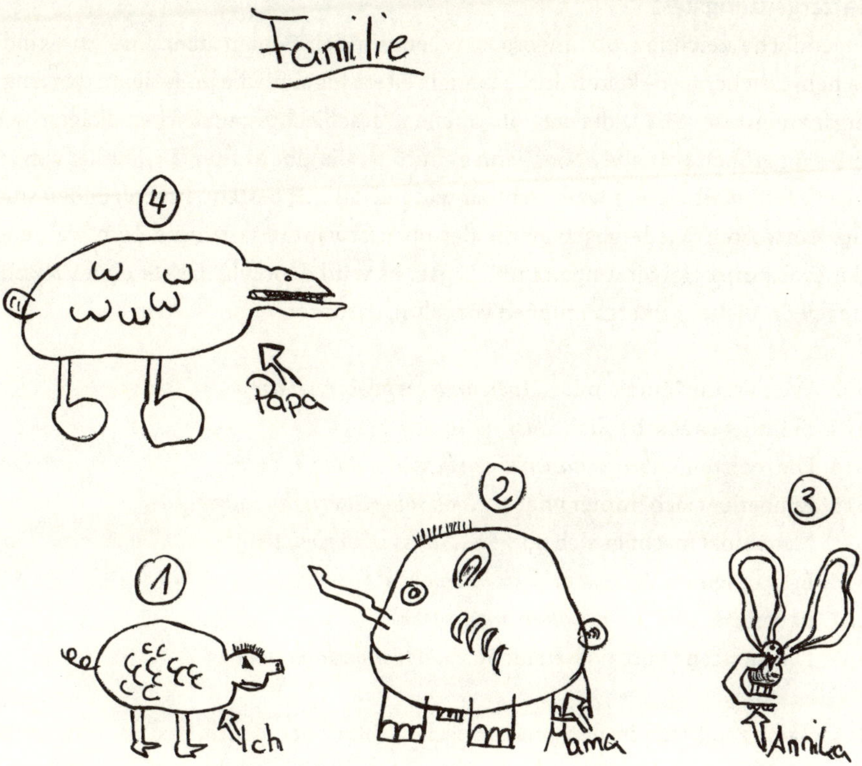

Abbildung 4: Familie in Tieren des 12-jährigen Tom

Es ist durchaus sinnvoll, den FIT im Laufe der Therapie bzw. am Ende zu wiederholen.

In der 60. Stunde der tiefenpsychologisch fundierten Therapie zeichnet Tom erneut eine Familie mit Tieren. Diesmal sind alle Familienmitglieder klar als Tiere erkennbar, die Mutter als Hase, die kleinere Schwester als Meerschwein und er selbst als Biber in einem Bach, ziemlich groß gezeichnet. Diese drei Personen der Familie stehen auf einer Ebene am unteren Bildrand; der tote Vater ist nicht mehr gezeichnet. Dafür taucht der Lebensgefährte der Mutter, etwas entfernt von der Familie, oben links am Bildrand auf, als ein gemütlich auf dem Rücken liegendes Faultier. Tom hat die Trauer um seinen Vater und seine Schuldproblematik in der Therapie durchgearbeitet und kann es zunehmend zulassen, dass der Lebensgefährte seiner Mutter zu einer Art »Ersatzvater« wird.

Satzergänzungstest

Jugendliche zeichnen oft ungern bzw. empfinden Scham über ihre zu »kindlichen« Zeichenfertigkeiten. Insbesondere ältere Jugendliche präferieren den Satzergänzungstest (SET), der aus 66 offenen, geschlechtsspezifischen Fragen wie z. B.: »Er grübelte oft wie …«, »Wenn er nur …«, »Es gibt Mütter …«, »Er lief von zu Hause fort, weil …«, »Er war furchtbar wütend, als …«, besteht. Im Folgenden sind die Antworten wiedergegeben, die der oben erwähnte 12-jährige Tom während der probatorischen Sitzungen im SET gab. Es wird deutlich, dass er eine Vielzahl ungewöhnlicher Satzergänzungen vornahm, darunter:

»12. Wenn seine Mutter nur … *wen anderes geboren hätte.«*
»13. Er findet es abscheulich, *dass er so ist.«*
»14. Die meisten Väter … *haben einen besseren Sohn.«*
»15. Er überlegt sich immer wieder … *ob seine Eltern ihn mögen.«*
»34. Manchmal macht er sich Sorgen … *dass er sterben würde.«*
»54. Er mag seinen Vater aber … *er ihn nicht.«*
»57. Er weinte, weil … *er sooooo anders ist.«*
»61. Die meisten Leute wissen nicht … *dass er verloren war.«*

Insgesamt zeigt sich in den probatorischen Sitzungen deutlich, dass Tom unter dem Einfluss des plötzlichen Todes seines Vaters eine Schilderung seiner Beziehungen abgibt, in der es um Beziehungslosigkeit, Leere, Fragmentierung geht und in der unheimliche und bedrohliche Aspekte im Vordergrund stehen. Es wird offenkundig, dass das Thema »Schuld« den Jungen sehr beschäftigt; Todesphantasien werden formuliert, und er befürchtet, von beiden Eltern abgelehnt zu werden. Seine Zeichnung der Familie und seine Antworten im SET sind als eine akute Reaktion auf den plötzlichen, nicht vorhersehbaren Tod des Vaters zu interpretieren.

Im weiteren Verlauf der Therapie zeigt eine »Familie in Tieren«-Zeichnung aus der 60. Stunde eine deutliche Normalisierung, indem etwa jedes Familienmitglied eine klare »tierische« Identität hat. Auch im SET sind die Antworten deutlich »normaler« geworden und kündigen – Tom ist jetzt 13,6 Jahre alt – typische Adoleszenzthemen wie Zukunftssorgen, eine zunehmende Distanzierung von den Eltern und den Beginn romantischer Beziehungen an:

»12. Wenn seine Mutter nur … *wüsste, dass er verliebt ist.«*
»13. Er findet es abscheulich, dass … *es Mörder und Terroristen gibt.«*

»14. Die meisten Väter … *sind etwas strenger als die Mütter.*«

»15. Er überlegt sich immer wieder … *was wäre, wenn er größer ist.*«

»34. Manchmal macht er sich Sorgen … *dass er, wenn er erwachsen ist, nicht genug Geld hat.*«

»36. Er findet die meisten Mädchen … *seiner Klasse nett.*«

»39. Er fand seine Schwester … *nervig!*«

»54. Er mag seinen Vater … *aber manchmal nicht so sehr.*«

»57. Er weinte, weil … *er ungerecht bestraft wurde.*«

»58. Er fand von seinen Eltern nicht schön … *dass sie sich getrennt hatten.*«

»61. Die meisten Leute wissen nicht … *dass er verliebt ist.*«

Das Sandspiel

Das Sandspiel kann schon in den probatorischen Sitzungen benutzt werden (Nagliero, 1995). Diese Therapie wurde von Kalff (1991) entwickelt und erlaubt dem Patienten, mit Hilfe von Figuren und dem Sandspiel eine Welt zu gestalten, die seinem inneren Zustand entspricht. Im Therapieraum befinden sich in der Regel zwei Sandboxen einer fixierten Größe, eine mit trockenem und eine mit nassem Sand. Außerdem sind Miniaturobjekte vorhanden, mit denen der Patient arbeiten kann. Kalff nimmt an, wenn der Patient in diesen Sandboxen etwas kreiere, entstünde eine spezielle Atmosphäre, in der er seine innere Welt mit Hilfe des Sandes und des Sandspiels darstellt. Zugleich hat er Kontrolle über die Szene und die Ereignisse, die er baut oder herstellt. Indem er über diese Szene spricht, kann er zusätzlich noch einmal seine inneren Probleme ansprechen. Von Gontard (2017) gibt viele Hinweise zum Umgang mit dem Sandspiel in der therapeutischen und kinderpsychiatrischen Praxis.

Nagliero (1995) schildert das Sandspiel einer 13-jährigen Patientin mit Essstörungen (Anorexia nervosa), bei der u.a. Teufel und Puppen eine Rolle spielen, also gut und böse. Diese Figuren dominierten eine Zeitlang die Therapie, während später Schneewittchen und die sieben Zwerge im Sandspiel gestaltet wurden, d.h. ein anderes Thema aufgenommen wurde, bei dem der Körper schon konkreter Gestalt annahm, aber noch »zu schlafen« schien. In vielen verschiedenen Szenen mit dem Sandspiel wurde die gestörte Beziehung der Patientin zu ihrem Körper deutlich.

Die Spielbühne

Jugendliche arbeiten gerne mit der Spielbühne. Dieser aus Holz gefertigte Korpus mit einer reichen Ausstattung enthält sehr viele Materialien wie Bild- und Themenkarten, Zuschauerraum, Orchestergraben, Mischpult, Personen wie Regisseur, Souffleuse etc. (Sauer, 2017). Sie lädt ein zu spielerischer Tätigkeit. Es können gezielt szenisch reale Situationen gestaltet werden, es kann aber auch nicht-intentional gebaut werden. Der Akteur kann Konflikte dramatisieren, aber auch Gegenstände und Figuren verstecken und Dinge für den Zuschauer unsichtbar machen. Es gibt flexible Lichtquellen und unterschiedliche Bühnenbilder und der Akteur kann auch Lautstärke und Temperatur verändern und so Affekten noch mehr Wirkung geben. Die 32 Themenkarten enthalten Aufteilungen wie »früher – jetzt – heute« oder »ideal – real« oder »geheim – öffentlich«. Meist erproben die Jugendlichen erst die verschiedenen Materialien, dann könnte die Therapeutin bzw. der Therapeut einen Impuls geben, einen Traum, eine Erfahrung, einen Konflikt auf der Spielbühne darzustellen. Man kann auch eine Bildkarte aussuchen, die den Jugendlichen besonders anspricht, und er setzt dies dann auf der Bühne um.

Diagnostische Arbeit mit der OPD-KJ

Das OPD-KJ-Interview wurde bereits vorgestellt, allerdings wurde noch nicht näher auf die verschiedenen diagnostischen Achsen des OPD-KJ eingegangen, für die sich, wie erwähnt, auch Fragen im Interviewleitfaden befinden. Die Operationalisierte Psychodynamische Diagnostik im Kindes- und Jugendalter (OPD-KJ) ist eine besondere Art von Diagnostik, denn sie strebt eine komplexe Erfassung psychodynamischer Prozesse an und bettet sie in den Entwicklungskontext ein.

Allgemeiner Überblick

Die OPD-KJ ist eine psychodynamisch orientierte Diagnostik für das Kindes- und Jugendalter, die in einem umfangreichen Manual vorliegt (AK OPD-KJ-2, 2016). Sie basiert auf den langjährigen Arbeiten einer Arbeitsgruppe von Vertretern der Psychotherapie und Psychiatrie im Kindes- und Jugendalter. Die Arbeit orientierte sich an der OPD für Erwachsene, stellt aber auch ein grundsätzlich eigenes Konzept dar, da der Entwicklungsgedanke alle Achsen durchzieht. Die OPD-KJ verbindet somit psychodynamische, entwicklungspsychologische und klinisch-psychiatrische Perspektiven.

Als Orientierungshilfe werden bestimmte »Altersfenster« vorgegeben, in denen entwicklungsbezogene Adaption bzw. Fehlanpassung sowie strukturelle Ressourcen sichtbar werden. Die Altersfenster halten sich grob an das Piagetsche Konzept der Entwicklung (Piaget & Inhelder, 1972), haben einen mittleren Differenzierungsgrad und lassen sich an wichtigen normativen Einschnitten wie Vorschulzeit, Schulzeit, beginnende körperliche Reife etc. festmachen. Stufe 3, ab dem 13. Lebensjahr, entspricht der formaloperatorischen Stufe nach Piaget. Der Jugendliche hat auf dieser Stufe komplexe selbstreflexive Fähigkeiten und metakognitive Prozesse höherer Ordnung erworben, Fähigkeiten, die zu extremer Beschäftigung mit sich selbst führen können. Auf dieser Entwicklungsstufe werden psychische Perspektiven wichtig, sowohl für Beziehungen, aber auch für Prozesse der Krankheitsentstehung. Die Bewältigungsfertigkeiten sind zunehmend durch eine Vielzahl differenzierter Strategien und deren flexiblen Einsatz gekennzeichnet.

Auf vier psychodynamischen Achsen zu den *Beziehungsmustern,* den *intrapsychischen Konflikten,* der *psychischen Struktur* und den *Behandlungsvoraussetzungen* von Kindern und Jugendlichen werden psychodynamische Befunde erhoben, die dann als Entscheidung für die Therapieplanung und nach Ende der Therapie zur Evaluation des Therapieerfolges herangezogen werden können. Im Folgenden beziehen wir uns auf Altersstufe 3, also Jugendliche.

Achse »Beziehung«

Eine adäquate Beziehungsdiagnostik für das Jugendalter setzt voraus, dass die unterschiedlichen Beziehungsebenen Berücksichtigung finden. Aus diesem Grund setzt sich die Achse »Beziehung« aus unterschiedlichen Modulen zusammen. So hat der Untersucher die Möglichkeit, zwischen den Ebenen »Jugendlicher – Untersucher«, »Jugendlicher – Vater«, »Jugendlicher – Mutter« usw., bis hin zu Triaden, die Beziehungen zu kodieren. Ebenso ist es möglich, die eigene Gegenübertragung in einer separaten Kodierung zu vermerken. Zentral ist die Einschätzung des Verhaltens des Jugendlichen in der Untersuchungssituation, und zwar einmal objektgerichtet (wie nimmt er oder sie Einfluss auf den Therapeuten?) und zum anderen subjektgerichtet (wie reagiert der Jugendliche auf den Therapeuten?). Die komplexen Gefühle werden anhand eines Kreismodells beschrieben, wobei zwei grundsätzliche Beziehungskonstellationen, die emotionale Qualität der Beziehung (Affiliation) und die Kontrolle in der Beziehung, eingeschätzt werden können.

Achse »Struktur«

Die Achse »Struktur« basiert auf dem psychodynamischen Strukturbegriff, wobei davon ausgegangen wird, dass Struktur in jeder Altersstufe durch eine relativ optimale Anpassungsfähigkeit gekennzeichnet ist. Sie gliedert sich in vier Bereiche: *Steuerung* (z. B. Impulssteuerung, Umgang mit negativen Affekten, Konfliktbewältigung), *Identität* (Selbst- und Objekt-Differenzierung, Selbsterleben), *Interpersonalität* (z. B. Kontakt, Kommunikation eigener Affekte und Entschlüsselung fremder Affekte) sowie *Bindung* (z. B. sichere Basis, Fähigkeit, alleine zu sein). Wiederum werden auch hier anhand der Altersstufen die entwicklungspsychologischen Äußerungsformen auf diesen vier Strukturdimensionen beschrieben. Bei der Einschätzung der Struktur unterscheidet man zwischen *guter* Integration (die beschriebenen Strukturdimensionen gelingen in allen beschriebenen sozialen Situationen unter Alltagsbedingungen zu fast jeder Zeit und ohne wesentliche Hilfe von außen) und *mäßiger oder geringer Integration* (dem Jugendlichen gelingen die Strukturleistungen nur mit zusätzlichen oder erheblichen Hilfen von außen in den meisten oder wenigen beschriebenen sozialen Situationen meistens bzw. selten) oder Desintegration. Bei Letzterer können trotz intensiver Hilfen die Strukturleistungen nicht befriedigend gelingen, in fast keiner für den Jugendlichen relevanten Situation und zu keiner Zeit.

Achse »Konflikt«

Für die Diagnostik in der OPD-KJ spielen intrapsychische, zeitlich überdauernde Konflikte eine herausragende Rolle. Entscheidend ist, dass sie entwicklungshemmend sind und das Thema des Jugendlichen darstellen. Von den insgesamt sieben intrapsychischen Konflikten (s. u.) wird jeweils der zentrale bzw. der zweitwichtigste Konflikt auf der Basis des vorliegenden Materials diagnostiziert. Dabei richtet sich diese Einschätzung danach, wie *dysfunktional* dieser Konflikt ist, d. h. in wie vielen Entwicklungsbereichen (Schule, Eltern, Freunde) er deutlich wird. In jedem Konfliktbereich werden ein *passiver und ein aktiver Modus* der Konfliktbearbeitung voneinander unterschieden: Der aktive Modus liegt dann vor, wenn kontraphobische Abwehr- und Reaktionsbildungen überwiegen. Beim passiven Modus überwiegen dagegen regressive Abwehrhaltungen. Im Manual der OPD-

KJ (AK OPD-KJ-2, 2016) findet man entsprechend für Altersstufe 3 eine Operationalisierung des jeweiligen Konfliktes im aktiven und passiven Modus, jeweils bezogen auf die Familie, die Gleichaltrigen, Schule sowie den Körper/ Krankheit.

Da die bei Jugendlichen beobachtete Symptomatik auch die Folge einer akuten schweren Belastung sein kann, ist schließlich noch einzustufen, ob die Jugendlichen früher oder aktuell (in den letzten 6 Monaten) schwerwiegende Belastungen und Traumata erlebt haben. Diese Belastungen können die Verarbeitungskapazitäten generell einschränken und u. a. dazu führen, dass die Verarbeitung des intrapsychischen Konfliktes verändert ist.

Ein *Nähe-Distanz-Konflikt* (1) als lebensbestimmendes Thema liegt bei Angst vor Nähe bzw. bei Angst vor Verlust vor. Bei *Unterwerfung versus Kontrolle* (2) kreist der Grundkonflikt um die Auseinandersetzung mit Gehorsam/Unterwerfung versus Kontrolle/Machtausübung, Sich-Auflehnen. Bei *Selbstversorgen versus Versorgtwerden* (3) erlebt der Jugendliche Beziehungssicherheit, sie wird aber sehr stark durch Ansprüche auf materielle oder affektive Versorgung bzw. durch deren Abwehr bestimmt. Bei *Selbstwertkonflikten* (4) ist das Selbsterleben durch das Gefühl bestimmt, nichts wert zu sein (passiver Modus), bzw. durch Selbstüberschätzung (aktiver Modus). *Schuldkonflikte* (5) verweisen auf eine überzogene Treuebindung an die Eltern, die so massiv ist, dass sie die weitere Entwicklung behindert. Bei den *ödipalen Konflikten* (6) geht es um die Auseinandersetzung mit Sexualität im passiven und aktiven Modus, während bei den *Identitätskonflikten* (7) die Suche nach Identität im aktiven und passiven Modus die Lebensbereiche des Jugendlichen durchzieht.

Achse »Behandlungsvoraussetzungen«

Der Blick auf die Ressourcen sollte nicht verloren gehen, weil nur allzu schnell das Pathologische und intrapsychisch Defizitäre in den Vordergrund rückt. Hier werden die subjektive Beeinträchtigung des bzw. der Jugendlichen erhoben, seine/ ihre Theorien und Hypothesen über die Erkrankung, der *Leidensdruck* und die Veränderungsmotivation. Ist er oder sie unzufrieden und äußert er oder sie das Bedürfnis nach Veränderung? Wie steht es mit seinem/ihrem Leidensdruck?

Bei den *Ressourcen* werden die gegenwärtige Lebenssituation des Jugendlichen, seine familiären Beziehungen und Verhältnisse berücksichtigt. Es wird detailliert nach dem Umfang und der Qualität von Freundschaftsbeziehungen gefragt, um zu eruieren, inwieweit sie bei möglicherweise defizitären familiären Beziehungen eine Ressource darstellen. Auch außerfamiliäre Unterstützung, z. B. durch Hilfsangebote von Institutionen, wird erfragt. Bei den familiären Ressourcen werden die Offenheit der Familie im Interview, die Flexibilität der Mitglieder, die Bezogenheit aufeinander und der Austausch in der Familie herangezogen. Die Veränderungsmotivation der Familie fließt ebenfalls in den Bereich Ressourcen ein. Zu den intrapsychischen Ressourcen rechnen beispielsweise Mentalisierungsfähigkeit und Selbstwirksamkeit sowie eigene Kompetenzen, über die der Jugendliche verfügt, um mit den gegenwärtigen Problemen umzugehen. Auch die Introspektionsfähigkeit und ein Verstehen, was die Ursachen des Symptoms sein könnten, spielen eine Rolle. Ferner erfasst die *Psychotherapiemotivation* das spezifische Interesse daran, durch eine Fortsetzung des entstandenen Dialogs mit dem Therapeuten die bestehenden Probleme zu bearbeiten. Auch der *Krankheitsgewinn* wird erfasst, der zum Teil erheblich ist und verhindern kann, dass Patienten in Behandlung gehen bzw. in der Behandlung angemessen mitarbeiten. Von großer therapeutischer Bedeutung ist auch die Feststellung der *Arbeitsbündnisfähigkeit.* Sie bezieht sich darauf, wie gut der Patient Vereinbarungen, die den äußeren Rahmen betreffen (Pünktlichkeit, Stundenfrequenz, Ferienregelung), einhalten kann, und wird in der Regel erst nach mehreren Vorgesprächen deutlich.

Grund- und Aufbaukurse, Arbeit an Fällen

Die Entwicklung der OPD-KJ, an der ich mitgearbeitet habe, war eine spannende, multidisziplinäre Kooperation von Psychiatern, Psychologen und Psychotherapeuten. Gegenwärtig wird die OPD-KJ im Rahmen der Aus- und Weiterbildung im deutschsprachigen Raum unterrichtet. Bei den Trainings, die an verschiedenen Zentren stattfinden, nehmen die Teilnehmer an einem Grundkurs und zwei Aufbaukursen teil. Jeweils anhand von Videomaterialien werden zunächst im Grundkurs die elementaren Einschätzungen an den vier Achsen erarbeitet und verdeutlicht. Die Aufbaukurse haben eine vertiefende Funktion. Anhand von Videos und Fällen wird die Sicherheit im Umgang mit dem Instrument geübt. Des Weiteren steht die OPD-KJ als Hilfe bei der Fallkonzeption (Finden eines Konfliktfokus, Beschreiben von wesentlichen Strukturdefiziten) im Mittelpunkt wie auch bei der Therapieplanung und Evaluation. Eine wichtige Hilfe ist zudem, wie bereits beschrieben, der Interviewleitfaden nach OPD-KJ. Die klinische Arbeit mit der Konfliktachse wird in Seiffge-Krenke et al. (2014) an Langzeitbehandlungen dargestellt. Ein weiteres Fallbuch (Seiffge-Krenke & Schmeck, 2020) stellt die diagnostische und fallbezogene Arbeit über alle Achsen dar, nimmt aber auch auf die konflikt- vs. strukturbezogene Arbeit Bezug.

Die Erstellung der Fallkonzeption mit Hilfe der OPD-KJ

Vom Trichterprinzip zur Integration

Für die probatorischen Sitzungen gilt jeweils eine charakteristische Abfolge, wobei man in aller Regel mit einer offenen Eingangssituation beginnt, die ähnlich wie ein psychodynamisches Erstinterview angelegt ist. Zu diesem Zeitpunkt bildet man bereits spezifische Hypothesen, z. B. über die typischen Beziehungsmuster, die Struktur des Patienten und seiner Eltern, typische Abwehrmechanismen sowie Übertragung und Gegenübertragung. Möglicherweise hat man auch schon eine Konflikthypothese, die man in den weiteren Gesprächen überprüfen kann. Dies geschieht auch unter Einbeziehung anderen Materials, wie etwa Anamnese, SET, »Familie in Tieren« oder Ähnlichem.

In weiteren Sitzungen ist dann Raum für gezieltere Nachfragen, z. B. aus der Achse »Behandlungsvoraussetzungen«: »Bist du krank?«; »Was muss sich ändern?«; »Möchtest du etwas ändern?«; »Warum bist du hier?«; »Was, glaubst du, könnte dir helfen?« Auch bezüglich der Einschätzung der Struktur muss man genauer nachfragen (»Was bist du für ein Junge?«; »Beschreibe deinen Vater!«), wobei man möglichst mit der Schilderung von Beziehungsepisoden arbeiten sollte, damit die Fähigkeit des Jugendlichen zur Selbst-Objekt-Differenzierung klar wird.

Die Informationen, die man erhoben hat, werden in einem komplexen Arbeitsprozess zur Fallkonzeption, z. B. für den Bericht an den Gutachter, über die Krankenkasse zusammengetragen und strukturiert. Aufgrund der Tatsache, dass Informationen auf verschiedenen Ebenen (szenisches Verstehen, Anamnese, Beobachtung der Interaktion, des Kontaktes, Informationen aus Tests und Zeichnungen) und von verschiedenen Informanten (Jugendlicher, beide Eltern, ggf. Lehrer, Kinder- und Jugendpsychiater, Kinderarzt) zusammengetragen und integriert werden müssen, lässt sich leicht vorstellen, dass dies ein sehr komplexer und anspruchsvoller Prozess ist.

Die Kriterien der Gutachter

Zu den Psychotherapierichtlinien in Deutschland gehört die Gutachterpflichtigkeit. Sie umfasst inzwischen nur noch einen 2-seitigen Antrag für Langzeittherapien, der möglicherweise 2023 entfällt, bei der Kurzzeittherapie (KZT) entfällt der Bericht bereits jetzt ganz. Der Psychotherapeut begründet seinen Antrag, der Gutachter prüft den anonymisierten Bericht vor dem Hintergrund der Psychotherapierichtlinien (Fassung vom 1.4.2017) und gibt der Krankenkasse eine Empfehlung über die Kostenübernahme. Es wird geprüft,

1. ob eine krankheitswertige und damit behandlungsbedürftige Störung vorliegt, die im Indikationskatalog der Richtlinien eine psychotherapeutische Behandlung rechtfertigt,
2. ob das vorliegende klinische Bild psychodynamisch erklärt werden kann,
3. ob im Rahmen der geplanten Psychotherapie (Langzeittherapie, analytisches oder tiefenpsychologisch fundiertes Verfahren) für dieses spezielle Störungsbild ausreichende Besserungschancen bestehen und
4. ob das geplante Psychotherapieverfahren in seinen speziellen therapeutischen Zielsetzungen und seinem Stundenumfang in dem gegebenen Einzelfall als wirtschaftlich eingeschätzt werden kann.

Die Krankenkasse entscheidet dann auf der Grundlage der Gutachterempfehlung über Art und Umfang der Kostenübernahme. Rudolf und Mitarbeiter (Rudolf et al., 2002) haben eine empirische Überprüfung des Begutachtungsvorgangs vorgenommen: Es zeigte sich, dass die Gutachter die vorgelegten Erstanträge mit hoher Übereinstimmung positiv beurteilen. Ebenso zeichnete sich eine Reihe von Kriterien ab, die mit der Befürwortung bzw. Nichtbefürwortung verknüpft waren. Die fehlende Krankheitswertigkeit wurde in 81 % der nicht befürworteten Behandlungen ins Feld geführt. Die Psychodynamik fand als Kriterium bei 82 % der befürworteten Fälle Erwähnung, aber nur bei 24 bzw. 8 % der eingeschränkt oder nicht befürworteten Fälle. Bei allen befürworteten Gutachten waren außerdem das Vorliegen einer Behandlungskonzeption (91 %) sowie Hinweise auf Prognose und Verlauf (80 %) und die Motivation des Patienten (82 %) besonders wichtig.

Weitere Auswertungen von Gutachten, die nach einer Ablehnung der Therapie zum Obergutachter kamen (Seiffge, 2017), zeigten, dass die abgelehnten Patienten deutlich kränker waren, beispielsweise viele kritische Lebensereignisse und Traumata erlebt hatten, schon lange chronifiziert waren und häufig Suchterkrankungen oder starke somatische Mitbeteiligung aufwiesen, so dass eine ambulante Psychotherapie nicht sehr aussichtsreich erschien. Die Ablehnungen bezogen sich demnach auf Indikationskriterien bei den Patienten, aber es wurde auch Kritik an den Therapeuten deutlich, die, ähnlich wie in der Rudolf-Studie, eine unzureichende Psychodynamik formuliert oder den Behandlungsplan und die Prognose nur unzureichend beschrieben hatten. Obwohl diese Befunde an Gutachten für erwachsene Patienten gewonnen wurden, lohnt sich, darüber nachzudenken, ob sie nicht auch grundsätzlich für Gutachten über jugendliche Patienten gelten könnten.

Die Erstellung der Fallkonzeption: Eine komplexe integrative Leistung

Die Abfassung des Berichts stellt an den Therapeuten die Anforderung, die klinisch-diagnostischen, ätiologisch-prognostischen und indikatorischen Gesichtspunkte der geplanten Behandlung in strukturierter Form nachvollziehbar darzustellen. Für Psychotherapeuten, die eine solche Fallkonzeption erstellen, sei es für den Gutachter oder für einen anderen Zweck, ist damit eine erhebliche integrative Leistung verbunden. So etwa können Informationen aus der Anamnese der Mutter oder beider Eltern, aus dem Erstgespräch mit dem Jugendlichen, dem Erstgespräch mit den Eltern, weiteren probatorischen Sitzungen mit dem Jugendlichen und seinen Eltern sowie verschiedenen Testverfahren, wie etwa Satzergänzungstest, Baum-Test, »Familie in Tieren« und Ähnlichem, herangezogen werden. Diese komplexen Informationen müssen schließlich so integriert werden, dass die einzelnen Punkte der Fallkonzeption (z.B. Psychodynamik, Behandlungsplan, Zielsetzung und Prognose) dargestellt werden können. Nachfolgend werden Hilfen vorgestellt, die diesen Prozess unterstützen.

Diagnostische Einordnung anhand von DSM-5, ICD-11, MAS und OPD-KJ

Dass der Fokus auf der psychodynamischen Diagnostik liegt, bedeutet keineswegs, symptomatische Zuordnungen (deskriptive Diagnostik) zu vernachlässigen. Sowohl im ambulanten als auch im stationären Bereich sind ICD-11-Diagnosen (bis 2022: ICD-10) obligatorisch. Häufig wird bei der Zuordnung einer Diagnose auch das DSM-5 zugrunde gelegt (Falkai & Wittchen, 2015). Solide deskriptive diagnostische Kompetenz ist also erforderlich, denn die Krankheitswertigkeit eines Symptoms muss anhand verschiedener Kriterien belegt werden; symptomatische Besserungen sind ein wesentliches Erfolgskriterium in den Wirksamkeitsnachweisen von psychodynamischer Psychotherapie (vgl. Kapitel 12). Im DSM-5 ist das früher bestehende multiaxiale System gestrichen worden. In der ICD-11 kommt Identitätsaspekten bei verschiedenen Krankheitsbildern, insbesondere bei Persönlichkeitsstörungen, ein wichtiger Stellenwert zu. Die multiaxiale Klassifikation MAS ist eine Vereinbarung unter Kinder- und Jugendpsychiatern und nicht Teil der ICD-11. Für die Fallkonzeption in der Erwachsenenbehandlung wird bereits die OPD gefordert (Jungclaussen & Hauten, 2019), dies ist auch bei der Fallkonzeption für Jugendliche wünschenswert.

Hilfen bei der Erstellung der Fallkonzeption: Indexierung, Diagnoseprofil und OPD-KJ

Der komplexe Prozess der Gutachtenerstellung bzw. Fallkonzeption erstreckt sich über einen längeren Zeitraum, der notwendig ist, um die verschiedenen Informationen zu sichten, zu integrieren und zu einem Befund bzw. zu einer Psychodynamik zu entwickeln. In diesem Rahmen sei auf ein Vorgehen eingegangen, das von Anna Freud und Dorothy Burlingham an der Hampstead Child Therapy Clinic in London entwickelt wurde und unter dem Namen »Hampstead-Methode« bekannt geworden ist (Bolland & Sandler, 1977; Sandler et al., 1982). Die darin enthaltene Indexierung bietet eine vorzügliche Hilfe bei der Diagnose- und Indikationsstellung, da im Fall-Index nach ähnlichen Fällen gesucht werden kann: Er gibt Auskunft über Familienverhältnisse, Lebenslauf und insbesondere die Psychopathologie sowie die Behandlung des Patienten und erlaubt über diesen Vergleich Rückschlüsse bezüglich der Prognose eines neu begonnenen Falles. Diese genaue Dokumentation ist einer der Gründe, weshalb bis heute eine ungewöhnlich reichhaltige Literatur zur Evaluation von Kinder- und Jugendlichenbehandlungen vorliegt, unter der Federführung von Peter Fonagy, dem Nachfolger von Anna Freud (vgl. Kapitel 12).

In der Regel wird von Kinder- und Jugendlichen-Therapeuten in Deutschland der Vordruck PTV3 verwendet, der Leitfaden zur Erstellung des Berichts an den Gutachter, die Gutachterin. Er enthält beim Erst- bzw. Umwandlungsantrag sieben Punkte, u.a. – neben der Symptomatik und der Diagnose – Informationen über die Lebensgeschichte des Patienten, seiner Bezugspersonen, zu die Symptomatik auslösenden Faktoren/Situationen einschließlich einer Psychodynamik. Des Weiteren wird nach dem Behandlungsplan (Begründung des Settings) und der Prognose gefragt. Beim Umwandlungsantrag muss zusätzlich der bisherige Behandlungsverlauf geschildert werden. Auch beim Fortsetzungsantrag muss zunächst der bisherige Behandlungsverlauf geschildert werden sowie die Diagnose, falls sie sich geändert hat, und eine Begründung für die Fortführung der Behandlung gegeben werden. Eine Befragung von 61 Therapeuten aus Berlin (Jungclaussen & Hauten, 2019) ergab, dass diese zu 74 % das Gutachterverfahren befürworten und überwiegend mit der Verkürzung und inhaltlichen Neugestaltung des Berichts zufrieden sind. Die Therapieziele werden von 82 % als wichtig und neu herausgestellt.

Die 11. Auflage des Kommentars von Faber/Haarstrick (vgl. Jungclaussen & Hauten, 2019; Faber & Haarstrick, 2018) sieht vor, dass die OPD an mehreren Stellen vorkommen kann: bei der Diagnostik, beim Strukturniveau, der Psychodyna-

Tabelle 1: Hinweise zum Einbezug von OPD-KJ-Aspekten in die Gutachtenerstellung

2. Symptomatik und psychischer Befund: WAS IST JETZT?
Symptomatik: *Achse »Behandlungsvoraussetzungen«:* subjektive Beeinträchtigung? Leidensdruck? Krankheitshypothese (Patient kann sich nicht erklären, möchte verstehen)? Veränderungsmotivation? Psychischer Befund. *Achse »Behandlungsvoraussetzungen«:* Warum jetzt? Subjektiv erlebte Beeinträchtigung, Leidensdruck (Patient ist durch x y beeinträchtigt, kann nicht an x teilnehmen), welche Ressourcen? (Eltern sind emotional nicht verfügbar, Patient hat wenig Freunde, spielt Basketball) Krankheitsgewinn (Patient brauchte nicht zu helfen, wird gefahren, Sonderrolle).
3. Somatischer Befund
Achse »Behandlungsvoraussetzungen«: körperliche Beeinträchtigung und Leidensdruck.
4. Psychodynamik: WO KOMMT DAS HER?
Achse »Konflikt«: Welche entwicklungsbehindernden Konflikte gibt es? Passiver oder aktiver Modus? Typische/häufige Abwehrmechanismen des Patienten, seiner Familie? Welches Beziehungsthema dominiert, auch in der Szene? Bestanden lebenszeitlich oder aktuell schwere Belastungen, gab es eine Auslösesituation? *Achse »Beziehungen«:* Dysfunktionale Beziehungsmuster sowohl im Selbsterleben als auch in der Sicht anderer auf den Patienten, auch in der Patient-Therapeut-Interaktion. *Achse »Struktur«:* Wie sieht das Gesamtstrukturniveau aus im Sinne der Integration, d. h. in welchen Situationen kann der Patient mit mehr oder weniger Hilfe das strukturelle Niveau halten? Bestehen spezifische Strukturdefizite auf einzelnen Dimensionen wie Steuerung (Emotionsregulierung), Bindung (z. B. Fähigkeit, allein zu sein), Identität (z. B. negatives Selbsterleben), Interpersonalität (z. B. Kontaktaufnahme sehr verhalten)?
5. Diagnose
Könnte den festgestellten entwicklungsbehindernden Konflikt und eine Angabe über das Strukturniveau enthalten.
6. Behandlungsplan und Prognose: WIE SETZT MAN DAS UM?
Kann Angaben aus allen Achsen enthalten, z. B. *Arbeitsbündnisfähigkeit* (Patient konnte Rahmen gut einhalten, kam pünktlich und motiviert vs. muss noch dran gearbeitet werden), spezif. *Therapiemotivation* (Patient möchte x ändern/verstehen, bearbeiten), *Einsicht, Mentalisierungsfähigkei*t (Patient hat verstanden, wurde nachdenklich). Wenn *Strukturaufbau* notwendig, dann angeben, wie das erreicht werden soll, wenn *Ressourcenaufbau* notwendig, Hinweise, an welchen Ressourcen man ansetzen möchte, betrifft auch Aspekte der Elternarbeit. Wenn mehrere *entwicklungsbehindernde Konflikt*e vorliegen: Mit welchem Konflikt wird man beginnen und warum? Hinweise und Begründung des Settings, der Std.-Anzahl. Prognose unter Berücksichtigung der *Arbeitsbündnisfähigkeit* und der *spezifischen Behandlungsmotivation, Krankheitsgewinn* (wenn erheblich, dann Hinweise auf die Elternarbeit!).

mik und der Behandlungsplanung. Auf der Basis des Leitfadens zum Erstellen des Berichts an den Gutachter, die Gutachterin haben sich meiner Erfahrung nach einige Gesichtspunkte aus den verschiedenen Achsen der OPD-KJ bewährt; ich gebe dazu in Tabelle 1 auf Seite 121 einige Beispiele.

Zusammenfassung

Die Therapiebedürftigkeit von Jugendlichen ist durch eine Vielzahl von Einflussfaktoren bestimmt wie dem Leidensdruck bei gleichzeitigem Bedürfnis nach Schutz der Privatsphäre sowie Kenntnissen über die Möglichkeiten therapeutischer Versorgung. Die Inanspruchnahme therapeutischer Hilfe erfolgt in einem grundsätzlich anderen Setting als etwa die von Online-Diensten und bringt bereits in den probatorischen Sitzungen eine ungewöhnliche Gesprächssituation mit sich. Wie wir aus Studien über die Bewältigung kritischer Lebensereignisse bei Jugendlichen wissen, gibt es offenkundig besonders günstige Momente, sog. »sensible Phasen«, für die Suche nach therapeutischer Hilfe. Das OPD-KJ-Interview und die Einschätzung der Achsen hilft bei der Erhebung diagnostisch relevanter Informationen und der Formulierung einer differentiellen Indikation. Zentral bleiben das psychodynamische Erstinterview und die Beachtung der Szene in den ersten Stunden der probatorischen Sitzungen.

Therapeuten können auf der Basis der probatorischen Sitzungen eine Fallkonzeption über den Patienten erstellen, die Grundlage für die Entscheidung zur Finanzierung durch die Krankenkassen ist. Dieser komplexe Prozess erfordert die Integration von zahlreichen Informationen aus ganz verschiedenen Ebenen und schließt auch die Berücksichtigung der unterschiedlichen Perspektiven von Eltern und Jugendlichen sowie möglicher Ressourcen mit ein. Neben strukturellen Kriterien wie der Emotionsregulierung und der Mentalisierungsfähigkeit ist die Unterscheidung zwischen guter bzw. schlechter bewusster bzw. unbewusster Behandlungsmotivation psychodynamisch bedeutsam, ebenso wie die Frage, wer eigentlich der Patient ist bzw. eine Therapie braucht.

5. KAPITEL

Diagnostische Kompetenz: Einige typische Störungsbilder

Es würde den Rahmen dieses Buches sprengen, auf alle in der Adoleszenz typischen oder vorkommenden Störungen einzugehen. Zur genauen diagnostischen Bestimmung sei auf die in DSM-5 und ICD-11 genannten Kriterien verwiesen; zur weiteren Lektüre seien die Fallbücher von Heinemann und Hopf (2001), du Bois und Resch (2005) und von Tschuschke (2019) sowie die VAKJP-Leitlinien (Adler-Corman et al., 2018) empfohlen. Es gibt zahlreiche Monographien zu einzelnen Störungen wie etwa zu Persönlichkeitsstörungen (Kernberg et al., 2000; Schmeck & Schlüter-Müller, 2009), zu ADHS (Heinemann & Hopf, 2006) oder zu Traumatisierungen (Burchartz, 2019).

In diesem Kapitel wurde eine Auswahl getroffen, die sich an typischen Merkmalen und Herausforderungen der Adoleszenz orientiert und auf relativ schwere Störungsbilder beschränkt. In der Tat wurden in den letzten Jahren verstärkt Arbeiten publiziert, die sich mit schweren Störungen wie selbstverletzendem Verhalten, Grenzstörungen, psychosenahen Störungen sowie schweren Depressionen und Suizidalität beschäftigen. Bei den Fallschilderungen wird allerdings auch die hohe Komorbidität deutlich, denn häufig ist mehr als eine diagnostische Kategorie angesprochen. Die folgenden Schilderungen einer Auswahl von Störungsbildern zeigen aber auch, dass es Symptome auf unterschiedlichen Funktionsniveaus geben und die Grenze zur Normalität verschwimmen kann.

Hysterie/Dissoziative Störungen

Freud verknüpfte bekanntlich die Hysterie mit Sexualität und Weiblichkeit sowie einem innerpsychischen Konflikt. In den *Studien zur Hysterie* (Breuer & Freud, 1895 [1991]) beschrieb er anhand der Fallgeschichten junger, überwiegend adoleszenter Frauen den innerpsychischen Konflikt zwischen triebhaften Bestrebungen und deren Abwehr, der Konversion ins Körperliche. In diesen Therapien wurde die Übertragung als »falsche Verknüpfung« (»Hier kommt das Kind, was ich von Dr. Freud erwarte«) entdeckt und durch die Bewusstmachung des Konfliktes durch Deutung auf der Ebene der therapeutischen Beziehung geheilt.

Inzwischen stellt man stärker den Bezug zur Adoleszenzentwicklung her. King (2001) beschreibt, dass das »hysterische« Verwenden des Körpers als Schauplatz von Konflikten für diese Entwicklungsperiode recht typisch ist. Gerade Töchter können für die Belange anderer funktionalisiert und dadurch in ihren Möglichkeiten der Selbstabgrenzung und Selbstbehauptung gehemmt werden (Seiffge-Krenke, 2017a).

Gegenwärtig werden hysterische Krankheitsformen nach Eckhardt-Henn & Spitzer (2017) seltener diagnostiziert als noch vor Jahrzehnten. Hysterische Symptome hatten immer »eine schlechte Presse« (Israel, 2001) und wurden als Zerrbilder des Weiblichen stereotypisiert (Showalter, 1997). Die für die früheren Formen der Hysterie zutreffenden Symptome – wie die gestörte Sexualität, die Egozentrizität, Infantilität und Suggestibilität bei weitgehender Verleugnung der eigenen Beteiligung am Zustandekommen der Symptomatik – machten den psychotherapeutischen Zugang schwierig, die nachhaltige Sexualisierung den Behandlungsverlauf brisant. Es stellten sich hohe Forderungen an die Abstinenz des Therapeuten.

Die Diagnose »Hysterie« wurde, u. a. wegen der negativen Konnotation, bereits in der ICD-10 aufgespalten in die dissoziative Störung (Konversionsstörung) (F44) bzw. die somatoforme Störung (F45), unter der einerseits Störungen des Bewusstseins, der Ich-Spaltung und Dämmerzustände und andererseits körperliche Symptome wie Bewegungs-, Wahrnehmungs- und Sprechstörungen fallen (Fiedler, 2002; Remschmidt et al., 2001). Des Weiteren kann sie als histrionische Persönlichkeitsstörung (F60.4) diagnostiziert werden, wenn vor allem auf das egozentrische, theatralische, manipulative, extravertierte Verhalten mit starkem Bedürfnis nach Beachtung abgezielt wird. In der Gegenübertragung können sowohl Faszination als auch ärgerliche Ablehnung spürbar sein.

Die Neubenennung von hysterischen Formen verdeutlicht die Schwierigkeiten im Umgang mit diesem Krankheitsbild, da gegenwärtig die früher klar diagnostizierbaren Symptome, die den Wahrnehmungs-, Bewusstseins- und motorischen Bereich betreffen und eher »sprechend« waren, heute seltener geworden sind (Kößler & Scheid, 1997). Hysterische Symptome sind zunehmend Botschaften, die immer schwerer zu »lesen« sind, weil sie die zugrunde liegenden Konflikte kaum noch direkt symbolisch ausdrücken und vielmehr zunehmend diffusen, allgemeinen Körperbeschwerden Platz gemacht haben. Von therapeutischer Seite wird allerdings häufig – falls es sich um ein Mädchen handelt – berichtet, die Patientin sei »eine Dramaqueen« und die ganze Inszenierung habe etwas Unechtes. Bei der folgenden Fallschilderung ist das Symptom relativ »sprechend«, der dahinterliegende Konflikt lässt sich nur erahnen:

Die 16-jährige Eleonore kommt auf Krücken auf die Station der Kinderpsychosomatik. Sie hält ein Bein angewinkelt in Storchenposition, allerdings so schräg verdreht, dass die Genitalien verdeckt werden. Das Symptom besteht seit einem halben Jahr, damals hatte Eleonore einen Tennisunfall, das Knie verdreht, einen Muskel gezerrt, erklärt sie. Vor der Kniespiegelung hatte die Mutter, sie ist Frauenärztin, massive Ängste, erzählt diese. Dann folgten MRT, Narkose, in der Narkose ließ sich das Bein strecken. Es wurde kurzzeitig eine Schiene gelegt, damit das Bein gestreckt bleibt. Da Eleonore die Schiene verweigerte, wurde ein Schmerzkatheter gelegt, dann gab es orthopädische Massagen, schließlich war sie 3 Wochen in der Kinderrheumaklinik, die die Empfehlung gab, sie sollte in eine psychosomatische Klinik wechseln. Zeitgleich nahmen die Eltern Kontakt zur DKD (regionales Schmerzsyndrom CRPS, Gabe von Neuroleptika) auf. Die DKD will an der Spastik arbeiten, in den Fuß Botox spritzen mit anschließender schneller Bewegung, um die Muskeln dort zu entspannen.

Am Nachmittag wird Eleonore in die psychosomatische Klinik aufgenommen, wo die behandelnde Therapeutin eine Stunde braucht, um alle Vorbefunde und Arztbriefe zu lesen. Zeitgleich erfolgt ein Anruf der DKD, die Patientin solle bei ihnen aufgenommen werden. Die DKD fordert die Entlassung aus der Kinderpsychosomatik, weil das der Patientin »nicht guttut«. Die betreuende Therapeutin in der Kinderpsychosomatik ist völlig verzweifelt. Die Mutter hat sich inzwischen »häuslich eingerichtet« und spricht auf der Station alle Therapeuten mit »du« an.

In der Supervision haben wir Einfälle zu der Storchenposition, dem »Storchenbiss« am Bein, und stellen Bezüge zum Beruf der Mutter her. Die Assoziationen gehen in die Richtung sexueller Problematik – ob die Patientin etwa eine Geburt gesehen oder anderes sie erschreckt hat. Auffällig ist, dass durch die Storchenposition die Genitalregion verdeckt ist, und wir denken an die Äußerung Freuds in Bezug auf die Ätiologie der hysterischen Symptome, in der er sich auf Charcot stützte: »C'est toujours le genital«. Wir rätseln, welches Ereignis der Auslöser war, die Patientin äußert sich nicht dazu und erscheint ansonsten heiter. Für ein Konversionssymptom sprechen der fehlende Leidensdruck (»belle indifference«) und das Fehlen der körperlichen Symptomatik unter bestimmten Umständen: Die Nachtschwester hatte beobachtet, dass das Bein im Schlaf gestreckt wird, Anziehen (in Jeans schlüpfen) und Duschen sind der Patientin möglich. Messungen der Muskeln im Bein hatten ergeben, dass diese keineswegs atrophiert sind, Muskeln und Sehnen sind wunderbar intakt.

Eleonore ist ein äußerst attraktives Mädchen, läuft aber recht unattraktiv rum, zudem ungeduscht. Das Ungetrenntsein von Mutter und Tochter ist ein auffälliges strukturelles Merkmal. Für Freud gab es immer eine Auslösesituation, und auch in der ICD-10 wird eine enge zeitliche Nähe zwischen Auslösesituation und Symptom hergestellt. Was ist denn wirklich beim Tennis passiert – sie machte da nur eine Andeutung – und wie steht es bei ihr mit dem Körper, der Weiblichkeit, der Angst vor der Sexualität, dem Männlichen?

Aufgrund der generell relativ hohen Anzahl von diffusen Körperbeschwerden im Jugendalter ist es schwierig, die Hysterie bei starker somatischer Mitbeteiligung zu diagnostizieren, und die Überlappung mit Krankheitsbildern, die in den Bereich der Essstörung fallen, ist groß (Herpertz-Dahlmann et al., 2005). Kößler und Scheid (1997) weisen darauf hin, dass die klassischen Merkmale (wie das Vorhandensein eines unbewussten Konfliktes, der häufig ödipaler Natur ist, der Vorgang der Symbolbildung mit den typischen Abwehrmechanismen der Verdrängung und Verleugnung sowie die Entstehung von körperlichen Symptomen) auch heute noch bei Patienten diagnostizierbar sind – wenn auch weniger klar als früher.

In diesem Zusammenhang sei an die doch recht häufigen Gangstörungen, etwa bei türkischen Mädchen, erinnert: Zwischen Autonomie (wie ihre deutschen Freundinnen) und Loyalität (zur Familie) hin- und hergerissen, entwickeln sie ein Symptom, dass sie ans Haus fesselt. Auch bei Eleonore, deren Fall ich gerade beschrieben habe, ist es wahrscheinlich, dass das Symptom einen symbolischen Gehalt hat, der allerdings noch entdeckt werden muss.

Wesentliche Merkmale (bei weiter bestehendem Fokus auf der Beeinträchtigung der Wahrnehmungs-, Bewusstseins- und körperlichen Ebene) sind der Ausschluss einer körperlichen Erkrankung und ein überzeugender zeitlicher Zusammenhang zwischen den dissoziativen Symptomen und belastenden Ereignissen. Dass oftmals schwere Traumata hinter den dissoziativen Störungen, insbesondere hinter den dissoziativen Bewusstseinsstörungen, stehen können, belegen Eckhardt-Henn & Spitzer (2017) eindrucksvoll. So wurde inzwischen die Dissoziation als Folge eines Traumas und die peritraumatische Dissoziation als Prädiktor einer posttraumatischen Belastungsstörung (PTBS) identifiziert.

Ähnlich wie bei Schnittsymptomen und Essstörungen scheint es auch bei den dissoziativen Symptomen ätiologisch unterschiedliche Patientengruppen zu geben: solche die eine schwere Traumatisierung erlebt haben, und solche, bei denen dissoziative oder hysterische Phänomene (»Drama-Queen«) bei ansonsten recht gut integrierter Struktur (im Sinne der OPD-KJ) auftreten. Fiedler (2001) beschreibt ein Kontinuum der dissoziativen Phänomene zwischen Normalität und schwerer Pathologie. Zu den leichteren Formen zählt die enorme Suggestibilität durch Vorfälle in den Medien oder das gehäufte Auftreten innerhalb eines bestimmten sozialen Settings (wie auf der Station, in einer Schulklasse); dies erinnert an den Mechanismus der *hysterischen Ansteckung.*

Die Tatsache, dass die dissoziativen Störungen im diagnostischen Inventar der ICD-10 in unmittelbarer Nähe zu den somatoformen Störungen (F45) und den Essstörungen (F50) eingeordnet wurden, verweist auf einen engen Zusammenhang und die Schwierigkeit, diese Störungen voneinander abzugrenzen. Eine Falldarstellung von Welter und Seiffge-Krenke (2006) verdeutlicht diagnostische Probleme, die bei der Differentialdiagnose zwischen Hysterie bzw. dissoziativen Störungen und Essstörungen in Behandlungen von weiblichen Jugendlichen auftreten können.

> Es handelt sich um eine 13-jährige Patientin, Julia. Bereits in den Erstgesprächen wird deutlich, dass die Eltern an dem Problem der Patientin stark beteiligt sind (»Wir liegen nächtelang im Ehebett wach und diskutieren, wie wir unserer Tochter helfen können«). Obwohl die manifeste Symptomatik der Auseinandersetzung mit Freundinnen (»Mobbing«) und der Essprobleme (Inappetenz, Erbrechen, Ekel) sehr im Vordergrund zu stehen scheint, deutet sich ein *ödipaler Konflikt* im Sinne der OPD-KJ, zumeist im aktiven Modus, an. Die voyeuristische Neugier an der sexuellen Entwicklung der Tochter aus der Sicht der Eltern wird sehr schnell offenkundig und setzt sich auch in den probatorischen Stunden szenisch um.
>
> Die Mutter hat bis heute ein sehr enges, symbiotisches Verhältnis zu ihrer eigenen Mutter; sie hat Julias Vater, der ihr einziger sexueller Partner war, früh kennengelernt und dann geheiratet. Obwohl sie sich immer viele Kinder wünschte, wollte sie später keine weiteren Kinder mehr. Der Vater wiederum, der in einer sehr großen Familie aufwuchs, hatte eine »wilde Jugend« und

wähnt nun bei allen jugendspezifischen Aktivitäten seiner Tochter, dass sie sich in die gleiche Richtung entwickeln könnte (»Sie zieht sich an wie eine Hure«).

Es wird deutlich, dass die Generationsgrenzen nicht gewahrt sind. Die Mutter möchte Julias »beste Freundin« sein und Julia wiederum tut einiges dafür, ihre Eltern in ihre diversen sexuellen Abenteuer zu involvieren (»Kann man von Sperma in der Hand schwanger werden?«). An ihren sexuellen Kontakten scheint es fast reizvoller zu sein, sich vorzustellen, wie die Eltern reagieren, als dass sie ihre eigenen Gefühle zu dem jeweiligen Partner wirklich erleben kann.

Das diffuse Nebeneinander von Beziehungen ohne klare Konturen und Altersgrenzen in der Familie, die etwas Geschwisterliches haben, ist auffällig. Sowohl die Mechanismen der Verleugnung und Indifferenz als auch die Tatsache des ständigen sexuellen Agierens bei weitgehender Unbewusstheit des Konfliktpotentials, das Julia damit verursacht, lassen eher auf eine dissoziative Störung schließen, bei insgesamt recht guter Struktur, allerdings auch einigen strukturellen Defiziten, etwa in der Regulierung negativer Emotionen und der *Selbst-Objekt-Differenzierung*. Die Körpersymptome, die von der Patientin am Anfang der Behandlung genannt werden, wie Ekelgefühle, Erbrechen, später auch Ohnmachtsanfälle, wenn sie mit ihrem beziehungsschädigenden Verhalten konfrontiert wird, sind ebenfalls dem hysterischen Formenkreis zuzurechnen (Showalter, 1997; Israel, 2001). Eine klare Symptomatik in Richtung einer sich entwickelnden oder progredierenden Essstörung ist im Verlauf der Behandlung nicht feststellbar.

Die Störung der Patientin ist mit der Problematik der Eltern verquickt, bei denen eine unaufgearbeitete und während der laufenden Behandlung nicht weiter eruierbare sexuelle Problematik vorliegt. Sowohl die Körpersymptome als auch die Amnesien (»Ich weiß nichts«) sowie die sich wiederholenden *Inszenierungen* in Außenbeziehungen (Ohnmachtsanfälle) sprechen deutlich für eine hysterische Beziehungsdynamik und einen im aktiven Modus inszenierten ödipalen Konflikt. Die inhaltliche Thematik kreist am Ende der Behandlung (vgl. auch Kapitel 10) um Dreierbeziehungen in der Form des »Lockens/Blockens«.

ADHS

Aus psychodynamischer Sicht gibt es in den letzten Jahren ein verstärktes Interesse an unruhigen und unaufmerksamen Kindern und Jugendlichen (Bovensiepen et al., 2002; Hopf, 2014). In seiner Übersichtsarbeit weist Matthias Fink (2004) auf die erhebliche Prävalenz von ADHS hin, bei der gegenwärtig von einer Häufigkeit von 2 bis 6 % betroffener Kinder und Jugendlicher im Alter zwischen 6 und 18 Jahren ausgegangen werden kann. Auf der Basis von Lehrer- und Elternfragebögen erhöhen sich die Prävalenzraten zum Teil auf 3 bis 17 %. Berücksichtigt man die enorm gestiegenen Verordnungen von Ritalin (Adler-Corman et al. 2018), so liegen die Zahlen im Graubereich noch wesentlich höher. Störungen der Aufmerksamkeit, eine mangelnde Effizienz in der Informationsverarbeitung sind nicht unbedingt typisch, denn es gibt Aufmerksamkeitsstörungen mit und ohne Hyperaktivität; insbesondere bei Mädchen wurde die *Träumerchen-Variante* (ADS ohne Hyperaktivität) diagnostiziert. Auch die Fragen der Entwicklungsabhängigkeit und ob es sich wirklich um ein eigenständiges Krankheitsbild handelt, sind weiterhin offen. In einigen Arbeiten, z. B. von Johnson et al. (2001), wird unterstrichen, dass bei Kindern, Jugendlichen und Erwachsenen mit Hyperaktivität (ADHS) häufig neuropsychologische Defizite gefunden wurden – etwa Defizite im Erinnern visueller Informationen, eine stärkere Ablenkbarkeit durch andere Informationen sowie Schwierigkeiten in der Langzeitspeicherung und im Wiederfinden von Material. Ingram et al. (1999) belegen die zeitliche Stabilität unbehandelter Störungen. In ihrer Längsschnittstudie fanden sie, dass 70 bis 80 % der Patienten, die in der Kindheit eine entsprechende Diagnose bekamen, noch als Jugendliche und darüber hinaus immerhin noch 60 % von ihnen im Erwachsenenalter symptomatisch waren.

Ohne die Aufmerksamkeits- und Hyperaktivitätsstörung als Krankheitsbild grundsätzlich in Frage zu stellen, ist doch die Tendenz, Kinder und Jugendliche mit dieser Verhaltensauffälligkeit zu psychiatrisieren und entsprechend mit Psychopharmaka zu behandeln, besorgniserregend. Heinemann und Hopf (2006) sehen im hyperkinetischen Syndrom eine schwerwiegende Störung der Psychomotorik, und auch in den Leitlinien wird die Psychodynamik betont (Adler-Corman et al., 2018). Die expressive und affektive Motorik stelle ein Abwehrverhalten dar und diene der Abfuhr von Spannungen. Der hyperaktive Jugendliche habe eine ausgeprägte Ich-Schwäche, sei unkonzentriert und kaum in der Lage, Spannung auszuhalten sowie Grenzen und Regeln zu befolgen. Ein sprunghafter Wechsel zwischen verwöhnender Unterforderung und leistungsorientierter

Überforderung führe zu einer »Inkontinenz der Gefühle« (Hopf, 2000, S. 283). In jedem Fall ist eine mehrdimensionale Diagnostik angeraten.

Cohen (2004) schildert sehr eindrucksvoll die unerträgliche Spannung, in die er geriet, als er einen Patienten mit verschiedenen Störungen, darunter auch ADHS, behandelte. Die Therapiesitzungen wollten nicht enden, er fühlte sich unruhig, unbehaglich, als ob er aus seinem Körper herauswollte und wünschte, die Stunde wäre vorüber und der Patient gegangen. Er fragte sich immer wieder, was er an dem Kartenspiel mit Uri, das er in der Stunde spielte, so schlimm fand.

Für Hopf (2014) wird die Symptomatik bei Jungen wesentlich dadurch verschärft, dass sie in einem überwiegend weiblich geprägten Milieu aufwachsen und ihrem Expansionsdrang in Kindergarten und Schule nicht nachgegeben wird. Vielmehr wird spontanes, impulsives und häufig auch kreatives Verhalten von Jungen häufig pathologisiert. Von dieser Einschränkung, von ihrer »geknickten Männlichkeit«, erholen sich viele Jungen nicht mehr, schreibt Hopf. Zu wenig wird auch beachtet, wie sehr ADHS nur ein und vielleicht nicht das wichtigste Problem eines Patienten ist; eine zugrunde liegende depressive Symptomatik oder ein entwicklungsbehindernder Konflikt wird häufig übersehen:

Mathis kommt nach mehreren Vorbehandlungen in einer Kinder- und Jugendpsychiatrie in die Ambulanz eines psychodynamischen Ausbildungsinstituts. Bei einem niedergelassenen Kinder- und Jugendpsychiater wurde er zunächst auf ADHS behandelt, bei der stationären Aufnahme wurde diese Diagnose dann um eine schwere Depression ergänzt. Die Mutter beklagt sich im Erstgespräch in der Institutsambulanz sehr über den Patienten (er sei unkonzentriert, leicht ablenkbar, impulsiv, könne an nichts länger bleiben, sei ihr gegenüber aggressiv) und stellt in dramatischer Weise dar, wie gestört der Patient sei; deshalb habe sie ihn immer mal wieder in einer Nacht- und Nebelaktion bei irgendwelchen Institutionen abgeben müssen, z. B. in der Kinderneurologie, später in der Psychiatrie. Von den Aggressionen, die der Patient gegenüber seiner Mutter haben soll, ist später auf der Station nach dem Bericht der Kinder- und Jugendpsychiatrie nichts zu spüren. Überhaupt seien keine der schweren Impulsdurchbrüche und motorischen Unruhen, die die Mutter schildert, aufgetreten.
Der 14-jährige Patient ist schwarz angezogen, er hat seine Haare und sein Gesicht durch mehrere Kapuzen weitgehend verdeckt. Er hat eine ältere

Schwester, 19 Jahre, die gerade Abitur macht und die als das »Vorzeigekind« gilt – attraktiv, begabt –, während der Patient in der Familie immer als der Sündenbock angesehen wurde. Die Therapeutin spürte in der Gegenübertragung massive Aggressionen gegenüber der Mutter, die sich als die Leidende, aber gleichzeitig die Fordernde darstellt. Ihr Kontakt zu dem Patienten ist so gestört, dass sie ihn nach der Stunde nicht abholt, sondern durch die Stadt läuft – sie hatte ihren Sohn vergessen.

Die Mutter führt Mathis' Probleme darauf zurück, dass er im Kindergarten einmal aus dem zweiten Stock gestürzt ist, die Gehirnforschung hätte doch bewiesen, »dass doch da etwas am Kopf sei«. Sie macht ihr Angst, dass Mathis ihre Teddybären köpft und sie verbal bedroht, er hat sie aber nie tätlich angegriffen. Sie lässt ihn allerdings nicht in Ruhe, redet immerzu auf ihn ein und bestimmt ständig, was er machen soll, und dann rastet er aus. Die Ehe wird durch die Symptomatik des Sohnes zusammengehalten. Bis zum Alter von 12 Jahren schlief Mathis im Bett seiner Eltern. Es war schwer für den Vater, die enge Symbiose zwischen Mutter und Sohn aufzulösen.

Die Mutter funktionalisiert den Patienten als infantilen Sexualpartner, und wenn er Aggression als Abgrenzung benutzt, dann hat sie die Tendenz, ihn aus der Familie herauszunehmen und ihn anderen anzuvertrauen: »Machen Sie ihn gesund.« Die Mutter des Patienten ist selbst von ihrem Onkel missbraucht und von ihrem Stiefvater geschlagen worden. Der Vater des Patienten wird von der Mutter als Schuldiger dargestellt, weil sich häufig Aggressionen zwischen Vater und Sohn entwickeln; bevorzugt geschieht dies, wenn der Sohn, der schon sehr lange die Schule nicht mehr besucht hat, morgens nicht aus dem Bett kommt.

Der Vater nimmt an den Elterngesprächen teil, spricht aber nur wenig. Die Aggressionen gegenüber dem Vater haben bei Mathis starke Schuldgefühle ausgelöst, er wirkt niedergeschlagen und betroffen, spricht sehr leise und nimmt kaum Augenkontakt zur Therapeutin auf. Während der insgesamt drei Monate, die er die Schule nicht besuchte, versuchte seine Mutter, ihn morgens mit Kuscheltieren aus dem Bett zu locken, während der Vater Wutausbrüche bekam. Die Therapeutin spürt allerdings in der Gegenübertragung keine Angst gegenüber dem Patienten und beruhigt sich schnell, so dass klar ist, dass eine Gefahr durch aggressive Durchbrüche nicht aktuell ist. Die spürbare Traurigkeit des Patienten ist bei ihr angekommen und sie denkt, das eine F92-Diagnose (kombinierte Störung des Sozialverhaltens und der Emotionen) wohl die angemessenere Diagnose wäre.

(Borderline-)Persönlichkeitsstörungen

Zunächst verdient Erwähnung, dass die Altersbegrenzung für die Diagnose einer Persönlichkeitsstörung im DSM-5 aufgehoben wurde, nach einer langen Kontroverse, ob man Persönlichkeitsstörungen überhaupt im Kindes- oder Jugendalter diagnostizieren darf (Schmid et al., 2008). Für Paulina Kernberg (Kernberg et al., 2000) war das allerdings schon immer selbstverständlich. Untersuchungen zeigen eine mittelmäßige Stabilität der Persönlichkeitspathologie (Sevecke & Krischer, 2016), was darauf hindeutet, dass Persönlichkeitsstörungen keine lebenslangen Zustände darstellen, sondern ihr Verlauf durch Perioden der Stabilität und Veränderung charakterisiert ist. In den Leitlinien (Adler-Corman et al., 2018) werden Anstiege der Prävalenzzahlen auf 18% genannt, wobei eine starke Tendenz besteht, diese Diagnose als Entwicklungsstörung zu verstehen.

Persönlichkeitsstörungen zeichnen sich dadurch aus, dass sie als ich-synton erlebt werden – nicht der Patient hat eine Schwierigkeit oder Störung, sondern die anderen sind es, die unter der Persönlichkeitsstörung des Patienten leiden. Das ist besonders augenfällig bei der *antisozialen Persönlichkeitsstörung*, bei der Jugendliche ihre nicht-aushaltbare Konfliktspannung in der Außenwelt inszenieren und bei den anderen »die gleiche archaische Angst verbreiten, die sie selbst erlebt haben« (Hopf, 2014, S.177). Auch Patienten mit Borderline-Persönlichkeitsstörungen leiden unter der Schwierigkeit, ihre eigenen Affekte nicht bei sich selber containen und regulieren zu können.

Aus psychodynamischer Sicht besteht der Kern der Persönlichkeitsstörung in Beeinträchtigungen des Selbst und der zwischenmenschlichen Beziehungen. Es sind sowohl Identität und Selbststeuerung als auch, bezogen auf soziale Beziehungen, Bindung, Empathie und das Aushalten von Nähe beeinträchtigt. Diese Funktionsbereiche können in den im DSM-5 abgebildeten Tabellen der »Level of Personality Functioning Scale« mit fünf Schweregraden bewertet werden.

Viele Autoren weisen auf die Unfähigkeit von Patienten mit Persönlichkeitsstörungen, vor allem solcher mit Borderline-Persönlichkeitsstörungen, hin, die adoleszenten Aufgaben zu bewältigen. Diese Jugendlichen seien nicht in der Lage, sich mit wiederauftauchenden, frühen Konflikten auseinanderzusetzen. Ihre narzisstische Fragilität und ihre strukturellen Defizite machten die nötige Trauerarbeit in der Adoleszenz, von der Anna Freud spricht, unmöglich (Paz & Olmos de Paz, 1992).

In der Tat ist die differentialdiagnostische Abgrenzung zwischen Persönlichkeitsstörung und adoleszenter Identitätskrise von Bedeutung (Sevecke & Krischer, 2016) – und nicht einfach. Adoleszenzkrisen können sich als Depersonalisations- und Derealisationserscheinungen äußern, wie es überhaupt zu einer Überspitzung normaler adoleszenter Entwicklungsvorgänge kommen kann. Wenn man allerdings bedenkt, dass 46 % aller 13-Jährigen und 33 % aller 16-Jährigen Persönlichkeitsauffälligkeiten zeigen, die im Erwachsenenalter rückläufig sind (Skodol et al., 2010), so unterstreicht dies die besondere Herausforderung der Differenzierung zwischen normalen und pathologischen Verläufen. Fonagy et al. (2019) sehen den krisenhaften Zusammenbruch nicht als Folge der Adoleszenz, sondern als Folge früher struktureller und bindungsbezogener Defizite, eine Perspektive, die bereits in Kapitel 2 aufscheint und die wir hier mit Blick auf die Borderline-Persönlichkeitsstörungen vertiefen wollen.

Otto Kernberg (1996) hat sich besonders mit den diagnostischen Kriterien für Borderline-Persönlichkeitsstörungen beschäftigt und unterscheidet zwischen drei Gruppen von diagnostischen Kriterien der Borderline-Psychopathologie. Auf der *deskriptiven Ebene* bieten Borderline-Patienten ein diffuses Beschwerdebild wie Konzentrations- und Arbeitsstörungen (und damit verknüpft ein Nachlassen der Leistungen in der Schule), diffuse Ängste und Impulsivität. In Anknüpfung an Eriksons Theorie der Identitätsentwicklung spricht Kernberg von der Identitätsdiffusion dieser Patienten; Cohen (2004) unterstreicht, dass eine Identität präsentiert wird, die nicht die eigene ist.

Auf der *strukturellen Ebene* beschreibt Kernberg primitive Abwehrmechanismen wie Spaltung, Verleugnung, primitive Idealisierung, Omnipotenz und projektive Identifikation. Zum wichtigsten strukturellen Merkmal zählt die Ich-Schwäche. Verursacht durch eine unzureichende Integration der guten und schlechten Ich- und Objekt-Anteile, führt sie zu mangelhafter Affektwahrnehmung und -differenzierung, geringer Impulskontrolle, schlechter Angst- und Frustrationstoleranz sowie einer mangelhaften Selbstberuhigungsfähigkeit. Realitätswahrnehmung und Symbolisierungsfähigkeit sind stark beeinträchtigt. Wegen der unzureichenden Neutralisierung der aggressiven Energien vermutet Kernberg (1978), dass eine konstitutionell bedingte, starke Aggressivität eine gewisse Rolle bei der Entstehung dieses Störungsbildes spielt.

Ein weiteres Kriterium sind spezifische *Beziehungsstörungen* von Jugendlichen mit Borderline-Störungen. Ihre Beziehungen (einschließlich der Übertragungsbeziehung) haben eine verschmelzend-symbiotische Qualität (Beck, 1994; McCarthy, 1996), die mit der unzureichenden Abgrenzung von den inneren Objekten zusammenhängt. Die problematischen, widersprüchlichen Beziehungsmuster der Borderline-Patienten sind gleichzeitig von einer Suche nach

Verschmelzung und von der Angst vor Trennung oder Vernichtung geprägt. In der Gegenübertragung tauchen polare Gegensätze auf, erlebt der Therapeut/die Therapeutin sich als gutes, hilfreiches Objekt oder als versagendes, schuldhaftes Objekt.

Ätiologisch wurden die schweren Objektbeziehungsstörungen im Verlauf der frühen, präödipalen Mutter-Kind-Interaktion erworben (Paz & Olmos de Paz, 1992). Die traumatischen Interaktionen (extreme Ablehnung oder ängstlich-übertriebene Besorgnis der Mutter) wirken kumulativ traumatisierend und dadurch hemmend auf die Entwicklung der Selbst- und Objekt-Repräsentanzen des Kindes, die ihren primitiven, archaisch-destruktiven Charakter beibehalten, weshalb beispielsweise in den Leitlinien von Persönlichkeitsentwicklungsstörungen gesprochen wird (Adler-Corman et al., 2018). Westen et al. (1990) vermuten, dass die Mütter der Borderline-Patienten selbst Probleme in der Individuations-Separations-Phase (Mahler, 1968) hatten und ihre Kinder als Verlängerung ihres Selbst betrachteten. Deswegen bleibt der Zustand der »primären Ungeschiedenheit«, der Verschmelzung der Repräsentanzen von Selbst und Objekt, bei Borderline-Persönlichkeiten pathologisch aufrechterhalten.

Borderline-Patienten weisen zumeist eine mäßige oder schlecht integrierte Struktur auf. Im Sinne der OPD-KJ (AK OPD KJ-2, 2016) versteht man darunter, dass die Jugendlichen im Bereich von Steuerung, Identität, Selbst-Objekt-Differenzierung und Empathie starke Defizite aufweisen und nur unter erheblicher Hilfe von außen lediglich in einigen Bereichen funktionieren können.

Jugendliche Psychosen

In der Psychose wird das, was das Ich nicht halten kann, nicht nur wie bei der Borderline-Dynamik in eine andere Person hineinverlegt, sondern als Inhalt des Wahns vollständig vom Ich ausgeschlossen und, wie Freud es einmal formulierte, »verworfen«. Die psychotische Dekompensation wird bei Jugendlichen, ähnlich wie bei den anderen Störungsbildern, durch Entwicklungserfordernisse angestoßen, die besonders vulnerable junge Menschen an die Grenzen ihrer Verarbeitungs- und Integrationsmöglichkeit bringen. Ein Kern der psychotischen Vulnerabilität besteht darin – so Günter (2000) –, dass die inneren Objektbeziehungen so brüchig sind, dass jede Verschiebung des Gleichgewichts zur Gefahr eines traumatischen Objektverlustes führt. Günter sieht in den für eine Psychose typischen Fragmentierungsvorgängen eine Abwehr gegen psychotische Grundängste: auseinanderzufallen, zusammenzubrechen, keine Beziehung mehr zum eigenem Körper und zu inneren Objekten zu haben. Ganz ähnlich sind Wahnbildung und Halluzinationen Günter zufolge Versuche einer Externalisierung und damit Kontrolle unerträglicher innerer Erlebnisse. Dabei wird dieses Erleben nicht als ein Teil des Innenlebens erkannt, sondern vollständig abgespalten und in die Außenwelt projiziert. In Familien von psychotischen Jugendlichen sind stark inzestuös und aggressiv aufgeladene Eltern-Kind-Beziehungen zu beobachten; reale Traumatisierungen (Misshandlung, Missbrauch) kommen häufig vor. Nach Horne (1999) waren 50 % der jugendlichen psychotischen Missbraucher selbst Opfer von Missbrauch.

Bei psychotischen Jugendlichen kann man ein Anklammern an realen Objekten angesichts des drohenden Verlusts von inneren Objekten beobachten.

> »Für psychotische Jugendliche [stellt] die Notwendigkeit der Ablösung und der Wunsch danach ein scheinbar unüberwindliches Hindernis dar, das häufig tiefreichende Verlassenheitsängste und damit einhergehende psychotische Objekt- und Selbstverlustängste auslöst« (Günter, 2000, S. 270).

Eine psychotische Dekompensation kommt häufig infolge von Separationsbemühungen eines Jugendlichen zustande, wie Auszug aus dem Elternhaus, Schulabschluss oder Verliebtheit. Die jugendlichen Patienten reagieren darauf mit einer kleinkindhaft anmutenden Abhängigkeit, erzwingen eine extreme Nähe und fühlen sich gleichzeitig von den Erwachsenen verfolgt. Nach Brainin (1999) sind auch die überwältigenden sexuellen Phantasien oder Erlebnisse ein möglicher Grund für Desintegration und einen psychischen Zusammenbruch in der Adoleszenz. Cahn (2000) schildert die Psychosegefahr bei einer 15-jährigen Patientin, die in eine so starke *Regression* geriet, dass sie mit einem exzessiven Daumenlutschen begann. Es ist aber auch zu bedenken, dass dem Vollbild einer Psychose ein anderes schweres Krankheitsbild vorausgeht, z. B. eine Zwangsstörung. Das wird bei dem von Eginhard Koch in Seiffge-Krenke & Schmeck (2020) geschilderten Simon deutlich, dem »Jungen mit dem Zettelkasten«:

> Mit etwa 12 Jahren fiel Simon erstmalig mit einem Waschzwang auf. Er ekelte sich vor seiner eigenen Körperflüssigkeit, hatte Angst, sich zu beschmutzen, und äußerte, nachdem er die Toilette besucht hatte, Ängste, dass seine Mutter sterben könnte. Mit etwa 14 Jahren zeigte er das Vollbild eines Waschzwanges, musste sich immer wieder die Hände waschen, duschte mehrfach am Tag und

vermied, mit Gegenständen in Berührung zu kommen, die von anderen Menschen häufig angefasst wurden, wie zum Beispiel Türklinken. Gegen Ende des 14. Lebensjahres brach das Vollbild einer Psychose aus, er fiel den Eltern durch eigenwillige, skurrile, choreographierte Tanzbewegungen auf. Simon wollte nicht mehr mit der Familie essen, wirkte misstrauisch, ängstigte sich vor Vergiftungen und Gasanschlägen und schrieb seine Sorgen und Ängste auf kleine Zettel, die er in einem Kasten verbarg (»Verfolgung durch Flugzeug am Himmel?!? Warum?« »Meine Schwester ist eingeweiht«, »Gift zur drastischen Senkung der Intelligenz«). Weitere Zettel dokumentieren sehr eindrücklich, wie sich Simon im Mittelpunkt einer sich verändernden Welt erlebt, alles steht in Bezug zu ihm, alles ist Verrat, Schauspiel, Betrug.

Wie Günter (2000) betont, befinden sich psychotisch zusammenbrechende Jugendlichen bereits vor der Dekompensation oftmals auf einem kindlichen Entwicklungsniveau. Die Aufgaben der Adoleszenz sind dann besonders bedrohlich (Geissmann-Chambon, 1997). Günter beschreibt Fälle einer tiefen Regression mit extremer Hilfsbedürftigkeit und Zerfall der Ich-Funktionen bis zu völligem Stupor, was eine stationäre Aufnahme mit Fütterung wie ein Kleinkind notwendig macht. Überraschenderweise haben diese extremen Formen der Dekompensation im Jugendalter günstige Prognosen. Solche Patienten bauen häufig stabile und tragfähige Beziehungen zum Therapeuten auf. Dies könnte damit zusammenhängen, dass die Patienten sich stationär als besser vor als verfolgend erlebten fragmentierten Objekten geschützt erleben, wenn eine umfassende Pflege und Betreuung angeboten wird und eine daran anschließende Verarbeitung und Integration der fragmentierten Zustände und der zugehörigen primitiven Affekte erfolgt (vgl. Kapitel 10).

Die Beteiligung der adoleszenten Entwicklungserfordernisse als ätiologischer Faktor wird für die Entstehung von Psychosen durchaus kontrovers diskutiert. Wie viele Autoren versteht de Rijdt (2003) die Entwicklung einer Psychose als eine massive Ablehnung des sexuell reifen Körpers; die damit verknüpften Ängste vor erwachsener Sexualität und Identität lösen eine tiefe Spaltung in der Persönlichkeit aus, die zu einem Bruch mit der Realität führen. Er schildert den Fall eines 17-jährigen Patienten, bei dem es zu einem völligen Stillstand bzw. Zusammenbruch der Entwicklung gekommen war. Diese Konzeption vertreten auch Laufer und Laufer (1984 [1994]), wie in Kapitel 2 geschildert.

Für Pestalozzi (2003) dagegen liegt dem Ausbruch einer Psychose im Jugendalter eine Störung des Symbolisierens zugrunde, die sich schon im Kindesalter dergestalt manifestiert, dass kein symbolisches Spiel entwickelt werden kann. Typisch ist die symbolischen Gleichsetzung (»symbolic equation«) im Sinne von Segal, eine spezifische Denkstörung, ein »Konkretismus«, d. h. ein psychotisches Verstehen des Symbolisch-Metaphorischen in konkreten Termini. Andererseits wird den konkreten Objekten eine animistisch-mystische Bedeutung zugeschrieben. Dabei, so betont Pestalozzi, können auch »normale« Jugendliche mitunter etwas »psychotisch« erscheinen.

Cahn (2000) beschäftigt sich mit der Differenzierung zwischen einer wie eine Psychose anmutenden Adoleszenzkrise und einer echten Psychose. In der echten Psychose kommt es zu einer Wiederbelebung des primären Narzissmus, des Ungetrenntseins zwischen Subjekt und Objekt. Eine begrenzte narzisstische Regression mit kurzzeitigem Verlust der Grenzen ist auch Teil einer normalen adoleszenten Entwicklung. Die echte Psychose ist demgegenüber als eine Katastrophe, als Übergriff der inneren Objekte zu sehen. Ausschlaggebend ist dabei das Vorherrschen von archaischen, nicht-symbolischen Funktionsmodi. Die Adoleszenzkrisen, die wie Psychosen anmuten, sind dagegen passagere, völlig reversible Zustände; die Persönlichkeitsstruktur ist besser integriert als bei den echten Psychotikern.

Destruktives Körperagieren: Selbstverletzendes Verhalten und Essstörungen

Da der Körper vielfach als »Störenfried« erlebt wird (vgl. Kapitel 2), spielt er auch bei der Psychopathologie eine prominente Rolle, wird er vielfach als drittes Objekt, das sich zwischen den Patienten und die anderen schiebt, erlebt. Bei allen Formen des Körperagierens gibt es eher »normale« Varianten (seltenes Selbstverletzen, gelegentliches exzessives Diätieren) und eher pathologische Formen, etwa mit extremen, häufigen Schnittverletzungen, die klinisch versorgt werden müssen, oder Nahrungsverweigerung bis zu einem Punkt, wo eine Sondierung notwendig wird, um das Leben der Patienten zu retten.

Patienten mit strukturellen Defiziten können in der Adoleszenz eine schwerwiegende Symptomatik entwickeln wie Bulimie, Anorexie, Selbstbeschädigung oder Süchte. Hirsch (1998) beschreibt Störungen mit destruktivem Körperagieren – wie Selbstbeschädigung oder Essstörungen – als Folge einer gestörten Integration von Selbst- und Körper-Selbst-Repräsentanzen. Im Verlauf der normalen Entwicklung entsteht das Körper-Selbst während der liebevollen Pflege durch die

Mutter. Die primäre Ungeschiedenheit, die Vermischung des Körpers und der Psyche, wird langsam aufgehoben. Die abwesende Mutter kann zunehmend durch Phantasien des Kindes ersetzt werden. Es kommt zur Desomatisierung der Affekte (Schur, 1978). In einer günstigen Entwicklung werden dann Selbst-, Körper-Selbst- und Objekt-Repräsentanzen voneinander getrennt und gleichzeitig ineinander integriert.

Bei schweren Formen auf der Basis traumatischer früher Erfahrungen kann es zu einer pathologischen Dissoziation kommen, in deren Folge Selbst und Körper-Selbst wieder aufgespalten werden. Durch eine solche *Dissoziation* kann der Körper als Objekt, als Ersatz für das fehlende elterliche Objekt verwendet werden (Hirsch, 2018). Gleichzeitig wird er als eine Barriere gegen die intrusiven, aufdringlichen Aspekte des elterlichen Objekts benutzt und schafft so eine *Pseudoautonomie.* Der Körper kann sowohl das misshandelte Kind als auch das misshandelnde elterliche Objekt repräsentieren und wird auf diese Weise zu Abwehrzwecken verwendet.

Die Objektbeziehungstheorie hat den Umgang mit dem Körper u. a. als Umgang mit verinnerlichten Objekten oder als Urphantasie des *Verschmolzenseins* konzeptualisiert. Anhand von eindrucksvollen Beiträgen hat Joyce McDougall (1987) bei Patienten mit psychosomatischen Erkrankungen die Phantasie der Ungeschiedenheit zwischen Mutter und Kind dargestellt. Eine wichtige Rolle bei dem Prozess der Individuation kommt dem Vater im Rahmen der Triangulierung zu, da er die enge Mutter-Kind-Symbiose aufbricht. Fällt der Vater in dieser Funktion aus und ist die Mutter nicht in der Lage, abwechselnd bei ihrem Kind die Wünsche nach Verschmelzung, nach Differenzierung und Individuation wahrzunehmen und zu beantworten, kann sich »ein Körper für zwei« (Boeger et al., 1995) entwickeln.

Selbstverletzendes Verhalten

Bei selbstverletzendem Verhalten hat das Ich die Kontrolle über den Körper, allerdings mit der Einschränkung, dass dies häufig in einem dissoziativen Zustand stattfindet. Bei dieser Spaltung scheint ein Teil der Person zuzuschauen, während der andere die Verletzung zufügt. Selbstverletzende Handlungen stellen eine gravierende Problematik in der Psychotherapie und auch Psychiatrie des Jugendalters dar (Plener et al., 2016). Bei einer Prävalenz von bis zu 0,75 % in der allgemeinen Bevölkerung finden sich Automutilationen gehäuft bei Jugendlichen mit Persönlichkeitsstörungen (13 % Selbstverletzungen) und mit Essstörungen (25–40 %

Selbstverletzungen). Das Geschlechterverhältnis schwankt zwischen 2:1 und 9:1 für weibliche Personen. Nach Favazza (1992) sind Kriterien des »Repetitive-Self-Harm-Syndrome« die ständige Beschäftigung mit Gedanken der Selbstverletzung, Impulskontrollverlust, Spannungsgefühl vor und Erleichterung nach der Selbstverletzung sowie das Fehlen von Suizidimpulsen. Inzwischen unterscheidet man selbstverletzendes Verhalten mit und ohne Suizidimpulse. In der Heidelberger Kinder- und Jugendpsychiatrie wurde beispielsweise eine alarmierend hohe Komorbidität mit Suizidalität festgestellt (Resch, 1998a). Schwere Belastungen und Traumata fanden sich in der Vorgeschichte von allen selbstverletzenden Patienten, so berichteten 65 % von einem sexuellen Missbrauch und 42 % von körperlichen Misshandlungen (Resch, 1997).

Psychodynamisch stellt die Selbstverletzung eine Form der Affektregulierung dar (Resch, 2017). Es ist ein Motivbündel, das hinter dem Akt der Selbstverletzung steht: *Intrapersonal* dient die Selbstverletzung der Selbstfürsorge, der Spannungsabfuhr, einer Kanalisierung narzisstischer Wut und kann als eine identitätsstiftende Handlung begriffen werden. Auf der *interpersonellen Ebene* bedeuten Selbstverletzungen einen dringenden Appell an die Umgebung sowie eine Reinszenierung traumatisierender Situationen und intrapsychischer Dilemmata. Selbstverletzungen werden in der Regel in offener Weise durchgeführt und »zur Schau getragen« (Resch, 2017).

Ausgangspunkt der selbstverletzenden Handlung ist häufig eine narzisstische Kränkung (z. B. Enttäuschung, Zurückweisung, Misserfolgserlebnisse) mit eskalierender dysphorischer Verstimmung, Verzweiflung und Wutgefühlen. Es kommt zu einer Wendung von Hass zu Selbsthass. Die Patienten erleben eine starke Wertlosigkeit, Gefühle des Ausgeliefertseins und der Hoffnungslosigkeit. Im Selbsterleben treten dissoziative Prozesse auf: eine Selbstentfremdung, die dazu führt, dass die Patienten sich ihr Verhalten hinterher nicht mehr erklären können. Ein immer stärker werdender Wunsch, sich zu schneiden, verbindet sich mit vitalem Leeregefühl, Benommenheit, Depersonalisation und Selbstentfremdung. Die *Dissoziation* verändert Empfindungen, Sinneswahrnehmungen, Gedächtnisinhalten und teilt das Selbst in verschiedene Seinszustände teilt, die unabhängig voneinander existieren können. Kohut (1971) spricht in diesem Zusammenhang von einer vertikalen Spaltung.

Unter den psychodynamischen Mechanismen ist auffällig, dass Selbstverletzungen auch eine paradoxe *selbstfürsorgliche Handlung* darstellen können, die Autoaggression und Selbstschutz verbindet (Resch, 2017). Die selbstverletzende Handlung wirkt dabei wie ein Ventil zum Ablassen der grenzenlosen inneren

Spannung, in Sinne der Beruhigung, der Abfuhr narzisstischer Wut. Bei suizidalen Selbstverletzungen hilft die Selbstverletzung beim Abbau suizidaler Tendenzen (»Suizidprophylaxe durch Selbstverletzung«). Demgegenüber gibt es auch ein nicht-suizidales selbstverletzendes Verhalten (NSSV, Plener et al., 2016), das die Depersonalisation unterbricht und eine Fragmentation des Selbst verhindert.

Hirsch (1998) hebt die wichtige Rolle der *Pseudoautonomie* bei Selbstbeschädigung hervor: »Mein Körper gehört mir, und ich kann damit machen, was ich will!« (S. 394). Auch eine Vergewisserung der Körpergrenzen durch die Selbstdestruktion, die lebendig machen soll, ist deutlich. Im Akt der Selbstbeschädigung entsteht ein manisches, tranceartiges Hochgefühl des Selbsterschaffens, der Autonomie und des absoluten Beherrschens des eigenen Körpers:

> »Bei manchen Patienten mit Selbstbeschädigungstendenzen […] beobachtet man manchmal eine wahre Lust, einen enormen Stolz über diese Macht der Selbstdestruktion, eine Art von Allmachtsgefühl und Stolz darüber, dass man nicht auf die Befriedigung durch andere angewiesen ist« (Hirsch, 1998, S. 393).

Besonders bei den schwerer gestörten stationären Patienten, die nicht sprachlich-symbolisch kommunizieren und schlecht mentalisieren können (Fonagy & Target, 1996), ist das »Körperagieren« oft das einzige Mittel der Kommunikation (Branik, 2004). Der Körper wird als Teil der Objektbeziehungen zum Therapeuten eingesetzt; die Verletzung des Körpers ist deswegen immer auch als ein *Beziehungs- und Übertragungsangebot* zu verstehen. Diese Patienten rufen heftige, dramatische Reaktionen und Verstrickungen in der Therapeut-Patient-Beziehung hervor. In der Gegenübertragung erlebt man sich oft als hilflosen Zuschauer, der sich die Verletzungen anschauen und aushalten muss, Ekelgefühle können auftreten. Nicht selten schneiden sich Patienten besonders tief, wenn der Therapeut, die Therapeutin nicht zur Verfügung steht, etwa weil er in Urlaub oder Elternzeit ist.

Seit den 1990er Jahren rückte der Aspekt der Traumaätiologie in den Vordergrund. Die Traumatisierung ist, wie erwähnt, nicht bei allen Patienten, aber bei einem hohen Prozentsatz der Fälle nachweisbar. Das Fehlen der Mentalisierung begünstigt wiederum erneute Traumatisierungen (Branik, 2004).

Essstörungen

Essstörungen wie Bulimie oder Anorexie haben eine unterschiedliche Lebenszeitprävalenz (für Anorexia nervosa 0,3 %, für Bulimie 1 %; Reichenberger et al., 2018); neben zahlreichen differentiellen Merkmalen sind sie durch Kriterien wie Heißhungerattacken, extremes Fasten und ständige Beschäftigung mit Gewicht und Essen gekennzeichnet (Herpertz-Dahlmann et al., 2005). Insbesondere bei den in den letzten Jahrzehnten stark zunehmenden bulimischen Formen ist die Abgrenzung zur alterstypischen Beschäftigung mit Essen, Gewicht und Aussehen bei jungen Mädchen (Nitzko & Seiffge-Krenke, 2009; Seiffge-Krenke, 2019a) schwierig, zumal häufig Normalgewicht besteht.

Wie bei selbstverletzendem Verhalten findet man bei den Essstörungen misslungene frühe Körper- und Triangulierungserfahrungen und Störungen des Mentalisierens. Essstörungen werden ebenfalls unter dem Aspekt der Objektverwendung des eigenen Körpers gesehen. Die Bereitschaft, den eigenen Körper zur Kampfzone von Autonomie und Ablösung zu machen, steigt natürlich, wenn bereits die erste Aneignung des Körpers erschwert war, weil die Eltern psychische Vorgänge nicht mentalisiert, sondern somatisiert hatten.

Anorexie. Diese Störung beginnt typischerweise in der Frühadoleszenz. Zur charakteristischen Symptomatik gehören eine – trotz starker Abmagerung (Gewicht ab 15 % unter der Altersnorm; Parker, 1999) – ausgeprägte Angst davor, zuzunehmen, sowie ein absonderlicher Umgang mit Essen (Nahrungsmittel horten) und bizarre Vorstellungen darüber, was die Nahrung im eigenen Körper bewirkt. Extreme Leistungsorientierung und Anteile einer ängstlichen oder vermeidenden Persönlichkeitsstörung (F 60.6 und 60.5 nach ICD-10) wurden in den Leitlinien ebenfalls beschrieben (Adler-Corman et al., 2018).

Aufgrund ungenügender Selbst-Objekt-Differenzierung bedeutet für ein anorektisches Mädchen die Ausbildung der weiblichen Körperformen eine unerträgliche Verschmelzung mit dem die Autonomie behindernden Mutter-Objekt (Heuves, 1995). Der weibliche Körper wird mit dem »bösen« Mutter-Objekt gleichgesetzt. Dagegen richten sich alle strengen Diäten. Das Hungern als eine Form, den Körper in Schach zu halten, vermittelt eine Illusion der Autonomie. Die Überschreitung der magischen Körpergewichtsgrenze löst Panik und Gedanken an die Fusion mit dem bösen Objekt aus (Hirsch, 1998).

Parker (1999) sieht die Essstörungen im Zusammenhang mit der Aufgabe der wechselseitigen Separation von Tochter und Mutter (»the difficulty for a mother to let go her daughter – and for the daughter to leave her mother«, S. 393). Wenn es für Rivalität zwischen heranwachsender Tochter und Mutter wie auch andere aggressive, trennende Tendenzen einen Platz in der Tochter-Mutter-Beziehung gibt, ohne diese selbst zu bedrohen, kann sich die Tochter von ihrer Mutter sicher trennen. Schneider-Henn (1988) spricht von der Nahrungsverweigerung als Ausdruck des »somatischen Protestes« gegen die werdende Weiblichkeit, der allerdings tatsächlich die physische Entwicklung hemmt (Ausbleiben der Menarche, Zurückbildung der Rundungen). Sie betont den regressiven Aspekt der Anorexie als ein Ausweichen vor dem Erwachsensein: Diese Form der Regression stellt eine erneute Annäherung an die Mutter und eine Verlängerung der entscheidungsfreien Kindheit dar.

Likierman (1997) beschreibt die Anorexie als Ausdruck der Rebellion gegen die in der Pubertät beginnende Mütterlichkeit. Als Grund für die Ablehnung der weiblichen, mütterlichen Rolle sieht sie den gestörten Kontakt des Mädchens mit der überwältigenden, intrusiven und zum Containment unfähigen Mutter. Die Mütter von Anorektikerinnen haben Meira Likierman zufolge stattdessen eher die Töchter als »Container« für eigene unbearbeitete Gefühle benutzt, was die Autorin als »demanding containment« bezeichnet. Das typische Beziehungsmuster der anorektischen Patientinnen und ihrer Mütter ist, so schreibt Likierman, eine Fluktuation zwischen »over-closeness in which my patient experienced herself as recipient of inappropriate projections, and long periods of detachment in which my patient felt abandoned to process her own needy infantile states« (ebd., S. 66). Eine pathologische Bemutterung wird auch von Newell Fischer (1989) geschildert. Didier Anzieu (1995) beschreibt ebenfalls die schwierige Gratwanderung einer Patientin mit anorektischem Krankheitsbild bei der Aneignung von Weiblichkeit.

Die Patientin kam mit 17 Jahren zu Anzieu, weil sie unter sich selbst ebenso litt wie unter ihrer Mutter. Erst sehr viel später konnte sie verstehen, wie sehr der zu Beginn beiseite geschobene Vater ebenso eine leidvolle Erfahrung war. Die Patientin hatte Schwierigkeiten, sich mit ihrer Mutter, ihrer Fähigkeit zum sexuellen Genießen und zur Generativität zu identifizieren. Neid und Rivalität mit der Mutter waren vorherrschend. Ein intensiver, gegen das Selbst gerichteter Hass entstand, und die Patientin zerstörte sich selbst anstelle ihrer Mutter, die sie nicht von Angesicht zu Angesicht anzugreifen wagte.

Anzieu (1995) betont die Wichtigkeit der oralen und ödipalen Problematik in der Ätiologie der Anorexie: »Es scheint, dass bei anorektischen Mädchen eine extrem feste Verbindung zwischen dem Todestrieb und sehr frühen mit Oralität verbundenen Affekten besteht. Die ödipale Rivalität und masochistische Aggressivität der Adoleszenz verstärkt diese Verbindung« (S. 901). In diesem Zusammenhang ist auf die doch erhebliche Mortalitätsrate bei Anorexien hinzuweisen; bereits 1929 hatte Ferenczi die verdeckte Selbstmordneigung bemerkt. Ekel und Appetitlosigkeit, die bei Jugendlichen mit Essstörungen häufig vorkommen, werden in Beziehung zu sexuellen Phantasien gebracht. Auch das Gefühl der inneren Leere und der Kontrolle über das Objekt und verschiedene Versuche, diese Leere auszufüllen, werden unmittelbar mit der weiblichen Identität in Verbindung gebracht.

Bulimie. Ein herausragendes Symptom der Bulimie ist das Vorhandensein von Essanfällen. Ähnlich wie Anorektikerinnen zeigen die bulimischen Patienten bzw. Patientinnen ausgeprägte Ängste vor dem Zunehmen und eine Überbeschäftigung mit dem Essen. Ihr Gewicht liegt allerdings im Normalbereich. Bulimische Patienten sind im Durchschnitt älter als anorektische (Spätadoleszenz) und waren häufig in der Kindheit übergewichtig (Seiffge-Krenke, 2019a).

Die Konfliktlösung ist insofern reifer, als nicht mehr alles am Körper abgehandelt wird, sondern das Essen die emotionalen Zustände reguliert. Nach Hirsch (1998) tritt bei Bulimie die Bedeutung des Körpers als Objektersatz zurück. An seine Stelle tritt die Nahrung als Mutterobjekt. Das Objekt ist allerdings ambivalent besetzt – es ist begehrt und gleichzeitig gefürchtet. Zu Beginn des Essanfalls denkt die Patientin, für sich etwas Gutes zu tun, die »gute Mutter« zu inkorporieren. Darauf folgt ähnlich wie bei den Anorektikerinnen die Angst, mit der bösen »mütterlichen Substanz« zu verschmelzen. Um diese Fusion zu verhindern, induziert die Bulimikerin das Erbrechen. Gelingt das Erbrechen nicht, tritt ein Panikzustand ein.

> Cohen (2004) schildert die 16-jährigen Anat; sie ist russischer Herkunft und mit ihren Eltern nach Israel emigriert. Die Eltern waren bemüht, alle russischen Wurzeln so schnell wie möglich zu »beseitigen«. Die Patientin musste ihren russischen Vornamen aufgeben, einen israelischen Vornamen annehmen und durfte fortan nur Hebräisch sprechen. Sie entwickelte eine Bulimie. Die Therapeutin deutete ihr, dass sie »alles Israelische verschlingen und alles Russische auskotzen wolle«.

Das Thema »Mutter« ist also für bulimische Patientinnen hochbesetzt. Verschlechterungen bei Patientinnen sind als mögliche Reaktionen auf Übertragungen zu reflektieren, als Versuch, Nähe und Distanz zu regulieren (vgl. Kapitel 7).

Probleme mit der sexuellen Präferenz und der Geschlechtsidentität, Transgender

Wie im Folgenden geschildert wird, gibt es unterschiedliche Varianten der sexuellen Präferenz und Geschlechtsidentität, die in unterschiedlichem Umfang Leidensdruck verursachen und behandlungsbedürftig sind. Einige dieser Jugendlichen benötigen lediglich eine Begleitung, um sich in ihrem Körper bzw. mit ihrer sexuellen Präferenz wohlzufühlen. Es wurde bereits in Kapitel 2 darauf hingewiesen, dass die Integration der physisch reifen Genitalien in das Körperbild mit allen Konsequenzen eine enorme Entwicklungsaufgabe ist, die nach Laufer & Laufer (1984) zum Entwicklungszusammenbruch führen kann.

Varianten der Geschlechtsentwicklung

Es gibt Personen, bei denen das biologische Geschlecht nicht eindeutig ist. Diese Varianten der körperlichen Entwicklung umfassen ein breites Spektrum (neben dem klassischen »Hermaphrodismus« zahlreiche andere Varianten wie das Turner- und Klinefelter-Syndrom) und treten selten auf (bei 1:4500 Geburten). In der 2016 veröffentlichten Leitlinie *Varianten der Geschlechtsentwicklung* wird u.a. die Empfehlung ausgesprochen, nicht zwingend notwendige irreversible Eingriffe zu vermeiden und dem jeweiligen Individuum zu einem späteren Zeitpunkt selbst die Entscheidung zu überlassen, welches Geschlecht es annehmen will (Schweizer et al., 2019). Hier kann, muss aber keine therapeutische Begleitung erfolgen, da man nicht von einer krankheitswertigen Störung ausgeht, sondern vielmehr eine Begleitung bei der Übernahme des »richtigen«, d.h. gewählten, Geschlechts anbietet.

Menschen, bei denen sich das biologische Geschlecht nicht klar zuordnen lässt, bekommen mit Änderung des Personenstandsgesetztes eine eigene Kategorie. Ein als »divers« markiertes Kind kann später die Zuordnung durch Erklärung gegenüber dem Standesamt ändern oder sogar ganz streichen lassen. Das soll schon, mit Einwilligung der Eltern, ab dem 14. Lebensjahr möglich sein; wenn diese sich weigern, entscheiden die Familiengerichte. Zugleich darf man den Vornamen ändern.

Diese Entwicklung nimmt Befunde über Menschen mit Varianten der körperlichen Geschlechtsmerkmale auf, bei denen in der Vergangenheit häufig ein Geschlecht festgelegt, irreversible Operationen vorgenommen wurden, ein Eintrag als »männlich« oder »weiblich« erfolgte und das Kind mit entsprechenden Geschlechtszuweisungen und Stereotypen großgezogen wurde. Die Betroffenen haben später als Erwachsene beklagt, dass sie keine Entscheidung darüber hatten, welches Geschlecht sie annehmen und in welche Richtung sie ihre Geschlechtsidentität entwickeln wollen (Schweizer, et al., 2019).

Geschlechtsidentitätsstörung

Gaffney und Reyes (1999) erläutern die Problematik von Jugendlichen mit einer Geschlechtsidentitätsstörung (DSM-5: »gender identity disorder«, GID). Bei dieser Störung kommt es zu einem Missverhältnis von biologischem Geschlecht und Geschlechtsidentität. Diese Jugendlichen fühlen sich verkehrt in ihrem Körper. Für die GID-Patienten werden die pubertären Veränderungen besonders krisenhaft erlebt, als »an attack to the very core of the sense of identity« (S. 369).

Die Ursachen dieser Störung sind unklar. Es wurden bis jetzt keine Beweise für eine biologische (endokrinologische, genetische) Ätiologie gefunden. Aus psychodynamischer Sicht erklären manche Autoren diese Störung durch eine allzu starke Symbiose z. B. des Jungen mit seiner Mutter bei Ausschluss des Vaters, die die Möglichkeit der Identifikation mit einer männlichen Figur verhindert (Gaffney & Reyes, 1999). Andere Autoren sehen diese Störung im Zusammenhang mit traumatischen Ereignissen, d. h. frühen Verlusten oder sexuellem Missbrauch. Eine frühe Intervention (vor dem fünften Lebensjahr) kann die gegengeschlechtliche Identifikation rückgängig machen.

An dieser Stelle ist anzumerken, dass die oben dargestellte Ätiologie der Geschlechtsidentitätsstörungen unspezifisch ist, d. h. auch andere Störungsbilder kennzeichnet. Zudem beschäftigen sich diese Erklärungsansätze mit der Störung der Geschlechtsidentität ausschließlich bei Jungen. Gaffney und Reyes (1999) zeigen dagegen an einem Fallbeispiel den Zusammenhang zwischen starken, maskulinen Zügen bei einem jungen Mädchen und der Ablehnung der Identifikation mit ihrer schwachen, zerbrechlichen Mutter auf.

Transgender-Jugendliche

Hier handelt es sich um Jugendliche mit einem eindeutigen biologischen Geschlecht, die sich mit der zugewiesenen Geschlechtsrolle, festgemacht an ihren äußeren Geschlechtsmerkmalen, nicht wohlfühlen. Die Pubertät mit ihrer geschlechtsbezogenen Zuweisung wird von Transgender-Jugendlichen als hoch problematisch erlebt, weil sie sich schon vorher in ihrem Körper nicht wohlfühlten und nun der Druck steigt, sich einem Geschlecht eindeutig zuzuordnen. Für den Fall, dass sich ein Jugendlicher nach einem langen Leidensweg entschließt, endlich im »richtigen« Körper zu leben, ist dies ab dem Alter von 18 Jahren über hormonelle Gaben und gegebenenfalls geschlechtsangleichende Operationen möglich, wenn zuvor eine einjährige beratende und klärende therapeutische Arbeit stattgefunden hat.

Wie Heiko Dietrich (in Seiffge-Krenke & Schmeck, 2020) schildert, ist in der Mehrzahl der von ihm betreuten Fälle nur eine Begleitung bei der Anpassung im Alltag notwendig, relativ selten steht ein psychodynamischer Konflikt, den es zu lösen gilt, dahinter.

Die Interviews, die bei Flaake (2019) abgedruckt sind, zeigen ein Leiden an dem Zwang auf, sich einem Geschlecht zuzuordnen (»Wieso kann ich nicht was dazwischen sein?«), und die massiven Abwertungen und das Lächerlichmachen, aber auch die Bewunderung, denen diese Jugendlichen insbesondere im Peer-Kontext ausgesetzt sind. Das Schwanken der Transgender-Jugendlichen zwischen den beiden Polen »männlich« und »weiblich« kann auch als eine Suchbewegung auf dem Weg der Identitätsfindung angesehen werden, wie es – als *bisexuelles Schwanken* – als normales Entwicklungsphänomen in Kapitel 2 beschrieben wurde. Es wurde immer wieder ein großer Wunsch offenkundig, so akzeptiert zu werden, wie man ist, beispielsweise von den Eltern. Die Möglichkeit, ihre verwirrenden Gefühle, die Angst und die Scham in einem wertschätzenden Rahmen, z. B. in einer Therapie oder einem Online Beratungsforum, äußern zu können, ist für diese Jugendlichen sehr wichtig (Flaake, 2019).

LBGTQ – homosexuelle, bi- und transsexuelle Orientierung

Für manche Jugendlichen führt die Auseinandersetzung mit vorhandenen Gefühlen des Hingezogen-Seins zum gleichen Geschlecht zu einer lesbischen, schwulen oder bisexuellen Identität. Für diese Jugendlichen bedeutet die Erkenntnis der sexuellen Orientierung eine große Erleichterung nach der schwierigen Zeit der inneren Zweifel. Hier ist nicht unbedingt per se therapeutische

Unterstützung notwendig; sie wird es aber dann, wenn zusätzlich Symptome auftreten.

Generell sind Jugendliche, die in ihrer sexuellen Orientierung noch unsicher sind – LGBTQ, d.h. lesbische, schwule und bi- und transsexuelle Jugendliche – einem höheren Risiko ausgesetzt, Selbstmordgedanken zu haben und Suizide zu versuchen, als ihre heterosexuellen Peers. Auch die Gefahr, Opfer von Mobbingangriffen durch Gleichaltrige zu werden oder die Schule zu schwänzen, ist bei ihnen größer (Seiffge-Krenke, 2020). Während etwas mehr als 7 % der »normalen« Jugendlichen über Selbstmord nachgedacht haben, war dies bei einem Drittel der LGBTQ-Jugendlichen der Fall. Mit knapp 44 % sind bisexuelle Jugendliche dem größten Suizidrisiko ausgeliefert, gefolgt von denjenigen, die sich wegen ihrer sexuellen Orientierung noch nicht sicher sind (32 %). Bisexuelle Schüler weisen zudem die meisten Selbstmordversuche auf: Mehr als ein Fünftel von ihnen hat im vergangenen Jahr einmal versucht, sich das Leben zu nehmen. Während dieser Zeit haben mehr als 22 % der LGBTQ-Jugendlichen die Schule geschwänzt.

Sexualisierte Gewalt: Sexualstraftäter

Jugendliche Sexualstraftäter stellen diagnostisch eine recht heterogene Gruppe dar: Nur selten besteht bei ihnen eine Perversion im engen Sinne, häufiger handelt es sich um Persönlichkeitsstörungen (Borderline, narzisstische Störung, dissoziale Entwicklung) sowie um Misshandlungssyndrome (Günter, 2001a). Die vordergründige sexuelle Problematik ist oft ein Ausdruck der aggressiv-ängstlichen Konflikte. Jugendliche Sexualstraftäter weisen extreme Kontaktängste auf, vor allem in Bezug auf das andere Geschlecht. Besonders häufig sind bei ihnen Ängste, unterworfen zu werden, aber auch Verlassenheitsängste. Wenig bekannt ist, dass auch weibliche Jugendliche als Sexualstraftäter in Betracht kommen z.B. im Kontext von Babysitten (Seiffge-Krenke & Petermann, 2015).

Psychodynamisch stellen Sexualdelikte eine Art Bewältigungsversuch der chronischen Minderwertigkeitprobleme, Unterlegenheitsgefühle und Demütigungserlebnisse dar. Angestaute Wut, Racheimpulse und Größenphantasien werden in Form des sexuell devianten Verhaltens organisiert. In der Kindheit häufig selbst Opfer eines Missbrauchs, gestalten die Sexualstraftäter eine Reinszenierung der Situation des Beherrschens, der Omnipotenz und der Gewalt. Das deviante sexuelle Verhalten dient einer zeitweisen Stabilisierung der bedrohten Identität. Die Situation wird dadurch kompliziert, dass diese Jugendlichen eine

Tendenz zur Gestaltung sadomasochistischer Beziehungen haben. Dies wird auch in der Therapie sichtbar. Sie unterwerfen sich scheinbar dem Behandlungsregime, opponieren aber heimlich dagegen und lassen den Therapeuten auflaufen. Therapeutische Maßnahmen sind, wie in Kapitel 7 geschildert wird, bei jugendlichen Straftätern durchaus sinnvoll und häufig wirksam.

Antisoziales Verhalten, Delinquenz, Weglaufen, Schulabsentismus

In Kapitel 3 wurde auf die Zunahme antisozialen, aggressiven Verhaltens und auf dessen relative Stabilität hingewiesen. Dabei wurde auch zwischen einer jugendgebundenen und einer frühen, in der Kindheit einsetzenden Form unterschieden, wobei die letztere die ungünstigere Prognose hat. Patienten mit schweren antisozialen Störungen und Delinquenz werden heute, nachdem Aichhorn (1925) schon in den 1920er Jahren Einzeltherapien mit dieser Patientengruppe durchgeführt hat, nur noch selten im ambulanten Setting behandelt. Häufig sind stationäre Settings und multimodale Behandlungsansätze (Cropp et al., 2016). Cohen (2004) beschreibt viele solcher Fälle in einem israelischen Kinderheim sowie die dort angewendeten psychodynamischen Prinzipien.

Antisoziales, delinquentes Verhalten

Das DSM-5 unterscheidet zwischen »aggressive childhood onset conduct disorder« und einem nichtaggressiven Typ, der in der Präadoleszenz oder in der Adoleszenz beginnt (vgl. Kapitel 3). In Bezug auf die Epidemiologie und die Stabilität ist bekannt, dass aggressive Verhaltensweisen, z. B. im Alter von acht Jahren, starke Prädiktoren für Aggression im Jugendalter sind (Lewis, 1997). In den Studien von Farrington, Lambert und West fand man, dass 27 % der Kinder, die im Alter von acht bis zehn Jahren als aggressiv eingestuft wurden, später wiederholt delinquente Akte vollzogen haben (Farrington et al., 1998).

Bei dieser relativ hohen Stabilität ist es ein großes Glück, dass sich nicht alle gestörten Kinder später zu soziopathischen Erwachsenen entwickeln. Etwa 30 % kommen im Jugendalter mit dem Gesetz in Konflikt, etwa 5 % davon häufiger. Zu den Auslösefaktoren und auch aufrechterhaltenden Faktoren gehören negative elterliche Einflüsse, körperliche Gewalt und Missbrauch (Lewis, 1997). In der Kindheit liegt häufig eine Polyviktimisierung vor. In den Fällen, die die Kölner

Klinik für Kinder- und Jugendpsychiatrie betreut, sind solche traumatisierenden Erfahrungen häufig. So berichtet Katrin Sevecke (mdl. Mitteilung) von einem Patienten, dessen Mutter bis zu dessen 4. Lebensjahr mehrere Male versuchte, ihren Sohn zu erwürgen. Elterliche Gewalt kann ein Modell für solch ein weitergehendes Gewaltverhalten sein, allerdings hat auch Spatz Widom (1989) nachgewiesen, dass dies nicht immer der Fall sein muss (vgl. Kapitel 3).

Interessant in diesem Zusammenhang sind auch Störungsbilder bei männlichen Jugendlichen mit sogenannter falscher Strukturbildung, die Streeck-Fischer (1995) aufgrund ihrer Erfahrungen im stationären Setting schildert. Bei diesen Jugendlichen fehlte eine männliche, väterliche Person. Sie wuchsen bei Mutter und Großmutter in einem Klima von Verwöhnung und grenzenlosem Gewährenlassen auf. Ihren Größenphantasien, ihrer Selbstbezogenheit wurde keine Grenze gesetzt; es fand keine Triangulierung statt. Streeck-Fischer beschreibt die *Männlichkeitsmythen*, die Bedeutung von Größenphantasien wie die Lust am Grauen, Angstlust, Drogen-, Alkohol- und Gewaltexzesse als Grenzerfahrungen, die die männliche Heldenhaftigkeit bestätigen sollen. Die Erfahrung »Ich habe etwas Schreckliches überlebt« oder »Ich habe die Kontrolle über mich im Angesicht des Schreckens, der Brutalität und des Grauens behalten« ist bei diesen männlichen Jugendlichen ein zentrales Thema. In diesem Kontext wird der Film *Joker* 2019 kritisch als Verführung zu Gewalttaten bei narzisstisch gestörten Patienten diskutiert. Horne (2001) unterstreicht die in einem Kontext von Gewalt und Vernachlässigung auf Bewältigung zielenden Abwehrmaßnahmen wie Verleugnung von Schmerz, von Bindungs- und Intimitätsbedürfnissen.

Weglaufen und Schulabsentismus

Nach Berman und Goodrich (1990) verhindert das Weglaufen nicht nur die Behandlung, ist also ein behandlungstechnisches Problem (vgl. Kapitel 7), sondern ist oft auch mit antisozialem Verhalten verbunden und kann Suizid einschließen. Jugendliche, die von zu Hause weglaufen, stammen häufig aus Familien, in denen Vernachlässigung, Missbrauch oder Krisen an der Tagesordnung sind. Manche Patienten laufen auch vorzeitig aus einer stationären Aufnahme weg. Solche Beendigungen von Behandlungen durch Weglaufen werden mit zwischen 10 und 30 % angegeben.

Die Autoren untersuchten 118 hospitalisierte Patienten mit einem mittleren Alter von 15 Jahren. Sie unterteilten sie in zwei Gruppen: diejenigen, die niemals weggelaufen waren, und diejenigen, die einmal oder mehrfach weggelaufen waren. Jugendliche, die aus der stationären Aufnahme weggelaufen waren, waren zu 90 % adoptiert und auch häufiger in Institutionen aufgenommen worden. In Bezug auf andere Merkmale wie Geschlecht, Alter, Diagnosen usw. fanden sich keine Unterschiede zur ersten Gruppe. Wenn man diesen Bindungskontext sieht, so könnte man sagen, dass Jugendliche, die selbst keine kontinuierliche Betreuung erfahren haben, es auch schwerer haben, in einem stationären Setting den Kontakt aufrechtzuerhalten. Sie reagieren dann entsprechend mit Weglaufen und beenden auf diese Weise die Behandlung oder die Beziehung. Stierlin (1975) hat in Bezug auf das Weglaufen von zu Hause darauf hingewiesen, dass Eltern bewusst oder unbewusst an ihre Kinder den Wunsch delegieren können, das Elternhaus zu verlassen.

Schulabsentismus ist ein Problem von großer klinischer Relevanz, das ähnlich häufig auftritt wie Krankheitsbilder wie Depression, Störung des Sozialverhaltens und ADHS. Lenzen, Brunner & Resch (2016) nennen Prävalenzzahlen von 5 %. Eine besondere Herausforderung stellt die Tatsache dar, dass es sich beim Schulabsentismus um ein mit einer beträchtlichen Entwicklungsgefährdung einhergehendes Phänomen handelt, nicht aber um eine eigenständige Diagnose. So weist das Symptom Schulabsentismus in vielerlei Hinsicht eine große Heterogenität auf und wird unterschiedlich bezeichnet. Zur klassischen Nomenklatur zählen die Begriffe »schulvermeidendes Verhalten«, »Schulverweigerung«, »Schulangst«, »Schulphobie« und »Schulschwänzen«. »Schulverweigerung« beschreibt die häufig mit internalisierenden Symptomen einhergehende Vermeidung des anstehenden Schulbesuchs (Lenzen et al., 2013). Bei der Schulverweigerung wissen die Eltern meist über das Fehlen ihrer Kinder Bescheid, die Fehlzeiten werden dadurch oft entschuldigt und zu Hause verbracht. Unterformen der Schulverweigerung sind die Schulphobie (Schulverweigerung in Verbindung mit Trennungsangst) und die Schulangst (Schulverweigerung in Verbindung mit auf die Schule bezogenen Ängsten – wie Leistungs- oder sozialen Ängsten).

Schulschwänzen ist als nicht mit emotionalen Symptomen verbundenes Fernbleiben vom Unterricht definiert. Es gehört somit zu den Störungen des Sozialverhaltens und geht oft mit weiteren Symptomen dieser Störungsgruppe einher. Beim Schulschwänzen sind die Eltern initial meist nicht informiert, die Fehlzeiten werden oft nicht zu Hause verbracht und nicht entschuldigt. Im klinischen Alltag existieren oft Mischformen, wie beispielsweise eine Kombination von angstbedingtem Fehlen und motivationsbedingtem Schwänzen (Egger et al., 2003).

Schulabsentismus kann also sehr unterschiedliche Ursachen haben und reicht vom Mobbing in der Klasse oder in den sozialen Medien über Kränkungen wegen mangelnder Schulleistungen bis zu Jugendlichen, die zu Hause bleiben, weil sie ihre alkoholkranke Mutter nicht allein lassen möchten oder Angst haben, ihre depressive Mutter, ihr depressiver Vater könne sich suizidieren. Aufgrund der in Kapitel 3 beschriebenen veränderten elterlichen Erziehungshaltungen mit großer Verwöhnung und einer Nutzung als Selbstobjekt gibt es auch Jugendliche, die jegliche Pflichten verweigern – und dazu gehört auch die Schulpflicht – und die in dieser Haltung von ihren Eltern mehr oder weniger bewusst gestärkt werden.

Emilio hat einen italienischen Vater, er ist 16 Jahre alt, seit 3 Wochen befindet er sich auf der psychosomatischen Station. Seit der 8. Klasse klagt er über Bauchschmerzen, Kopfschmerzen; seit der 10. Klasse fällt dann ein immer mehr zunehmender Schulabsentismus auf. Er hat den Termin für eine Nachprüfung nicht wahrgenommen; seine Mutter hat mit der Schule arrangiert, dass er irgendwann nachschreiben soll, der Termin ist allerdings völlig offen. Sein Verhalten auf der Station ist von großer Ambivalenz gekennzeichnet. Erst behauptet er: »Es tut mir so gut hier«, dann will er »nichts wie weg« und äußert wenig später: »Na meinetwegen, ich bleibe für 3 Wochen«.

Emilio hat zwei Brüder, beide sind körperlich krank (der älteste, 21 Jahre, hat eine Skoliose, der zweitgeborene, 19 Jahre, eine rheumatische Erkrankung). Beide Brüder haben ihre Ausbildungen vor den Prüfungen unterbrochen und sind nun zu Hause. Auch die Eltern seien sehr belastet, der Vater leide unter Burnout und sei momentan in Reha, berichtet die Bezugstherapeutin. Die Mutter habe Depressionen und Panikattacken, der Kontakt zu ihrer Herkunftsfamilie sei abgebrochen. Der Vater wurde, weil die Familie die Heirat mit einer Deutschen missbilligte, von seiner Familie abgelehnt, es besteht kein Kontakt mehr.

Auf der Station verweigert Emilio jegliche Aktivität, ist sehr stur, macht nichts, einzig der Sport macht ihm Spaß und da ist er gut – und auch gut in die Gruppe integriert. Wann immer man ihn auf bestimmte Pflichten und Regeln auf der Station oder in den jeweiligen therapeutischen Angeboten festlegen will, verweigert er sich (»Mein Kopf ist leer«, »Dazu brauche ich drei Jahre!«). Er liebt Ironman, scheint einerseits ganz sportlich zu sein, dann wieder ganz bedürftig und es kommen von ihm dann Äußerungen wie: »Es muss doch was für außergewöhnliche Kinder mit ungewöhnlichen Kräften geben«; zugleich wird deutlich, dass er im Dunkeln Angst hat.

In der Musiktherapie ist er sehr festgelegt, will was von Dr. Who nachspielen, kriegt es nicht hin, dann muss der Musik-Therapeut dies auf seine Anweisungen hin für ihn übernehmen. In der Kunsttherapie betont er immer wieder seine besondere Wahrnehmung, dass er die Farben intensiver sehe, nicht so wie die anderen. Dann malt er viel Graphisches, in dem Augen vorkommen, das innere Auge »watches you«, »hello its me«, andererseits matscht er mit dem Ton und kriegt außer einem unförmigen Tonklumpen nichts hin. Auch in der Tanztherapie achtet er wenig auf die anderen, merkt nicht, dass er zu viel Kraft einsetzt.

In der Supervision wird deutlich, dass sich die gesamte Familie in der Krankheit eingerichtet hat, keiner arbeitet mehr, alle sind krank und zu Hause und der Anspruch an das Helfersystem der Klinik ist groß: »Sie müssen uns helfen!« Positiv zu werten ist Emilios sportliches Engagement, angesichts des beeinträchtigten Körperkonzepts seiner beiden Brüder (und vermutlich auch seiner Eltern) ein Fortschritt. Selbst- und Fremdwahrnehmung klaffen enorm auseinander. Viele Ideen der Grandiosität werden geäußert – normale Regeln sind nicht für ihn gemacht, und seine reale Leistung in einigen Bereichen ist sehr gering. Zugleich hat er einige kindliche Anteile, so z. B. eine Dunkelangst – also eine Angst, die eigentlich in der frühen bis mittleren Kindheit überwunden wird. Bei Nachfragen zeigt sich, dass die Mutter ihn anscheinend ähnlich umfassend versorgt hat wie die beiden Brüder.

Es stellt sich dann heraus, dass Emilio schon früh von allen Außenkontakten depriviert wurde. Die Mutter hatte ihn nicht in den Kindergarten gehen lassen, und auch in der Schule hatte er wenige Freunde. Stattdessen ist er in einer Sanatoriumsatmosphäre aufgewachsen; der Patient – als bislang gesündestes von allen Familienmitgliedern – ist auf dem Weg zu einer gefährlichen Identifizierung mit dem familiären Rollenmodell: Rückzug ins Private bei Verweigerung aller Pflichten und hoher Ansprüchlichkeit an die Versorgung durch andere.

Depression

Die Prävalenzraten für die Major Depression liegen bei Jugendlichen zwischen 0,4 und 6,4 %. Während es in der Kindheit noch keine Geschlechtsunterschiede in Bezug auf die Häufigkeit von Depressivität und Depression gibt, wird ab der Adoleszenz der Anteil von Mädchen, bei denen diese Störungsformen diagnostiziert werden, immer größer und führt schließlich zu 2- bis 3-mal so hohen Raten wie bei Jungen. Dabei nähern sich die Prävalenzraten depressiver Störungen den für das Erwachsenenalter gefundenen Häufigkeiten an. Auch die Geschlechtsunterschiede entsprechen ab dem Jugendalter denen des Erwachsenenalters. Der durchschnittliche Beginn depressiver Störungen liegt verschiedenen epidemiologischen Studien zufolge bei etwa 14 Jahren; in klinischen Studien wird jedoch auch ein früheres Erstmanifestationsalter berichtet (Reicher, 2000).

Für das Jugendalter hat sich die Unterscheidung von drei verschiedenen Formen der Depression als hilfreich erwiesen (Seiffge-Krenke, 2008): Die *depressive Stimmung* ist durch eine traurige, freudlose und unlustbetonte Stimmung über einen unspezifischen Zeitraum gekennzeichnet. Etwa 30 bis 70% einer nicht klinischen Stichprobe geben an, zu irgendeinem Zeitpunkt ihrer Adoleszenz von depressiver Stimmung betroffen gewesen zu sein. Solche subklinischen Formen sind, solange sie zeitlich begrenzt auftreten, offenkundig eher die Regel als die Ausnahme. Bei dem *depressiven Syndrom* handelt es sich um eine spezifische Symptomkonfiguration. Hierzu zählen Befunde auf der kognitiven und motivationalen Ebene (wie z.B. Konzentrationsstörungen und Interessenverlust), auf der Verhaltensebene (z.B. passiv gehemmtes oder ängstlich agitiertes Verhalten) und auf der somatischen Ebene (z.B. Schlaf- und Appetitstörungen). *Depressive Störungen* dagegen werden nur bei Vorliegen spezifischer Symptommuster diagnostiziert, wie sie in den gängigen Diagnosesystemen (ICD-11 und DSM-5) beschrieben werden. Bei 1 bis 7% der Jugendlichen sind klinisch relevante Zeichen einer Depression festzustellen. Die typische Symptomatik schließt Langeweile, Apathie, Verlust des Interesses an sozialen Kontakten, sozialen Rückzug sowie Konzentrationsstörungen ein; die Schulleistung kann infolgedessen nachlassen. Depressive Jugendliche klagen häufig darüber, sich einsam und nicht geliebt zu fühlen. Aber auch phobisches Verhalten, aggressive Reaktionen, Somatisierung und vegetative Symptome sind zu beobachten. Anders als bei Erwachsenen kann eine Depression bei Jugendlichen auch mit einer irritierten, dysphorischen Stimmung einhergehen (Kashani & McNaul, 1997).

Affektive Störungen gehören zu den zentralen Störungen im Jugendalter. Sie stellen ein erhebliches Gesundheitsrisiko dar, u.a. wegen der erhöhten Selbstmordrate. Mädchen klagen häufiger über depressive Stimmung; bei ihnen wurden auch häufiger depressive Störungen beobachtet. Die Leitlinien nennen Altersunterschiede bezüglich der Symptomatik (Adler-Corman et al., 2018): Während bis zum Alter von zwölf Jahren häufiger Angst, Apathie, somatische Beschwerden und Konzentrationsstörungen dominant waren, stehen bei Jugendlichen ab dem Alter von 17 Jahren mangelndes Selbstvertrauen, Antriebslosigkeit, Selbstanklagen, Appetitlosigkeit, Schuldgefühle und Suizidgedanken im Vordergrund (Kashani & McNaul, 1997) – eine recht ähnliche Symptomatik wie bei Erwachsenen. Die Komorbidität mit Angststörungen ist hoch. Das Phänomen Depression tritt also im Jugendalter in vielen Facetten auf und ist deshalb nicht so einfach in seinem Krankheitswert zu beurteilen.

Wie in Kapitel 2 erörtert, gehört die Trauerarbeit zu einem normalen Entwicklungsprozess in der Adoleszenz. An dieser Stelle ist an die Freudsche Differenzierung zwischen normaler und pathologischer Trauer (Melancholie) zu erinnern. In »Trauer und Melancholie« (Freud, 1917b) schrieb Freud, dass beides Reaktionen auf einen (realen oder symbolischen) Verlust seien. Freud vermutete, dass im Fall der Depression das Verlorene ambivalent besetzt sei. Primär auf das Liebesobjekt gerichtete Wut werde gegen sich selbst gewendet. Freud betont auch die besondere Über-Ich-Strenge der Melancholiker.

Depressive Stimmungen in der Frühadoleszenz sind normal, häufig und ein Ausdruck des Trauerprozesses, des Abschiedes von der Kindheit, dem kindlichen Körper und der kindlichen Sexualität. Ernste Formen der Depression entstehen, wenn Frühadoleszente nicht in der Lage sind, ihren kindlichen Narzissmus aufzugeben, es droht die Gefahr, die enttäuschende Konfrontation mit der Wirklichkeit als narzisstisch tief kränkend zu erleben. Koch und Oelkers (2001) betonen den starken Zusammenhang zwischen der depressiven Symptomatik und den Entwicklungsaufgaben. Nicht nur das Bild vom eigenen Selbst muss entidealisiert werden, der Prozess der Entidealisierung der Eltern stellt eine weitere ernste Herausforderung dar: Die Illusion der perfekten und allwissenden Eltern muss aufgegeben werden. Auch in diesem Fall kommt es darauf an, ob der Jugendliche mit seiner unvermeidlichen narzisstischen Enttäuschung adaptiv umgehen kann. Eine pathologische Idealisierung stellt einen Vulnerabilitätsfaktor dar.

Bloch (1995) und Cohen (2004) belegen des Weiteren übermäßige Schuldgefühle den Eltern gegenüber als einen wichtigen Mechanismus bei der Entstehung der depressiven Symptomatik im Jugendalter (vgl. dazu die Ausführungen in Kapitel 2 zur *Autonomieschuld)* . Es handelt sich um eine unbewusste Schuld, die aus einem Gefühl entsteht, sich auf Kosten der Eltern zu entwickeln, und aus einem Wunsch, sich besser, stärker als sie zu fühlen. Ein letzter Weg, depressiven Verlustängsten auszuweichen, besteht dann darin, an symbiotischen Beziehungsmustern festzuhalten oder bei Bedarf auf diese Form einer Beziehung zu regredieren, denn in der Symbiose droht keine reale Trennung.

Als Grundmuster der frühen Genese von Depressionen werden von du Bois (2006) unempathisches Verhalten der Eltern aufgrund eigener psychischer Probleme und die (adaptiven) Reaktionen des Kindes auf Verlust und Trennung herausgearbeitet. Zu den unsicheren Bindungsmustern kommen erbliche Dispositionen ebenso wie Traumata als begünstigende Faktoren hinzu (Schauenburg, 2018). Wir gehen heute davon aus, dass Kinder auf genetischer Grundlage mehr oder weniger empfänglich sein können, depressiv zu reagieren, wenn sie Verluste zu verkraften und chronischen Stress zu bewältigen haben (Costello et al., 2006). So ist das Risiko, bei Vorliegen eines schwerwiegenden Stressors an einer Depression zu erkranken, für Jugendliche mit einem genetischen Risiko 2,4-mal höher als für Personen mit einem geringen Risiko. Viele konstitutionell depressive Kinder, die ihre Familie mit ihrer Trennungsängstlichkeit und Lustlosigkeit und mit ihren Verstimmungen während der gesamten Kindheit in Bann gehalten haben, können allerdings als Jugendliche plötzlich selbstständig und eigeninitiativ werden. Wie du Bois (2006) nachweist, können depressive Jugendliche gerade dadurch, dass sie ihre Verletzlichkeit offen zu Markte tragen (z. B. in Form von Ängstlichkeit), Hilfe mobilisieren und lernen, sich selbst zu helfen.

Suizidalität

Zu keiner Zeit des Lebens sind Krisen mit Verzweiflung und suizidalen Gedanken so verbreitet wie in der frühen Jugendzeit. Mindestens 30 % der Jugendlichen in Deutschland durchleben Krisen dieser Art und stellen gedanklich ihre eigene Existenz in Frage. 2 bis 4 % unternehmen einen Versuch, sich das Leben zu nehmen, Mädchen 4- bis 7-mal häufiger als Jungen (du Bois, 2006). Schätzungen für die USA zeigen, dass bis zu 9 % der Jugendlichen aus der Allgemeinpopulation einen Suizidversuch durchgeführt hatten; bei psychiatrischen Patienten fällt die Zahl deutlich höher aus (34 %; Pfeffer, 1997). An der Tatsache, dass Suizide die zweithäufigste Todesursache in der Adoleszenz sind, hat sich trotz aller Präventionskampagnen aktuell nichts geändert.

Eine hohe Mortalität als Folge des Suizids betrifft vor allem männliche Jugendliche und junge Erwachsene. Vielen suizidalen Handlungen dieses Alters ist keine erkennbare depressive Verstimmung vorausgegangen; bei anderen Patienten wiederum sind Suizidgedanken, -versuche und tatsächliche Selbsttötung stark mit affektiven Störungen assoziiert, aber auch mit Persönlichkeitsstörungen wie der instabilen Persönlichkeitsstörung oder der Borderline-Persönlichkeitsstörung sowie mit antisozialem Verhalten und Substanzmissbrauch. Im DSM-5 stellt Suizid allein keine eigenständige Störung dar, sondern erst in Verbindung mit einer Störung wie depressive Episode oder Borderline-Persönlichkeitsstörung.

Ottino (1999) ist dagegen der Meinung, dass nicht die Ernsthaftigkeit der psychopathologischen Symptomatik, sondern die narzisstische Fragilität einer jungen Person und dementsprechend eine niedrige Kränkungstoleranz angesichts der entwicklungspsychologischen Prozesse eine Voraussetzung für Suizidalität ist. Eine unerträgliche, lähmende, zum Suizid führende Kränkung kann entstehen, wenn ein Jugendlicher das Gefühl hat, dass seine Identität nicht seinem Ich-Ideal entspricht. Die besonders narzisstisch fragilen Jugendlichen können die pubertären Körperveränderungen, den Triebdruck oder die sich erneut andrängenden ödipalen Konflikte nicht ertragen.

Freud (1917b) stellt Selbstmord als eine komplexe Reaktion dar, als Folge des Verlusts der Anerkennung eines Liebesobjektes oder als eine Selbstbestrafungs- und Schuldreaktion auf die Todeswünsche gegen andere. Besonders Menschen mit narzisstischer Objektwahl neigen nach Freud zu solchen Reaktionen. King und Apter (1996) berichten drei Fallbeispiele von 18-jährigen jungen Männern, die während ihres Pflicht-Armeedienstes in Israel Selbstmord begangen hatten. In einer früheren Arbeit analysieren die Autoren 43 Suizidfälle aus einer Militärdienstkohorte. Ähnlich wie Ottino (1999) weisen sie auf den Grundmechanismus der unerträglichen narzisstischen Kränkung hin. Die häufigsten Auslösesituationen waren Ablehnung in einer romantischen Beziehung, Stress im Dienst, finanzielle Probleme und Probleme mit den Eltern. In 10 % der Fälle konnten keine direkten Auslöser gefunden werden. Die postmortale Analyse zeigte, dass 25 % der Jugendlichen starke narzisstische Charakterzüge aufwiesen, 40 % Persönlichkeitsstörungen. Eine weitere gemeinsame Eigenschaft war eine starke Isolierungstendenz, die schon in der Kindheit bemerkt werden konnte.

King und Apter (1996) betonen, dass die suizidalen Jugendlichen eine feindliche, abgespaltete Beziehung zum eigenen Körper hatten, was vermutlich mit der unzureichenden Selbstfürsorge und mangelnden Erfahrungen der liebevollen Pflege im Kleinkindalter zusammenhängt. Man hat bei suizidalen Jugendlichen eine sehr hohe Schmerztoleranz festgestellt. Diese relative Betäubung, die auch bei sich selbstverletzenden Jugendlichen auftritt, weist auf eine Abspaltung, auf eine Dissoziation vom eigenen Körper hin. Laufer und Laufer (1984) sehen im Suizid eine Attacke auf den als beschämend erlebten, unerträglichen, sexuell veränderten Körper. Suizid ist ihrer Meinung nach der radikalste Versuch der Kontrolle und des Loswerdens dieser unerträglichen Spannung.

Für andere Autoren wie Davies (1995) sind die aggressiven Angriffe auf den eigenen Körper ein Angriff auf das internalisierte mütterliche Objekt. Bei den Patienten von Stork (1993) fallen Mutterverbundenheit und Todesgedanken oft zusammen. In diesem Sinne schrieb ein Jugendlicher, der schon mehrere Suizidversuche verübt hatte und sich später das Leben nahm, als Aphorismen in sein Tagebuch: »Der Tod ist eine Frau, mit der man nur einmal Liebe macht, aber für alle Ewigkeit«, und: »Der Tod ist die einzige Frau, der man vertrauen kann« (S. 23). Das Thema »Mutterliebe als einzig echte Liebe« kommt auch in den Abschiedsbriefen oder autobiographischen Aufzeichnungen anderer Patienten, die sich umgebracht haben, vor. Die narzisstischen Verschmelzungswünsche bei Abspaltung und Verleugnung aller aggressiven Triebregungen fand Davies bei seinen Patienten relativ häufig.

Eine weitere wichtige, vulnerabilisierende Rolle beim Suizid spielt nach King und Apter (1996) die Unfähigkeit, schwierige und schmerzvolle Affekte wie Angst, depressive Gefühle, Wut und Erniedrigung zu ertragen. Eine Flucht vor solchen unerträglichen Affekten, die wiederum mit unzureichend entwickelten Fähigkeiten zur Selbstregulation und Selbstberuhigung zusammenhängen, wird als ein häufiges Motiv des Selbstmords verstanden. Die Wut wird auf sich selbst gerichtet, da die suizidalen Patienten sich eigene Mängel und persönliches Versagen und damit die Schuld für ihr unerträgliches Leid zuschreiben.

50 % der Jugendlichen, die einen Selbstmord versuchen, haben im Verwandten- und Bekanntenkreis depressive Krisen und suizidale Krisen miterlebt (du Bois, 2006). Sie werden durch das Beispiel anderer aber nicht etwa abgeschreckt, sondern in ihrem eigenen Grundgefühl bestätigt. Nachahmungstaten, ausgelöst durch Suizide in Cliquen und Freundeskreisen, kommen regelmäßig vor (»Werther-Effekt«). Die kognitiven Weiterentwicklungen (vgl. Kapitel 2), insbesondere die neu erworbene Fähigkeit, sich selbst und den Sinn der eigenen Existenz von außen, losgelöst von den Eltern, anzuschauen und neu zu bewerten, sind ebenfalls zu bedenken. Die Jugendlichen erleben eine spezifische Einsamkeit, die sie als Preis für die neue Autonomie bezahlen müssen. Mit ihren Suizidgedanken bringen sie ihren Willen zum Ausdruck, ihre neue Freiheit tatsächlich auf radikale Weise in Anspruch zu nehmen.

Traumatisierungen

In den letzten Jahren gibt es relativ viele Publikationen zu Jugendlichen mit Traumatisierungen und posttraumatischen Belastungsstörungen (PTBS) sowie ihren Behandlungsmöglichkeiten (z. B. Cohen, 2004; Streeck-Fischer, 1999b; Sachsse et al., 2002; Burchartz, 2019).

Zahlen über die Verbreitung der PTBS (einer Angststörung, die durch eine persistierende Reaktion auf traumatische Erfahrung definiert ist) zeigen, dass diese Störung, die eine diagnostische Kategorie der ICD-11 ist, recht häufig auftritt. Eine akute PTBS, die die kognitive und emotionale Reizverarbeitung aufgrund ihrer Plötzlichkeit und Heftigkeit überfordert, löst sich entweder innerhalb von drei bis vier Monaten auf (wobei eine therapeutische Behandlung nicht zwangsläufig ansteht) oder sie wird chronisch (March et al., 1997).

Man unterscheidet verschiedene Trauma-Typen: zum einen akute, einmalige Traumata, die plötzlich und unvorhersehbar sind, und zum anderen chronische Traumata, die zu erwarten sind und wiederholt auftreten, wie z.B. körperliche Misshandlung oder sexueller Missbrauch. Allerdings können schon einmalige Traumata zu Persönlichkeitsveränderungen führen. Es ist darauf hinzuweisen, dass einem erheblichen Teil der Störungen, die in diesem Kapitel beschrieben wurden, reale Traumatisierungen im Leben der Jugendlichen, häufig schon in deren früher Kindheit, zugrunde lagen. Des Weiteren ist zu berücksichtigen, dass häufig Mehrfachtraumatisierungen vorliegen (Egle et al., 2016).

Die DSM-5 Kriterien fassen unter PTBS auch das Beobachten von traumatischen Ereignissen. Untersuchungen zur Psychobiologie von Traumata zeigen bei *Zeugen* von Gewalt fast ebenso große Veränderungen im Gehirn wie bei *Opfern* von Gewalt. Jugendliche sind Zeugen von Aggression innerhalb der Familie, von Suiziden und Missbrauch durch Geschwister oder Eltern (Cohen, 2004). Gesellschaftliche Veränderungen haben dazu geführt, dass heute unterschiedliche Arten von Traumata erlebt werden. So gibt es relativ hohe Raten von innerfamiliärer Vernachlässigung, geringere Raten von sexuellem Missbrauch sowie innerfamiliäre und extrafamiliäre Gewalt, etwa Gewalt im Wohnviertel, Terrorismus etc.

Die Psychobiologie von Traumata ist relativ gut erforscht (van der Kolk, 1999; Egle et al., 2016). Bei misshandelten und missbrauchten Jugendlichen fand man Auffälligkeiten im limbischen System; die normale Entwicklung des zerebralen Kortex war beeinträchtigt. Linkshemisphärische Beeinträchtigungen kamen besonders häufig vor, was die sprachlichen und symbolischen Einschränkungen teilweise erklärt. Bei missbrauchten Mädchen fand man des Weiteren schwerwiegende neuroendokrine Störungen, bei denen das Immunsystem, die Corticosteroide, die Schilddrüsen- und die Geschlechtshormone betroffen waren.

Ein charakteristisches Merkmal der PTBS ist die Wiedererfahrung des Ereignisses in Form von intrusiven Gedanken, Erinnerungen, Träumen oder Flashbacks. Versuche, diese traumatischen Erfahrungen loszuwerden, führen u.a. zu *Dissoziationen*, aber auch zu *Reinszenierungen* (»reenactment«, vgl. Kapitel 10). Betäubung und selbstverletzendes Verhalten ebenso wie Somatisierungen sind häufig und treten an die Stelle von Worten und Symbolen, um mit sich und anderen kommunizieren zu können (van der Kolk, 1999). Traumatische Träume sind häufig, u.a. Träume von persönlicher Bedrohung oder Todesträume. Insgesamt sind die Jugendlichen einem ständigen und hohen »arousal« ausgesetzt, was sich in Schlafstörungen, körperlichen Symptomen, hoher Anspannung und Hypervigilanz zeigt. Ein Bewältigungsversuch kann auch darin bestehen, das reale Geschehen in die Phantasie zu verlagern, was dann in der Behandlung die Schwierigkeit mit sich bringt, zwischen Phantasie und Realität zu trennen.

Person und Klar (1994) schildern die Behandlung einer jungen Frau, die wegen verschiedener Körpersymptome (u.a. Übelkeit) und ihrer Unfähigkeit, engere Bindungen einzugehen, in die Therapie kam. Ihre Kleidung und ihr Verhalten waren sexuell provokativ. Es war deutlich, dass sie Macht über Männer anstrebte. Mit dieser eher hysterischen Dynamik, mit der sie Männer aufregte und kontrollierte, wehrte sie die darunterliegenden Bedürfnisse nach Gehaltenwerden und Bindung ab. Etwa in der 100. Stunde, anlässlich eines Traumes, in dem sie nackt in einem Kreis von Männern tanzte, fiel ihr eine Situation ein, bei der es um Missbrauch ging, den ihr Vater an ihr begangen hatte. Eines ihrer Symptome, die Übelkeit, konnte als zu diesem Trauma zugehörig eingeordnet werden.

Erinnerungen an traumatische Ereignisse werden oft unterdrückt oder sind dissoziiert und scheinen, auch wenn sie erinnert werden, affektlos, nicht kontextualisiert und fragmentarisch. Es ist oft sehr schwierig, unterdrückte Erinnerungen (»repressed memories«) von Phantasien zu unterscheiden. Man kann beobachten, dass diese Jugendlichen Fähigkeiten verlernen, die sie vorher bereits besaßen, so können sie oft Fragen nicht beantworten oder werden extrem abhängig. Streeck-Fischer (2002a, b) spricht von der »Sprachlosigkeit« schwer traumatisierter jugendlicher Patienten. Diese ist von den »normalen«, entwicklungspsychologisch bedingten Sprachbarrieren der Jugendlichen (vgl. Kapitel 2) zu unterscheiden. Belastende Erfahrungen werden nicht in der symbolischen, sondern in einer abgespalteten Form gespeichert, die Mentalisierung ist zusammengebrochen (Fonagy, 2006). Die Dissoziation des Traumas von Teilen der Persönlichkeit, betont Giovacchini (2001), ist zum Überleben des Jugendlichen notwendig. Sie ermöglicht ihnen, in anderen Bereichen relativ »normal« weiterzufunktionieren.

In seiner Untersuchung der Langzeiteffekte von sexuellem Missbrauch im Jugendalter berichtet Natterson (1995), dass die Frage, wie ein Trauma wirkt und wie gut oder schlecht es später integriert werden kann, von sechs Faktoren abhängt:

- Dauer des Traumas,
- vorherige Traumatisierung,
- vorher bestehende Persönlichkeit und genetische Disposition,
- die Entwicklungsphase, in der das Trauma sich ereignete (je früher, desto schwerwiegender),
- die Schwere des Stressors,
- das Unterstützungssystem während und nach dem Trauma.

Zentral für traumatische Erfahrungen sind der Verlust an Vertrauen in die Bezugsperson und die Furcht um die eigene körperliche oder psychische Sicherheit oder Integrität. In der Therapie geht es daher darum, das verlorene Vertrauen in andere wiederzugewinnen (vgl. Kapitel 10). Da das Risiko eines vollzogenen Suizids nie ausgeschlossen werden kann, ist die Gegenübertragung besonders stark durch Verantwortungsdruck und Angst zu versagen belastet (Kind, 2017).

Zusammenfassung

Es fällt auf, dass das Augenmerk der Arbeiten seit Anfang des 21. Jahrhunderts vor allem auf gravierenden Störungsbildern liegt. Zur Erklärung der Psychodynamik wurden triebtheoretische, objektbeziehungstheoretische und selbstpsychologische Erklärungsmodelle herangezogen sowie Bindungsaspekte betont. Ursachen werden häufig in Entwicklungskonflikten gesehen, die letztlich von allen Jugendlichen bewältigt werden müssen. Mit ihnen sind Jugendliche konfrontiert, die häufig belastende, ja traumatische Erfahrungen gemacht haben und dann durch die zusätzlichen adoleszenzspezifischen Aufgaben überfordert sind. In fast allen geschilderten Arbeiten wurde betont, dass Krankheitsphänomene und Entwicklungsthemen untrennbar miteinander verwoben sind. Dies zeigte sich auch daran, dass es milde, leichtere Formen und sehr pathologische Formen mit einem enormen selbstzerstörerischen Potential gibt. Vor allem drei Entwicklungsaufgaben (die Auseinandersetzung mit dem reifenden Körper, die Identitätsbildung und die Ablösung von den Eltern) erscheinen als potentiell besonders krisenbehaftet. Allerdings wurde auch offensichtlich, dass bei einem erheblichen Teil der Jugendlichen mit schweren Krankheitsbildern frühe oder aktuelle Traumatisierungen vorlagen.

Es war beeindruckend, wie häufig komorbide Störungen vorlagen und in welchem Umfang familiäre Veränderungen (das Kind als Selbstobjekt, fehlende Generationsgrenzen, starke Verwöhnung ohne Begrenzung, unzureichende elterliche Modelle) an der Entstehung und Aufrechterhaltung der Störungsbilder beteiligt waren. Beschrieben wurde auch, dass viele Störungsbilder mehrfache Funktionen für den Jugendlichen erfüllen, besonders deutlich beim selbstverletzenden Verhalten.

6. KAPITEL

Psychodynamische Kompetenz: Was heißt »psychodynamisches Arbeiten«?

In diesem Kapitel geht es um die Professionalisierung der psychodynamischen Tätigkeit. Seit der Entwicklung der psychoanalytischen Methode durch Freud haben sich Modifikationen in der Technik ergeben. Die klassische hochfrequente Langzeitanalyse ist heute weder für Erwachsene noch für Jugendliche eine häufige Behandlungsform. Dies hängt – neben dem Krankheitswandel – auch mit den Veränderungen zusammen, die im Zuge des Psychotherapeutengesetzes die Indikation erweitert und den Umfang von Behandlungen begrenzt haben, was auch Konsequenzen für die Weiterbildungsinstitute hatte (Schauenburg et al., 2019).

Wir beginnen mit einem kurzen Abriss der psychoanalytischen Standardtechnik, da sie den Hintergrund bildet, vor dem Modifikationen in der Arbeit mit Jugendlichen zu sehen sind. Zur ausführlichen Lektüre seien die Arbeiten von Buchholz (1997), Körner (2016, 2018) und Will (2006) empfohlen. Für die Jugendlichenbehandlung ist ein breites Fundament an therapeutischen Kompetenzen zu erwerben (Wampold et al., 2018), wie es auch die Musterweiterbildungsordnung (MWBO) 2021 vorsieht. Auf die Umsetzung in der Therapie wird in Kapitel 7 eingegangen. Im weiteren Verlauf dieses Kapitels geht es um die Anna Freud-Melanie Klein-Kontroverse, die auf den Beginn der Arbeit mit Jugendlichen ausstrahlte, sowie um aktuelle Darstellungen zum Berufsstand der analytischen Kinder- und Jugendlichen-Therapeuten. Die spezifischen Kompetenzen, die Jugendlichen-Therapeuten benötigen, beschließen das Kapitel.

Was heißt »psychodynamisches Arbeiten«?

Die Entwicklung des psychoanalytischen Theoriengebäudes ging Hand in Hand mit der Entwicklung der Behandlungsmethode und hat im Verlauf der über 40-jährigen Schaffensperiode Sigmund Freuds mehrere Modifikationen erfahren. So gibt es z.B. zwei Modelle des psychischen Apparates, zwei Angsttheorien (Meyer, 2005) und drei verschiedene Konzeptionen der Trieblehre (Seiffge-Krenke, 1997b), die u.a. durch Fortschritte in der Behandlungstechnik ausgelöst wurden. Die Standardmethode der Psychoanalyse hat sich ebenfalls aus verschiedenen Vorstufen historisch über einen längeren Zeitraum entwickelt und enthält – wie Freud in den Schriften zur Behandlungstechnik 1904 ausführt – noch deutliche Elemente ihrer Vorläufer, der kathartischen Methode und der Hypnose. Erklärtes Ziel ist es, verdrängte Konflikte wieder ins Bewusstsein zu heben und eine gangbare, nichtneurotische Lösungsmöglichkeit zu finden, um den Patienten – so Freud – wieder »liebes- und arbeitsfähig« zu machen. Damals wurden vor allem Patienten mit neurotischen Krankheitsbildern behandelt. Übertragung, Widerstandsanalyse und analytische Neutralität hatten einen anderen Stellenwert als in heutigen Behandlungen von Patienten mit strukturellen Störungen oder in Behandlungen, in denen an einem konkreten Fokus gearbeitet wird. Auch in der Behandlung von Jugendlichen sind Modifikationen in der Technik notwendig, auf die detailliert in Kapitel 7 und 10 eingegangen wird. Dennoch ist es notwendig, sich die klassischen Parameter zu verdeutlichen, um zu verstehen, warum Veränderungen in Jugendlichenbehandlungen notwendig wurden.

Das Setting, der Rahmen

Die Traumdeutung, für Freud der »Königsweg zum Unbewussten«, nimmt eine zentrale Stellung ein, weil sie paradigmatisch die Arbeit des Unbewussten bei der Entstellung des latenten Traumgedankens (durch Mechanismen wie Verdichtung, Verschiebung und sekundäre Bearbeitung) sichtbar macht (Freud, 1917a; 1932). Nicht zufällig erlaubt der in der psychoanalytischen Standardtechnik geschaffene Rahmen daher eine künstliche, teilweise und kontrollierte Regression, die durch die liegende Haltung des Analysanden (Couch) und den völligen Ausfall einer visuellen Kontrolle über seinen Gesprächspartner (der Analytiker sitzt im rechten Winkel hinter ihm) gefördert wird. Bestimmte formale Elemente wie Frequenz, Ort und Dauer müssen konstant gehalten werden und auch die durch bestimmte Regeln festgelegte Interaktion zwischen Patient und Therapeut – der Patient soll sich an die Grundregel halten und seine Einfälle frei und thematisch ungebunden äußern; der Therapeut wiederum ist zur Abstinenz und frei schwebenden Aufmerksamkeit verpflichtet – verfolgt letztlich das Ziel, die analytische Arbeit am bewussten und unbewussten Material in überschaubaren und kontrollierbaren Grenzen zu halten.

Das Arbeitsbündnis

Wie Paula Heimann (1966) in ihren »Bemerkungen zum Arbeitsbegriff in der Psychoanalyse« ausführt, sind Therapeut und Patient ein Arbeitsteam mit einander ergänzenden Pflichten und Rechten in einem konstant gehaltenen Milieu. Als entscheidende Voraussetzung für eine sinnvolle therapeutische Arbeit gilt die Bereitschaft zum Behandlungsbündnis, das nach Greenson (2000) den nichtneurotischen, rationalen Rapport umfasst, den der Patient mit seinem Therapeuten unterhält und der ihn zur Fortsetzung der Behandlung ungeachtet seiner eigenen Widerstände veranlasst. Die Fähigkeit zum Behandlungsbündnis unterliegt im Verlauf der Therapie Schwankungen und hat erhebliche diagnostische Relevanz (Thomä & Kächele, 1997). Deshalb darf sie nicht mit dem bloßen Wunsch des Patienten nach Gesundung gleichgesetzt werden, denn sie ist motivational vielschichtiger und präsentiert sich auch im Unbewussten des Patienten (vgl. Kapitel 4).

Es ist wichtig, zwischen Arbeitsbündnis und Übertragung zu unterscheiden (Heimann, 1957). Das Arbeitsbündnis betrifft die nichtneurotischen Anteile des Patienten, die mit dem Therapeuten im Dienste der Gesundwerdung zusammenarbeiten. Die Übertragung bezieht sich demgegenüber auf das Wiederholen vergangener Beziehungen in ihrer neurotischen Qualität und ist wesentlich durch einen Verschiebungsmechanismus gekennzeichnet: Die gesunden Ich-Anteile gehen somit ein Arbeitsbündnis ein, die neurotischen versuchen dagegen, die therapeutische Beziehung im Sinne des neurotischen Konflikts umzugestalten.

Die Grundregel

Die Grundregel wurde ursprünglich von Freud als Ersatz für die Hypnose benutzt, die – wenn auch nur bei einer begrenzten Zahl von Patienten – Erinnerungen und Vorstellungen lieferte, mit deren Hilfe die Umsetzung der Symptome und die Befreiung der Affekte gelangen. Auch heute ist die freie Assoziation eine wichtige Methode, um biographisch bedeutsames Material zutage zu fördern. Sie vollzieht sich allerdings keineswegs »frei«, sondern erfordert eine Ich-Spaltung des Patienten und geht mit mehr oder weniger starken Widerständen einher. Dieser Prozess begleitet nach Anna Freud (1936 [2002]) die therapeutische Arbeit, die im Wesentlichen als »Kampf um die Befolgung der Grundregel« verstanden werden kann.

Wechsel zwischen frei schwebender Aufmerksamkeit und Dialog

Die Arbeit des Therapeuten, insbesondere sein Erkenntnisprozess, ist durch Paula Heimann (1969) präzisiert worden. Sie sieht zunächst den Therapeuten als teilnehmenden, zuhörenden Beobachter. Seine frei schwebende Aufmerksamkeit umfasst alle verbalen und nichtverbalen Mitteilungen des Patienten, vom unwillkürlichen Hinweis bis zur absichtlichen Aussage. Entscheidend ist, dass die empathische Einfühlung eine kurz dauernde, bewusste Identifizierung mit dem Patienten darstellt. Der Therapeut tritt danach aus seiner Position als zuhörender Beobachter heraus und wird ein aktiver Partner, indem er etwas sagt. Zwischen diesen beiden Positionen alteriert er: Es gibt Strecken eines Dialogs, dann wieder streckenweise ein längeres Zuhören.

Evidenz und Deutung

Bereits während des Zuhörens folgt der Therapeut (so Heimann, 1969) seinem Patienten in seinen Gedanken mit einem begleitenden Kommentar, der vorbewusste Elemente, Einfälle aus dem Unbewussten und Probedeutungen enthält. Nun geht es um die Umwandlung des Beobachteten in einen gesprochenen Kommentar. Der Therapeut muss aus dem Verständnis der therapeutischen Situation und der Kenntnis der Biographie des Patienten zu einer Deutung gelangen und zugleich den richtigen Zeitpunkt, den richtigen Inhalt und die richtige Formulierung der Deutung finden. Weitere Erkenntnisprozesse des Therapeuten erfolgen nach Heimann (1969) ohne direkten Kontakt mit dem Patienten, nämlich in der Zeit zwischen den Behandlungsstunden, u.a. beim schriftlichen Festhalten der Sitzung. Tatsächlich bildet das, was der Therapeut tut, wenn er über eine in Gang befindliche Therapie nachdenkt bzw. die szenische Gestalt einzelner Stunden oder einer Serie von Stunden betrachtet, einen wesentlichen Teil seiner Arbeit.

Erinnern, Wiederholen, Durcharbeiten

Die analytische Arbeit mit dem Patienten hat Freud mit der knappen Formulierung »Erinnern, Wiederholen, Durcharbeiten« umrissen: Der Patient erinnert vergangene Erfahrungen, belebt sie in der therapeutischen Situation und bearbeitet sie sukzessive. Durch die Übertragung, die »artifizielle Krankheit«, wird der ödipale Konflikt des Patienten in der analytischen Situation wiederholt und durch konsequentes Deuten und Durcharbeiten (Freud, 1914a) bewältigt. Das emotionale Wiederbeleben in der Übertragungsbeziehung ist ganz entscheidend. Affektloses Erinnern ist nach Freud (Breuer & Freud, 1895 [1991]) wirkungslos. Ohne Affekt gibt es keine wirkliche Erinnerung, ist keine korrigierende emotionale Erfahrung möglich. Hilfen stellen bestimmte Interventionen des Therapeuten dar, die neben der Konfrontation, der Klarifikation und dem Durcharbeiten vor allem die Deutung umfassen (Greenson, 2000). Freud (1914a) betont, dass das Erkennen und Benennen des (Assoziations-)Widerstandes notwendig ist, dass man an der analytischen Grundregel festhalten muss und erst das Durcharbeiten des Widerstandes die eigentliche Veränderung herbeiführt.

Deutung und andere Interventionen

Der Deutung kommt als therapeutischem Instrument ein besonderer Stellenwert zu, da durch sie der Zugang zu unbewusstem Material möglich wird. Wie Sandler, Dare und Holder bemerken, sind Therapeuten »vorwiegend Zuhörer, gelegentlich Kommentatoren und nur sehr selten Deuter« (Sandler et al., 2001, S. 96). Freuds erste Äußerungen über die Deutung bezogen sich auf das Deuten von Träumen und betrafen das Verstehen und Rekonstruieren verborgener Sinngehalte des Traumes *(latenter Trauminhalt)* aus der freien Assoziation des Patienten zur bewussten Erinnerung an den Traum *(manifester Trauminhalt).* Später unterschied Freud die Deutung von der *Konstruktion,* in der man dem Patienten ein Stück seiner vergessenen Vorgeschichte vorführt (Freud, 1937b). Im Unterschied zu allen anderen Kommentaren und Interventionen zielt die *Deutung* im Wesentlichen darauf ab, eine unbewusste Bedeutung bewusstzumachen. Sie ist eine besondere Form der Erklärung, die als wesentliche Strukturmerkmale die historische Genese eines Konfliktes, seine Widerspiegelung in der Übertragung und den bei der Bewusstwerdung auftretenden Widerstand einschließen muss. Dazu benutzt man folgende Aspekte des Verhaltens:

1. die Art des Sprechens und Schweigens,
2. die Körperhaltung, Motorik, Sitz- und Lageveränderungen,
3. den Charakter des Verbalisierens (wie Referate, Klagen, Diskussionsversuche),
4. den Grad der Spontaneität des Geäußerten,
5. die emotionale Betroffenheit des Patienten,
6. ausgeklammerte Bereiche.

Weil Deutungen Interventionen sind, die Einsicht vermitteln sollen, müssen sie an teilweise Bekanntes anknüpfen. Im Gegensatz dazu wird bei der Konfrontation die Aufmerksamkeit des Patienten auf ein bestimmtes Phänomen gelenkt, das explizit gemacht wird und ihn dazu führt, etwas zu erkennen, dem er bisher ausgewichen war. Die Klarifikation kann sich an die Konfrontation anschließen. Hier geht es mehr darum, bei psychischen Phänomene, mit denen der Patient konfrontiert wurde und die er nun bereitwilliger zur Kenntnis nimmt, wesentliche Details herauszuarbeiten.

Zeitpunkt und Qualität der Deutung

Freud unterschied zwischen Deutung und Mitteilung einer Deutung (Freud, 1926b, S. 248):

> »Wenn Sie die richtigen Deutungen gefunden haben, stellt sich eine neue Aufgabe her. Sie müssen den richtigen Moment abwarten, um dem Patienten Ihre Deutung mit Aussicht auf Erfolg mitzuteilen. […] Sie begehen einen schweren Fehler, wenn Sie […] dem Patienten Ihre Deutungen an den Kopf werfen, sobald Sie sie gefunden haben.«

Da bei einer Deutung auch Widerstand und Abwehr angesprochen werden, muss der Therapeut die Form und die Wirkung der Deutung mit bedenken, wenn er sich zu einer Mitteilung seiner Hypothese entschließt. Dies wurde in der knappen Formel »was, wann und in welcher Form« zusammengefasst (A. Freud, 1936 [2002]; Greenson, 2000). Im Allgemeinen unterscheidet man zwischen *Inhaltsdeutungen* (der Übersetzung eines manifesten Materials in seinen tieferen Sinngehalt, gewöhnlich mit Betonung infantiler Wünsche), *Symboldeutungen* (Übersetzung der symbolischen Bedeutung von Träumen und Fehlleistungen) und *Abwehrdeutungen*, die auf die Widerstandsanalyse abzielen. Zu den wichtigsten inhaltlichen Deutungen zählen die Übertragungsdeutungen.

Übertragungsbeziehung

Verständnis und Analyse der Übertragungsbeziehung sind das Kernstück jeder Behandlung. Dabei geht es um Gefühle, die der Patient in seinen Beziehungen früher erlebt hat und die, bedingt durch den Wiederholungszwang (Freud, 1920), in der therapeutischen Sitzung neu aufleben – hinsichtlich des substitutionellen Charakters erkennbar als realitätsunangemessen, infantil und ambivalent: an Merkmalen also, die deutlich auf ihre kindliche Herkunft verweisen (Heimann, 1957).

Das Konzept der Übertragung wurde in verschiedenen historischen Epochen und aus der Sicht unterschiedlicher Schulen verschieden weit gefasst. Im Zusammenhang mit den »Studien über Hysterie« definierte Freud (Breuer & Freud, 1895 [1991]) die Übertragung zunächst als teilweise unbewusste Neuauflage früherer Phantasien, die erotisch und feindselig sein können und direkt oder sublimiert zum Ausdruck kommen. Er entdeckte die Übertragung an der Analyse mit Anna O. und erlebte sie zunächst als Hindernis, bemerkte dann aber die bei der Neuauflage von Gefühlsbeziehungen entstehende »falsche Verknüpfung«. In »Zur Dynamik der Übertragung« (Freud, 1912) hat er das prinzipiell Ubiquitäre dieses Phänomens herausgearbeitet und darauf verwiesen, dass die regressiven Anteile der psychoanalytischen Situation, verbunden mit der mangelnden Realitätsprüfung, zu einer besonderen Manifestation, der so genannten »Übertragungsneurose«, der »artifiziellen Krankheit«, führen (Freud, 1914a). In einer späteren Arbeit betont Freud (1937b) besonders die Ambivalenz der Übertragung und die Reinkarnation der Elternpersonen in der Person des Analytikers. Es sei Aufgabe des Therapeuten, als neues und besseres Über-Ich des Patienten zu fungieren.

Die zunehmende Bedeutung der Übertragungsanalyse im Zusammenhang mit Fortschritten der Ich-Psychologie veranlasste andere Theoretiker, den Übertragungsbegriff zum Zwecke besseren Verständnisses klinischer Phänomene zu erweitern und zu verfeinern. Anna Freud schlug in ihrem Buch *Das Ich und die Abwehrmechanismen* (A. Freud, 1936) eine Differenzierung der Übertragungsphänomene vor. Sie beschrieb auch ein Agieren in der Übertragung.

Formen und Phasen der Übertragung

Schon früh wurden unterschiedliche Übertragungsformen bei verschiedenen Krankheitsbildern herausgearbeitet (z. B. Fromm-Reichmann, 1950; Ferenczi, 1912). Hermann Argelander (1974) hat drei verschiedene Stadien aufgezeigt: eine anfängliche positive Übertragung mit feindseligem Hintergrund, eine folgende

Phase mit überwiegend negativer Übertragung und eine abschließende Phase, in der positive und negative Gefühle neutralisiert werden. Als klinisch besonders aufschlussreich erwiesen sich Entdeckungen negativer, destruktiver Anteile in Übertragungsbeziehungen, die vordergründig positiv erscheinen mögen, wie die sogenannte *pseudopositive Übertragung* (A. Reich, 1951), die *erotische Übertragung* (Greenson, 2000) und die sich über den Beginn einer Behandlung hinaus erstreckenden »analytischen Flitterwochen« (vgl. Sandler et al., 2001). Narzissmustheoretiker wie Kohut (1979a) haben weitere spezifische Übertragungsformen wie die *Spiegelübertragung*, die *Zwillingsübertragung* u. Ä. beschrieben.

Gegenübertragung: Historisches

Die Gegenübertragung wurde erst 15 Jahre später als die Übertragung entdeckt. Hatte Freud früher die Übertragung des Patienten als Hindernis für dessen freie Assoziation aufgefasst, so wertete er nun die Gegenübertragung als Hindernis für das angemessene Verstehen des Patienten und die frei schwebende Aufmerksamkeit: »Jeder Psychoanalytiker kommt nur so weit, als seine eigenen Komplexe und inneren Widerstände es gestatten« (Freud, 1911, S. 108). Freud schlug zur Bewältigung zahlreiche Maßnahmen vor: die ständige Selbstanalyse (1911), die Abstinenz des Analytikers (1912), die Lehranalyse (1926b) und ihre Wiederholung alle fünf Jahre (1912). Es war eine bedeutende Fortentwicklung, als die Gegenübertragung als entscheidendes Mittel zum Verständnis des Patienten entdeckt wurde. Die Gegenübertragung hat sich inzwischen neben der Übertragung als wertvollste Quelle zum Erfassen des Unbewussten des Patienten herausgestellt und die Entdeckung negativer Anteile in positiven Übertragungen überhaupt erst möglich gemacht (Heimann, 1957).

Gegenübertragung: Von der »Restneurose« zum wichtigen Instrument

Paula Heimann (1950) war die Erste, die ausdrücklich die positive Bedeutung der Gegenübertragung dargestellt hat. »On counter-transference« (Heimann, 1950) und ihr später erschienener Aufsatz »Countertransference« (Heimann, 1960) müssen als Marksteine einer veränderten Auffassung von Gegenübertragung hervorgehoben werden. Sie führt darin den Nachweis, dass die Reaktionen des Therapeuten als erster Hinweis auf das nützlich sein können, was im Patienten abläuft:

»Das Unbewußte des Analytikers versteht das des Patienten. Diese Beziehung in der Tiefenschicht kommt in Form von Gefühlen an die Oberfläche, die der Analytiker als Reaktion auf seinen Patienten, als seine Gegenübertragung, bemerkt« (Heimann, 1950, S. 82).

Paula Heimann betrachtet die Gegenübertragung im Zusammenhang mit *allen* Gefühlen, die der Analytiker in Bezug auf seinen Patienten erlebt. Ihre totalistische Auffassung von Gegenübertragung wird auch von Balint (1966) und Kohut (1971) geteilt. Greenson (1974) dagegen sieht in der Gegenübertragung das Gegenstück zur Übertragung des Patienten. Andere Autoren streichen die Persönlichkeitsmerkmale des Therapeuten heraus (»persönliche Gleichung« nach Balint, 1966). Während die begriffliche Unterscheidung zwischen Übertragung und Gegenübertragung gut möglich ist, sind beide »im aktuellen Leben untrennbar miteinander verschmolzen […] und verweisen darauf, daß die analytische Situation eine Zweierbeziehung ist« (Heimann, 1964, S. 488).

Diese funktionale Einheit bedeutet jedoch auch, dass Gegenübertragungsreaktionen während des gesamten Verlaufs einer Behandlung existieren. Unanalysierte eigene Gegenübertragungsreaktionen können auch zu Schwierigkeiten in der Behandlung wie Kollusionen (Willi, 1975) oder einer folie à deux führen. Der Differenzierung zwischen neurotischen und nichtneurotischen Anteilen der Gegenübertragung des Therapeuten kommt dabei eine wichtige Rolle zu.

Gegenübertragung: Patientenmerkmale und Handhabung

Zunächst beschäftigte man sich mit der Systematisierung von Gegenübertragungsreaktionen bei verschiedenen Abwehrformen. So etwa hinterlassen zwanghafte und paranoide Patienten durch ihre misstrauische und feindselig-provokante Haltung beim Therapeuten das Gefühl, hilflos und unbrauchbar zu sein und führen typischerweise zu zwei unterschiedlichen Reaktionen: Man fühlt sich eingeschüchtert oder man will den Patienten beeindrucken. Auch eigene ungelöste Konflikte des Therapeuten wie abgewehrter Sadismus, Omnipotenzwünsche und homosexuelle Regungen im Sinne einer Restneurose wurden beschrieben (Kernberg, 1979). Bezüglich der Frage, ob die eigenen Gegenübertragungsreaktionen mit dem Patienten besprochen werden sollen, finden wir unterschiedliche Meinungen (Heimann, 1950; 1966; Sandler et al., 2001).

Widerstand und Abwehr

Während die Übertragung auf den Erhalt der Behandlungsbeziehung abzielt, ist der Widerstand gegen den Behandlungsprozess gerichtet (»Es läuft darauf hinaus, daß die Heilung selbst vom Ich wie eine neue Gefahr behandelt wird«; Freud, 1937a, S. 84). Seine wesentlichen Qualitäten sind Schutz (»Das Nichtwissen des Hysterischen war […] ein […] Nichtwissenwollen«; Freud, 1905b, S. 201), beharrliche Wirksamkeit (»Die Kur geht unter beständigem Widerstande vor sich«; Freud, 1909c, S. 43) und auffallende Entstellung (»Je größer der Widerstand, desto ausgiebiger diese Entstellung«; Freud, 1904, S. 8). Der Widerstand wirkt also nicht nur gegen das Auftauchen einer Triebregung, sondern führt auch zu deren Entstellung und hat in etwa die gleiche Funktion wie der Zensor im Traum.

Der Widerstand wurde parallel zur Übertragung im Zusammenhang mit den »Studien zur Hysterie« entdeckt. Etwa zum gleichen Zeitpunkt tauchte der Begriff der Abwehr (zunächst noch als »Abwehrpsychose«) 1895 auf und wurde bis 1926 synonym mit »Verdrängung« verwendet. Erst in »Hemmung, Symptom und Angst« (Freud, 1926a) wurde scharf zwischen Abwehr und Verdrängung unterschieden. Anna Freud legte schließlich 1936 eine Systematisierung der Abwehrmechanismen vor, in der sie 14 verschiedene Formen der Abwehr, darunter die Verdrängung, unterschied.

Trotz enger Beziehungen zwischen den Konzepten »Widerstand« und »Abwehr« ist darauf zu verweisen, dass es sich keinesfalls um Synonyme handelt: Die Abwehr kann als Teil der psychischen Struktur eine notwendige produktive und stützende Funktion haben (A. Freud, 1936 [2002]), während der Widerstand den Status quo einer Neurose schützt (Seiffge-Krenke, 2017d). Als Widerstandsmotive werden die Gefahren der Wiederbelebung schmerzlicher Vorstellungen und Affekte sowie unangenehmer Triebregungen gesehen.

Quellen und Deutung des Widerstands

Die Übertragungswiderstände wurden von Freud (1912) als die stärksten Hindernisse in einer psychoanalytischen Behandlung angesehen. 1926 unterschied Freud fünf Hauptquellen bzw. -arten des Widerstands:

1. Verdrängungswiderstand: das Bedürfnis, sich vor Triebregungen, Erinnerungen und Gefühlen zu schützen, die schmerzlich und bedrohlich sind; am Ausfall der freien Assoziation zu erkennen, die eine ständige Gefahrenquelle darstellt.

2. Übertragungswiderstand: verhindert die Wiederbelebung infantiler Regungen, bemerkbar am bewussten Zurückhalten von Gedanken über den Therapeuten.
3. Widerstand aus sekundärem Krankheitsgewinn: Der Patient weigert sich, Vorteile und Befriedigung aus dem Kranksein (Mitgefühl der anderen, Pflege und Entlastung von Pflichten) aufzugeben.
4. Es-Widerstand: Widerstand der Triebregungen gegenüber jeglicher Veränderung; z. T. bedingt durch die lange Geschichte/Dauer des Symptoms.
5. Über-Ich-Widerstand: Entstammt dem Schuldgefühl und Strafbedürfnis des Patienten; für Therapeuten am schwersten zu erkennen und zu handhaben; bildet die Erklärung für anscheinend paradoxe Reaktionen des Patienten wie negative therapeutische Reaktionen (vgl. Kapitel 7).

Grobe und feine Widerstände, Widerstandsanalyse

W. Reich (1933) hat die Rigidität des Widerstands besonders herausgearbeitet (»Charakterpanzerung«), Fenichel (1945) die Akutheit und Glover (1955) die Auffälligkeit. Glover unterscheidet zwischen »groben« Widerständen (wie Abbruch der Behandlung, Verspätung, Stundenausfall, Schweigen, Weitschweifigkeit, Missverstehen und Einschlafen) und »weniger auffallenden« Widerständen (wie scheinbare Zustimmung zu allem, was der Therapeut sagt, Anbieten von interessantem Material wie Träumen ohne wirkliche Beteiligung). Eine wichtige Erweiterung ist auch die Unterscheidung von intellektualisierenden Widerständen (Deutsch, 1939). Ebenso wie das unaufhörliche Sprechen kann aber auch das *Schweigen* des Patienten im Dienste des Widerstandes stehen (Cremerius, 1969). A. Reich (1951) hat gefordert, man müsse dem Patienten bewusstmachen, was, wie und warum abgewehrt wird.

Welche Bedeutung der Widerstandsanalyse zukommt, lässt sich daran ermessen, dass man für das Scheitern einer Behandlung hauptsächlich zwei Gründe ins Feld führt: die zu frühe Widerstandsdeutung und das Misslingen der Auflösung der Übertragung. In »Erinnern, Wiederholen und Durcharbeiten« (1914a) hat Freud unterstrichen, dass »das Benennen des Widerstandes nicht das unmittelbare Aufhören desselben zur Folge« hat. Er muss durchgearbeitet werden, indem man »ihm zum Trotze die Arbeit nach der analytischen Grundregel fortsetzt«. Das »Durcharbeiten der Widerstände« hat »die größte verändernde Einwirkung auf den Patienten« (Freud, 1914a, S. 135 f.).

Aktuelle Veränderungen in der Erwachsenenpsychotherapie: Von der Kunst der Deutung zur Macht der Beziehung

Gegenstand dieses Buches ist die therapeutische Behandlung von Jugendlichen. Bevor wir auf die Voraussetzungen dieser Arbeit und das Berufsbild des Jugendlichen-Therapeuten näher eingehen, ist es sinnvoll, sich kurz zu vergegenwärtigen, wo die Erwachsenenpsychotherapie heute steht.

Die Prognos-Studie von 1992, an der überwiegend Mitglieder der DPV, der Deutschen Psychoanalytischen Vereinigung, teilnahmen, fand einen Aufsehen erregenden »Drittel-Befund«: Jeweils ein Drittel der DPV-Mitglieder führte entweder je keine (31 %), ein bis zwei (32 %) oder drei und mehr (34 %) vierstündige Analysen durch. Bereits wenige Jahre später machten allerdings klassische Analysen (300 Sitzungen, Frequenz 2 bis 4 Sitzungen pro Woche) nur noch 18 %, tiefenpsychologisch fundierte Therapie (100 Sitzungen, Frequenz 1 bis 2 Sitzungen pro Woche) dagegen 82 % der Behandlungen aus (Fürstenau, 2001). Wie eine Übersicht in *Forum Psychoanalyse* zeigte, wurde die hochfrequente Psychoanalyse damals nur noch in 2 bis 10 % der Erwachsenenbehandlungen durchgeführt, wobei zwei Sitzungen pro Woche die Regel sind. Im Zuge der Veränderungen durch das Psychotherapeutengesetz, insbesondere durch die Erweiterung des Indikationsbereiches, wurden deutlich weniger Patienten mit der klassischen Technik behandelt. Es entstanden zahlreiche Weiterbildungsinstitute mit tiefenpsychologischer Ausrichtung (vgl. Schauenburg et al., 2019),

Allgemein zeigt die Literatur zu Erwachsenenbehandlungen (Thomä & Kächele, 1997), dass die beiden Behandlungsformen, Analyse und tiefenpsychologisch fundierte Psychotherapie, einander näher gekommen sind. Gemeint sind damit eine insgesamt größere Flexibilität der Therapeuten, mehr unterstützende Modalitäten, um die Formen der Übertragung zu regulieren, und eine stärkere Aktivität des Therapeuten. Für diese Entwicklung spricht auch die Betonung der Wichtigkeit von Empathie und »affect attunement« (Gefühlsabstimmung; Milch, 1997).

Insgesamt ist die therapeutische Beziehung als Erkenntnismittel sehr ins Zentrum gerückt und es wird darüber reflektiert, dass das Sich-Verstehen immer einen anderen braucht (Küchenhoff, 2019). Das Unbewusste ist nach wie vor eine wichtige psychodynamische Dimension, welche vom Therapeuten die Fähigkeit zur frei schwebenden Aufmerksamkeit und die Fähigkeit, intersubjektive Prozesse in der therapeutischen Beziehung zu erfassen und mitzugestalten, erfordert (Gödde, 2018; Rugenstein, 2019). Es hat sich aber die Haltung gegenüber den Interventionen verändert: Von der Kunst der Deutung (»Ich weiß, was Sie haben, und sage es Ihnen nun«) zur »Macht der Beziehung« (Körner, 2020) bedeutet, dass die psychodynamische Arbeit heute als ein Prozess der allmählichen Annäherung in der Interpretation gesehen wird, als wechselseitige Korrektur und Abstimmung der Sichtweisen von Patient und Therapeut. Dabei wird stärker auf das strukturelle Niveau des Patienten geachtet (Körner, 2016; Rudolf, 2010). Gegenübertragung wird weiterhin als eine wirkungsvolle therapeutische Möglichkeit zum Verständnis des Patienten erachtet. Übertragung des Patienten und Gegenübertragung des Therapeuten werden als funktionelle Einheit begriffen (Körner, 2018). Dies wird auch besonders deutlich in dem erweiterten Verständnis von Widerstand und Abwehr: Es umfasst nun die Positivierung der Abwehr (Rudolf, 2010), das Verständnis für die eigene Verwicklung beispielsweise bei der projektiven Identifikation (Seiffge-Krenke, 2017d). Die Arbeit mit strukturell beeinträchtigten und traumatisierten Patienten hat Therapeuten auch dafür sensibilisiert, achtsam mit sich umzugehen (Reddemann, 2016).

Ganz generell hat die Reflexion über »Behandlungsfehler« zugenommen, werden die Ursachen für Behandlungsabbrüche nicht mehr nur beim Patienten gesehen (Seiffge-Krenke & Cinkaya, 2017). Theoretisch ist eine Fortentwicklung von der Orthodoxie zur Pluralität zu verzeichnen (Bohleber, 2019), was sich auch daran zeigt, dass beispielsweise Traumanalysen nach C. G. Jung auf Interesse stoßen (Kast, 2019) und Erkenntnisse der Neurobiologie, der Hirnforschung, der Bindungsforschung stark rezipiert werden.

Die Bionschen Konzepte des »contained-container« werden weiterhin stark rezipiert, so seine Empfehlung für die frei schwebende Aufmerksamkeit (»no memory, no desire«; Bion, 1967b, S. 23). Die theoretischen Weiterentwicklungen der psychodynamischen Technik, die bereits in vorangegangenen Abschnitten anklangen, wurden besonders durch die Behandlung von Patienten mit spezifischen Störungsbildern wie strukturellen Störungen (Rudolf, 2010) oder Traumatisierungen (Reddemann & Sachsse, 1997) notwendig.

Berufsbild und Tätigkeit des Jugendlichen-Psychotherapeuten

Ist bei Jugendlichen eine psychodynamische Behandlung angezeigt, so geht es um das Benennen und Zuordnen von Gefühlen, um korrigierende emotionale Erfahrungen, aber auch – in begrenztem Maße – um Deuten und Durcharbeiten von Übertragung und Widerstand in einem festen Rahmen. Während in England Jugendlichen-Psychoanalysen noch recht häufig durchgeführt werden und mehrjährige hochfrequente Analysen sowohl im Anna Freud Centre als auch in der Tavistock Clinic (Usiskin, mdl. Mitteilung) keine Seltenheit sind, wird für die USA gemutmaßt, dass gegenwärtig nur noch sehr wenige jugendliche Patienten mit dieser traditionellen Technik behandelt werden. In Deutschland hat die FOGS-Studie 1993 rund 10 % hochfrequente Behandlungen ermittelt, gegenwärtig sind es 5 %, was etwas unter dem Stand bei Erwachsenenbehandlungen liegt (Maur & Lehndorfer, 2017).

Was unterscheidet die tiefenpsychologisch fundierte von der analytischen Psychotherapie im Jugendalter?

Beide Therapieverfahren, die analytische und die tiefenpsychologisch fundierte Psychotherapie, die in diesem Buch unter dem Dach der psychodynamischen Therapien eingeordnet werden, setzen Fähigkeiten zur Krankheitseinsicht und Behandlungsmotivation voraus, die vom Alter und dem Entwicklungsstand abhängig und an eine durchschnittliche kognitive Ausstattung gebunden sind. Dieser Indikationsbereich ist seit 2017 in Deutschland auf Jugendliche mit leichten geistigen Behinderungen erweitert worden.

Fähigkeiten zur Selbstreflexion, die es ermöglichen, sich auch schmerzlichen und unangenehmen Gefühlen zu stellen, sind für eine analytische Psychotherapie unabdingbar. In einer tiefenpsychologisch fundierten Psychotherapie können sie ein Behandlungsziel sein. Kernstück beider Behandlungsformen ist die Arbeit mit dem dynamischen Unbewussten; sie unterscheiden sich in einer unterschiedlich starken Akzentuierung von Übertragung, der unterschiedlich starken Nutzung von Regression und unterschiedlich umfassenden Zielen.

Analytische Psychotherapie (PA) richtet sich auf die neurotische Problematik, unbewusste entwicklungsbehindernde Konflikte und die strukturellen Voraussetzungen des Patienten. Das therapeutische Geschehen wird mit Hilfe von Übertragung und Gegenübertragung bzw. Widerstandsanalyse unter Nutzung regressiver Prozesse in Gang gesetzt und gefördert. Der therapeutische Prozess wird dabei von zentralen Übertragungs- und Gegenübertragungskonflikten bestimmt, deren Bearbeitung dann zu strukturellen Veränderungen führt. Deutungen können die Übertragungsbeziehung einbeziehen, Traumanalysen gemacht werden. Da auch und besonders bei Jugendlichen gegenwärtige Beziehungen den therapeutischen Prozess mitbestimmen, kommt der aktuellen Beziehungsgestaltung Bedeutung zu.

Tiefenpsychologisch fundierte Psychotherapie (TP) arbeitet stärker am Hier und Jetzt (z. B. bei Konflikten), an der Entwicklungsförderung, der Ich-Stärkung und Realitätsbewältigung. Die Betonung der äußeren Realität trägt zur Regressionsbegrenzung bei. Es wird überwiegend an Beziehungen zu anderen, seltener an der Übertragungsbeziehung zum Therapeuten und noch seltener an der Gegenübertragungsbeziehung gearbeitet. Im Vordergrund steht das Bemühen um eine positive therapeutische Beziehung. Stützende Maßnahmen zielen insbesondere auf die Entwicklung und Stärkung von Fähigkeiten der Emotionsregulierung, die Entwicklung und Stärkung kognitiver und emotionaler Fähigkeiten (wie Mentalisierung) ab. Dies schließt auch Fähigkeiten zur Realitätsprüfung, zur Impulssteuerung und zur Affektwahrnehmung ein. Fokussierung und Ressourcenaktivierung sind wichtig.

Historische Entwicklung und gegenwärtiger Stand

Bis Ende 1999 wurden 75 % aller Kinder- und Jugendlichen-Psychotherapien als analytische Psychotherapien beantragt und in der Regel so in der Stellungnahme des Gutachters befürwortet, auch wenn mehr als 40 % die Behandlung im Zeitraum der ersten 70 bzw. 90 Behandlungsstunden abschlossen (Borowski, 2002). Die Fachgruppe »Tiefenpsychologisch fundierte Psychotherapie im Kindes- und Jugendalter« existierte bis dahin noch nicht. Die beiden Begriffe »tiefenpsychologisch fundiert« (TP) und »analytische Psychotherapie« (PA) sind international nicht gebräuchlich. Dies ist auch der Grund für die Zusammenfassung beider unter dem Dach »psychodynamische Verfahren« in diesem Buch. Sie haben ihren Ursprung im Kassenrecht, wie es in der Bundesrepublik Deutschland seit 1999 organisiert wird, d. h. sind Leistungsbestandteil der gesetzlichen und privaten Krankenversicherungen (KV).

Die Weiterbildungsinstitute, in denen die Qualifikationen zur analytischen und tiefenpsychologisch fundierten Psychotherapie von Kindern und Jugendlichen erworben werden können, versuchen überwiegend, beide Ausbildungsgänge miteinander zu verklammern. Real hat allerdings, wie noch zu zeigen sein wird, in der Versorgung die tiefenpsychologisch fundierte Therapie stark zugenommen (Maur & Lehndorfer, 2017). Der Ausbildungsstand soll für beide, so Mertens (2001), durch eine ausreichend lange Selbsterfahrung, sprich Lehranalyse, und profundes psychodynamisches, klinisches und theoretisches Training gekennzeichnet sein – aus Gründen der Verantwortung gegenüber dem Patienten, aber auch aus Gründen der Verantwortung für die eigene Qualifikation und Kompetenz sowie zur berufspolitischen Selbstbehauptung. Auch die Ausbildungskandidaten sehen in der Kombination von Theorie, Behandlung von Fällen unter Supervision und Lehranalyse ein profundes Konzept, das die zukünftige Weiterbildung tragen sollte (Sischka et al., 2018). Das neue Psychotherapeutengesetz (PsychThG), das 2020 in Kraft tritt, hat Konsequenzen für den neuen Studiengang *Psychotherapie*, aber auch für die Weiterbildung mit einer entsprechenden Forschungsorientierung (vgl. Kapitel 12).

Anna Freud und Melanie Klein: Kontroverse Standpunke zur Technik bei Kindern und Jugendlichen

Unterschiedliche Orientierungen finden sich seit Beginn. Anna Freud (1927) betont nachdrücklich, dass in der Behandlung von Jugendlichen die reale Beziehung zum Therapeuten wichtig sei. Der Therapeut müsse besonders in der Einleitungsphase das therapeutische Bündnis aktiv fördern, um dem jungen Patienten zu ermöglichen, seine neurotischen Konflikte und seinen eigenen pathologischen Anteil im Kontext einer positiven Beziehung zum Therapeuten erkennen zu können. Besonders der Widerstand müsse in der Behandlung von Kindern und Jugendlichen beachtet werden. Außerdem seien die jungen Patienten häufiger von anderen geschickt worden, deshalb müssten Kommunikationsbereitschaft und Mitarbeit erst geweckt werden. Übertragung in der Behandlung von Kindern und Jugendlichen kann die Beziehung zu realen, aktuell wichtigen Objekten widerspiegeln.

Melanie Klein (1928) geht demgegenüber davon aus, dass Übertragungen von unbewussten Phantasien beeinflusst werden, die nicht nur in der ödipalen Phase, sondern bereits in den früheren Perioden des Lebens (»Frühstadien des Ödipuskomplexes«) aufgetreten sind. Nach Klein können Kinder eine Übertragungsneurose entwickeln, auch wenn sie noch stark von ihren Eltern abhängen. Erzieherische Methoden und die absichtliche Förderung einer positiven Erfahrung, wie Anna Freud dies vorschlug, lehnte sie ab.

Unterschiede zwischen Anna Freuds und Melanie Kleins Technik, Unterschiede zur Erwachsenenanalyse

Anna Freuds Kinderanalyse unterscheidet sich stark von dem Ansatz von Melanie Klein, obgleich auch sie auf der Interpretation von unbewussten Anteilen besteht. Unterschiede zur Erwachsenenanalyse bestehen aus ihrer Sicht insofern, als

1. die Kinder nicht von sich aus eine Therapie suchen und wenig Motivation dazu haben,
2. sie die Probleme verleugnen und deren Ursachen externalisieren, sodass sie nicht leicht Phantasien äußern,
3. sie den Modus des »acting out« benutzen statt das Gespräch.

Anna Freud lehnt das Spiel als einziges Substitut für die freie Assoziation ab, obwohl sie zweifellos sehr viel mit dem Kinderspiel arbeitete. Auch zweifelt sie an, dass ein Kind eine wirkliche Übertragungsneurose entwickeln kann, weil es noch zu sehr von den Eltern abhängig ist. Das Kind muss sich in einer vertrauensvollen Beziehung mit dem Therapeuten befinden; pädagogische Unterweisung ist manchmal sinnvoll.

Für die *kleinianische Technik* gibt es drei fundamentale Prinzipien:

1. Das Spiel ist der Ersatz für die freie Assoziation bei Kindern.
2. Es existiert eine Übertragung bei Kindern und
3. der Therapeut interpretiert nur die unbewussten Quellen von Störungen.

Klein (1932) insistiert auf der strikten Neutralität, was auch meint, dass in der Therapie Unterstützung, Anleitung oder andere Interventionen gegenüber der Deutung zurücktreten sollten. Sie war zunächst unsicher, ob man Deutungen in diesem Umfang verwenden könnte (Klein, 1955 [2006]), bemerkte aber später, dass nach einer Deutung zunächst zwar die Angst anstieg, hinterher aber eine Verbesserung eintrat. Durch die Klärung unbewusster Phantasien, wie sie im Spiel ausgedrückt werden, und durch deren Bewusstmachung könnten, so Klein, Kinder ihre Gefühle von Neid, Hass, Eifersucht und Lust äußern und verstehen und müssten sie nicht länger auf andere projizieren.

Essentiell für die Versorgung: Der Berufsstand des psychodynamischen Kinder- und Jugendlichen-Psychotherapeuten

Der Beruf des psychodynamischen Kinder- und Jugendlichen-Psychotherapeuten stellt einen theoretisch und methodisch eigenständigen Zugang zu psychischen Störungen bei Heranwachsenden dar. Dies wird auch durch die Neuerungen des *Psychotherapeutengesetzes* 2019, das 2020 in Kraft tritt, und die Einrichtung eines Master-Studienganges *Psychotherapie* überwiegend an psychologischen Instituten ab 2020 unterstrichen. Die sich anschließenden Weiterbildungen können an Instituten mit unterschiedlicher psychodynamischer Orientierung (freudianisch, kleinianisch, objektbeziehungstheoretisch, adlerianisch) gemacht werden, wobei zumeist eine verklammerte Weiterbildung (PA und TP) angestrebt wird.

Vor 25 Jahren wurde ein eigener *Berufsverband der Kinder- und Jugendlichen-Therapeuten* (BKJ) gegründet, der die gesamte Berufsgruppe vertritt und nicht verfahrensspezifisch organisiert ist (Schwarz, 2019). Auch wenn nur ein Teil der Kinder- und Jugendlichen-Therapeuten in der Vereinigung analytischer Kinder- und Jugendpsychotherapeuten (VAKJP) organisiert ist, gibt die FOGS-Studie einen guten Einblick in Beruf und Tätigkeitsspektrum. Neuere Erhebungen (Maur & Lehndorfer, 2017) komplettieren das Bild und zeigen auf, dass Kinder- und Jugendlichen-Therapeuten aus der psychotherapeutischen Versorgung von Jugendlichen nicht mehr wegzudenken sind.

Wer sind wir? Wer wird behandelt?

Die FOGS-Studie wurde von der Vereinigung analytischer Kinder- und Jugendlichen-Psychotherapeuten (VAKJP) zur Erkundung ihres Praxisfeldes in Auftrag gegeben (vgl. Brede, 1993) und ist der Praxisstudie der DGPPT (Deutsche Gesellschaft für Psychotherapie, Psychosomatik und Tiefenpsychologie) nachgebildet. In einer repräsentativen postalischen Befragung äußerten sich 754 analytische Kinder- und Jugendlichen-Therapeuten – darunter 686 Personen, die Mitglieder der VAKJP waren – zur gesundheitlichen Versorgung.

Analytische Kinder- und Jugendlichen-Therapeuten behandeln seelische, besonders neurotische, aber auch psychosoziale Störungen sowie psychisch bedingte somatische Störungen von Kindern und Jugendlichen und deren Begleitpersonen, insbesondere den Eltern. Mehr Jungen als Mädchen sind in psychotherapeutischer Behandlung. Bis zum Alter von 15 Jahren sind 73 % der Patienten männlichen Geschlechts; die Behandlung weiblicher Heranwachsender weist einen Gipfel zwischen dem 16. und 18. Lebensjahr auf. Von allen weiblichen Patienten sind 72 % mit 18 Jahren in Behandlung. Weitere 19 % der Patientinnen erhalten zwischen dem 19. und 21. Lebensjahr eine Behandlung.

Im Schnitt wurden – sei es in freier Praxis oder in einer Institution – in einer Arbeitswoche 14 Patienten behandelt. 74 % dieser Patienten kommen in niedergelassene Praxen. Insgesamt sind es Kinder und Jugendliche aus den mittleren und oberen Schichten, die vom Versorgungsangebot dieser Therapeuten anteilmäßig am meisten profitieren. Nur jeder zehnte Therapeut führt, so die FOGS-Studie, zwischen einer und zwei Behandlungen mit einer Frequenz von drei bis vier Stunden in der Woche durch. 90 % behandeln ihre Patienten ein- bis zweimal und gut 22 % weniger als einmal die Woche.

Aktuelle Zahlen und Entwicklungen: Mehr Selbstbewusstsein, bitte!

Neuere Statistiken von Maur & Lehndorfer (2017) kamen zu sehr ähnlichen Ergebnissen. Zunächst einmal wurde offenkundig, dass 95 % der Richtlinien-Psychotherapie für Kinder und Jugendliche von Kinder- und Jugendlichen-Psychotherapeuten (KJP) durchgeführt werden, d. h. sie sind essentiell für die psychotherapeutische Versorgung. Kinder- und Jugendlichen-*Psychiater* haben nur einen sehr geringen Anteil, wie auch der Anteil der Ärzte in der psychodynamischen Weiterbildung in den letzten Jahren leider sehr zurückgegangen ist. Insgesamt zeichnet sich aber ein sehr positiver Trend ab, was die Zusammenarbeit zwischen KJP und Kinder- und Jugend-Psychiatern angeht. Für die Zukunft sind auf Bundes- und Landesebene gemeinsame Veranstaltungen geplant.

In Deutschland sind inzwischen 5219 KJP vertragsärztlich niedergelassen. Etwa ein Fünftel der 18 539 niedergelassenen Erwachsenen-Therapeuten (PP) behandelt auch Kinder und Jugendliche. Von den niedergelassenen KJP mit vollem Versorgungsauftrag sind 79 % weiblich. Wir haben eine zunehmende Anzahl junger Kollegen und Kolleginnen, dennoch insgesamt eine recht hohe Altersstruktur mit 63 % der KJPler über 50 Jahre – ein Phänomen, das auch durch den späten Beginn bei manchen Weiterbildungsteilnehmern (nach Elternzeit oder langjähriger Erfahrung in anderen Berufen) bedingt ist: ein Erfahrungsschatz, der den Patienten durchaus zugutekommt. Es gibt keine Zahlen zur bundesweiten Anzahl der halben Versorgungsaufträge; in Rheinland-Pfalz betrug der Anteil der halben KJP-Versorgungsaufträge 2017 43 %.

Im Vergleich zur Verhaltenstherapie (VT) ist die psychodynamische Orientierung das historisch ältere Verfahren. Nachdem lange Zeit analytische Therapien häufig waren, haben in den letzten Jahren tiefenpsychologisch orientierte Therapien stark zugenommen. Neuere Daten der KBV (Kassenärztliche Bundesvereinigung) für 2017 und der KV RLP 2017 zeigen auch eine Zunahme des VT-Anteils an den Niederlassungen auf etwa 42 % (Rheinland-Pfalz: 43,5 %); der Anteil der PA beträgt 5,9 %, der der TP 50,7 %. Dass der Anteil an verhaltenstherapeutisch orientierten KJPlern gestiegen ist, kann angesichts des bisherigen VT-Monopols an den psychologischen Instituten nicht verwundern, das verhindert hatte, dass Studierende sich umfassend über psychodynamische Möglichkeiten der Krankenbehandlung informieren und eine entsprechende Weiterbildung wählen konnten.

Wie in Kapitel 1 geschildert, wird ab 2020 im Zuge der Reform des Psychotherapeutengesetzes an vielen Psychologischen Instituten ein *Master in Psychotherapie* angeboten werden. Damit können sich Studierende erstmalig gleichberechtigt über psychodynamische Perspektiven in Lehre, Praxis und Forschung informieren, nach einer jahrzehntelangen Dominanz verhaltenstherapeutischer Verfahren. Erst nach Abschluss dieses verfahrens- und altersübergreifenden Studiums kann eine Weiterbildung in einem speziellen Verfahren (z. B psychodynamische Therapie, d. h. TP und PA, bei Kindern und Jugendlichen) angeschlossen werden, verbunden mit der Möglichkeit des Erwerbs der jeweils anderen Fachkunde für die jeweils andere Altersstufe. Die Durchlässigkeit ist also hoch, der Beruf des Kinder- und Jugendlichen-Psychotherapeuten deutlich aufgewertet und dem des Erwachsenen-Therapeuten gleichgestellt.

Dabei werden auch neuere Erfordernisse der Krankenversorgung in den Blick genommen, z. B. die Tatsache, dass bislang Gruppentherapie zwar im Versorgungsauftrag möglich ist, aber nur selten realisiert wird. Der Anteil der Gruppentherapien an der Richtlinien-Psychotherapie für Kinder und Jugendliche lag 2017 bei unter 1 %, in Rheinland-Pfalz beispielsweise bei 0,13 %. Dieser Wert ist besonders problematisch, wenn man berücksichtigt, dass Störungen in der sozialen Interaktion und im sozialen Verhalten zu den häufigsten Symptomen im Kindes- und Jugendalter gehören.

Zukünftige Erfordernisse

Obwohl die niedergelassenen KJP für die hochwertige psychotherapeutische Versorgung von Kindern und Jugendlichen in Deutschland maßgeblich sind, hat sich an den strukturellen und finanziellen Rahmenbedingungen in den letzten Jahren wenig geändert (Maur & Lehndorfer, 2017). Das Stadt-Land-Gefälle in der Versorgung bleibt weiterhin ein Problem (Schwarz, 2019). Der hohe Aufwand in der Probatorik – z. B. durch eine aufwendige Diagnostik, durch besondere rechtliche Herausforderungen (z. B. bei getrennten Eltern) und durch den Einbezug des sozialen Lebensumfelds der Patienten (Kindergarten, Schule, Hort, Jugendhilfe etc.) sowie von Mitbehandlern – wird nach wie vor gar nicht (z. B. Telefonate, Therapieberichte, Stellungnahmen) oder nicht angemessen (z. B. Diagnostik) vergütet. Hier ist es noch nicht zu nennenswerten Verbesserungen gekommen. Positiv ist, dass die psychotherapeutische Sprechstunde deutlich besser vergütet wird als die bisher zur Diagnostik genutzten probatorischen Stunden. Wie sich die neuen Leistungen auf die Versorgung auswirken werden, kann noch nicht abgeschätzt werden. Wir benötigen auch mehr KJP im stationären Bereich.

Nach wie vor ungelöst ist das Problem, dass spezielle Risikogruppen wie etwa Kinder und Jugendliche aus prekären Lebensverhältnissen, mit Migrationshintergrund oder von psychisch oder somatisch chronisch kranken Eltern eher selten die Richtlinien-Psychotherapie in Anspruch nehmen. Neben speziellen psychotherapeutischen Behandlungsangeboten müssten niedrigschwellige Angebote im Lebensraum dieser Patienten zur Verfügung gestellt werden; auch sollten die Kooperationen der niedergelassenen Kollegen mit den zahlreichen Institutionen vergütet werden. Ferner sollte dieser Kooperations-Aspekt Eingang in die Aus- und Weiterbildung finden.

Was macht einen »hinreichend guten« Jugendlichen-Psychotherapeuten aus?

Angesichts des enormen Beitrags niedergelassener und im stationären Bereich arbeitender Jugendlichen-Therapeuten an der Krankenversorgung kann man durchaus fordern: »Mehr Selbstbewusstsein, bitte!« (Maur, 2019). Zu einem hinreichend guten Jugendlichen-Therapeuten gehört aber noch mehr. »Hinreichend gut« bezieht sich hier – in Anlehnung an Winnicott – auf die Tatsache, dass man Idealisierungen und Rettungsphantasien vonseiten der Patienten bzw. der Eltern kritisch gegenüberstehen sollte. Kompetenzen und Kenntnisse, insbesondere aber eine besondere *Haltung*, sind notwendig. Die besonderen Herausforderungen einer Jugendlichen-Therapie wurden schon früh gesehen:

> »The treatment of the young adolescent is perhaps the most challenging, the most frustrating, the most baffling, the most anxiety-arousing, and the most narcissistically gratifying experience a psychiatrist can have« (Josselyn, 1957, S. 13).

Bezug zur eigenen Jugend

Um erfolgreich mit Jugendlichen arbeiten zu können, ist es von Vorteil, sich gut an seine eigene Jugendzeit erinnern zu können und sich damit auch wohlzufühlen. Eine wesentliche Hilfe hierzu ist die Wiederbelebung von Erfahrungen aus seiner eigenen Jugendzeit in der Lehranalyse. Jongbloed-Schurig (1997) hebt die

Fähigkeit des Behandlers hervor, die eigene Entwicklungserfahrung der Adoleszenz mit ihren zum Teil perversen und psychotischen Handlungen und Ideen, mit ihren sexuellen und masturbatorischen Gewohnheiten, mit ihren Ängsten vor Zerstörung und Verlassen-Werden, mit ihren primitiven Wünschen und Phantasien in sich selbst lebendig werden zu lassen. Wenn die Jugendzeit beim Therapeuten nicht ausreichend in der eigenen Lehranalyse analysiert worden ist, werden diese Dinge vom Jugendlichen wieder angerührt und reaktiviert. Dies ist auch einer der Gründe, weshalb zunehmend Spiel-Selbsterfahrungen angeboten werden (Tibud, 2016). Unaufgearbeitete Konflikte mit den eigenen Eltern beeinflussen und blockieren das psychodynamische Verstehen zusätzlich.

Umgang mit starken Affekten

Moses Laufer (1996a) fiel auf, dass er die Arbeit mit jugendlichen Patienten vorsichtiger und ängstlicher anging als die Arbeit mit Kindern oder erwachsenen Patienten. Nach einer Weile verstand er, dass diese Ängstlichkeit daherkam, dass sich rasch intensive Beziehungen zu den Jugendlichen entwickeln, dass man aber viel Zeit benötigt, bis man versteht, was der Jugendliche will oder braucht.

Die Heftigkeit der Übertragungsgefühle der Adoleszenten findet also ihr Gegengewicht in heftigen Gegenübertragungsgefühlen des Therapeuten. Für Laufer ist dies mit ein Grund, warum Therapeuten nicht ausschließlich Adoleszentenbehandlungen durchführen, sondern diese besser mit Erwachsenenbehandlungen kombinieren sollten – übrigens ein Argument für die Durchlässigkeit in den neuen Aus- und Weiterbildungen. Neben Gefühlen, die mit Sexualität und Aggression zu tun haben, sind Gefühle wie Abschiednehmen und Gehenlassen sehr wichtig. Die Gefahr liegt darin, dass man sich von dem emotionalen Leben der Jugendlichen und auch von der emotionalen Bedeutung des eigenen Jugendalters distanziert. Wenn das passiert, kann man nicht angemessen mit den jugendlichen Patienten therapeutisch arbeiten.

Frustrationstoleranz, Geduld und Vertrauen

Psychodynamische Arbeit mit Jugendlichen ist ein schwieriger, langwieriger und oft quälender, von vielen Hindernissen gezeichneter Weg, auf dem der Therapeut sich oft vor die Frage gestellt sieht, was er da eigentlich tut und was dabei herauskommen soll. Er wird von Selbstzweifeln geplagt, bekommt den Verdacht, nichts zu können. Schon der Beginn einer Behandlung ist schwierig. Die Weigerung der

Jugendlichen, therapeutische Hilfen in Anspruch zu nehmen, trotz offenkundiger Probleme, stellt die Frustrationstoleranz und das Vertrauen des Therapeuten auf eine Probe. Anna Freud sprach von der Einleitungsphase, in der die Motivation erst hergestellt wird. Die schwierige Position des Therapeuten unterstreicht Tramontana (1980, S. 446):

> »Perhaps with no other age group are the attitudes, patience and trust of the therapist put to a more difficult test.«

Toleranz der unterschiedlichen Entwicklungsgeschwindigkeit, des raschen Wechsels zwischen Regression und Progression

Es gibt ein Kontinuum zwischen gesunder und pathologischer Entwicklung, insofern die gleichen Symptome Normalität, aber auch Pathologie anzeigen können (Bloch, 1995). So kann etwa das Fernbleiben von der Schule durchaus adaptiv sein – im Sinne einer autonomen Selbstbestimmung –, gleichzeitig aber auch das Symptom einer schweren Pathologie sein. Aus Kapitel 2 lässt sich ableiten, dass Schwankungen zwischen verschiedenen Polen eine gesunde Entwicklung kennzeichnen. Dort wurde auch darauf hingewiesen, dass es unterschiedliche Entwicklungsgeschwindigkeiten etwa für die Hirnreifung, aber auch für Körperliches, Emotionales und Soziales gibt. Eine Problematik der Behandlung ist, dass man sich auf die unterschiedlichsten Funktionsniveaus genügend rasch einstellen muss (Günter, 2000).

Kultursensibilität

Inzwischen gibt es in den Praxen, Kliniken und Beratungsstellen eine zunehmende Zahl von Jugendlichen mit einem anderen kulturellen Hintergrund. Hier sind Offenheit und Neugier gefragt, aber auch eine Anpassung der Technik im Sinne einer *modifizierten Abstinenz* (Schepker, 2017). Die Bereitschaft, sich auf andere Werte und Erziehungspraktiken einzulassen, andere Formen des familiären Zusammenhalts zu respektieren und die Ziele der Jugendlichen und ihrer Eltern in der Behandlung zu akzeptieren und keine westlichen Standards aufzuoktroyieren, sind eine wesentliche Voraussetzung für eine bereichernde Arbeit mit diesen Patienten und ihren Familien.

Spielerische Fähigkeiten und Humor

Bürgin (2002) hebt die Bedeutung der spielerischen Fähigkeiten des Therapeuten hervor. Er muss in der Lage sein, eine Als-ob-Ebene auch unter Belastung zu bewahren. Die Fähigkeit zu Humor ist eine wichtige Hilfe, schon allein deshalb, weil Jugendliche viel Sinn für Humor haben. Der Humor wird generell als eine wichtige therapeutische Haltung angesehen (Rugenstein, 2018). Es geht darum, rigide, verfestigte, erstarrte Strukturen zu verflüssigen. Von großem Vorteil ist, dass das Humor-Niveau von Jugendlichen und Erwachsenen sehr ähnlich ist und sie über das Gleiche lachen können.

»Hier wird ja nur gespielt!«, ist ein nicht selten gehörter überraschter, teils vorwurfsvoller Kommentar von Eltern über die Arbeit von Kinder- und Jugendlichen-Psychotherapeuten. Tatsächlich gibt es auch in der Jugendlichenbehandlung häufig Platz für den Einsatz des Spiels. Tibud (2016) weist auf die Notwendigkeit einer professionsspezifischen Spiel-Selbsterfahrung für Jugendlichen-Psychotherapeuten hin. Welche verdrängten infantilen Wünsche, Affekte, Ängste, Impulse werden beim Therapeuten im Spiel reaktiviert? Wie ist seine biografisch gewachsene Spielsozialisation? Welche unbewussten und verdrängten Spielerfahrungen existieren in ihm, und wie fühlt es sich an, wenn der Psychotherapeut mitspielt oder dem Spiel zuschaut?

Triadische Fähigkeiten

Die Fähigkeit zur Triangulierung wird von Bürgin (2002) als eine der wichtigsten Fähigkeiten von Jugendlichen-Therapeuten dargestellt. Er definiert diese wie folgt: »Möglichkeit, in den verschiedensten Beziehungssituationen eine emotional flexible, das Dritte oder die dritte Person beziehungsmäßig einschließende Haltung und Einstellung zu bewahren« (ebd., S. 335). Nach Grieser (2015) stellt in Therapien auch der Raum das Dritte dar; er stellt in Jugendlichen-Therapien Beziehungen zwischen dem Rahmen und der Triangulierung her (Grieser, 2004). Auf die triadische Kompetenz wird noch genauer bei der Elternarbeit eingegangen.

Hohe Angsttoleranz und die Fähigkeit zu containen

Jugendliche sind Spezialisten darin, bei Erwachsenen hohe Levels von Angst hervorzurufen (Bloch, 1995). Viele Jugendliche kokettieren mit Gefahr als einem Aspekt ihrer Autonomie. Sie möchten sehen, ob der Therapeut sich sorgt, sie kontrollieren und leiten will. Das ist eine schwierige Situation, denn man darf nicht zu direkt und zu viel intervenieren. Schuldgefühle, weil Jugendliche nicht aushalten, so erfolgreich autonom geworden zu sein, können oft dazu führen, dass die Behandlung vorzeitig abgebrochen wird. Jugendlichen-Therapeuten müssen also eine große Fähigkeit haben, Angst zu tolerieren, ohne direkt zu reagieren (Sidoli & Bovensiepen, 1995), und sie müssen in der Lage sein, massive negative Affekte zu containen (Streeck-Fischer, 2006) – etwa bei Jugendlichen mit selbstdestruktivem Verhalten oder bei Jugendlichen mit delinquentem Verhalten, die Drogen nehmen oder promiskuös sind. Wann immer möglich, sollte man den therapeutischen Rahmen nicht sprengen, indem man die Eltern anruft, die Lehrer, die Polizei oder Mitarbeiter einer anderen Institution. Die Fähigkeit, Ängste zu »containen«, zusammen mit einem nicht strafenden Über-Ich, ist wichtig für Therapeuten, wenn sie erfolgreich mit Jugendlichen arbeiten wollen.

Schweigepflicht, Fähigkeit zur Wahrung des geschützten Raums

Auch wenn Jugendliche Missbrauchserfahrungen schildern, verlangt es die Schweigepflicht, solche Mitteilungen mit extremer Sensibilität und Diskretion gegenüber Eltern und anderen Autoritäten zu behandeln. Dieser Aspekt der Arbeit mit Jugendlichen ist sehr anstrengend, weil der Therapeut einerseits präsent sein, mit dem Patienten kommunizieren muss, während er andererseits dessen eigene Ängste bewahrt und auch noch mit seiner Gegenübertragung zu kämpfen hat. Die einzige Rechtfertigung, die Schweigepflicht zu brechen, ist Selbst- bzw. Fremdgefährdung, z. B. ein suizidales Risiko (Bloch, 1995). Es ist wichtig, dies mit dem Jugendlichen zu besprechen, damit er versteht, warum andere (Eltern, Krankenhauspersonal) zu seiner eigenen Sicherheit informiert wurden. Auch ist eine Schweigepflichtentbindung sinnvoll. Das Problem ist nicht selten, dass Jugendliche vage Andeutungen machen, auch in den sozialen Medien, so dass man sich nicht sicher ist, wie gefährlich die Situation wirklich ist.

Bezug zum eigenen Körper, zur eigenen Sexualität, Toleranz für neue Entwicklungen

Sexualität und die Integration in ein reifes Körperkonzept sind als Thema in Jugendlichenbehandlungen oftmals zentral. Allerdings baut die Zurückweisung des sexuell reifen Körpers durch die Patienten auf früheren Erfahrungen auf, die bis in die ödipale Zeit bzw. in die präödipale Zeit zurückreichen und die Beziehung zu den Eltern tangieren. Es ist möglich, dass der Jugendliche seinen Körper dem Therapeuten überantworten möchte (Boeger et al., 1995), und dann ist es wichtig für den Jugendlichen-Therapeuten, seine eigenen Ängste, Rationalisierungen und blinden Flecke zu kennen. Dies sind Erfahrungen, die er in der Lehranalyse bearbeitet und ggf. in der Supervision oder Intervision bespricht. Ängste werden beim Therapeuten auch durch die unverbindlichen häufig wechselnden Sexualbeziehungen der Jugendlichen, das Anbieten und Kontaktieren im Netz ausgelöst, dies betrifft auch Transgender (vgl. Kapitel 5).

Standfestigkeit, Grenzsetzung und »concern«

Beim »acting out« wird der Therapeut in die Lage gebracht, wie eine kontrollierende elterliche Autoritätsperson zu funktionieren, die auf Disziplin und Regeln achtet. Das ist eine wichtige »Falle« in der Behandlung von Jugendlichen (Sidoli & Bovensiepen, 1995). Eine andere Falle ist die des alles wissenden Erwachsenen. Die Konstruktion des Therapeuten sowohl als Autorität als auch als allwissender Erwachsener sind Abwehrprozesse. Es ist interessant, dass das direkte Ansprechen dieser Abwehr bei den Jugendlichen oftmals eine Fähigkeit, psychisch an den Problemen zu arbeiten, hervorruft. Dies macht die Arbeit mit Jugendlichen sehr lohnend. Allerdings muss man immer wieder Grenzen zwischen Alltag und Therapie ziehen. Dies betrifft das Agieren innerhalb und außerhalb der Therapie mit Gefährdungen; hier muss die *Sorge* deutlich werden, das, was Winnicott als »concern« beschreibt.

Flexibilität in der Behandlungstechnik

In Kapitel 7 werden verschiedene und sehr rasch wechselnde Techniken (»auf einen fahrenden Zug aufspringen«) erläutert. Schmukler (1990) betont die große Bedeutung der Fähigkeit des Therapeuten zu verstehen, wie viel Durcharbeiten in der jeweiligen Stunde für den Patienten erträglich ist, Bürgin (2002) weist darauf hin, das es wichtig sei, eine Deutung zurückzunehmen, wenn sie »nicht ankommt«. Adoleszente kommen oft nicht oder zu spät zu den Stunden oder sie wollen plötzlich ganz andere Termine; zuweilen unterbrechen sie auch unabgesprochen die Behandlung, wenigstens vorübergehend. Das erfordert auch eine neue Sicht auf den Widerstand, der manchmal auch ein Hinweis auf Autonomie sein kann.

Therapeutische Kompetenz, Spannungen und Krisen in der Übertragungsbeziehung aufzulösen

Der therapeutischen Kompetenz, eine gute Therapiebeziehung herzustellen und aufrechtzuerhalten, kommt eine Schlüsselrolle zu (Safran et al., 2011). Spannungen und Krisen kommen in jeder therapeutischen Beziehung vor – und besonders häufig bei jugendlichen Patienten, wie aus der Entwicklungsdynamik (Kapitel 2) ableitbar ist. Es ist wichtig, diese »ruptures« relativ früh zu erkennen und gemeinsam »zu reparieren«. Damit bietet der Therapeut dem Jugendlichen zugleich eine alternative, korrigierende Erfahrung an, die zeigt, wie Beziehungen gelingen können.

Triadische Fertigkeiten und Anwalt des Jugendlichen in der Elternarbeit

Gegenwärtig ist in Therapien Elternarbeit in einem begrenzten Ausmaß vorgesehen (vgl. Kapitel 8), und zwar im Verhältnis von 1:4 zur Jugendlichenarbeit, die sich kontinuierlich über die gesamte Behandlung erstrecken kann. Es sollte nicht der Eindruck entstehen, dass man sich hinter dem Rücken des Patienten mit den Eltern verbündet. Auch können die Eltern bei eigenen Problemen einen anderen Therapeuten in Anspruch nehmen. Manche Patienten und ihre Eltern sind in einen harten Machtkampf involviert (vgl. du Bois, 2006), und in solchen Fällen kann es wichtig sein, die Eltern zu ermutigen, ein bisschen nachzugeben, um damit ihre Flexibilität zu demonstrieren, damit der Jugendliche andererseits selber dann ein bisschen flexibler werden kann. In jedem Fall ist die Funktion des Therapeuten in der Elternarbeit, eine altersangemessene Beelterung durch die Eltern zu fördern, zugleich aber die Eltern in ihren Elternfunktionen zu stützen. Triadische Fertigkeiten sind wichtig, sonst lässt man sich leicht dazu verführen, für die Jugendlichen zur besseren Elternfigur zu werden.

Resistenz gegenüber Idealisierung und Rettungsphantasien

In der Behandlung von Jugendlichen werden wir mit Verbergen, Vermeiden und Zurückhalten konfrontiert; mit Sprachlosigkeit und der Neigung zum Agieren, so dass wir nicht selten an fachliche und persönliche Grenzen stoßen. Streeck-Fischer (2006) erläutert die Größen- und Rettungsphantasien, die insbesondere Jugendliche beim Therapeuten anregen. Dies gilt verstärkt für Jugendliche, die unter sehr schwierigen Bedingungen groß geworden sind und die einem deutlich den Eindruck vermitteln, man sei der Einzige/die Einzige, der bzw. die sie versteht (vgl. das Beispiel von Annabel in Kapitel 7). Hier ist es wichtig, die eigene Gegenübertragung zu analysieren.

Offenheit für unterschiedliche Konzeptualisierungen, Beachtung »privater« Theorien

In den letzten Jahren ist eine große Offenheit für verschiedene psychodynamische Konzeptualisierungen entstanden (Bohleber, 2019). Die Diskrepanzen zwischen der psychodynamischen Metapsychologie und der klinischen Arbeit sind zum Teil enorm, hinzu kommen Erfahrungen aus der eigenen Lehranalyse, Erfahrungen mit Supervisoren und anderen Lehrern und dem, was man gelesen hat. Nach Sandler und Sandler (1994) müssen die klinische Praxis und die metapsychologischen Konzepte in enger Interaktion stehen. Sie weisen darauf hin, dass die privaten Theorien der Therapeuten eine große Rolle bei der Organisation der Fakten und Informationen spielen. Dies ist auch wichtig für die Gutachtenerstellung. Selektion ist unvermeidlich und orientiert sich häufig an eigenen Erfahrungen und Theorien: »They will recognize and remember both facts that have meaning to them and that fit with their inner theories« (ebd., S. 996).

Die neue Fehlerkultur: Aus Fehlern lernen können

Eine Idealisierung der Behandlungstechnik und der Glaube an Perfektion haben zunächst viele Therapeuten davon abgehalten zu erkennen, dass technische Fehler wichtig im therapeutischen Prozess sind und dass man viel von ihnen lernen kann (vgl. Kapitel 7). Natürlich sind viele Faktoren für Fehler verantwortlich: Unerfahrenheit des Therapeuten, mangelnde Empathie, ein unterschiedlicher kultureller Hintergrund, Einflussfaktoren aufseiten des Therapeuten wie eine Krankheit, Schwangerschaft oder kritische Ereignisse. Einige technische Fehler sind eine Konsequenz von unbewussten Themen des Therapeuten, die aktiviert wurden. Sie sind ein sichtbares Zeichen – oft für einen Konflikt oder eine verborgene Gegenübertragung. Greenson (2000) hat darauf hingewiesen, dass nur sehr wenige Therapeuten über technische Fehler schreiben, dass man aber mehr aus den Fehlern als von jeder anderen Quelle lernen könne. Gerade in der Jugendlichenbehandlung ist es wichtig, aus den eigenen Fehlern lernen zu können. In den letzten Jahren hat sich eine veränderte Fehlerkultur bemerkbar gemacht, man hat verstanden, dass die Reparationsarbeit ein wichtiger therapeutischer Aspekt ist (»rupture and repair«).

Entwicklung von forschender Neugier

Es wurde schon darauf hingewiesen, dass die Öffnung der Psychoanalyse hin zu wichtigen Bezugswissenschaften wesentliche Fortschritte in Theorie und Behandlungspraxis zur Folge hat. Für die zukünftige Aus- und Weiterbildung (Sischka et al., 2018) ist allerdings auch Forschungskompetenz notwendig, damit es zu einer Weiterentwicklung psychodynamischer Ansätze und zur Prüfung ihrer Effektivität kommt (vgl. Kapitel 12). Aber auch die forschende Neugier von bereits praktizierenden Jugendlichen-Therapeuten ist wichtig, die Offenheit für neue empirische Erkenntnisse, damit der psychodynamische Prozess lebendig und innovativ bleibt.

Vergleich zwischen erfahrenen und unerfahrenen Therapeuten

Interessante Hinweise zur psychodynamischen Kompetenz von Jugendlichen-Therapeuten liefern Studien, die erfahrene und unerfahrene Therapeuten miteinander vergleichen. In Kapitel 12 werden wir diese Frage anhand der aktuellen Ergebnisse zur Qualitätssicherung in Weiterbildungsinstituten aufgreifen. Hier geht um eine frühe Studie von Elisabeth Church (1994), welche die Ergebnisse eines Vergleiches von unterschiedlich erfahrenen Therapeuten in Bezug auf den Umgang mit Autonomiewünschen des Jugendlichen schildert. Es wurden Mitschnitte der Therapiesitzungen gemacht; jeweils 30 Sitzungen zu unterschiedlichen Zeitpunkten wurden transkribiert.

Erfahrene Therapeuten

Erfahrene Therapeuten waren sehr schnell in der Lage, Übertragungsmaterial zu identifizieren. 57 % von ihnen erwähnten den Übertragungsgehalt, dies taten nur 8 % der Novizen. Außerdem wurde deutlich, dass erfahrene Therapeuten ihre Interventionen auf Material der Sitzung aufbauten. Sie suchten also nach Evidenz. Ein Viertel aller Interventionen (27 %) fokussierte auf der therapeutischen Beziehung. Weitere Interventionen stellten eine Verbindung zwischen der therapeutischen Beziehung und den Außenbeziehungen des Patienten her. Das heißt, die erfahrenen Therapeuten waren in der Lage, die therapeutische Beziehung gemeinsam mit den Jugendlichen zu diskutieren, wobei es den Jugendlichen möglich war zu sehen, was daran ihren Beziehungen im äußeren Leben ähnelte und was von diesen verschieden war. In dieser Studie reagierten die Jugendlichen positiv auf die Übertragungsdeutung und schienen die Interventionen des Therapeuten gut anzunehmen.

Therapeutennovizen

Die Handhabung der therapeutischen Beziehung war bei Novizen – verglichen mit den erfahrenen Therapeuten – völlig verschieden. Sie gaben kaum Kommentare mit Übertragungsinhalten ab. Oft wechselten sie sogar das Thema (35 %). Zwei Drittel der Novizen verhielten sich auch defensiv, indem sie das Verhalten der Person, um die es ging, rechtfertigten (z. B. »Nun gut, er hatte momentan wohl ziemlich viel um die Ohren«). Auffällig war bei Novizen auch ein vermeidender Umgang mit Affekten. Alles in allem schien es so, als wenn sie durch Übertragungsinhalte eher geängstigt wären. Etwa 55 % der Jugendlichen reagierten nicht positiv auf Interventionen der Novizen, indem sie sie entweder zurückwiesen, sie ignorierten oder das Thema wechselten. Auffällig war auch, dass die Novizen nicht reagierten, wenn die therapeutische Beziehung direkt erwähnt wurde. Wenn z. B. Jugendliche ein Gespräch über die Therapie initiierten, so gingen 58 % der Novizen nicht auf dieses Angebot ein. Anders als erfahrene Therapeuten bezogen sie sich fast nie auf die Vergangenheit oder zogen Parallelen zwischen der therapeutischen Beziehung und den anderen Beziehungen des Jugendlichen. Sie hatten Wissen über die Übertragung, konnten dieses aber noch nicht praktisch anwenden und umsetzen.

Unterscheidung zwischen erfahrenen Therapeuten und Novizen bezüglich Interventionen

Erfahrene Therapeuten bevorzugten Interventionen, die darauf hinausliefen, dass der Jugendliche an seinen eigenen Lösungen arbeitete. Sehr häufig stellten sie Fragen (in 44 % der Interventionen), machten reflexive Statements (14 %), boten Erklärungen an (13 %) und fassten das Ganze zusammen (9 %). Sie präsentierten sich selber als Partner in der therapeutischen Arbeit. Sie gaben relativ wenig direktive Statements ab (14 % ihrer Interventionen); auch Konfrontationen (6 %) und Deutungen (6 %) waren nicht so häufig. Die erfahrenen Therapeuten boten sich als »container« an, und legten nicht allzu viel in den Sitzungen fest. Auf jeden Fall ist eine fragende, nachdenkliche Haltung deutlich, und wir hatten ja bereits bei der Schilderung des OPD-KJ-Interviews in Kapitel 4 gezeigt, wie bedeutsam sie bereits in den probatorischen Sitzungen ist. Durch diese angebotene Struktur fühlten sich die Jugendlichen unterstützt und trotzdem nicht unter Druck, hatten genug Raum und Freiheit. Insgesamt war auffällig, dass so die Ressourcen des Jugendlichen sehr stark gefördert wurden.

Demgegenüber gab es bei Therapeutennovizen relativ viel direktive Interventionen (56 %), sie stellten Fragen (24 %) und machten Zusammenfassungen (10 %). Die Mehrzahl dieser Fragen waren geschlossene Fragen (64 %). Sie steuerten die Konversation direkt und stellten sich selbst eher als Autoritäten dar. Sie gaben den Jugendlichen daher wenig Gelegenheit zur Exploration. Oft entwickelte sich ein Teufelskreis zwischen der Direktivität des Therapeuten und der Abwehr des Jugendlichen.

Wenig überraschend reagierten die Jugendlichen positiver auf die Interventionen des erfahrenen Therapeuten und stimmten fast allen Interventionen zu (92 %). Demgegenüber lehnten 18 % die Aussagen der Novizen offen ab, das Thema wechselten 28 %, manche ignorierten die Intervention direkt (8 %). Die Erfahrenen waren sehr sensibel in Bezug auf den Wunsch nach Autonomie bei Jugendlichen.

Zusammenfassung

In diesem Kapitel ging es um die besonderen psychodynamischen Kompetenzen, über die Jugendlichen-Therapeuten verfügen sollten. Dazu gehören beispielsweise triadische Kompetenz, hohe Angsttoleranz, spielerische Fähigkeiten, Humor, forschende Neugier und Grenzfestigkeit.

Dies wurde u. a. durch einen Vergleich von erfahrenen und unerfahrenen Therapeuten belegt. Die vorsichtige Fühlungnahme in Bezug auf die Autonomiebedürfnisse und der Fokus auf der gemeinsamen Arbeit in einem nicht-direktiven Setting waren auffallend.

Eine Darstellung der klassischen Behandlungsmethode und ihres heutigen Einsatzes in der Erwachsenen- und Jugendlichen-Therapie machte deutlich, dass inzwischen weitgehende Modifikationen in der Behandlungstechnik vorgenommen wurden, wenngleich die Arbeit am Unbewussten in Übertragung und Widerstand bzw. Abwehr weiterhin zentral geblieben sind. Es sind aber deutlich mehr Beziehungsaspekte herausgearbeitet worden und es zeigt sich eine andere Fehlerkultur. Studien bestätigen, dass die (überwiegend weiblichen) KJP für die ambulante psychotherapeutische Versorgung von Kindern und Jugendlichen in Deutschland essentiell sind; Kinder- und Jugendpsychiater erbringen nur etwa 4 % der Richtlinien-Psychotherapie. Tiefenpsychologisch fundierte Therapien sind gegenwärtig am häufigsten (51 %) in Behandlungen von Jugendlichen. Psychoanalytische Behandlungen betreffen rund 5 % der Jugendlichenbehandlungen. Nachdem lange Zeit eine analytische Psychotherapie vergleichsweise häufig war, gewinnen nun tiefenpsychologisch fundierte Behandlungsformen an Bedeutung.

7. KAPITEL

Behandlungstechnische Kompetenz: »Der Versuch, auf einen fahrenden Zug aufzuspringen«

In diesem Kapitel betrachten wir die speziellen Herausforderungen bezüglich der Behandlungstechnik bei jugendlichen Patienten und setzen so die Perspektive der therapeutischen Kompetenz fort. Die therapeutischen Kompetenzen umfassen dabei mehr als basale Beziehungsfähigkeiten (Wampold et al., 2018). Die psychodynamische Behandlung von Jugendlichen stellt nämlich ungewöhnliche Anforderungen an die Empathie, das Taktgefühl des Therapeuten, seine Fähigkeiten, Spannungen zu »reparieren«, abrupte Wechsel auszuhalten und sich als reales, aber auch neutrales Objekt zu präsentieren. Widerstands- und Abwehrformationen können von ungewöhnlicher Heftigkeit sein, wie auch das eingebrachte Material des Patienten nicht selten Anlass zur Sorge darüber gibt, ob der Patient die notwendigen strukturellen Voraussetzungen mitbringt bzw. unter ich-stützenden Maßnahmen des Therapeuten die Bearbeitung aushält. Dass der Beginn und die Beendigung der Behandlung das Thema von Bindung und Verlust aufgreifen, wird in spezifischen Übertragungs- und Gegenübertragungsreaktionen deutlich.

Es ist verschiedentlich die Frage gestellt worden, ob wir eine neue Behandlungstechnik brauchen (Seiffge-Krenke, 2013a; Hopf, 2019). Tatsächlich ist diese Frage angesichts der aktuellen gesamtgesellschaftlichen Veränderungen und der Veränderungen in den Krankheitsbildern, die in Kapitel 3 und Kapitel 5 geschildert wurden, berechtigt. Wir werden sie in diesem Kapitel, aber auch in Kapitel 9 aufgreifen.

Bevor wir auf die Probleme der technischen Handhabung verschiedener Parameter der Jugendlichenbehandlung eingehen, sei ein historischer Exkurs vorangestellt, der unterstreicht, dass die heutige, positive Sicht der Jugendlichen-Therapie eine relativ neue Entwicklung ist.

Historischer Exkurs: Spaltung zwischen Befürwortung und Ablehnung der Jugendlichenbehandlung

Über die psychodynamische Behandlung von Adoleszenten bestehen beträchtliche Meinungsverschiedenheiten, die von genereller Ablehnung bis zu einer optimistischen Haltung reichen. Federn (1976) weist auf die entmutigende Anzahl von Schwierigkeiten hin, die durch die sozialen und familiären Verhältnisse mancher jugendlicher Patienten gegeben sind und die sich zweifellos nicht durch therapeutische Arbeit beseitigen lassen. Winnicott (1969a, S. 89) hält es für unnötig, etwas zu behandeln, was seinem Wesen nach gesund ist:

> »Es gibt nur eine echte Therapie des Jugendlichen. Sie besteht im Ablauf der Zeit und den langsam fortschreitenden Reifungsprozessen. […] Dieser Vorgang kann weder beschleunigt noch verlangsamt werden.«

Auch Eissler (1966), selbst ein Befürworter der Adoleszenten-Behandlung und einer der frühen Autoren, die hierzu einen definitiven technischen Beitrag geliefert haben, gibt zu bedenken, dass eine spontane Reorganisation eines konflikthaften pubertären Verlaufs nicht selten ist. Die Gruppe, die der Behandlung von Jugendlichen positiv gegenübersteht, macht jedoch keinen Hehl daraus, dass es sich um ein schwieriges Unternehmen handelt, vergleichbar etwa dem »Versuch, auf einen fahrenden Zug aufzuspringen« (Geleerd, 1957, S. 264). Anna Freud führt aus, dass die für das Jugendalter typische instabile psychische Situation einen zusätzlichen schwer kalkulierbaren Faktor in der therapeutischen Beziehung darstellt:

> »Die jugendlichen Patienten fallen unvermittelt von einer Affektlage in die andere, zeigen die widersprechendsten Reaktionen gleichzeitig oder in rascher Folge und lassen dem Analytiker kaum Zeit und Möglichkeit, eine geordnete Technik zu verfolgen oder wenigstens seine technischen Hilfsmittel den ständig wechselnden Bedürfnissen des Falles anzupassen« (A. Freud, 1960, S. 7).

Heute hat man deutlich weniger Probleme, auf »einen fahrenden Zug aufzuspringen«, fällt die überwiegend positive Sicht der Jugendlichenbehandlung auf (z. B. Bürgin, 2002; Schwarz & Fink, 2019; Streeck-Fischer, 2006). Die Einbettung in den Entwicklungskontext ist sehr deutlich. Aus heutiger Sicht ist die Ressourcenorientierung ganz wichtig, aufgrund deren manchmal eine Indikation für eine

Einzeltherapie nicht sinnvoll, sondern Alternativen zu erwägen sind – wie KZT, Beratung etc. (vgl. Kapitel 11). Standortbestimmungen werden vorgenommen (Mertens, 2001) und Fragen zu Technik, Setting und Frequenz der Behandlung diskutiert (Jongbloed-Schurig, 1997). Kontroversen gibt es bezüglich:

1. der Anwendung des Konfliktmodells versus der Frage, ob strukturbezogene Interventionen eher angemessen wären;
2. der unterschiedlichen theoretischen Fundierungen, wie sie Objektbeziehungstheoretiker, die Vertreter des Mentalisierungskonzeptes, der interaktionistischen Sichtweise oder die Selbstpsychologie darstellen;
3. der relativen Rolle von interpretativen Interventionen im Vergleich zur Holdingfunktion und dem Containment, also den empathisch-stützenden Funktionen des Therapeuten.

Die in Kapitel 2 geschilderten Entwicklungsbedingungen lassen einen eher turbulenten Verlauf der Behandlung von Jugendlichen erahnen. Aus Gründen der Übersichtlichkeit wird im Folgenden eine Trennung der einzelnen behandlungstechnischen Probleme vorgenommen, obwohl sie zweifellos im therapeutischen Prozess eng miteinander verbunden sind. Die im Prozess fest verankerte Elternarbeit wird in Kapitel 8 dargestellt.

Die Einhaltung des Rahmens

Der Beginn der Behandlung

Der Beginn der Behandlung hat viele Funktionen (Shane & Shane, 1990). Es ist die Zeit, in der Patient und Therapeut herausfinden müssen, was sie zusammen machen, es ist eine erzieherische Phase, in der der Patient lernt, was Therapie und die Einhaltung des Rahmens bedeuten, und es ist eine Phase, in der man mehr über die strukturellen Voraussetzungen des Patienten erfährt, seine entwicklungsbehindernden Konflikte und pathologischen Kompromisse, bevor er in die Übertragung eintritt (Fingert Chused, 1990). Der Beginn der Behandlung ist besonders bei Frühadoleszenten nicht einfach. Externalisierungen können defensiv benutzt werden, sie bewahren den Jugendlichen vor dem schmerzhaften Gewahrwerden internaler Konflikte. Am Beginn des Therapieprozesses wird auch das Bindungsverhalten des Patienten aktiviert und ist besonders gut sichtbar.

Es ist auffällig, dass Jugendlichen-Therapeuten bereits zu Beginn einer Behandlung, im ersten Kontakt mit dem Jugendlichen, relativ aktiv sind. Von Aichhorn

(1925) ist bekannt, dass er mit den Jugendlichen gemeinsam Trambahn fuhr, sie an ihrer Arbeitsstelle besuchte und sich mit ihnen über zahlreiche Dinge unterhielt, die ihre Interessen betrafen (Fußball, Kleidung, Kinofilme etc.) und weitab von ihren dissozialen Handlungen lagen. Hausbesuche und unkonventionelle Treffen mit Jugendlichen gehörten auch zu Anna Freuds Versuchen der angstreduzierenden Kontaktaufnahme (vgl. Peters, 1979). Im Allgemeinen wird versucht, die Angst auf einem Niveau zu halten, das der Jugendliche im Moment zu tragen gewillt ist.

Zu den Rahmenbedingungen, wie sie durch die Kassenleistung festgelegt sind, gehören in der Regel 50 Minuten Therapie, sitzend, in einer Frequenz von üblicherweise ein bzw. zwei Stunden (tiefenpsychologisch vs. analytisch) pro Woche mit begleitender Elternarbeit (im Verhältnis 4:1). Der Gesamtstundenumfang überschreitet 180 Stunden nicht. In der analytischen Jugendlichen-Psychotherapie wird das Angebot der Couch eher selten wahrgenommen. Manche Jugendliche nutzen sie, und es gibt Kollegen, die durch die Bereitstellung einer Hängematte jugendlichen Patienten ein ähnliches Angebot machen.

Frequenz und Rahmen

Zum Rahmen gehören die Anzahl von Sitzungen pro Woche, die Dauer der Sitzungen, die Bezahlung, Ausfallsregelung und Unterbrechungen durch Ferien oder Krankheit. Die Häufigkeit der Sitzungen bei Jugendlichen ist ein kontroverser Punkt, der von Therapeuten der verschiedenen Schulen unterschiedlich gesehen wird. Kleinianer bestehen darauf, dass eine hochfrequente Behandlung notwendig sei. Auch Anna Freud (in Sandler et al., 1982) bestand auf häufigen und regelmäßigen Sitzungen und konstatiert, dass man Ängste nicht dadurch mildert, dass man ihre Erregung vermeidet. Holder (1996) begann seine analytische Arbeit am Anna-Freud-Zentrum in London und arbeitete lange im hochfrequenten Setting. Danach arbeitete er in Hamburg, wo die deutsche Kassenregelung häufig nur ein niederfrequentes Setting ermöglicht. Für ihn waren bei niederfrequenten Therapien die Widerstände größer, wurde der Fluss der Übertragungs-/Gegenübertragungsentwicklung etwas gehemmt. Andere wiederum betrachten die eher hohe Frequenz als kontraindiziert, weil sie natürlichen Autonomiebestrebungen zuwiderlaufe.

Die Kassenregelung in Deutschland sieht – wenn diese Möglichkeit auch selten genutzt wird – eine maximal dreistündige Frequenz, meistens für eine bestimmte Phase der Behandlung, vor, dann wird wiederum niederfrequent gearbeitet. Eine höherfrequente Therapie kann eine eher haltende, stützende Funktion bei strukturgestörten Patienten haben; man arbeitet zweistündig, um rascher eine Verbesserung der strukturellen Schwächen zu erreichen. Auf Seiten der Patienten, die starken Leidensdruck haben, kann eine verdichtete Behandlungsfrequenz ebenfalls eine große Erleichterung bedeuten. Die Qualitätssicherung (vgl. Kapitel 12) zeigt allerdings viele erfolgreiche Jugendlichenbehandlungen, die mit einer Stunde pro Woche durchgeführt wurden.

Zu bedenken ist auch, dass eine mehrstündige Behandlung viel stärker einen Übertragungs- und Gegenübertragungsprozess fördert. Für den Behandler bedeutet die höhere Frequenz aber auch, dass er ununterbrochen beansprucht wird, körperlich, seelisch und geistig, was stärkere Gegenübertragungsgefühle hervorruft (Bovensiepen & Sidoli, 1995). Demgegenüber bezieht eine Psychotherapie mit einer Wochenstunde den Therapeuten nicht in derselben Weise ein, weder im Positiven noch im Negativen. Man kann sich die innere Welt des Jugendlichen mehr und leichter auf Distanz halten. Die Kontinuität des Materials ist manchmal schwer erkennbar, weil es mehr thematische Brüche gibt. Hinzu kommen Ablenkungen durch aktuelle Tagesereignisse.

Nachdem der Rahmen festgelegt ist, ist es wichtig, auf seine Einhaltung zu achten. Durch die Übernahme der Kosten durch die Krankenkasse fallen Widerstände weg, die sich auf den Aspekt des Bezahlens richten. Daher ist in diesem Zusammenhang verstärkt auf den Umgang des Patienten bzw. seiner Eltern mit der Ausfallsregelung zu achten, weil hier die eigene Initiative und Aktivität besonders zum Tragen kommen. In der Behandlung ist die Einhaltung des Rahmens oft eine Gratwanderung, bei der Veränderungen notwendig sein können, insbesondere bei Patienten mit Strukturdefiziten. Hier ist es wichtig, dass reflektiert wird, *wie* und *warum* der Rahmen verändert wurde. Zugleich ist auch zu bedenken, dass der Rahmen eine haltende Funktion hat. Zu ihm gehören auch das Sprechen und die Einhaltung der Grundregel, die noch bezüglich ihrer Besonderheiten bei jugendlichen Patienten beschrieben werden.

Attacken auf den Rahmen

Jugendliche greifen in der Regel den Rahmen an und versuchen ihn zu verändern. Die Funktion des Therapeuten ist es dann, den Rahmen zu halten und ihn, wenn notwendig, wiederherzustellen. Gerade in der Initialphase wird der Jugendliche versuchen, die Fähigkeiten des Therapeuten für »containment«, Flexibilität und Stärke zu testen. Attacken gegen den Rahmen bestehen in ausgefallenen Stunden, vergessenen Sitzungen, Zuspätkommen. Goldberg (1989) weist auf die kommunikative Funktion der Attacken gegen den Rahmen hin. Jugendliche können in dieser Hinsicht unwahrscheinlich kreativ sein. Es gibt immer etwas Anderes, was genau zu diesem Zeitpunkt ansteht. Oft haben sie kein Verständnis dafür, dass der Therapeut so »gemein« sein kann, exakt auf seinen 50 Minuten zu bestehen, wenn sie eine halbe Stunde zu spät gekommen sind, und nehmen automatisch an, dass er die Zeit entsprechend nach hinten verlängern wird. Diese Rahmenverletzungen werden aber nur verstanden, wenn man sie in der therapeutischen Beziehung nicht-wertend anspricht (»repair«) und die haltende Funktion des Rahmens verdeutlicht. Wenn der Jugendliche mehrere Sitzungen hintereinander hat ausfallen lassen, ohne es vorher anzukündigen, und den Therapeuten einfach warten lässt, sollte man dies ebenfalls nicht-wertend aufgreifen und verdeutlichen (Klarifikation und Konfrontation). Das Wartenlassen kann Unterschiedliches bedeuten, z. B. das Thema »Abhängigkeit vs. Autonomie« betreffend. In dem Fall erlebt der Therapeut die Abhängigkeit. Auch bei der Ausfallsregelung ist genau zu klären, *wer* (Patient oder Eltern) nicht rechtzeitig abgesagt hat und *warum* nicht rechtzeitig abgesagt wurde. Das Ausfallenlassen von Stunden kann nur zum Teil als Widerstand gegen die Therapie gedeutet werden, es enthält auch einen Wunsch nach Autonomie und Unabhängigkeit. Dies drückt sich nicht selten in dem Wunsch des Jugendlichen aus, die Termine nach Bedarf festzulegen.

Offenheit, Schweigepflicht und der geschützte Raum

Auch wenn Jugendliche geübte Selbstdarsteller in den sozialen Medien sein mögen – sie sind nicht darin geübt, über sich selbst in einer dyadischen Face-to-face-Situation zu reden, was wegen des in der Adoleszenz gesteigerten Narzissmus (vgl. Kapitel 2) mitunter beschämend und ängstigend ist. Auch deshalb greifen Jugendliche auf Handlungen zurück, mit denen sie schwer Mitteilbares darstellen (Streeck-Fischer, 2002a). Vor allem traumatisierende Erfahrungen sind nicht symbolisch repräsentiert, sondern in dissoziativer Form gespeichert und damit auch nicht als Geschichte verfügbar und erzählbar.

Jugendliche stehen einer Behandlung oft unentschlossen, häufig zwiespältig und misstrauisch gegenüber (vgl. Kapitel 4). Befangen in ihrem adoleszenten Ablösungsprozess, übertragen sie entsprechende Konflikte auf Therapeuten und können sich nur schwer auf ein offenes Gespräch einlassen. Für die Behandlung von Jugendlichen ist es zunächst notwendig, Voraussetzungen zu schaffen, die es ihnen ermöglichen, offen zu sprechen. Dazu gehört die Erläuterung der Schweigepflicht und des geschützten therapeutischen Raumes. Wie in Kapitel 8 erläutert wird, sollten Informationen aus der laufenden Behandlung mit dem Jugendlichen nur in Ausnahmefällen und nur nach Einwilligung des Jugendlichen an Dritte, z. B. seine Eltern, weitergegeben werden. Eine solche Ausnahme ist die Suizidgefährdung.

Geheimnisse haben eine wichtige Funktion für die Autonomie (vgl. Kapitel 2) und sind auch in der Therapie wichtig (Boschan, 1992). Es ist z. B. nicht selten der Fall, dass Familien die homosexuellen Aktivitäten ihres Sohnes verleugnen und der Therapeut in dem Dilemma steht, das Geheimnis über diese Aktivitäten zu bewahren, so dass er zum Komplizen des Jugendlichen in der Übertragung wird, oder aber es offen mit den Eltern anzusprechen und auf diese Weise das Vertrauen des Patienten zu verlieren.

Grundregel und Arbeitsbündnis

Die Verwirklichung der analytischen Grundregel

Die psychodynamische Krankheitslehre geht davon aus, dass die Heilung entscheidend durch die Bewusstwerdung unbewusster Inhalte geschieht. Für die Erwachsenenanalyse gilt die Methode des freien Einfalls, die Grundregel der Psychoanalyse (vgl. Kapitel 6). Durch ihre Anwendung soll erreicht werden, dass die Patienten frei mitteilen, was ihnen spontan einfällt, ohne aus diesen Einfällen auszuwählen. Dazu zählt, dass neben sekundärprozesshaften auch primärprozesshafte Einfälle zu Tage treten. Während sekundärprozesshafte Mitteilungen sofort im Diskurs verständlich, logisch im Dialog aufeinander bezogen und in ihrer Bedeutung klar sind, sind primärprozesshafte Assoziationen von eher bildhaftem Charakter. Sie sind verdichtet, d. h. sie haben mehrfache Bedeutung. Prototyp ist die Erinnerung oder Erzählung eines Traumes.

Die Grundregel bedeutet, dass der Patient spricht, der Therapeut überwiegend zuhört und versucht, ihn zu verstehen. Berns (2000) schildert die Reaktion einer Jugendlichen auf den Vorschlag, die psychoanalytische Grundregel anzuwenden, sich also spontan und frei zu äußern:

> Patientin: »Jetzt habe ich schon so viel gesagt, jetzt sind Sie mal dran.« Die Therapeutin lächelt die Patientin ermunternd an. Die Patientin setzt sich einige Minuten in den Sessel zurück, wendet den Blick von der Therapeutin ab, blickt sozusagen ins Leere und geht offensichtlich eigenen Gedanken nach,

ohne sie jedoch auszusprechen. Dann gleitet ein Lächeln über ihr Gesicht. Therapeutin: »Es sieht so aus, als sei Ihnen etwas eingefallen.« Die Patientin, erschrocken: »Soll ich das erzählen?« Die Therapeutin: »Ja.« Die Patientin: »Ich habe nur an meine Tiere gedacht.« Die Therapeutin: »Ja?« Die Patientin: »Soll ich das wirklich sagen?« Die Therapeutin: »Ja, genau das habe ich gemeint.« Die Patientin: »Also, ich habe zwei Meerschweinchen und einen Hamster. Die heißen, X, Y und Z. Und denen erzähle ich immer alles, denen kann ich alles sagen.«

Die Patientin reagiert zunächst sekundärprozesshaft, indem sie aus ihrem Leben erzählt. Dann, nach längerem Schweigen, fallen ihr die Geschichten von Tieren ein, die zunächst manifest in keinem Zusammenhang stehen. Dennoch sind sie wichtig, weil sie zeigen, dass die Patientin verstanden hat, dass die Therapie ein Raum ist, in dem man frei über alles sprechen kann.

Anna Freud plädierte dafür, die Grundregel auch bei Jugendlichen aufrechtzuerhalten. Sie prägte sogar die Parole vom »Kampf um die Grundregel« (A. Freud, 1960, S. 15) und brachte damit zum Ausdruck, dass der Therapeut etwas dazu tun muss. Berns (2000) gibt einige Beispiele, in denen sie die Patienten, wenn sie schweigen oder aus dem Fenster schauen, ermuntert, im Sinne von: »Erzähl doch einfach weiter«, oder: »Mach doch einfach weiter«.

Fähigkeit zur Aufrechterhaltung des Arbeitsbündnisses

Jugendliche können bereits in den probatorischen Sitzungen als unergiebige, unmotivierte Patienten erscheinen, die eine Einsicht in die wirkliche Behandlungsmotivation und das Ausmaß der Krankheitseinsicht erschweren. Als externe Gründe für die geringe Behandlungsmotivation hatten wir in Kapitel 4 herausgearbeitet, dass der Jugendliche von Eltern oder Lehrern geschickt, der Therapeut von den Eltern ausgewählt wird, erste Gespräche zwischen Therapeut und Eltern ohne Beisein des Jugendlichen geführt werden und auch in den probatorischen Sitzungen teilweise auf die Informationen der Eltern rekurriert wird. Gravierender dürften allerdings die internen Faktoren sein, etwa die Angst vor Abhängigkeit und Passivität. Sie ist besonders bei männlichen Jugendlichen ausgeprägt und wird leicht als Verlust der Männlichkeit erlebt, insbesondere in einem Kontext überwiegend weiblicher Therapeuten (Maur & Lehndorfer, 2017).

Hinzu kommen die Vorstellung, selbst sehr wenig aktiv bestimmen zu können, und das Gefühl der Bedrohung der defensiven Fassade (Schacht, 1975). Ebenso kollidiert in der Adoleszenz das Bedürfnis nach zunehmender Unabhängigkeit mit der psychodynamischen Intention, die Abhängigkeit in der Übertragung wieder zu wecken. Das sich hier äußernde Misstrauen ist jedoch, wie wir bereits dargestellt hatten, nicht notwendigerweise problematisch, sondern ein charakteristisches Merkmal der Adoleszenten, mit dem man eher rechnen sollte. Hinzu kommen Motive wie die Existenz von Familiengeheimnissen, die unbewusst wahrgenommene Ambivalenz aufseiten eines oder beider Elternteile im Hinblick auf die Behandlung sowie Loyalitätskonflikte (vgl. Kapitel 8). In der bedrohlichen Situation des Behandlungsangebotes sind häufige Redewendungen jugendlicher Patienten: »Ich habe keine Probleme«, »Ich habe nichts zu sagen«, »Ich frage mich, warum ich hier bin«.

Das Behandlungsbündnis umfasst sehr verschiedene Teilaspekte (wie Krankheitseinsicht, Behandlungsmotivation, Aspekte der Beziehung und Identifizierung mit dem Therapeuten), die für sich genommen den jugendlichen Patienten aus unterschiedlichsten Gründen ängstigen können. Zugleich verlangt es eine Aussage über seine Kooperationsfähigkeit und Fähigkeit zur Selbstbeobachtung und Mentalisierung. Es ist daher einleuchtend, dass der Therapeut eine längere Beobachtungs- und Reflexionszeit benötigt, bevor er eine Aussage über diesen wichtigen, die Behandlung bestimmenden Faktor machen kann. Lore Schacht verdeutlicht dies am Beispiel der ersten Behandlungsstunden mit dem 13 ½-jährigen David (Schacht, 1975, S. 29):

> Bereits bei der Vereinbarung des Termins für das zweite Interview hatte sich David aufgeschlossen gezeigt. Er erkundigte sich, ob der Termin der Therapeutin gelegen kam, und bat dann, etwas später kommen zu dürfen, damit er pünktlich sein könne. Auf das Therapieangebot hin fragte er vorsichtig, an welche Form der Therapie die Analytikerin gedacht habe, realisierte, dass er dann täglich kommen müsste, und erging sich in praktischen Überlegungen, wie er zur Stunde kommen könnte. Wenn die Therapeutin etwas nicht verstand (die Analyse wurde in englischer Sprache geführt), wiederholte er es langsam und deutlich und machte es sich von da an zur Regel, sie mit einem treffenden Ausdruck zu versorgen, wenn sie danach suchte. So meinte er einmal im Scherz, die Behandlung könne noch nicht aufhören, da das Englisch der Therapeutin noch nicht gut genug sei. So fanden sich am Beginn der Behandlung verschiedene Hinweise für die Fähigkeit Davids zum Arbeitsbündnis, z. B. seine Fähigkeit, sich auf die Therapeutin einzustellen, andererseits auch seine Bereitschaft zur Selbstbeobachtung und die Kenntnis, trotz

seiner Hilflosigkeit auch für die Therapeutin »von Nutzen zu sein«, indem er dieser etwas beibringt.

Greensons (2000, S. 213) Bemerkung: »[…] wenn wir wollen, dass der Patient an dem regressiven Material arbeitet, das er produziert, müssen wir darauf achten, dass die reifen Ich-Anteile des Patienten im Laufe der analytischen Arbeit regelmäßig Nahrung erhalten«, gilt offenkundig besonders für Adoleszente. Einsicht setzt die Fähigkeit zur Konfrontation mit sich selbst voraus und wird sich in Abhängigkeit von der Fähigkeit verändern, Spannungen und Konflikte auszuhalten. Die zunehmende Selbstwahrnehmung des Patienten, seine Fähigkeit, innere Zustände anderer zu erkennen, aber auch das zunehmende Verständnis des Therapeuten für seinen Patienten führen allmählich zu einem wachsenden Gefühl *gemeinsamer Arbeit.* In vielen Jugendlichenbehandlungen ist der Beginn einer positiven Übertragung eine entscheidende Hilfe, um die Fähigkeit des Jugendlichen, ein Arbeitsbündnis einzugehen, auch in schwierigeren Phasen der Behandlung aufrechtzuerhalten.

Es ist dabei hilfreich, wenn der Therapeut mit dem sprachlichen Milieu des Jugendlichen vertraut ist. Vergessen wir nicht, dass der Jugendlichenjargon ein Mittel ist, sich unter Gleichaltrigen zu verständigen und Erwachsenen »unverständlich« zu bleiben. Es ist eine besondere Herausforderung, die verschiedenen Bedeutungen von polyvalenten Begriffen (wie »geil«, »krass«, »mega« oder »Stress«) herauszuarbeiten, an sprachlichen Missverständnissen anzusetzen (Gumz et al., 2017) und schließlich zu einer geteilten, gemeinsamen Bedeutung zu gelangen.

Das Arbeitsbündnis unterliegt bereits bei erwachsenen Patienten erheblichen Schwankungen und verändert im Verlauf einer Behandlung unter dem Druck des Widerstandes seine Qualität. Für die Behandlung bei Jugendlichen gilt, dass diese Instabilität wesentlich ausgeprägter ist und sogar von kurzen Unterbrechungen der Behandlung begleitet sein kann, ohne dass die Bereitschaft zur Kooperation grundsätzlich aufgegeben wird. Rogers (1970) berichtet über 23 »unmotivierte« Jugendliche, die gegen ihren Willen zum Therapeuten gebracht wurden. Bei zwei Dritteln der Patienten kam es zu einem kurzzeitigen Behandlungsabbruch; alle Patienten kamen freiwillig zurück und begannen dann, eine therapeutische Beziehung aufzunehmen. Ihre wirkliche Behandlungsmotivation wurde nun deutlicher. Zu bedenken ist immer auch, dass Schwankungen im Arbeitsbündnis häufig den Widerstand bzw. die Ambivalenz der Eltern signalisieren und die Frontstellung des Jugendlichen zwischen Eltern und Therapeuten (vgl. Kapitel 8) verdeutlichen.

Der bewusste oder unbewusste Wunsch des Jugendlichen mitzuarbeiten und seine Bereitschaft, bei der Überwindung innerer Widerstände die Hilfe des Therapeuten in Anspruch zu nehmen, verlangen eine gewisse Einsicht in die Notwendigkeit, sich mit inneren Problemen zu beschäftigen. Diese Einsicht und die Fähigkeit zu einer für die Behandlung notwendigen Spaltung in einen beobachtenden und einen erlebenden Ich-Anteil sind insbesondere bei traumatisierten, verwahrlosten und delinquenten Jugendlichen nur in Ansätzen vorhanden. Bei Jugendlichen mit Strukturdefiziten sind möglicherweise lange Phasen der Vorbereitung erforderlich, in denen zunächst die für eine Behandlung notwendigen Ich-Funktionen erlernt bzw. stabilisiert werden müssen (A. Freud, 1960).

Symbolisierungsfähigkeit und die Bedeutung der Mentalisierung

Echte Symbole und symbolische Gleichsetzung

Wichtig für die psychodynamische Arbeit ist die Fähigkeit des Jugendlichen zu symbolisieren. Auf der Grundlage der Theorie der Symbolik von Ernest Jones aus dem Jahre 1912 beschreibt Pilz (1995) die charakteristischen Merkmale eines Symbols:

1. Ein Symbol ist ein Stellvertreter für Unbewusstes.
2. Die Bedeutung von Symbolen ist in der Regel konstant, wenngleich es gelegentlich mehrere Bedeutungen geben kann. So kann im Traum ein Zimmer eine Frau oder den Mutterleib symbolisieren.
3. Die Symbolbedeutung ist nicht allein von den individuellen Bedingungen abhängig, sondern ein Symbol drückt etwas Universelles aus.

Schon in den Anfängen der Objektbeziehungstheorie wurden enge Zusammenhänge zwischen den Mutter-Kind-Beziehungen und der Fähigkeit zum Symbolisieren hergestellt; die Ideen von Jones wurden von Melanie Klein und Hanna Segal weiterentwickelt. Nach Melanie Klein fühlt sich das Kind, wenn die Mutter in dem Augenblick nicht da ist, in dem sie von ihm gebraucht wird, von einem bösen Teilobjekt angegriffen (Boll-Klatt & Kohrs, 2018). In dieser Lage behilft es sich mit dem Abwehrmechanismus der projektiven Identifikation (oder Identifikation). Mit ihr projiziert es in der Phantasie große Teile seines Selbst in das Objekt, und das Objekt identifiziert sich mit den Teilen des Selbst, die es als Behälter (»container«) aufgenommen hat.

Die ersten Projektionen und Identifikationen stellen also – so Melanie Klein – den Anfang des Prozesses der Symbolisierung dar. Nach Segal (1993) sind es aber noch keine Symbole, vielmehr handelt es sich um eine symbolische Gleichsetzung. Ein Stock *ist* eine Pistole, ein Stuhl *ist* eine Eisenbahn. Mit dem Erreichen der depressiven Position ist der Säugling in der Lage, Wut, Trauer und Enttäuschung in der Beziehung zu seinen Objekten auszuhalten; damit ändert sich auch die Symbolbildung. Während die symbolische Gleichsetzung dazu dient, die Differenz oder Abwesenheit des Objektes zu verleugnen, dient das Symbol der depressiven Phase dazu, den Verlust zu überwinden – so Hanna Segal (1993). Das Übergangsobjekt von Winnicott, ein Objekt zwischen innen und außen, steht also genau auf der Zwischenstufe.

Symbolisierungs- und Mentalisierungsstörungen bei Jugendlichen

Patienten mit Symbolisierungsstörungen haben Schwierigkeiten, aus neuen Erfahrungen zu lernen und sie zu introjizieren. In ihrer Arbeit beobachtete Staehle (1999) Jugendliche, die nicht nur unter den Folgen von mangelndem »containment« litten, sondern auch massiv als »Gefäße« für die unverdauten Phantasien oder Erlebnisse ihrer Eltern herhalten mussten. Fraiberg et al. (1975) haben Kinder beschrieben, die unbewusst von den Eltern zum Empfänger von deren eigenen unverarbeiteten Gefühlen und Ängsten gemacht wurden (»Gespenster im Kinderzimmer«).

Jugendliche, die massiven Projektionen vonseiten ihrer Eltern ausgesetzt waren und diesen als Selbstobjekt dienten, sind oft schon in den frühen Phasen ihrer Entwicklung stecken geblieben. Es handelt sich also um ein echtes Entwicklungsdefizit. Die Konsequenz ist dann eine Identitätsdiffusion, verbunden mit Schwierigkeiten, zwischen dem Selbst und dem Objekt zu unterscheiden, sich abzugrenzen. Dies hat auch Kernberg (1996) bei Patienten mit Strukturpathologie und Persönlichkeitsstörungen herausgearbeitet. Das vorherrschende konkrete Denken dieser Patienten führt zur Konfusion zwischen Phantasie und Realität, zwischen Objekt und Selbst. Es herrschen symbolische Gleichsetzungen im Sinne von Segal (1993) vor. In der therapeutischen Arbeit muss man mit diesen Patienten an der Differenzierung zwischen symbolischer Gleichsetzung und echtem Symbol arbeiten. Zum strukturellen Aufbau zählt auch die Arbeit an der Mentalisierung, damit die Patienten lernen, sich besser in andere hineinzuversetzen und zwischen sich und ihnen zu unterscheiden (vgl. Kapitel 10).

Umgang mit Phantasien und dem Unbewussten

Die Bedeutung von Phantasien und dem Unbewussten

Obwohl Freud reale Traumatisierungen keineswegs leugnete, blieb für ihn die psychische Realität das Entscheidende (vgl. Kapitel 3). Unbewusste Phantasien sind für Freud der Schlüssel zum Verständnis von Symptomen, und die von ihm entwickelten Parameter der freien Assoziation, der liegenden Position sowie die Techniken der Traumanalyse und der Analyse von Fehlleistungen sind Methoden, das Unbewusste bewusst und damit zugänglich und bearbeitbar zu machen.

In der um 1900 publizierten *Traumdeutung* sieht Freud enge Beziehungen zwischen Phantasien und Tagträumen; wenig später, 1908, charakterisiert er unbewusste Phantasien als Tagträume, die vergessen wurden und in das Unbewusste abgesunken sind. In den Arbeiten Freuds wird die enge Verbindung zwischen Kreativität und Phantasie deutlich. So vergleicht er 1908 das Spiel des Kindes mit der Aktivität eines Schriftstellers oder Künstlers: Wie ein Schriftsteller oder Künstler schafft das Kind im Spiel eine Welt nach seiner eigenen Ordnung. Winnicott wird später mit dem »potential space« eine notwendige Vorbedingung für Kreativität formulieren, eine Idee, die von Hanna Segal (1993) weiterentwickelt wurde.

Phantasie und Bindung oder Phantasie und Verlust?

Gegenwärtig gibt es zwei gegensätzliche Annahmen, die man mit »Phantasie und Bindung?« oder »Phantasie und Verlust?« umschreiben könnte (Seiffge-Krenke, 2001d). Bowlby (1980) ist beim Studium der Lebensläufe von psychisch schwer gestörten Kindern und Jugendlichen immer wieder auf extreme, reale frühkindliche Traumatisierungen gestoßen und erkannte, dass sie sich auf die Entwicklung von Kreativität und Phantasie verhängnisvoll auswirkten. Er sah einen unmittelbaren Zusammenhang zwischen Bindungsverhalten und der Entwicklung von Phantasie, Neugier und Kreativität. Wenn die Bindungsbedürfnisse des Kindes befriedigt werden, wird das Bindungssystem beruhigt und der Säugling kann seiner Neugier in Form von explorativem Verhalten nachgehen. Daher gehen einige Bindungsforscher (z.B. Cassidy & Shaver, 1999) explizit davon aus, dass nur Kinder mit einer sicheren Bindung kreativ und phantasievoll sein können, dass die Exploration immer nur »von einer sicheren Basis aus« erfolgen kann.

Es gibt aber auch Belege dafür, dass Kinder, Jugendliche und Erwachsene, die zahlreiche Verlustereignisse erlebt haben, besonders kreativ sind. In ihrer Arbeit *Separation and creativity* gibt Mannoni (1999) verschiedene Beispiele von Künstlern, vor allem Schriftstellern, die schwere biographische Verluste durch die Schöpfung eines bedeutsamen und kreativen Werks verarbeitet haben. Auffällig sind Phantasien über die Erschaffung des Selbst (»fantasy of self creation«). Sie wurden bei Schriftstellern wie Edgar Allan Poe oder E.T.A. Hoffmann nachgewiesen, die vielen Verlustereignissen ausgesetzt waren. Aktuell sind solche Phantasien der Erschaffung eines neuen Selbst, einer neuen Identität bei Jugendlichen in den neuen Medien sehr populär. Im Folgenden werden einige häufige Phantasien und der therapeutische Umgang mit ihnen erläutert.

Der Familienroman

Mit dem Familienroman (Freud, 1909a) sind Phantasien gemeint, in denen man die Beziehungen zu seinen Eltern modifiziert – z.B. sich vorstellt, man sei ein Findelkind oder das Kind eines Grafen, also aus einer außerehelichen Beziehung hervorgegangen. Charakteristisch sind der im Status erhöhte Vater, die Unterstellung einer heimlichen sexuellen Beziehung der Mutter und die Phantasie, die Brüder und Schwestern seien Bastarde. Melanie Klein hat diese Idee in dem 1920 erschienenen Aufsatz »Der Familienroman in statu nascendi« aufgegriffen.

Familienromane sind häufig und werden auch von nicht klinisch auffälligen Jugendlichen konstruiert. Sie entstammen der Unzufriedenheit mit den eigenen Eltern und werden u.a. im Rahmen der Entidealisierung eingesetzt. Ein typisches Beispiel ist der Familienroman, der von dem Märchenschriftsteller Hans Christian Andersen entwickelt wurde (Seiffge-Krenke, 2004b). Ladame (1995) beschreibt einen Patienten, Alexandre, der in der Pubertät einen Familienroman entwickelte. Als er mit der Realität konfrontiert wurde, dass seine Eltern, vor allem sein Vater, nicht diese omnipotenten Figuren waren, für die er sie in der Kindheit gehalten hatte, erfand er eine neue Abstammungslinie: Er hatte die Vorstellung, dass er in direkter Linie vom König abstammte, und zwar durch seine Mutter. Er blieb lange Zeit dieser Phantasie verhaftet und konnte die Entidealisierung seiner Eltern nicht leisten. Einen Familienroman, aber auch Rettungsphantasien, findet man häufig bei adoptierten Jugendlichen (Gillman, 1992).

> Auch der in Kapitel 5 geschilderte Emilio, das »außergewöhnliche Kind«, hatte einen Familienroman entwickelt, in dem er seine schwachen, kranken Eltern durch glänzende, reiche, starke Eltern ersetzte. Dennoch ist auf der unbewussten Ebene eine starke Identifizierung mit der schwachen Seite der Eltern nachweisbar und hat zu seinem Krankheitsbild geführt.

Verschmelzungsphantasien

Symbiotische Phantasien, die besonders bei strukturell gestörten Patienten vorkommen, treten auf, wenn getrenntes Funktionieren Angst hervorruft. Einerseits mildern sie zwar die Angst, die mit eigenständigem Funktionieren verbunden ist, andererseits bewirken sie neue Ängste, etwa vor Selbstverlust. Dies geschieht dann, wenn die Abhängigkeit in frühester Zeit als traumatisch erlebt wurde, so Dornes (1993).

Eine wesentliche Ursache für Symbiosephantasien ist die Tendenz von Eltern, Regungen der Selbstständigkeit des Kindes einzuschränken, als gefährlich zu interpretieren, zu unterbrechen oder mit Angst zu erfüllen. So lernen schon kleine Kinder, dass eigenständiges Handeln gefährlich ist, entweder für sie selbst oder für beide Eltern.

Wie Heuves (1995) beschreibt, kann ein Mädchen die Phantasie hegen, dass ihre Gedanken selbstständig sind, aber ihr Körper noch von ihrer Mutter abhängig ist (z. B. bei Essstörungen). Im Gegensatz dazu beinhaltet die symbiotische Phantasie zwischen Mutter und Sohn eine viel deutlichere Bereitschaft für eine homosexuelle oder perverse Entwicklung, weil eine mangelnde Separation die Entstehung einer männlichen Identität unterbindet.

Rettungsphantasien

In Kapitel 2 wurde beschrieben, dass sich vor allem männliche Jugendliche ganz stark in Helden (»Superman«) hineinversetzen. Oft geht es um einen starken, regressiven »Sog« zur Mutter, und die Ausstattung mit diesen heldenhaften Phantasien kann als Abwehr dagegen angesehen werden. Heute sieht man eher den narzisstischen Charakter und die Idealisierung, so beispielsweise bei Adrenaline, der Tochter des Vercingetorix im 2019 erschienenen *Asterix*-Band *(Die Tochter des Vercingetorix)*, oder aber in der Identifikation mit der Initiatorin von *Fridays for future*, Greta Thunberg. Rettungsphantasien tauchen in Therapien von Jugendlichen sehr häufig auf, oft verbunden mit einer »secret identity« (»Batman«); der Held musste seine Macht und wahre Identität verbergen (Gillman, 1992).

Bei Rettungsphantasien, die der Jugendliche während der Therapie hat, müssen omnipotente Erwartungen bearbeitet werden (»Sie sind die Einzige, die mich versteht!«). Es ist wichtig durchzuarbeiten, dass weder die Therapie noch der Therapeut omnipotente Retter sind. Man muss eine »optimale Desillusionierung« vornehmen, die fordert, dass der Patient sein magisches Denken aufgibt. Zugleich sollte der Therapeut dem Patienten deutlich machen, in welche Richtung sich seiner Meinung nach der Patient verändern kann, und die Zuversicht haben, dass der Patient diese Veränderung wirklich schafft. Es ist zu bedenken, dass vor allem unbegleitete jugendliche Flüchtlinge, die in Therapie kommen, häufig Rettungsphantasien haben.

Beim Durcharbeiten dieses Prozesses sollte der Therapeut aufmerksam seine eigene emotionale Erfahrung verfolgen. Gegenübertragungsgefühle betreffen den Wunsch, den Patienten aktiv zu retten – auch Therapeuten haben Rettungsphantasien! –, auf der anderen Seite besteht eine Gefahr darin, dass man dem Patienten zu früh zeigt, dass seine Erwartungen unrealistisch sind.

Phantasien über eine andere Identität

Phantasien über eine andere Identität können sich auf heldenhafte – böse wie gute – Personen beziehen, aber auch in Identifikationen mit bestimmten Tieren, die das Problem des Jugendlichen gut symbolisieren, zum Ausdruck gebracht werden. In seinem Buch *Lost boys* beschreibt Berenstein (1995) die Phantasie des Schneeleoparden. Sein Patient Peter entwickelte während der Therapie die Phantasie, er sei ein Schneeleopard, der im Himalaja lebt.

Peter stammte aus einer Familie, bei der beide Eltern verschiedene neue Partner hatten. Peter wurde immer wieder zwischen den Eltern hin und her geschoben und lebte zeitweise im Heim. Ein anderes Kind, das aus einer früheren Beziehung der Mutter stammte, während sie noch mit Peters Vater verheiratet war, wurde zur Adoption freigegeben. Die Mutter lebte später mit einem anderen Partner und hatte weitere Kinder. Peters Vater dagegen entwickelte außereheliche homosexuelle Affären. Als Peter zum ersten Mal in der Ambulanz auftauchte, war es schwer zu sagen, ob er ein Junge oder ein Mädchen war. Auf jeden Fall war die Frage, ob Peter homosexuell würde, ein Punkt, der den Vater beschäftigte. Peter war zu diesem Zeitpunkt zwölf Jahre alt. Er hatte nicht nur den Wechsel zwischen verschiedenen Eltern und Ersatzeltern durchgemacht, seine Wohnortwechsel waren auch mit Aufenthalten in anderen Ländern verbunden. Nach vier Jahren dieser Wanderung kehrte Peter wieder in sein Heimatland zurück. Er machte den Eindruck einer starken Entwicklungsbehinderung, schlief noch zusammen mit seinem Teddybär, einem Übergangsobjekt, dem er seine Sorgen erzählte.
Die Phantasie des Schneeleoparden bestand darin, dass er sich vorstellte, im Himalaja zu leben, ganz alleine, als König der Berge und unabhängig von allen.

In der Elternarbeit bedrängten beide Eltern den Therapeuten herauszufinden, ob Peter homosexuell sei. Der Therapeut antwortete, dass dies sicher eine interessante Frage wäre, wenn Peter sich zuerst einmal entscheiden könnte, überhaupt eine Person zu sein. Er war auch sehr mit »Star Wars« identifiziert, einem Film, den er mehrfach sah.

Der Therapeut begleitete Peter zunächst für lange Zeit in der Phantasie des Schneeleoparden, nahm aber dann zunehmend Interpretationen vor, in denen er Peter aus dem Himalaja weg in die reale Welt zu locken versuchte. Beim Umgang mit aggressiven Affekten machte der Therapeut klar, dass Peter auf ihn wütend war und dass es wichtig war, diese Wut hier in der Therapie auszuleben. Während dieser und früherer Stunden hatte Peter sehr wenig gesprochen und schien in die Phantasie des Schneeleoparden versunken zu sein; auf diese Intervention hin griff er den Therapeuten an und warf ihn zu Boden. Dem Therapeuten gelang es, sich zu befreien, und er forderte Peter auf, seine halb geschlossenen Augen zu öffnen und die Realität wahrzunehmen. Peter verstand dann, dass er sich in der Therapiesitzung befand, auf den Therapeuten wütend war, und brach in Tränen aus. Der Therapeut beendete die Intervention: »In der Welt des Schneeleoparden bist du der König, aber du bist alleine. Es fehlt dir die Wärme und Unterstützung von Menschen in dieser Welt.«

Nach dieser Sitzung verändert sich das therapeutische Klima dramatisch. Der Schneeleopard war verschwunden. Die Peerbeziehungen begannen sich zu verbessern, Peter begann wieder, Klavier zu spielen, und er verbrachte mehr Zeit mit seinen Freunden. Am Ende der Therapie spielte das fundamentale Trauma von Peter, dass seine Mutter ihn verlassen hatte, um mit einem anderen Mann zu leben, eine sehr große Rolle. Es gelang, diese wichtige Erfahrung in Peters Leben, als er fünf Jahre alt war, durchzuarbeiten, und er konnte sich wieder in seine Gefühle von damals einfühlen (»Mommy, Mommy, please come back, I'll be good!«, S. 36).

»Some day«- und »if only«-Phantasien

Sidoli und Bovensiepen (1995) weisen auf den besonderen Umgang mit Zeit bei Jugendlichen hin. Es beginnt damit, dass Jugendliche über die Termine diskutieren, und setzt sich bis zum Ende der Behandlung fort: Die Zeit ist niemals richtig, es ist immer zu früh, zu spät, zu kurz oder zu lang. Im Folgenden geht es um die zwei Phantasien »some day« und »if only«, die mit Zeit zu tun haben. Da diese

Phantasien ubiquitär sind, sollten sie nur angesprochen werden, wenn sie defensive Funktion haben (Akhtar, 1996).

Die »some day«-Phantasie. Manche Jugendliche haben das Gefühl, dass es immer irgendjemanden geben wird, der sich letztendlich um sie kümmert. Diese optimistische Vorstellung verdammt sie zur Inaktivität in Bezug auf ihre eigene Zukunft und hält die Realität auf Distanz. Mahler (1998) hat darauf hingewiesen, dass diese Phantasie in ihrem Kern das Verlangen nach einer luxuriösen und retrospektiv idealisierten symbiotischen Phase enthält, in der Inaktivität, Raum-, Zeit- und Sprachlosigkeit gegolten haben.

Die »if only«-Phantasie. Jugendliche mit einer »if only«-Phantasie sind ganz ihrer Vergangenheit verhaftet. Sie insistieren, dass ihr Leben anders verlaufen wäre, wenn nicht etwas Bestimmtes passiert wäre. Wichtiges Element ist eine intensive Nostalgie. Ferenczi (1912) hat diese Nostalgie als Rückkehr zur präödipalen Mutter beschrieben. Nostalgische Jugendliche suchen nicht nur nach einem verlorenen Objekt, sondern nach einem idealisierten Objekt und, noch wichtiger, nach der Zeit, bevor das Objekt verloren war.

In beiden Phantasien sind Spaltung, Verleugnung und primitive Idealisierung bemerkbar. Die Erfahrung von Hilflosigkeit ist ein Teil der normalen Entwicklung und wichtig für den Erwerb eines realitätsorientierten Selbst oder der depressiven Position im Sinne von Klein (1940). Beides sind auch Phantasien, die sich mit idealen Zeiten beschäftigen. In der »some day«-Phantasie ist die Zukunft idealisiert. Dies führt zu exzessiver Hoffnung und der Suche nach idealen zukünftigen Bedingungen. In der »if only«-Phantasie ist dagegen die Vergangenheit idealisiert, was zu Nostalgie führt. Es ist hervorzuheben, dass solche Phantasien, vor allem die »some day«-Phantasie, auch in religiösen Mythen eine Rolle spielt. Im Judentum wird die Idee aufrechterhalten, dass der Messias eines Tages erscheinen wird.

Behandlungstechnische Fragen

Wie in Kapitel 2 erläutert, sind exzessives Tagträumen und bewusste oder unbewusste Phantasien in der Adoleszenz sehr häufig. In der Therapie haben Phantasien einen unterschiedlichen Bewusstseinsgrad und sind auch, wie dargestellt, unterschiedlich hilfreich. Es gibt altersspezifische Phantasien, die produktiv sind und eine wirkliche Ressource darstellen, aber auch Phantasien, die problematisch sind und die therapeutische Arbeit nicht wirklich voranbringen, ja sogar zum Scheitern bringen können. Die Mitteilung von Phantasien und der Umgang mit diesen Mitteilungen stellen deshalb besondere Herausforderungen an den Jugendlichen-Therapeuten.

Die »some day«- und »if only«-Phantasien zeigen eine interessante Mischung aus positiven und negativen Aspekten. Hoffnung und Idealisierung, die in beiden Phantasien da sind, machen die Behandlung überhaupt erst möglich. Hoffnung trägt zur Entwicklung des Arbeitsbündnisses bei. Themen der Desillusionierung und des Verlustes der Omnipotenz sind meistens für die Endphase der Behandlung charakteristisch. Generell muss die Behandlung sowohl Illusion als auch Desillusionierung ermöglichen. Der Therapeut muss eine Atmosphäre von Vertrauen, emotionaler Sicherheit und Akzeptanz im Sinne einer »holding environment« (Winnicott, 1960) schaffen. Erst unter diesen Bedingungen kann man die exzessiven Hoffnungen des Patienten nach und nach ein Stück weit »enttäuschen« und Trauerarbeit leisten.

Arbeiten mit Träumen

Die Bedeutung von Träumen in der Therapie

Träume, der Königsweg zum Unbewussten, werden nach der Beobachtung von Hopf (2005) viel zu selten in der Behandlung von Jugendlichen benutzt. Er plädiert dafür, dass Therapeuten Träume zum Teil des Rahmens machen und dies auch gelegentlich ansprechen (»Hast du was geträumt?«) sollten. Nach Ansicht von Ladame (1995) sind Träume – wie auch Handlungen – in der Pubertät Anzeichen für die Fähigkeit des psychischen Apparates, Triebenergie zu binden. Er meint, dass eine wirksame Traumaktivität eine Lösung für Probleme bieten kann, die mit Einsetzen der sexuellen Potenz und Fortpflanzungsfähigkeit in der Adoleszenz auftreten. Ladame illustriert seine These an dem Fall eines jugendlichen Patienten mit einer besonderen sexuellen Pathologie, der im Alter von 17 Jahren einen Zusammenbruch erlebte. Als der Patient im Laufe der Analyse fähig wurde zu träumen, zeigte er deutlich weniger Drang zum Ausagieren. Die Fähigkeit, zu träumen und in der Phantasie etwas zu erproben, ist sehr hilfreich dabei, dass die Impulse nicht ausagiert werden müssen.

Prinzipien des Umgangs mit Träumen

Petersen (1994) arbeitet Prinzipien für die Entschlüsselung von Träumen heraus. Ausgangspunkt ist der manifeste Trauminhalt, der entweder erzählt wurde oder im Fall eines eigenen Traumes selbst erinnert wird. Die Arbeit besteht darin, Themen herauszufinden, die im Traum angerührt werden (z.B. Bedrohlichkeit oder unerlaubtes Eindringen). Der Therapeut ist auf dieser Stufe gefordert, mit dem Jugendlichen zusammen Hintergründe aufzudecken und Symbole zu entschlüsseln.

Ganz wichtig ist die Ermittlung der Auslöser: Wurde der Traum durch Tagesreste angeregt oder durch tiefere Schichten des Unbewussten? Ist ein Auslöser gefunden, stellt sich oft ein Gefühl von großer Evidenz ein. Anhand seiner umfangreichen Traumsammlung beobachtete Hopf (2005), dass Tierträume in der Adoleszenz stark abnehmen (von 22% bei den 10- bis 12-Jährigen zu 9% bei den 15- bis 16-Jährigen), wobei Mädchen eher von Säugetieren und Jungen eher von Reptilien träumen. Träume von männlichen Jugendlichen sind auch inhaltlich grandioser und heldenhafter, während Mädchen mehr auf der Beziehungsebene träumen. Niederstrukturierte, d.h. wenig bearbeitete Träume sind Hopf zufolge bei Adoleszenten die Regel. Er nennt folgende Hilfen für die Trauminterpretation:

1. Die Frage nach der Gestimmtheit: Ist es ein positiver oder negativer Traum?
2. Gibt es Hinweise auf Tagesreste?
3. Die psychodynamische Seite: Welcher Wunsch, welche Angst findet hier Ausdruck?
4. Deutung auf Subjekt- bzw. Objektebene und Symboldeutungen.
5. Der Traum als Ausdruck des Übertragungsgeschehens.
6. Was ist spezifisch für die Altersstufe? Z.B. Träume von Überschwemmungen, von fahrenden Zügen, vom Eindringen in ein Haus als Ausdruck der Adoleszenzthematik der »ungewissen Reise« und der neuen, beängstigenden Triebhaftigkeit.
7. Formulierung des Themas des Traumes, z.B. »Darf man sich von den Eltern entfernen?«.

Gemeinsame Traumarbeit

In Träumen werden drängende Entwicklungsprobleme und -konflikte symbolisiert. Wenn der Jugendliche an dem Traum arbeiten möchte, kann man nach Assoziationen zum Traum fragen und gemeinsam eine Beziehung zum gegenwärtigen Leben, der therapeutischen Beziehung und möglicherweise bestehenden intrapsychischen Konflikten des Jugendlichen herstellen. Es sollte aber eher vorsichtig oder gar nicht gedeutet werden. Es ist wichtiger, dass der Therapeut den Traum versteht und »containt«, als dass er ihn dem Jugendlichen deutet. Gemeinsame Arbeit am Traum umfasst also ein behutsames, respektvolles Umgehen.

In Therapien mit Mädchen findet man Hinweise darauf, dass die Sexualität wie auch das Frauwerden erwartet und gefürchtet werden. Die extrem starken Menstruationsbeschwerden, unter denen Janina leidet (Seiffge-Krenke, 2017a, S. 150 – 153), hatten auch zur Folge, dass sie den sich verändernden Körper nicht länger »übersehen« konnte: Überstark machte er ihr deutlich, dass sie eine Frau wurde, mit all den Phantasien, die dies in ihr auslöste. In der 13. Stunde der analytischen Psychotherapie erzählt sie einen Traum:

> Ich bin das Mädchen, das die Stelle bei den »Geisterjägern« bekommen hat. Ich bin 14, mein Chef ist nur wenig älter, 17 Jahre. Ich bin in einem sehr alten Haus. Um mich herum sind andere »Geisterjäger«, eine Hexe, ein Mönch, ein Priester. Plötzlich fängt es an zu knacken, der Boden schwankt und schließlich stürzt der Boden ein und ich lande im Keller, wo es dunkel und feucht ist. Die anderen wollen mir helfen, können mich aber nicht erreichen. Dann habe ich innerlich geschrien, konnte mich aber nicht bemerkbar machen und bin aufgewacht.

Janinas Einfälle dazu – »Ich habe keine Stimme, ich kann zu Hause auch oft nichts sagen«, und: »Andere wollen mir helfen, haben mich aber nicht erreicht, es hat sich nichts getan« – beziehen sich vor allem auf ihre (zu Hause ungehörten) Versuche der Ablösung und die Zwecklosigkeit der Bemühungen anderer (ihrer Freundin, der Therapeutin), ihr zu mehr Unabhängigkeit zu Hause zu verhelfen. Tagesreste (sie hatte ein Video über Geisterjäger gesehen) fließen ebenfalls ein. Die Therapeutin überlegte, was sich wohl zwischen ihr und dem jungen Chef hätte entwickeln können, wenn der Boden nicht eingebrochen und die vielen anderen bedrohlichen Personen nicht vorhanden gewesen wären.

Die Arbeit mit der »inneren Bühne«: Geschichten, Filme, neue Medien

Geschichten, Bücher und Serien als Methode, die Welt zu ordnen

Viele Jugendliche begeistern sich für Phantasieromane, für Science-Fiction, und es gibt auch einige Jugendliche, die selbst solche Geschichten verfassen. Mir fällt eine Jugendliche ein, die praktisch kaum sprach, aber einen Fortsetzungsroman im Internet publizierte, bei dem sie 100 000 Follower hatte, wie die Mutter nicht ohne Stolz bemerkte. Das, was Bettelheim (1980) über das Märchen als Methode, das Chaos von Phantasie und Realität zu ordnen, schreibt, kann auch heute noch für viele Science-Fiction-Geschichten, Filme oder Serien gelten, denn hier finden sich die gleichen archetypischen Muster wie in Märchen und Mythen: So etwa werden widersprüchliche Gefühle (wie Liebe und Hass) auf verschiedene Personen verteilt. Jede Gestalt ist nur entweder abgrundtief böse oder von selbstloser Güte. Zugleich finden wir deutliche Hinweise auf die Trennung zwischen Phantasie und Realität (»Es war einmal …«). Zumeist wird ein existenzielles Dilemma kurz und pointiert festgestellt. Der Inhalt der ausgewählten Geschichte hat gewöhnlich nichts mit dem äußeren Leben des Patienten zu tun, aber sehr viel mit seinen inneren Problemen. Ganz ähnlich sind auch viele Filme aufgebaut, für die sich Jugendliche begeistern, so etwa der Kampf mit dem bösen Antagonisten, die Suche nach dem Vater, der eigenen Herkunft in *Star Wars* oder bei *Joker* die verzweifelte Wut und Rache bei einer lieblosen, traumatischen Kindheit.

Trennungsängste, d. h. die Furcht, verlassen zu werden, die Angst vor dem Verhungern und die orale Gier, wie sie im Märchen vorkommen, sind in jedem Alter unbewusst vorhanden, und deshalb hat jedes Märchen auch eine ermutigende Botschaft für ältere Kinder. Jugendliche können sich oft noch gut an ihr Lieblingsmärchen erinnern, das häufig das Thema ihres Lebens darstellt. Damit kann man im therapeutischen Raum arbeiten. Dass das Böse personalisiert und aus der diffusen Angst ein klarer Gegner wird, ist ihnen unmittelbar einsichtig und die Aufspaltung in Gut und Böse nachvollziehbar.

In ähnlicher Weise verhält es sich mit Lieblingsbüchern in der Kindheit und aktuell. Ellen Handler Spitz (1999) hat Kinderbücher analysiert. Eines dieser berühmten Kinderbücher, »Wo die wilden Kerle wohnen« von Maurice Sendak, beschreibt die Entfernung von der Mutter, aber auch wieder die Heimkehr zu ihr: Max hat im Buch den Raum zur Verfügung gestellt bekommen, in dem er eine neue Welt kreieren kann – so, wie er es möchte, mit all seinen sadistischen Phantasien. Nach seinem Ausflug in die Welt der wilden Kerle kommt er zurück in sein

Zimmer, wobei die Mutter ihm zu verstehen gibt, dass sie den Ausflug toleriert (»... und sein Essen war noch warm«).

Fragen nach Lieblingsbüchern, Lieblingsgeschichten, Lieblings-PC-Spielen und Lieblingsvideos eröffnen also bei Jugendlichen einen neuen symbolischen Raum.

Bei der Interpretation von Science-Fiction oder Märchengeschichten ist das Unheimliche, über das schon Freud (1919) geschrieben hat, etwas, das vertraut und im Geiste des Jugendlichen schon gut etabliert ist. Ilsa Bick (1989) bemerkt, dass Kinder in Geschichten früher als hilflos und unschuldig beschrieben wurden, während in neuen Filmen und in der Science-Fiction-Literatur Kinder auch als böse dargestellt werden (»alien child«). Das würde bedeuten, das es weniger zu einer Spaltung, sondern bereits zu einer Integration gekommen ist, was eine komplexere Ordnung von Selbst- und Objekt-Wahrnehmung voraussetzt.

Umsetzung in der Therapie

Mark und Incorvaia (1995) schildern in ihrem Handbuch den Umgang mit Geschichten. Dabei ist es wichtig, in Erfahrung zu bringen, ob die Eltern den Patienten früher Märchen oder Geschichten vorgelesen haben oder ob Märchen bzw. Geschichten in der Familie erzählt werden oder wurden. Interessant ist – die Autoren schildern viele Beispiele dazu –, wie Kinder und Jugendliche in der Therapie ihre eigenen Märchen erzählen, die häufig sehr stark von dem abweichen, wie das Märchen ursprünglich lautete. Häufig geht es um Identitätsentwicklung und Ablösung.

Eine 14-jährige Jugendliche benutzte gelegentlich in der Therapie Märchen. In einer der Behandlungsstunden wollte sie eine Geschichte erzählen. Es handelte sich um eine Borderline-Patientin, aber darin, wie sie den Anfang wählte, zeigte sich deutlich, dass die Geschichte auf eine erotische Übertragung hinauslief. Sie kam in den Therapieraum und fragte: »Wie finden Sie mein neues Kleid?« Der Therapeut sagte: »Es ist hübsch. Hast du es neu?« Sie antwortete: »Es ist nicht schlecht, aber das Kleid von Schneeweißchen war sehr viel schöner.« Dann begann sie die Geschichte von Schneeweißchen zu erzählen.

Zu einem späteren Zeitpunkt kam sie in die Therapie und sagte: »Ich möchte Ihnen heute eine Geschichte erzählen, aber ich habe sie verändert. Es ist eine bessere Geschichte. Es ist die Geschichte von Aschenputtel.« So, wie sie die Geschichte dann schilderte, wurde deutlich, dass sie sehr viel daran geändert hatte. Es ging nur am Rande um sexuelle Intimität, eher um die Intimität in der Fütter- oder Versorgungssituation. So stand im Zentrum zwar die Hochzeit, aber nicht der sexuelle Aspekt, sondern die Tatsache, dass der Prinz ihr einen riesigen Kuchen brachte und sie sich im Bett aufsetzte und den Kuchen aß.

Steck (1997) behandelt anhand von klinischen Beispielen die Narrative, die adoptierte Kinder und Jugendliche über den Verlust ihrer primären Beziehungspersonen erzählen. Verlassenwerden ist oft ein zentraler Kern der Adoptionsproblematik. Dies bezeugen die Worte einer jungen Adoptierten, die sagte: »Verlassenwerden ist Mord« (S. 337). Phantasien von Ablehnung und Ausstoßung werden geäußert, die Geschichten erscheinen oft wirr, scheinbar zusammenhanglos. Ein Mädchen aus einer Adoptivfamilie entwickelte die Geschichte eines Waisenmädchens, das ins Gefängnis eingesperrt wurde. Es musste bestraft werden, da es keine Eltern hatte. Eine Königin wollte das Mädchen adoptieren, das Mädchen verweigerte jedoch die Adoption. Es verhielt sich seinen biologischen Eltern gegenüber also loyal. Therapeutisch muss ein genügendes »mütterliches Halten« nach Winnicott gegeben sein, denn jede Unterbrechung der Kontinuität der Therapie könnte in Richtung dieses Ausstoßens verstanden werden.

Es lohnt sich, die Bedeutung der verschiedenen Charaktere in den Videospielen, den Science-Fiction-Filmen, den Geschichten zu explorieren. Bei *League of Legends* oder *Minecraft* beispielsweise sind die Vielfältigkeit der Konstruktionen, der Charaktere und Rollen faszinierend, und als Teamplayer muss man sich mit anderen Spielern genau absprechen, es sind also durchaus Kompetenzen erforderlich, an denen man ansetzen kann. Auch die von insbesondere männlichen Jugendlichen bevorzugten Horrorvideos haben eine Botschaft, bei der es sich lohnen kann, sie zu entschlüsseln. Ich habe bei vielen männlichen Jugendlichen, die in schwierigen Verhältnissen großwerden mussten, z. B. mit einer Mutter, die von einem Moment zum anderen von liebevoller, ja erdrückender Liebe zu kalter und grausamer Ablehnung und Ignoranz wechselte, eine besondere Vorliebe für Horrorvideos gefunden. Hier spielt das Moment der Kontrolle eine große Rolle – hier können sie das Video an- und abstellen und sich vielleicht damit trösten, dass es so schlimm nicht war und sie es überlebt haben.

Allerdings ist bei der Interpretation von Geschichten und Filmen auf die Fragilität der Ich-Grenzen und die Differenzierung zwischen Phantasie und Realität zu achten, sonst kann man als Therapeut scheitern (Laufer, 1994). Bei der Analyse von Mary Shelleys (1816) Novelle *Frankenstein* fällt auf, dass diese Teile des Selbst und der inneren Objekte enthält, die abgespalten sind und auf externe Objekte projiziert wurden. Mit diesen Externalisierungen kann man ebenfalls arbeiten. In vielen dieser Geschichten ist es der Vater, der die Wahrheit bezüglich der Kinder herausfindet, während die Mutter häufig defizitär-vernachlässigend oder aggressiv wirkt.

Nutzung von Spielen, Zeichnungen und Kunst

In der Jugendlichen-Therapie ist das Ausdrucks- und Kommunikationsrepertoire erweitert: Es wird gespielt, gemalt, etwas kreiert und gesprochen. Dabei wird der Gehalt der gemalten oder gespielten Szene therapeutisch bearbeitet.

Nutzung des Spiels

Im Spiel kann sich sehr Unterschiedliches ausdrücken, das hilfreich für die weitere therapeutische Arbeit ist. Kempf-Giefing und Weissensteiner (in Seiffge-Krenke & Schmeck, 2020) schildern das Spielverhalten des 13-jährigen Markus, eines langen, dünnen Jugendlichen mit traurig wirkenden großen Augen, der die 7. Klasse besucht und mit seiner Mutter in einer 3-Zimmer-Wohnung wohnt.

> Der Vorstellungsgrund lautet in Markus' Worten: »weil ich anderen Stress mache«. Seine Mutter berichtet, dass er den Unterricht stört, die Anweisungen des Lehrpersonals verweigert. Er falle vor allem wegen seiner Unaufmerksamkeit auf, und ist auch in der Klasse ein Außenseiter. Er verbringt viel Zeit in seinem Zimmer und spielt dort hauptsächlich Playstation. Zu Hause gäbe es jeden Tag heftige und laute Auseinandersetzungen. Er sei aggressiv und provokant. Ihre erzieherischen Sanktionen, so die Mutter, würden nicht helfen. Sie berichtet, sie verliere die Kontrolle und reagiere ebenso impulsiv. Gewalt gäbe es allerdings nicht.
>
> Die Mutter, die mit 17 Jahren schwanger geworden ist, beschreibt eine belastende Schwangerschaft mit vielen körperlichen Beschwerden und Schmerzen. Schon damals war sie überzeugt, dass sie »einen kleinen Terroristen« zur Welt bringen werde. Markus Eltern trennten sich, als ihr Sohn drei Jahre alt war. Der Vater hatte eine Affäre mit der Schwester der Mutter. Er heiratete diese und bekam mit ihr zwei weitere Kinder. Der Kontakt zu ihm ist lose. Im Spiel wird die Perspektive des »kleinen Terroristen« deutlich, es symbolisiert aber auch seinen Leidensdruck, wie die folgende Sequenz aus der 6. Stunde darstellt:

Markus stürmt rein, wirft seine Sachen überall verteilt im Raum herum und teilt der Therapeutin freudig die Idee mit, dass er mit den Spielschwertern kämpfen möchte. Sie bereitet sich innerlich auf einen wilden und verspielten Kampf vor, doch Markus erklärt zunächst, dass er ein Kampfroboter sei. Dabei bewegt er sich plötzlich mechanisch, und seine Gesichtsmimik wird ganz matt. Alles wirkt starr und wenig lebendig. Er erklärt, dass er, bevor er kämpfen könne, zuerst in die Reparatur gehen müsse. Er marschiert dabei im Raum in die für ihn vorgesehene Werkstatt, in welcher er verspielt zeigt, dass mit ihm etwas nicht stimmt. Zunächst muss er mit »Intelligenz« aufgerüstet werden. Hier ist ein Zusammenhang zu vermuten mit den schlechten Noten in der Schule und der Drohung, die Schulklasse wiederholen zu müssen. Weiter stellt er fest, dass die »Kampfschwerttechnik« mangelhaft und die »Ausrüstung« beschädigt sei, sodass es nicht zum Kampf kommen könne. Er wirft sich in die Ecke und fordert die Therapeutin auf, ihn als Beschädigten anzugreifen, indem er andeutet, dass sie nun gute Chancen hätte.

Seine Verzweiflung und Ohnmacht sind spürbar. Markus sieht sich als schlecht ausgerüstet und beschädigt. Eine depressive Stimmung machte sich breit. Der Roboter als Maschine ohne Gefühl trifft auf seinen Wunsch, dass seine eigene Stimmung nicht allzu sehr zum Vorschein komme. Die Vorstellung, dass bei der Reparatur – hier verstanden als Psychotherapie – an ihm einiges zu »schrauben« sei sowie dass diese Therapie ihn überwältigen könnte und nicht helfen werde, stellt er sehr eindrücklich dar.

Nutzung von Zeichnungen, Kunst und anderem Material

Nicht nur in der diagnostischen Phase, sondern auch im Laufe einer Behandlung ist der Einsatz von Zeichnungen und anderem Material sehr hilfreich. Gerade bei traumatisierten Patienten ist der zeichnerische Ausdruck wichtig, wenn Worte fehlen, das Unfassbare zu beschreiben. Streeck-Fischer (1999b) hat im von ihr herausgegebenen Buch über *Adoleszenz und Trauma* verschiedene Zeichnungen vorgestellt, die von traumatisierten Patienten stammen und das Leid der Patienten wahrnehmbar machen. Günter (2003) verdeutlicht den Einsatz der Squiggle-Technik in laufenden Behandlungen, um einen festgefahrenen Prozess in Gang zu bringen, einen symbolischen Ausdruck, eine »gemeinsame Sprache« zu finden. Insbesondere in der stationären Arbeit der Kunsttherapie können sich viele Jugendliche öffnen und einen Einblick in die Themen geben, die sie beschäftigen.

In einem Themenheft der Zeitschrift *Praxis für Kinderpsychologie und Kinder-*

psychiatrie (Seiffge-Krenke & Cierpka, 2005) werden die Veränderungen im therapeutischen Prozess anhand der Veränderungen der Zeichnungen erläutert. Es ist hilfreich, sich die Entwicklungsstadien des Zeichnens (Bachmann, 2002) zu vergegenwärtigen, damit man die Zeichnungen von Patienten, die häufig zu Beginn der Behandlung ein stark regrediertes Niveau haben, und die Veränderungen durch die Therapie genauer einschätzen kann.

Stracke (2000) schildert, wie die von den Patienten eingebrachten Zeichnungen, Malereien oder Plastiken in der therapeutischen Situation ihre Wirksamkeit entfalten. Wenn ein wesentlicher Faktor bei der Entstehung psychischer Krankheiten die Unmöglichkeit ist, sein inneres Erleben zum Ausdruck zu bringen und zu kommunizieren, ist es ein wichtiges Therapieziel, nicht-verbale Ausdrucksmöglichkeiten zu schaffen. Dass Kunst ein Medium in der psychodynamischen Therapie mit Jugendlichen sein kann, verdeutlichen Lehmkuhl & Lehmkuhl (2017). Die Patienten hatten während ihres stationären Aufenthaltes durch Museumsbesuche und Gestaltungen von Kunstprojekten eine eigene Sprache gewonnen und ihre schöpferische Potenz gezeigt. Manche Patienten brachten auch ein wichtiges Bild mit in die Therapie, weil sie spürten, dass es etwas ausdrückte, was sie bislang nicht mitteilen konnten.

In der Psychotherapie von Jugendlichen ist die Nutzung von Zeichnungen oder Modelliermasse oft sehr hilfreich, wenn Patienten, besonders am Beginn der Therapie, wenig sprechen.

Der Vater der 13-jährigen Susanne bringt seine Tochter in die Ambulanz und klagt über deren Unordentlichkeit, schulische Leistungs- und Essprobleme. Im Gespräch mit Susanne und in weiteren anamnestischen Gesprächen mit dem Vater stellt sich heraus, dass Susanne im Alter von 3 Jahren plötzlich von ihrer Mutter verlassen wurde, die mit dem Ausruf: »Das kann doch nicht alles gewesen sein!«, von einem Tag auf den anderen verschwand.

Susanne wurde von ihrem Vater aufgezogen und blieb lange Jahre asymptomatisch. Die Symptome traten auf, nachdem der Vater zum ersten Mal eine Freundin hatte und diese in die gemeinsame Wohnung gezogen war. Damit wurde für seine Tochter das Thema »Trennung und Verlassenwerden« erneut virulent und die Symptome setzten massiv ein.

In der gesamten ersten Phase der tiefenpsychologisch fundierten Therapie sprach Susanne sehr wenig und drückte stattdessen ihre Bedürftigkeit und die vermutlich erlebte starke Vernachlässigung durch die Mutter in Form von Zeichnungen und modellierten Gegenständen aus. Thema waren fast ausschließlich Nahrungsmittel, was auf die deutlichen oralen Defizite und die Mangelversorgung der Patientin in ihrer frühen Kindheit hinweist. Die Mutter der Patientin hat nach ihrem Weggang nie Kontakt zu ihrer Tochter aufgenommen; es war bekannt, dass sie wahllose sexuelle Beziehungen zu anderen Männern aufnahm und häufig den Wohnort wechselte. Es ist zu vermuten, dass die Mutter eine Borderline-Struktur hatte und Susanne auch in den ersten drei Jahren, als sie noch mit ihr zusammenlebte, nur sehr mangelhaft emotional und möglicherweise auch materiell versorgte. Nach dem Durcharbeiten dieser frühen Mangelsituation gelang es der Therapeutin zunehmend, mit Susanne in ein Gespräch zu kommen.

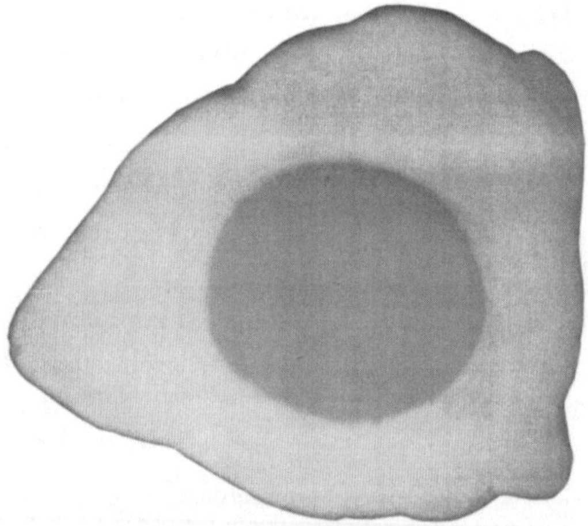

Abbildung 5: Ein Spiegelei: Eines der Nahrungsmittel, die Susanne in der ersten Phase ihrer Therapie knetete

Der bildnerische Prozess entwickelt sich im Übergangsraum zwischen innen und außen. Da dieser Übergangsraum bei vielen strukturell beeinträchtigten und traumatisierten Jugendlichen zerstört ist, ist es ein großer therapeutischer Fortschritt, wenn sich die Jugendlichen durch Zeichnen oder Modellieren auszudrücken beginnen. Im malerischen Akt ist auch eine sichtbare Spur geknüpft: Töne oder Worte können verklingen, das Gemalte bleibt erhalten. Das ist ein wichtiger Punkt, auf den man immer wieder im Verlaufe eines Therapieprozesses zurückkommen kann (z. B. indem man gemeinsam die Mappe anschaut, in der die Bilder aufbewahrt werden).

Manchmal greifen Therapeuten auch im Laufe einer Behandlung auf diagnostisches Material zurück, das sie in den probatorischen Sitzungen benutzt haben, oder die Patienten greifen spontan auf dieses Material zurück, wie in dem im Abschnitt »Traumata, Sprachlosigkeit und Agieren« später in diesem Kapitel geschilderten Fall, wo es um Arbeit mit dem Familienbrett geht.

Die »innere Bühne« und das Spieltheater

Die Spielbühne ist sehr gut geeignet, um die innere Welt des Jugendlichen zu veranschaulichen, ihn selbst in Situationen zum Akteur werden zu lassen, die er – oft hilflos – als Überforderung erlebt. So kann man z. B. Angst symbolisieren (durch die Auswahl welcher Materialien, welcher Figuren?) und man kann auch spielerisch umsetzen, wie man mit der Angst umgeht. Durch die technischen Möglichkeiten als Regisseur oder Toningenieur, als derjenige, der das Bühnenbild gestaltet und Soundeffekte einbaut, kann sich der Jugendliche kompetent und als »Agent seiner Entwicklung« fühlen und in verschiedene Rollen schlüpfen. Der Therapeut kann einen Impuls, eine Anregung geben, einen Traum, eine Erfahrung, einen Konflikt auf der Spielbühne darzustellen. Es kommt dann etwas auf die Bühne, was den Jugendlichen auch auf der »inneren Bühne« sehr beschäftigt.

> Nicola Sauer (2017) schildert den 21-jährigen Lennart, der eine Ausbildung als Speditionskaufmann macht – ein kontaktfreudiger, attraktiver und hilfsbereiter junger Mann, der von zahlreichen Ängsten heimgesucht wird. Er hat Angst, Zug zu fahren, denn er könnte im Tunnel stecken bleiben. Innere Stimmen bedrängen ihn zunehmend. Er hat Angst, aufs Klo zu müssen, wenn es nicht möglich ist, sich plötzlich nicht mehr bewegen zu können. Dass er adoptiert ist, sei ohne Bedeutung.
>
> Bei seiner ersten spontanen Beschäftigung mit der Spielbühne entwirft er ein absolut kahles, unbewohntes Bühnenbild, später eines, wo ein Käfig eine wichtige Rolle spielt – so gefangen fühlt er sich. Seinem Mut, sich in den folgenden Stunden seinen Ängsten zu stellen, und seine Neugier, nun auch seine Herkunft verstehen zu wollen, führen dazu, dass er einen kleinen Jungen auf die Bühne stellt. Er stellt sich als Kind dar, das viele Fragen an die Eltern hat, und ist überrascht, dass er schon als Kind so viele Ängste hatte. »Wenn ich mit dem kleinen Lennart spreche, haben die inneren Stimmen vielleicht nicht so viel Platz«, meint er.

Insbesondere bei (männlichen) Jugendlichen, die sich nicht gut mit Worten ausdrücken können, ist eine solche überwiegend averbale Inszenierung gut geeignet, etwas von der »inneren Bühne« zu zeigen, was man dann wieder im Gespräch mit dem Jugendlichen aufnehmen kann.

Deuten versus »containen«

»Containen«, »holding function« und Empathie

Die Psychotherapieforschung hat die therapeutische Beziehung als wichtigsten Wirkfaktor bestätigt (vgl. Kapitel 12). Die therapeutische Arbeit stützt sich auf Beziehungsfaktoren wie »halten« und »in sich bewahren« (»holding« und »containing«) mit dem Ziel, dem Jugendlichen eine emotionale Neuerfahrung zu vermitteln. Leo Rangell (1989) hebt die affektive Resonanz des Therapeuten hervor. Wenn der Therapeut nicht emotional involviert ist, wird die Behandlung keinen erfolgreichen Fortgang nehmen, schreibt Fishman (1996). Das »affect attunement« des Therapeuten ist in der Tat sehr wichtig. Kohut hat auf die zentrale Position von Empathie hingewiesen (vgl. Ornstein, 1996) – auf die ständige Empathie für das innere Leben der Patienten und ihre Beziehungen.

Gerade bei traumatisierten und strukturell beeinträchtigten Patienten, die im Sprechen und Denken desorganisiert sind, ist es eine wichtige Funktion der Behandlers, sich einzufühlen und Kohärenz und Bedeutungshaftigkeit gemeinsam mit dem Patienten wiederherzustellen. Bions (1967a) Ausführungen über »containing« basieren auf der frühen Mutter-Kind-Interaktion, lassen sich daher sehr leicht auf die therapeutische Situation übertragen.

»Containing« und projektive Identifikation

Wichtiges Mittel zum Verständnis des Patienten können projektive Identifikationen sein. Das Konzept der projektiven Identifikation wurde von Melanie Klein 1946 in »Notes on some schizoid mechanisms« beschrieben. Hier hat sie zum ersten Mal dargestellt, dass das Kind unerwünschte Teile des Selbst abspaltet und in das Objekt projiziert, sie als zu dem Objekt gehörig erlebt. Melanie Klein hat den Begriff der »projektiven Identifikation« entwickelt, um zu beschreiben, dass der Patient konfliktreiche und nicht aushaltbare Gefühle, die verleugnet werden, in eine andere Person projiziert und dort kontrolliert.

Leo Rangell (1989) kritisiert allerdings zu Recht, dass die projektive Identifikation »has become to be used to explain indiscriminately almost all interpersonal phenomena« (S. 22). Dennoch ist sie ein wichtiges Konzept, weil es zeigt, dass der

Therapeut seine Gefühlszustände als Kommunikation des Patienten versteht, wie es auch Wilfred Bion (1967a) erklärt. Davies (1995) hat später die »intrusive identification« beschrieben. Ihm zufolge ist dies der richtigere Ausdruck für besonders aggressive Formen von projektiver Identifikation, und er weist darauf hin, dass das Objekt oder der »container« der projektiven Identifikation Grenzen hat, die auch herausgearbeitet werden müssen.

Aus heutiger Sicht werden »containing« und »metabolism« als intersubjektive Prozesse beschrieben, eine »joint construction between patients and analyst« (Davies, 1995, S. 82). Das Konzept der projektiven Identifikation ist demnach nicht nur ein Konzept für einen primitiven Abwehrmechanismus, sondern bezieht sich auch auf die therapeutische Funktion, die Emotionen des Patienten zu verstehen und zu bewahren. Wenn der Affekt entweder durch den Patienten oder durch den Therapeuten als »toxic« identifiziert wird, geht es darum, ihn zu entgiften und in veränderter Form zurückzugeben.

Deuten versus »containing«

In der Behandlungstechnik bei traumatisierten Patienten spielt die Vermittlung von Einsicht eine untergeordnete Rolle, viel wichtiger ist, dass ein solcher Jugendlicher die Erfahrung des Verstanden- und Gehaltenwerdens machen kann. Empathie ist dabei eine selbstverständliche Vorbedingung. Man sieht das Verhalten des Therapeuten in Analogie zum Verhalten einer Mutter gegenüber ihrem Säugling (vgl. die Ausführungen in Kapitel 2 zur Bindungsforschung und mütterlichen Feinfühligkeit). Dadurch können allmählich in der Therapie Funktionen der Selbstwahrnehmung übernommen werden – einschließlich der Fähigkeit, über das eigene psychische Leben zu reflektieren. Fonagy benutzt dafür den Begriff der »reflektierenden Selbstfunktion« (Fonagy, 2006).

Der Therapeut muss zunächst stellvertretend für den Patienten eine psychische Verarbeitung leisten, die im Nachdenken über den Patienten und in der Beschäftigung mit seinen Gefühlen besteht. Der vom Therapeuten vermutete Sinn der Inszenierung sollte so oft wie möglich benannt werden. Klarifikation und Konfrontation sind für Patienten mit strukturellen Beeinträchtigungen eine Möglichkeit, das Unterscheidungsvermögen zwischen Realität und Phantasie zu fördern. Die therapeutische Funktion kann sich im einfachen Kommentieren der Symptome und Verhaltensweisen, die der Jugendliche zeigt, ausdrücken und auch im gelegentlichen Aussprechen dessen, was der Therapeut dazu denkt und fühlt.

Wenn wir es, wie bei strukturell beeinträchtigten Jugendlichen, mit massiven

Projektionen zu tun haben, sind es im Grunde drei Faktoren, die eine kooperative Wirkung in Gang setzen: das Erfahren von »containment« durch den Therapeuten bei Ausbleiben der Gegenaggression, seine klärende Deutung der negativen Übertragung und die gleichbleibende Sicherheit der realen Beziehung in der therapeutischen Situation. Indem der Patient merkt, wie der Therapeut mit den Affekten kämpft und sie schließlich etwas moduliert, wird ihm ein Modell für den Umgang mit Emotionen bereitgestellt. Es ist gerade die Beobachtung der beständigen Nachregulierung und Neujustierung, die dem Patienten ein realistisches Vorbild für Affektregulierungsprozesse liefert und zugleich die Erfahrung ermöglicht, dass seine Affekte eine Wirkung haben und nicht nur für ihn ein Problem sind (vgl. Dornes, 2018). Von einer solchen Erfahrung kann der Jugendliche eher profitieren und sich damit identifizieren als mit einer vergleichsweise schnellen und präzisen Deutung. Letztere könnte sogar die Diskrepanz zwischen seinem Unvermögen und der therapeutischen Omnipotenz vergrößern und damit narzisstische Wut und Destruktivität des Patienten steigern.

»Von der Kunst der Deutung zur Macht der Beziehung«: Deutungsprozess als Beziehungsarbeit

Wie von Körner (2020) beschrieben, hat es eine Veränderung von der »Kunst der Deutung« hin zur »Macht der Beziehung« gegeben, d.h. der Deutungsprozess wird als Beziehungsarbeit verstanden (Ermann, 1996). Diese Sicht, die Therapeutinnen und Therapeuten mit den Jahren in ihrer Arbeit entwickelt haben, zeigt eine veränderte therapeutische Haltung auf, in der die früher stark asymmetrische Interaktion, bei der der Therapeut der Wissende war und dem Patienten sein Wissen mitteilte, zugunsten einer *gemeinsamen Arbeit* am Erkennen der unbewussten Anteile im Beziehungs- und Konfliktgeschehen verschwunden ist. Wirksame Deutungen sind Endergebnisse von langwierigen Prozessen der Abstimmung zwischen Therapeut und Jugendlichem. Gewöhnlich ist eine längere Periode des Durcharbeitens notwendig, in der die Deutung in verschiedenen Formen und Kontexten wiederholt werden muss.

Bei der Deutung geht es darum, das, was man beim Patienten beobachtet hat und was der Patient selbst erlebt, mit anderen Beziehungen zu verknüpfen: gegenwärtigen und vergangenen, realen und phantasierten. Es kann wichtig sein, den Bezug zur Übertragung herzustellen, um so einen weiteren Beitrag zur Entwicklung von Einsicht zu leisten. Beginnt der Therapeut aber zu früh, die Beziehung zwischen dem Patienten und sich zu deuten, erhöht sich das Risiko des Therapieabbruchs. *Was* gedeutet wird, *wann* gedeutet wird und *wie* gedeutet wird, sind eher subtile, technische Fragen. Generell ist es sicher sinnvoll, z.B. zunächst den Wunsch nach Autonomie zu deuten, bevor man die versteckten Abhängigkeitswünsche deutet.

Eine korrekte Interpretation liefert Einsicht, ist aber alleine noch nicht ausreichend, weil es auch um den emotionalen Nachvollzug geht. Außerdem ist es so, dass die Worte des Therapeuten das eine sind, sein averbales Verhalten – etwa in Gesten und Körperhaltung – allerdings hinzukommt und möglicherweise ganz entscheidend dazu beiträgt, dass die Deutung »verstanden« wird; »... when I spoke they heard a great deal more than my words« (Fingert Chused & Raphling, 1992, S. 97). Manche Therapeuten kleiden ihre Deutung auch in ein »story format« (»I know a boy who ...«).

Nach wie vor haben Deutungen als Verknüpfungen zum unbewussten Konflikt einen ganz wichtigen Stellenwert, insbesondere in der analytischen Behandlung (PA). Allerdings sind zu lange Deutungen, in denen der Therapeut wie ein nicht involvierter Beobachter spricht, nicht angemessen, sondern eher die »Karikatur einer Deutung« (Fingert Chused, 1996). Die beste Deutung beginnt mit der gegenwärtigen Interaktion, an der der Therapeut teilnimmt und so den Rahmen darstellt, in dem der Patient neue Wahrnehmungen integrieren, seine Erinnerung reorganisieren und schließlich Selbst- und Objekt-Repräsentanzen modifizieren kann.

Deutungen und ihre Folgen

Der Therapeut muss sich verantwortlich dafür fühlen, welche Effekte seine Interpretationen auf den Patienten haben. Er hat, zusammen mit dem Jugendlichen, in Worte gefasst, was beobachtet und erfahren wurde. Wird eine Hypothese durch eine Probedeutung geprüft, so gibt die Reaktion des Jugendlichen Auskunft darüber, inwieweit er für einen verstehenden psychodynamischen Dialog zugänglich ist.

Fingert Chused (1996) gibt verschiedene Fallbeispiele, u.a. das der 14-jährigen Susan, die sehr schnell das Prinzip der Abstinenz verstanden hat und bei der Therapeutin Schuldgefühle verursacht, wenn diese inkonsistent war. Klarifikationen konnten von Susan gut angenommen werden und wurden auch von ihr selbst verwendet, aber sie reagierte sehr stark und oft negativ auf Deutungen. Wann immer die Deutung korrekt war, fühlte sich Susan kleingemacht

und abgewertet. Ihre Reaktion auf die Deutung wurde dann in der Folge ein ganz wichtiger Punkt in der analytischen Arbeit.
Auch bei einem anderen Patienten, dem 18-jährigen Ralf, kann Fingert Chused herausarbeiten, dass dieser Jugendliche, obwohl er auf die Deutung nicht so massiv reagierte wie Susan, doch sehr sensibel dafür war, ob sie einer Form von Kontrolle, Handlungsanweisung oder autoritärer Setzung entsprach. Beide Jugendlichen nahmen die Deutungen oft als intrusiv wahr.

Dass gerade Jugendliche so stark auf Deutungen reagieren, hängt damit zusammen, dass eine Deutung eine Asymmetrie in der therapeutischen Beziehung bedeuten könnte, in der der Therapeut etwas weiß und mitteilt, was für den Patienten so, wie es mitgeteilt wird, neu ist – zumindest könnte es der Jugendliche so wahrnehmen. Jugendliche fürchten tatsächlich häufig, dass Klarifikationen oder auch Deutungen als versteckte Handlungsanweisung, Ermahnung, Forderung oder Erziehungsmethode benutzt werden, wie sie sie von den Eltern kennen. Deshalb sollten Jugendliche in einem längeren Austauschprozess mit den Therapeuten am Verstehen des Unbewussten arbeiten, um eine gemeinsame Basis für die Deutung zu etablieren.

Arbeit in der Beziehung, Bindungsaspekte

Das Bindungskonzept in der psychodynamischen Behandlung

Bei der Unterscheidung zwischen tiefenpsychologisch fundierter und analytischer Therapie (vgl. Kapitel 6) wurden verschiedene Ebenen der therapeutischen Beziehung angesprochen, eine unterschiedliche Tiefe der Übertragung und der Aspekt der Bindung. Dies soll nun in behandlungstechnischer Hinsicht betrachtet werden. Nachdem Bowlby lange Zeit als »Abtrünniger« bekämpft wurde, finden bindungstheoretische Erkenntnisse in der psychodynamischen Arbeit mit Jugendlichen immer mehr Anerkennung. Dabei kommt der Rekonstruktion von typischen Bindungsverhaltensmustern eine wesentliche Bedeutung zu.

Hédervári (1996) schildert einen Patienten, der beim ersten Mal schweigend das Therapiezimmer betritt, den Kopf von der Therapeutin abwendet und jeglichen Blickkontakt zu ihr vermeidet. Seine vermeidende Verhaltensstrategie setzt sich in den weiteren Behandlungsstunden fort, indem er den Kontakt zu der Therapeutin und die Interaktion mit ihr meidet. Sein Vermeidungsverhalten äußert sich in seiner Gewohnheit, Gesellschaftsspiele alleine zu spielen, und auch in der Körperhaltung. So wendet er der Therapeutin des Öfteren seinen Rücken zu. Insgesamt erweckt er den Eindruck, die Therapeutin zu ignorieren und sie nicht zu beachten.

Das beschriebene Beispiel aus einer Behandlungsstunde zeigt, dass der Patient vermutlich unsicher-vermeidend gebunden ist und vom Objekt nichts Gutes erwartet. In der Gegenübertragung fühlt sich die Therapeutin abgelehnt, überflüssig und möglicherweise gekränkt. Das Wissen über die Bindungsorganisation der Patienten hilft uns bei der therapeutische Orientierung in deren Beziehungsstrukturen.

Die Funktion des Therapeuten aus bindungstheoretischer Sicht

Die stützende Funktion des Therapeuten, der das bindungstheoretische Konzept in seine Arbeit mit einbezieht, besteht vor allem darin, Bedingungen zu schaffen, unter denen der Patient seine inneren Arbeitsmodelle von sich selbst und seinen Bindungsfiguren aufspürt und neu strukturiert. Bowlby betont, dass die Hier-und-jetzt-Beziehung von besonderer Bedeutung für den Therapieprozess ist und dass die aktuelle Beziehung den Patienten ermutigt, seine früheren Erfahrungen innerpsychisch zu explorieren (Bowlby, 1995). Auch der aktuellen Beziehung zum Therapeuten kommt große Bedeutung zu: Der Patient macht die Erfahrung eines neuen Anfangs und konstruiert ein Arbeitsmodell, welches durch ein grundlegendes Sicherheitsgefühl der Selbst- und Objekt-Repräsentanzen charakterisiert ist. Das therapeutische Setting, das ein empathisches Einfühlen, ein Verstehen der Wünsche, Bedürfnisse und Gefühle des Patienten ermöglicht, schafft zwangsläufig ein Klima, in dem optimale Bedingungen für die Entwicklung einer sicheren Bindungsbeziehung zwischen Therapeut und Patient gegeben sind. In der Tat zeigen Studien, dass dies auch gelingt (»earned security«, vgl. Buchheim, 2018). Die Funktion des Therapeuten, der das bindungstheoretische Konzept in seine Arbeit einbezieht, lässt sich nach Bowlby (1980) konkret in fünf therapeutischen Aufgaben zusammenfassen:

1. Die Grundlage einer erfolgreichen therapeutischen Behandlung besteht in der Funktion des Therapeuten als einer sicheren Basis, von der aus der Patient sich selbst und seine emotionalen Bindungsbeziehungen zu wichtigen Personen innerpsychisch erforscht. Bindungstheoretisch betrachtet geht es hierbei um

die Feinfühligkeit des Therapeuten. »Feinfühlig« bedeutet, die Signale des Patienten wahrzunehmen, sie richtig zu interpretieren und prompt und angemessen darauf zu reagieren.

2. Eine weitere wichtige Aufgabe des Therapeuten liegt darin, den Patienten zu ermutigen, seine jetzigen Beziehungen zu wichtigen Personen zu reflektieren und sich vorzustellen, mit welchen Gefühlen, Gedanken und Handlungen er den für ihn wichtigen Personen begegnet.
3. Die Aufmerksamkeit des Patienten kann auf die Beziehung zum Therapeuten gelenkt werden, um herauszufinden, wie der Patient die Gefühle und das Verhalten des Therapeuten typischerweise versteht und wie sich die inneren Arbeitsmodelle des Patienten über die Selbst- und Elternrepräsentanzen in der Beziehung zum Therapeuten widerspiegeln.
4. Eine andere wichtige Aufgabe des Therapeuten bezieht sich darauf, den Patienten darin zu unterstützen, seine bindungsbezogenen früheren Erfahrungen aus der Kindheit zu reflektieren.
5. Schließlich geht es darum, dem Patienten zu helfen, die Wirksamkeit und die Angemessenheit seiner inneren Arbeitsmodelle (seiner Selbst- und Objekt-Repräsentanzen) zu überprüfen und zu entscheiden, welche Erfahrungsmodelle aus der Vergangenheit aus heutiger Sicht nützlich sind und welche hinderlich.

Für Therapeuten, die nach der bindungstheoretischen Konzeption arbeiten, sind weniger die Phantasien als vielmehr die realen Erfahrungen des Patienten von Bedeutung. Der Therapeut sollte besondere Aufmerksamkeit auf den Anfang und das Ende einer Therapiestunde, auf den Anfang und das Ende der Therapie lenken. Auch Unterbrechungen durch Ferien, Elternzeit der Therapeutin, des Therapeuten und Krankheit sowie die Zeit, bevor und nachdem der Verlängerungsantrag gestellt und bewilligt wurde, sind zu beachten. Denn diese Momente sind Stresssituationen, die das Bindungsverhaltenssystem des Patienten aktivieren und wichtige Informationen über die Art seiner Bindungsorganisation liefern, die dann Gegenstand der Therapie werden können.

Reale Beziehung und Übertragung versus Arbeitsbündnis

In Kapitel 6 war auf eine unterschiedlich breite Sicht der Übertragung (reale vs. neurotische Anteile) hingewiesen worden. Nach Meissner (1996) gibt es drei verschiedene Komponenten in der therapeutischen Beziehung: die Übertragung, das Arbeitsbündnis und die reale Beziehung. Es ist wichtig, zwischen der realen

Beziehung und dem Arbeitsbündnis zu unterscheiden (Thomä & Kächele, 1997). Die Übertragung ist nicht einfach durch die unbewussten Impulse und Wünsche des Patienten determiniert, sondern macht sich auch an konkreten Merkmalen des Therapeuten fest. Meissner (1996) benutzt dazu die Metapher der Angel (»the therapist serves as a hook on which patients can hang their transference reactions and give them plausibility«, S. 23).

»Basic trust« z. B. zählt nicht zur realen Beziehung, sondern eher zur Übertragung, auch wenn er aus einer realen Interaktion mit dem Therapeuten heraus entsteht. Die reale Beziehung kann auch zu Abwehrzwecken benutzt werden. Manche Patienten versuchen besonders stark auf diese reale Ebene einzugehen und auf diese Weise die Übertragung zu vermeiden. Für andere Patienten können reale Charakteristika des Therapeuten wiederum Übertragungsreaktionen stimulieren. Die Tatsache, dass der Therapeut den realen Objekten ähnlich ist, kann ebenfalls einerseits stimulierend sein, andererseits aber auch die Patienten mit Angst erfüllen, weil auf diese Weise die Übertragung eine intolerable Wiederholung vorheriger, möglicherweise traumatischer Erfahrung darstellt. Dies weist darauf hin, dass die Realität und die reale Erfahrung nicht immer nur positive und förderliche Aspekte in der therapeutischen Arbeit sind.

Zu den realen Faktoren auf der Seite des Therapeuten zählen neben seinem persönlichen Stil auch seine Kompetenz, sein »commitment«, seine Werte und Ideale, seine Haltung – beispielsweise die psychodynamischen Konzepte, die er vertritt, seine Sprache, seine Interessen, seine Lebenserfahrung. Meissner (1996) spricht davon, dass es zwischen Patienten und Therapeuten einen guten »match« geben sollte. Es gibt aber auch Fälle, in denen ein »therapeutic mismatch« besteht (S. 33). Reale Faktoren spielen also auch eine Rolle, wenn Patient und Therapeut nicht gut miteinander auskommen. Wenn ein Therapeut jemanden nicht mag, irritiert ist, ungeduldig ist oder keine Sympathie für einen Patienten hat, so ist es besser, ihn zu einem Kollegen zu überweisen, als ihn zu behandeln. Das weist darauf hin, dass nicht jeder Therapeut effizient mit jeder Art von Patienten arbeiten kann und gleichzeitig nicht jeder Patient mit jedem Therapeuten gleich gut auskommt.

Herstellen einer Übertragungsbeziehung

Die Herstellung einer Übertragungsbeziehung gilt als das schwerste Stück Arbeit im Behandlungsverlauf bei Jugendlichen, und man ist sich durchaus unsicher, ob die Übertragungsmanifestationen von Jugendlichen denen erwachsener Patienten strukturell gleichen. Schon zu Beginn der 1920er Jahre waren zwischen den beiden Vertreterinnen verschiedener kinderanalytischer Schulen, Melanie Klein und Anna Freud, Differenzen darüber aufgetaucht (vgl. Kapitel 2). Bei Jugendlichen sind die elterlichen Objekte noch real vorhanden, die intrapsychischen Konflikte, welche die Symptome verursachen, liegen in der jüngsten Vergangenheit und können durch unmittelbares Einwirken der Eltern jederzeit aktiviert werden. Diese Situation wird dadurch kompliziert, dass sich der Jugendliche zugleich in einem Ablösungsprozess von den primären Liebesobjekten befindet und die Wahl nichtinzestuöser neuer Objekte bevorsteht (Freud, 1905a). Vor dem Hintergrund der realen Präsenz der Eltern sowie einer möglicherweise relativ großen Aktivität des Therapeuten in den probatorischen Sitzungen ist es oft nicht leicht zu entscheiden, ob das vom Jugendlichen gezeigte Verhalten, seine Phantasien, im Verlauf der Behandlung die Bezeichnung »Übertragung« rechtfertigt. Entscheidend für die Zuschreibung von Übertragungsaspekten sind der Verschiebungscharakter, die relative Realitätsunangemessenheit und die affektive Ambivalenz des Materials, die deutlich auf die infantile Herkunft verweisen.

Arbeiten in der Übertragung

Ist der Therapeut tatsächlich Übertragungsobjekt geworden, treten neue Schwierigkeiten auf. Der Jugendliche kann durch die »für diese Lebensperiode charakteristische Unfähigkeit, Aufschub und Versagen zu ertragen« (A. Freud, 1960, S. 9), auf Erfüllung der damit verbundenen Wünsche und Gefühle drängen. Als Folge können sich intensive Nebenübertragungen auf außertherapeutische Objekte entwickeln, die u. a. ausagiert werden. Für den Therapeuten kann wiederum der intensive Ansturm des Jugendlichen zu Gegenübertragungsproblemen führen, insbesondere während der »analytischen Flitterwochen«.

Sehr viel häufiger als die bereitwillige Annahme der Übertragung sind jedoch erhebliche Übertragungswiderstände, mit denen sich der Jugendliche vor einer Reaktivierung positiver und negativer Aspekte aus der Beziehung zu den Eltern schützt. Sie führen zu einer raschen Symptomverstärkung und sind einer der häufigsten Gründe für einen Behandlungsabbruch. Auch die Überidealisierung des Therapeuten ist, wie Greenacre (1969) dargelegt hat, letztlich ein Widerstand, der die Entwicklung einer neuen Beziehung zum Therapeuten verhindern soll.

Idealisierung: »Sie sind die Einzige, die mich versteht«

Jede Übertragungsbeziehung enthält naturgemäß die Möglichkeit zur Idealisierung des Therapeuten, weil sie in einer frühen Phase der Mutter-Kind-Beziehung verwurzelt ist, in der Omnipotenzgefühle und -phantasien von Bedeutung sind. In der Pubertät, wenn die Enttäuschung über die Eltern groß geworden ist, entsteht Idealisierung schnell. Patienten, die ihren Therapeuten über das normale, erwartungsgemäße Maß hinaus idealisieren, erscheinen als »gute Patienten«, nehmen Interventionen wie Klarifikationen und Deutungen bereitwillig auf und bringen fügsam freie Assoziationen und Material ein. Die Erläuterungen werden von ihnen auf einem quasi-intellektuellen Weg »verstanden« und in den Dienst der Abwehr gestellt: Diese Patienten sind oftmals extrem anklammernd. Solche Überidealisierungen wurden aus der Behandlung von Jugendlichen mehrfach berichtet (A. Freud, 1960). Auf den engen Zusammenhang zwischen Idealisierung und Narzissmus hatte bereits Freud (1914b) hingewiesen.

Die besondere Anfälligkeit des Jugendlichen für solche narzisstisch getönten Übertragungsformen hängt mit entwicklungspsychologischen Eigentümlichkeiten dieser Phase zusammen, werden aber vielleicht auch durch gesellschaftliche Bedingungen gestützt – das Zeitalter des Narzissmus (vgl. Kapitel 2 und 3).

Seit den Arbeiten von Kernberg (1979) und Kohut (1979a) sind die speziellen Modalitäten narzisstischer Übertragungsformen an Erwachsenen präzisiert worden. Insbesondere die idealisierende und die Spiegelübertragung, zwei von Kohut herausgearbeitete Formen, erfüllen wichtige Funktionen im psychischen Haushalt des Jugendlichen, helfen sie doch, die Lücke zu füllen, die durch den notwendigen Verlust der alten, omnipotenten, ödipalen Objekte entstanden ist. Die übertriebene Bewunderung und Idealisierung vonseiten des Patienten kann dazu beitragen, dass die Bearbeitung der negativen Übertragung hinausgezögert wird. Sie stellt also auch für den Therapeuten eine gewisse Verführung dar. Besonders häufig sind Idealisierungen bei Patienten mit einem schweren Schicksal von Vernachlässigung.

Die 15-jährige Annabel kommt, begleitet von ihrer alleinerziehenden Mutter, wegen Depression und Ritzen in die Therapie. Annabel ist noch sehr klein und zart, ein sehr hübsches Mädchen mit langen, rotgefärbten Haaren, hohen Backenknochen und vollen Lippen. Sie ist die älteste von vier Schwestern und sieht der Mutter ähnlich. Die Mutter berichtet, Annabel hätte sich im vergangenen Sommer »geritzt« und wolle nicht sagen, weswegen sie das getan habe. Annabel sitzt trotzig neben ihr und wirkt so, als würde sie diese Versteinerung nicht aufgeben wollen, deswegen bittet die Therapeutin die Mutter, sie und das Mädchen alleine zu lassen.

Annabel ist zunächst noch ganz verschlossen, antwortet höchstens mit einem Wort oder Halbsatz. Dann spürt die Therapeutin in der Gegenübertragung, dass sie unglaublich enttäuscht von der Mutter ist. Als sie das sagt, beginnt Annabel heftig zu weinen – die Tränen kommen in Strömen. Es sei die Hölle daheim, sie würde geschlagen, sie wolle da weg, überall sei es besser als zu Hause. Die Therapeutin ist von Annabels Emotionen überrollt und versucht sie wieder zu beruhigen. Sie wolle auf jeden Fall aus dieser Familie heraus, sie halte es da nicht mehr aus, und sie wolle ihre, der Therapeutin, Hilfe dafür in Anspruch nehmen. Die Frage, ob sie schon einmal überlegt habe, sich umzubringen, bejaht sie und meint mit trotzigem Unterton, sie habe sich schon öfters die Arme aufgeschnitten. Die Mutter »würde ja noch nicht einmal merken, wenn man vom Hochhaus nebenan springt«. Dann meint Annabel, wieder unter Tränen, sie könne ihre Geschwister ja auch gar nicht in der Familie zurücklassen. Die Mutter, die später wieder dazukommt, findet, sie selbst sei am Ende, sie brauche eigentlich eine Therapie. Auch die Fahrt zur Therapie sei ihr zu teuer, sie beziehe Sozialhilfe, sie könne sich diese Ausgaben nicht leisten.

Als es in der nächsten probatorischen Sitzung wieder um Suizidgedanken geht, geht der Therapeutin durch den Kopf: »Ich will sie retten«. Ihre Gegenübertragung ist sehr stark, auch ihr treten manchmal Tränen in die Augen, sie fühlt sich immer wieder hilflos. In ihr steigen Märchenbilder auf, so z. B. von Hänsel und Gretel, wo Kinder von ihren Eltern nichts bekommen, ihnen Gefahr droht und sie hilflos in eine karge, kalte Welt geworfen sind, die Mutter sieht sie als böse Hexe. Dies zeigt, wie sehr die Patientin die Therapeutin zu Beginn der Therapie durch ihre Inszenierung vereinnahmt hat. Annabel selbst wird während der probatorischen Sitzungen ruhiger und strahlt die Therapeutin an, wenn sich ihre Blicke treffen, die Therapeutin ist eine idealisierte Mutter für sie geworden.

»Sie sind die Einzige, die mich versteht«, ist eine ihrer häufigsten Sätze in der Therapie, und diese Idealisierung hält während der 140 Stunden dauernden psychodynamischen Therapie (TP) über eine sehr lange Zeit an. In der Supervision fragen wir uns, wann denn die negative Übertragung ansteht, die ja auch noch dringend bearbeitet werden muss.

Schneller Wechsel in der Qualität der Übertragungsbeziehungen

Eissler (1958) hat auf das schnell wechselnde klinische Bild von Übertragungsbeziehungen in der Therapie Adoleszenter aufmerksam gemacht: Sie können im einen Moment mit dem Jugendlichen gut zu bearbeiten sein, dann wieder drängt er auf unmittelbare Befriedigung bzw. hat der Therapeut die Aufgabe, die Übertragung verstärkt herauszuarbeiten. Übertragungsbeziehungen können von starken Angstgefühlen des Jugendlichen begleitet sein, dass die Regression zu weit gehe und von ihm nicht mehr ausreichend kontrolliert werden könne. Der wechselhafte Charakter der Übertragung bei Jugendlichen hat drei Ursachen:

1. Die durch die Übertragung erhöhte Abhängigkeit des Jugendlichen vom Therapeuten beeinträchtigt die sich entwickelnde Autonomie.
2. Als Vehikel der Erneuerung infantiler Bindungen steht die Übertragung im Kontrast zu der zentralen Entwicklungsaufgabe dieses Altersabschnitts, die eine Absetzung der elterlichen Objekte fordert.
3. Da die Übertragung neben prägenitalen auch genitale Bestrebungen aufdeckt, stellt sie eine Bedrohung der Abwehr inzestuöser Phantasien dar.

Dies ist auch die Ursache dafür, weshalb man in der Literatur über die Behandlung Adoleszenter relativ selten Fälle findet, in denen länger dauernde Übertragungsphasen geschildert werden. Häufiger sind dagegen kurze Episoden mit übertragungshaftem Charakter.

Handhabung der Übertragung, Übertragungsdeutungen

Wegen der Bedrohlichkeit der Übertragung und ihrer besonders fragilen Manifestation ist es in der Behandlung von Jugendlichen besonders wichtig, mit Übertragungsdeutungen sehr sparsam umzugehen und auf das richtige Timing zu achten. Das Durcharbeiten sollte äußerst vorsichtig erfolgen. Müller-Pozzi (1980, S. 350) illustriert die Handhabung der Übertragung:

> »Am Beginn der Behandlung stehen reale Objektbeziehungen, in denen der Analytiker mit dem 13½-jährigen Patrick spielt, zumeist kompetitive und aggressive Spiele. Übertragung, Arbeitsbündnis und Objektbeziehungen sind noch nicht voneinander getrennt. Nachdem Patrick diese realen Beziehungen aufgenommen hat, kann er auch Übertragungsbeziehungen zulassen, die zunächst das Thema der Rivalität mit dem phallisch-ödipalen Vater haben.

Es folgt dann eine Phase, in der Patrick die Übertragung als therapeutisches Mittel nutzen kann. Er kann in der Deutungsarbeit den Zusammenhang zwischen seinen Symptomen und seinem Erleben verstehen. Als weiterer Zugang zu den Phantasien des Jugendlichen wählt der Therapeut nun das Zeichnen. Mit der Einführung dieses weiteren Parameters kommt eine Fülle neuen Materials in die Behandlung. Patrick kann jetzt auch sein Agieren besser verstehen, und seine unbewusste, masochistische Form der Verarbeitung, sich bei anderen ins Unrecht zu setzen, hört schlagartig auf. Es folgt eine Phase, in der Spiele und Zeichnungen selten sind; das Material wird, so angstauslösend es auch ist, kontinuierlich bearbeitet. Beim Durcharbeiten macht es besondere Probleme, dass die Wiederbelebung früherer Konflikte die direkte Auseinandersetzung Patricks mit seinen Eltern reaktiviert.«

Gegenübertragungsphänomene und -probleme

Gegenübertragungsreaktionen als Reaktionen auf typische Merkmale von Jugendlichen

Bereits in den probatorischen Sitzungen kann der Therapeut mit starker Ablehnung vonseiten des Jugendlichen konfrontiert werden, die ihm den Blick auf die Ängste und Enttäuschungen des jugendlichen Patienten verstellen und ihn vergessen lassen, dass Aggression ein Weg zur Kontaktaufnahme sein kann. In einer laufenden Behandlung verlangt die über Wochen und Monate sich erstreckende Auseinandersetzung mit einem verschlossenen, aggressiv-schweigenden Patienten ein hohes Maß an Ich-Stabilität vom Therapeuten. Der rasche Wechsel von Symptomen und Stimmungslagen innerhalb kurzer Zeit, von Tagen oder Stunden, stellt die Adaptabilität an die Gefühlswelt des Patienten auf eine harte Probe; nicht selten stellen sich nach erfolglosen Bemühungen Unlust, Ärger oder Ratlosigkeit ein. Ein Jugendlichen-Therapeut ist nicht nur zu Behandlungsbeginn, sondern im Verlauf der gesamten Behandlung mit einem ungewöhnlich direkten Ansturm von Affekten und Triebimpulsen des Patienten konfrontiert. Hinzu kommt, dass Zustände der Harmonie und Ausgeglichenheit Depressionen verbergen können, sodass sich der Therapeut insgesamt auf einem viel unsichereren Boden bewegt.

Aber auch massive Widerstände des Patienten, deutlich im Schweigen, können die Geduld des Therapeuten extrem beanspruchen und zu Gegenübertragungsreaktionen führen. Dies kann vor allem unerfahrene Therapeuten belasten. Für sie kann es zunehmend schwieriger werden, die analytische Neutralität zu wahren, wenn der Patient nicht mitarbeitet. Sie fühlen sich von den Eltern unter Druck gesetzt, etwas zu tun, haben Angst vor einem Behandlungsabbruch und fühlen sich narzisstisch entwertet, da der Patient über lange Zeit schweigt.

Durch die fluktuierenden Stimmungsveränderungen, zusammen mit massiven projektiven Identifikationen, können starke Gefühle von Gegenübertragung entstehen und die therapeutische Neutralität herausfordern bzw. in Frage stellen. Vonseiten des Therapeuten sind einerseits Empathie und Flexibilität gefordert, zugleich aber auch Einsicht in die eigenen Gegenübertragungsreaktionen. Auch an das starke »acting out«, d. h. das Handeln auf Kosten von Worten, ist in diesem Zusammenhang zu denken. Dass Jugendliche häufiger Autorität herausfordern, professionelle Kompetenz anzweifeln (»Ich hab im Internet gelesen…«) und damit auch rivalisierende Gefühle in die Therapie einbringen, verbunden mit dem Wunsch, den Therapeuten zum Scheitern zu bringen, kann ebenfalls starke Gegenübertragungsreaktionen hervorrufen. Unter den Abwehrmechanismen ist es die Intellektualisierung, das häufige Stellen von Fragen, was auf den Therapeuten sehr belastend wirken kann. Aufgrund des schwierigen Verlaufes können Therapeuten depressive Gefühle entwickeln, enttäuscht sein, wütend werden. All dies kann den therapeutischen Prozess beeinträchtigen (Wiesse & Weinstock-Kroczek, 1989).

Reale Ängste

Die Indikation zur Psychotherapie ist schwierig zu stellen (vgl. Kapitel 4) und beschäftigt den Therapeuten nach Behandlungsbeginn oder in schwierigen Behandlungsphasen erneut. So mag die Frage, ob eine Borderline-Störung vorliegt, unvermittelt wieder auftauchen; in Kapitel 2 wurde geschildert, dass psychoseähnliche Zustände auch bei normalen Jugendlichen auftreten können. Obgleich am Ende der probatorischen Sitzungen die internistische und psychiatrische Abklärung erfolgt, können beim Therapeuten im Behandlungsverlauf immer wieder real begründete Ängste auftreten, die mit selbstzerstörerischen Tendenzen des jugendlichen Patienten zusammenhängen – etwa, wenn er Suizidgedanken hat oder einen Suizidversuch unternimmt, sich in Alkohol- und Drogenmissbrauch flüchtet, Depersonalisationserscheinungen oder selbstverletzendes Verhalten zeigt oder eine Essstörung entwickelt. Hier gerät der ambulant arbeitende Therapeut immer wieder an Grenzen, die Überlegungen hinsichtlich einer stationären Aufnahme des Jugendlichen in Gang setzen (vgl. Kapitel 11).

Therapeutinnen in Weiterbildung gehen häufiger in Elternzeit, weil die Zeit der Weiterbildung oft in eine Phase der Familienplanung fällt. Nicht selten kann man in der Supervision beobachten, welche realen Ängste diese Therapeutinnen entwickeln, dass sich ihre Patienten während der Abwesenheit etwas antun könnten, suizidal werden, sich wieder zu schneiden beginnen oder sich eine Essstörung intensivieren könnte.

Eine Therapeutin in Weiterbildung ist schwanger und bespricht mit ihrer 16-jährigen Patientin, wie diese die 3 Monate des Ausfalls bewältigen kann. Die Patientin hatte ihr selbstverletzendes Verhalten weitgehend eingestellt. Sie bekommt Adressen, wo sie sich im Notfall hinwenden kann, und es wird ein »Notfallkoffer« besprochen, der zum Einsatz kommen kann, wenn die Patientin wieder das Bedürfnis verspürt, sich zu schneiden. Zwei Monate nach Beginn der Elternzeit schnitt sich die Patientin, obwohl mit Adressen und »Notfallkoffer« versehen, so tief, dass sie in die Klinik musste, um die tiefe Fleischwunde nähen zu lassen. Die Mutter informiert die Therapeutin per SMS über den Vorfall.

Bei Patienten mit externalisierenden Störungen besteht die Gefahr einer Schwangerschaft, der HIV-Infektion, der Straffälligkeit. Neben den realen Bedrohungen muss man bedenken, dass das Agieren viel stärker als verbale Konflikte beim Therapeuten unterdrückte und unbearbeitete Ängste mobilisiert.

Der Therapeut als realer Interaktionspartner

Die größere Nähe zur Realität ist ein weiterer Grund dafür, dass intensive Gegenübertragungsreaktionen des Therapeuten auftreten. Gemeinsame spielerische Aktivitäten finden statt. Hinzu kommen konkrete Hilfen, die der Ich-Stützung des Patienten dienen. Es ist einleuchtend, dass solche Änderungen des Settings, die beinhalten, dass die therapeutische Abstinenz teilweise aufgegeben wird, die Möglichkeiten der frei schwebenden Aufmerksamkeit und ruhigen Selbstbeobachtung einschränken und besonders viel Erfahrung des Therapeuten erfordern. Dieser befindet sich in einem ständigen Dilemma, ein Stück weit der phasenspezifischen Struktur des Jugendlichen Rechnung zu tragen, zugleich aber sein Instrumentarium und damit seine therapeutischen Möglichkeiten einschränken bzw. verändern zu sollen. In der Behandlung ist dies oft eine Gratwanderung, die stützende Interventionen umfassen kann, insbesondere bei Patienten mit Strukturdefiziten. Der Therapeut ist durchaus kein reines Übertragungsobjekt, sondern erfüllt, wie bereits dargestellt, die wichtige Funktion eines im Vergleich zu den Eltern neuen Objektes.

Verführung zur »besseren Elternfigur«

Die Wahrnehmung der Gegenübertragung kann dem Therapeuten wichtige Hinweise darauf geben, wie sich der Jugendliche in der Familie fühlt, wie gemeinsame Widerstände der Familie beschaffen sind. Im Falle von Missbrauch oder Vernachlässigung können negative Gefühle gegenüber den Eltern, die von einer Identifizierung mit dem kindlichen Patienten stammen, den Therapeuten überfluten und ihn veranlassen, den Kontakt zu meiden. Rettungsphantasien (»Den Patienten *muss* ich nehmen!«), die Phantasie, eine bessere Mutter/ein besserer Vater zu sein, sind Gegenübertragungsreaktionen; sie können besonders bei schwer traumatisierten Patienten auftreten Dies ist schon bei der Fallschilderung von Annabel deutlich geworden. Ein weiteres Beispiel gibt Wenk-Reich (1997, S. 18).

> »Vor mir steht ein Mädchen, provokativ, punkig, dunkel gekleidet, kurzes Haar – ich denke: ziemlich abgefressen –, eine grüne Tolle, die ihr das halbe Gesicht bedeckt. Das Mädchen ist freundlich, mir zugewandt, verzweifelt. Sie ist es nicht gewohnt, über sich zu sprechen, sagt immer ›ich weiß doch nicht‹. Sie löst sofort Rettungsphantasien bei mir aus, inzwischen weiß ich: Auch bei anderen Personen, die mit ihr zu tun haben. Das Mädchen zeigt mir Brandnarben, die den Handrücken, den Unterarm bedecken wie ein Muster, wie eine Tätowierung.«

Bei eher narzisstisch gestörten Jugendlichen kommen weitere Schwierigkeiten hinzu, die mit der idealisierenden Übertragung bzw. Spiegelübertragung dieser Patienten (Kohut, 1979a) zusammenhängen. Für die Gesundung des Patienten ist es notwendig, die Idealisierung und Bewunderung vonseiten des Therapeuten ein Stück weit anzunehmen, sie jedoch auf dem Hintergrund der Störung des Jugendlichen zu reflektieren. Die verbale oder averbale Zurückweisung der Idealisierung oder zu frühe Interventionen und Deutungen könnten Hinweise auf eine eigene narzisstische Problematik des Therapeuten sein. Die Spiegelübertragung wiederum kann vor allem bei längerer Dauer zu Gefühlen der Langeweile, des Ausgeschlossenseins und der Unaufmerksamkeit führen.

Gegenübertragungsfaktoren, die vom Therapeuten stammen: Die »Restneurose«

Gerade für Jugendtherapeuten ist es besonders wichtig, das Verhältnis zu den eigenen Eltern, zur eigenen Jugendzeit ausreichend geklärt zu haben (vgl. Kapitel 6). Federn (1976) erläutert, dass besonders jüngere Therapeuten leicht Gegenübertragungsreaktionen erliegen, die daraus resultieren, dass die Konflikte ihrer eigenen Jugendzeit noch nicht allzu lange zurückliegen. Auch Gegenübertragungsprobleme, die aus der gesellschaftskritischen Einstellung des Therapeuten entstehen, seine Haltung gegenüber anderen Kulturen (vgl. Kapitel 9) sowie spezielle Gegenübertragungsformen, die mit eigener Kinderlosigkeit zusammenhängen, sind zu bedenken.

Ein anderes, bereits erwähntes Phänomen, das manchmal mit der Entwicklung von (neurotischer) Gegenübertragung verbunden ist, ist der Versuch, Ersatzeltern (»substitute parent«) für den Patienten sein zu wollen. Der Therapeut wird dann zu dem guten und liebenden Elternpaar, das der Jugendliche niemals hatte. Das ist auch nur zu verständlich, insbesondere wenn der Jugendliche vernachlässigende, aggressive, nur mit sich selbst beschäftige Eltern hat. Natürlich gibt jeder Therapeut den Jugendlichen etwas, das die wirklichen Eltern in dieser Form nicht in der Lage waren zu geben. Eine »hinreichend gute Bemutterung« im Sinne Winnicotts ist allerdings vollkommen ausreichend.

Die Konkurrenz mit den Eltern des Patienten um die Position des idealen, besseren Elternteils stellt ebenso eine Behinderung der therapeutischen Arbeit dar wie eine Überidentifikation mit dem Jugendlichen. Es kann beispielsweise dazu führen, dass der Therapeut vermeidet, Grenzen (z. B. für »acting out«) zu setzen. In jedem Fall muss sich der Therapeut darüber im Klaren sein, ob seine Gegenübertragungsgefühle adäquat gegenüber dem Patienten und seinen Eltern und auch diagnostisch nützlich sind oder ob sie mit seinen »blinden Flecken« zusammenhängen, vielleicht auch bezüglich seiner eigenen Vergangenheit als Jugendlicher. Wenn es dem Therapeuten nicht gelingt, über eine intensive Analyse seiner eigenen Gegenübertragung zu verstehen, was im Patienten vorgeht, ist die Gefahr von Behandlungsabbrüchen gegeben.

Reparieren von Brüchen: »rupture and repair«

Wechselseitige Abstimmung und Synchronisation

Die Analyse der therapeutischen Beziehung, die auch die Übertragungsbeziehung einschließt, ist auch heute noch, neben anderen therapeutischen Interventionen, ein Kernstück in vielen psychodynamischen Behandlungen. Übertragung wird heute als ein Prozess der allmählichen Annäherung in der Interpretation gesehen, als wechselseitige Abstimmung der Sichtweisen von Patient und Therapeut, in der der Patient eine zunehmend aktive Rolle spielt.

Dies gilt auch für Interventionen wie die Deutung: Da diese eine von beiden geteilte Wahrnehmung des psychodynamischen Prozesses zusammenfasst und unbewusste Anteile mitenthält, muss sie taktvoll entwickelt werden (Gilch-Geberzahn, 1998) und darf das narzisstische Gleichgewicht des Jugendlichen nicht bedrohen. Unangemessene, zu frühe oder »nicht-geteilte« Deutungen können einen Behandlungsabbruch, insbesondere in einem frühen Stadium der Therapie, provozieren. Aber auch bei anderen Formen der Intervention wie einem stützenden und strukturierenden Vorgehen gibt es Abstimmungsbedarf.

Wie die wechselseitige Abstimmung und Synchronisation verläuft, wurde von der Boston Change Process Study Group um Daniel Stern in Analogie zur Baby-Mutter-Interaktion beschrieben. Diese wechselseitige Abstimmung ist nicht perfekt, es kommt zu Fehlkoordinierungen, »ruptures«, die aber in einem normalen Maße positiv und entwicklungsfördernd sind und von »Reparaturen« begleitet werden (Stern, 2012). Durch diese Arbeiten wurde deutlich, dass »mehr als Deutung«, d.h. die Berücksichtigung des impliziten Beziehungswissens zwischen Therapeut und Patient, entscheidend ist. Besonders für Patienten mit einem enormen Kontrollbedürfnis ist es wichtig, zu erleben, dass der Therapeut, die Therapeutin alles andere als perfekt ist, dass Abstimmungsbedarf besteht und dass beide daran arbeiten und eine Reparatur vornehmen können. Die »ruptures« sind nach Stern (2012) ungemein wichtig, denn auch ein Therapeut ist nur »hinreichend gut«. Insofern kann es dann zu einem Behandlungsabbruch kommen, weil die Abstimmung, das *affect attunement,* nicht optimal geglückt ist: Es gab »ruptures« im Beziehungsverständnis zwischen beiden, die sich nicht mehr reparieren ließen.

Verschiedene Formen von Rupturen

Interessant ist, dass die Forschung zwei verschiedene Arten von Rupturen gefunden hat, die *Konfrontationsrupturen* und die *Rückzugsrupturen* (Gumz et al., 2017). In Ersteren drücken Patienten Ärger, Unzufriedenheit und Feindseligkeit direkt aus, während sich in Letzteren der Patient vom Therapeuten, von der Therapie oder seinem eigenen Erleben zurückzieht bzw. Abstand nimmt. Bei den Konfrontationsrupturen findet man Klagen über mangelnde Fortschritte im therapeutichen Prozess, Sichverteidigen, Versuche, auf den Therapeuten Druck oder Kontrolle auszuüben. Beispiele für Rückzugsrupturen sind Schweigen, Themenwechsel, übermäßige Compliance, intellektualisierende Äußerungen– Aspekte, die Attacken auf den Rahmen betreffen.

Spannungen und Krisen therapeutisch nutzen

Hier muss man zunächst sehen, dass diese Spannungen und Krisen in der therapeutischen Beziehung stets eine Koproduktion von Patient und Therapeut sind. Ein erster Schritt ist also das Erkennen und gemeinsame Beachten der Ruptur. Das bedeutet: Der Therapeut bemerkt eine Spannung und macht diese Beobachtung explizit zum Thema. Das ist besonders wichtig, wenn es sich um subtile Formen handelt, die sich beispielsweise durch Schweigen oder knappe Antworten zeigen. Dann, in einem zweiten Schritt, wird das Beziehungsgeschehen gemeinsam exploriert (»Wie erlebe ich/erlebst du das Schweigen, die Spannung?«). Wichtig ist die nicht-wertende Wahrnehmung des Beziehungsgeschehens. Beim Umgang mit *Konfrontationsrupturen* ist besonders die Fähigkeit des Therapeuten gefordert, schwierige Gegenübertragungsgefühle zu handhaben, anstatt mit Gegenaggression zu reagieren (Gumz et al., 2017).

Spezielle Widerstands- und Abwehrformen

Verschiedene Arten von Widerstand

Die Aufgabe des Widerstandes ist es, die Nähe zum Therapeuten zu regulieren (Seiffge-Krenke, 2017d). Jugendlichen-Therapeuten ist in ihrer klinischen Erfahrung nur zu vertraut, dass sich der therapeutische Prozess gegen einen beständig auftauchenden und in seiner Qualität wechselnden Widerstand vollzieht. Zur täglichen Arbeit gehört es daher für sie, unbewusste Reaktionsweisen des Patienten in ihrem Entstehen und ihrem Zusammenhang zu beobachten und zu verstehen, *dass*, *wogegen* und *in welcher Weise* er Widerstand leisten muss. Hinweise auf einen Widerstand von Jugendlichen finden wir auch in anderen Formen der Behandlung. Bekannt sind die hohen Noncompliance-Raten bei der medizinischen Betreuung chronisch kranker Jugendlicher (Hanl & Seiffge-Krenke, 1996).

In der Therapie finden wir zahlreiche Hinweise auf Widerstände jugendlicher Patienten, die in Abhängigkeit von der Genese, dem strukturellen Niveau oder ihrem zeitlichen Auftauchen im Behandlungsverlauf unterschiedlich benannt werden. Als Widerstand betrachtet man jede Unterbrechung des therapeutischen Prozesses – trotz gleichzeitig vorhandener Bereitschaft, in der Therapie mitzuarbeiten –, die durch den Patienten zustande kommt. Der Widerstand des Jugendlichen kann sich schon in den probatorischen Gesprächen zeigen, in denen er sich als ein eher unmotivierter, unergiebiger Patient darstellt (vgl. Kapitel 4). Zu Beginn der Therapie können Widerstände wie das Zuspätkommen, das Ausfallenlassen von Stunden und die Diskussionen um die Ausfallsregelung auftreten, die das Arbeitsbündnis gefährden und eine Abgrenzung des Anteils der elterlichen Widerstände nicht leicht machen.

Zu den groben Widerständen im Sinne Glovers zählt der Abbruch der Behandlung bzw. der manifeste Versuch, den Therapeuten zum Scheitern zu bringen (Glover, 1955). Die idealisierende Übertragung ist im Zusammenhang mit dem Parental-splitting-Phänomen (vgl. Blos, 1976) ebenfalls als Widerstandsphänomen gedeutet worden. Übertragungswiderstände, d.h. Widerstände gegen die infantilen Bindungen, sind einleuchtend, denn die therapeutische Situation birgt für Jugendliche eine besondere Gefahr in sich. Aus den strukturellen Eigentümlichkeiten dieser Entwicklungsphase leitet sich auch der häufig beobachtete starke Über-Ich-Widerstand her, der dem Schuldgefühl oder Strafbedürfnis des Patienten entstammt. Als Extremform des Über-Ich-Widerstandes werden wir die negative therapeutische Reaktion kennenlernen. Das später behandelte Agieren kann, muss aber nicht als Widerstand gewertet werden.

Abwehrprozesse

Während der Widerstand, wie deutlich wurde, die Nähe in der Beziehung zum Therapeuten reguliert, umfassen Abwehrprozesse verschiedene Möglichkeiten, mit problematischen früheren oder gegenwärtigen Erlebnissen und Erfahrungen umzugehen. Man unterscheidet zwischen Abwehrformationen, die aufgrund der intensiven Triebdynamik mobilisiert werden (Triebabwehr; zu ihnen zählen die beiden später ausführlich dargestellten Formen der Askese und der Intellektualisierung), und solchen, die durch die Reaktivierung ödipaler, inzestuöser Objekte zustande kommen (Abwehr gegen infantile Bindungen; zu ihnen zählen die Rückwendung der Libido auf die eigene Person, der sog. »sekundäre Narzissmus«, vgl. Freud, 1914b; die Abwehr durch Verkehrung der Affekte in ihr Gegenteil, vgl. A. Freud, 1960; die Abwehr durch Regression, vgl. Blos, 2015). Diese Abwehrformationen stellen sich klinisch ganz unterschiedlich in verschiedenen Behandlungsabschnitten dar.

Anna Freud (1936 [2002]), die eine Systematisierung der 14 Abwehrmechanismen vorlegte, hob hervor, welche produktive, stützende Funktion Abwehrmechanismen im psychischen Haushalt übernehmen. So ist ein großer Teil nicht nur der Widerstands-, sondern auch der Abwehrformationen, die man bei der Behandlung Jugendlicher beobachten kann, im Blick auf die charakteristischen Entwicklungsaufgaben dieses Altersabschnitts sinnvoll: die Loslösung von den Eltern und die Konzeptualisierung einer eigenständigen Identität (Erikson, 1970 [2003]). Die therapeutische Arbeit richtet sich lediglich dann auf die Bewusstmachung dieser Mechanismen, wenn sie besonders einschränkend und realitätsverzerrend sind, und intendiert die Ersetzung rigider oder regressiver Formen der Abwehr durch flexiblere und reifere. Der Begriff der »Reife« ist durchaus umstritten, aber es herrscht ein gewisser Konsens vor, dass reife Abwehrmechanismen strukturell auf einem höheren Niveau angesiedelt sind als unreife (wie Projektion, Spaltung und projektive Identifikation; Seiffge-Krenke, 2017d).

Defensive Passivität

Defensive Passivität als Widerstand gegen infantile Bindungen wird vor allem bei Jugendlichen in der mittleren Adoleszenz beobachtet. Diese Jugendlichen geben sich hilflos, schwach und der überwältigenden Macht der Erwachsenen ausgeliefert (»Da kann man ja doch nichts machen«, »Wieso soll ich mir das überlegen? Meine Eltern lassen es ja doch nicht zu«). Auffälligerweise erleben die Jugendlichen dieses Gefühl nicht als Defizit. Diese Jugendlichen weigern sich, in der Entwicklung voranzuschreiten, möchten Kind bleiben und fallen in der Behandlung oftmals durch eine ungewöhnlich intensive Beschäftigung mit der Vergangenheit auf (vgl. dazu auch die Ausführungen zur »if only«-Phantasie weiter vorne in diesem Kapitel). Sie insistieren auf ihrem Recht zu träumen, sind von kindlichen Themen fasziniert und zeigen sich von der Möglichkeit erschreckt, eine geradlinige, einschränkende Entwicklung in Richtung auf das Erwachsensein zu vollziehen. Omnipotenzansprüche müssen durchgearbeitet werden. Unter der Wirksamkeit des Realitätsprinzips muss die traurige Einsicht erarbeitet und zugelassen werden, dass die Realität nur eine begrenzte Anzahl von Möglichkeiten zulässt, die zudem nicht zur gleichen Zeit erreicht werden können.

Der 13-jährige Patient Sebastian, auf den ich in Kapitel 8 näher eingehen werde, hatte eine depressive Symptomatik und eine Ablöseproblematik; er zeigte im Verlauf der Therapie häufig defensive Passivität. Er bestand beispielsweise darauf, im Therapiezimmer im Liegen mit der Therapeutin Ball zu spielen, und war häufig kaum dazu zu bewegen, vom Boden aufzustehen, während die Therapeutin hin und her sprang. Er wollte immer wieder, dass sie etwas für ihn machte, z. B. Spielsachen reparieren oder einen Verschluss aufschrauben. Vorschläge zur Verselbständigung (z. B. das selbständige Busfahren) wurden von ihm mit einem verschämten Lächeln quittiert und ignoriert. Diese defensive Passivität nahm massiv zu, als Sebastian auf dem Höhepunkt seiner körperlichen Reife war. Zugleich waren die Versuche der Mutter auffallend, Sebastian in einer kindlichen Position zu bewahren und die durch die Therapie angestrebten Verselbständigungstendenzen zu boykottieren.

Das Problem der defensiven Passivität bei Jugendlichen birgt ein beträchtliches Risiko für negative Gegenübertragungsgefühle im Sinne einer wahrgenommenen Manipulation und Objektverwendung in sich. Es besteht die Gefahr, dass Therapeuten, die selbst einen Teil ihrer adoleszenten Wünsche, Ideen und Vorhaben nicht haben realisieren können, Schwierigkeiten haben, Abwehraspekte zu benennen. Dies beeinträchtigt das weitere Fortschreiten des Jugendlichen in der therapeutischen Arbeit, deren Ziel letztlich das Erwachsenwerden im weitesten Sinne ist.

Askese und Intellektualisierung

Die Abwehrmechanismen der Askese und der Intellektualisierung wurden von Anna Freud (1936 [2002]) als für Jugendliche besonders charakteristische Formen, Triebansprüche zu bewältigen, beschrieben. Als *Pubertätsaskese* bezeichnet man eine besondere Triebfeindlichkeit des Jugendlichen, die von gelegentlichen Triebdurchbrüchen begleitet ist, welche auf den Abwehrcharakter des Verhaltens verweisen. Die Ablehnung »triebhafter« Betätigung kann sich auf ganz alltägliche körperbezogene Bedürfnisse wie Tanzen, Essen, schöne Kleidung etc. erstrecken.

Die Askese verbietet den Ausdruck von Triebregungen und spielt daher leicht ins Masochistische hinein. Besonders häufig findet man die Askese bei Patientinnen mit Essstörungen, die – ganz im Sinne der altruistischen Abtretung (A. Freud, 1936 [2002]) – liebevoll und aufwändig für andere kochen, aber selbst nichts essen. In der Gegenübertragung stellen sich oft Sorge und der Wunsch ein, die Patienten »zu füttern« oder »zu bekochen«.

Die *Intellektualisierung* hat dagegen den Zweck, Triebvorgänge kognitiv beherrschbar zu machen. Hier ist die Abfuhr der Aggression in veränderter Form teilweise noch deutlicher als bei der Askese. Themen der Intellektualisierung sind häufig Fragen von »gesund versus vegan« beim Essen, von sexueller Aktivität oder Abstinenz, von Freiheit oder Bindung. Die generell in diesem Alter fortschreitende kognitive Entwicklung, die sich mit abstrakten, weltanschaulichen Problemen und dem Denken in Möglichkeiten beschäftigt (vgl. Kapitel 2), begünstigt dies. In der Therapie sind die Auswirkungen der Intellektualisierung aufgrund des Übergewichts, das dem abstrakten Denken gegenüber den auftauchenden Affekten und Phantasien gegeben wird, negativ. Daher stellt die Intellektualisierung immer auch ein Mittel dar, um die Arbeit an den Gefühlen, am unbewussten Material, zu vermeiden. Die besondere Bedeutung, die der Sprache in diesem Entwicklungsabschnitt zukommt, unterstreicht den intellektuellen Fortschritt: Jugendliche lieben metaphorische Ausdrücke, entwickeln Sprachspiele und Geheimsprachen, schreiben Tagebuch (Seiffge-Krenke, 2001d) und besuchen Blogs und Chatrooms im Internet. Die Intellektualisierung kann in gewissem Umfang für eine Behandlung der Jugendlichen sogar von Nutzen sein, wenn sie verstehen, dass die therapeutische Arbeit ihren Wissensdurst befriedigt.

Die Abwehrmechanismen der Askese und der Intellektualisierung sind für die europäische Jugend, an der sie zuerst studiert wurden, besonders typisch. Bei allem Zutreffenden und Erfreulichen eines Engagements wie *Fridays for future* haftet dem manchmal auch etwas übertrieben Asketisches und stark Intellektualisierendes an, wenn Jugendliche zwar für Umweltschutz eintreten, aber selbst ständig »im Netz« sind und in einem raschen *turn over* sich in die angesagten Klamotten werfen.

Die gebildete Mittelklasse in Europa hat immer intellektuelle Bemühungen philosophischer, spekulativer und theoretischer Natur betont und den Triebverzicht, eingebettet in religiöse und moralische Vorstellungen, geschätzt. Angesichts der Tatsache, dass gegenwärtig viele Jugendliche mit Migrationshintergrund in Behandlung kommen, ist es wichtig, sich mit kulturspezifischen Abwehr- und Widerstandsformen zu beschäftigen (vgl. Kapitel 9). So ist z. B. der

Rückzug bei Konflikten bei Jugendlichen aus dem asiatischen und orientalischen Sprachraum viel stärker als bei Jugendlichen in Mitteleuropa, insbesondere deutschen Jugendlichen (Seiffge-Krenke, 2006a), und das wird auch sozial erwartet.

Defensive Identifikationen, emanzipatorische Schuld

Bei Jugendlichen ist es wichtig, Schuldgefühle zu reduzieren, die mit der Ablösung von den Eltern zu tun haben. Dies gilt besonders für Jugendliche aus Zuwanderungsfamilien. Im Zuge der Autonomieentwicklung tritt dann emanzipatorische Schuld auf, insbesondere in Konstellationen, wo die Jugendlichen das Gymnasium besuchen und die Eltern in ungelernten Berufen arbeiten müssen (vgl. Kapitel 2 und 3). Bloch (1995) weist auf die große Bedeutung von defensiven Identifikationen mit den schwachen Eltern hin. Er fand in seiner therapeutischen Arbeit, dass Jugendliche wegen ihrer fixen Idee, ihren Eltern überlegen zu sein, starke Schuldgefühle haben und Dinge tun oder Symptome entwickeln, die sie selber wieder nach unten ziehen. Emanzipatorische Schuld ist durch mehrere Merkmale gekennzeichnet:

1. Sich selbst die Schuld für eine problematische Entwicklung geben.
2. Große Verantwortlichkeit für das Wohlbefinden der Eltern empfinden.
3. Das Gefühl, Macht über oder Einfluss auf die Eltern zu haben, manchmal verbunden mit Omnipotenzgefühlen.

In den Behandlungen wird oft deutlich, dass die Eltern, vor allem die Mütter, ein enges Vertrauensverhältnis zu ihren Kindern, besonders Töchtern, haben und sehr von ihnen abhängig sind. Dies gilt besonders, wenn die Beziehung zum Vater problematisch oder gestört ist. Solche inneren Konflikte werden oft durch Handlungen gelöst, indem die Jugendlichen alles tun, was die Eltern ausgesprochen oder unausgesprochen von ihnen wünschen, und indem sie sich defensiv mit den relativ schwachen Eltern identifizieren.

Bloch (1995) schildert den Fall eines Spätadoleszenten, der sich aufgrund seiner engen Beziehung zu seiner chronisch kranken Mutter außer Stande sah, Beziehungen zu Mädchen aufzunehmen. Ihn hielt die Furcht zurück, seine Mutter könnte sterben, wenn er nicht zu jeder Zeit für sie da war. Es entwickelten sich starke Schuldgefühle, wenn seine Mutter von größeren Schmerzen erzählte, wann immer er begann, über Mädchen zu sprechen. Er hatte große Hemmungen, in seiner Entwicklung voranzuschreiten, weil er die Befürchtung hatte, dass diese Fortentwicklung die Gesundheit seiner Mutter beeinträchtigte. Viele Therapeuten würden das als ödipale Schuld bezeichnen; der Autor weist darauf hin, dass es eher »emancipatory guilt« sei.

Traumata, Sprachlosigkeit und Agieren

Frühe Sprachlosigkeit und die Unfähigkeit, existentielle Abhängigkeit zu ertragen

Wie in Kapitel 2 beschrieben ist ein Teil der Symptomatik von Jugendlichen dadurch begründet, dass (sprachlose) Erfahrungen aus früheren Entwicklungsphasen vorliegen, die in der therapeutischen Situation wiederbelebt werden können. So lassen sich etwa Melanie Kleins Annahmen über die verfolgende Qualität früher, beängstigender Zustände erstaunlich plausibel bei Patienten mit Borderline-Persönlichkeitsstörungen oder anderen strukturellen Störungen wiederfinden (Kohrs & Boll-Klatt, 2019). Das Überwältigende dieser frühen Objektbeziehungen, das sich dann auch in der Adoleszentenbehandlung zeigt, wird verständlich, wenn wir uns vergegenwärtigen, dass sie aus körperlich-affektiven Zuständen zu einem Zeitpunkt herrühren, als der Säugling noch nicht in der Lage war, sich alleine zu beruhigen. Außen und innen sind zu dieser Zeit noch nicht sicher unterschieden und die psychische Welt ist in »nur gut« und »nur böse« unterteilt.

Bollas (2014) betont, dass diese Erfahrungen niemals wirklich bewusst werden. Solche frühen Beziehungserfahrungen können nicht im eigentlichen Sinne aufgedeckt werden. Man spricht dann zwar darüber, aber das ist Therapie im Als-ob-Modus im Sinne Fonagys (vgl. auch Kapitel 10). In der Tiefe bleibt dann oftmals eine misstrauische, feindselige Beziehung zu einem destruktiven Objekt unbewusst bestehen. Behandlungstechnisch heißt das, dass diese subtilen, aber machtvollen Prozesse gemeinsam beobachtet und erst einmal ausgehalten werden müssen (Kohrs & Boll-Klatt, 2019). Diese Patienten halten es schwer aus, abhängig zu sein, und das kommt zu der phasenspezifischen Aversion gegen Abhängigkeit hinzu.

Sprachlosigkeit und die Umsetzung in Symbole

Relativ häufig werden traumatische Erfahrungen in Handlungen übersetzt. Dieses *acting in* und *acting out,* d. h. das Agieren in der therapeutischen Beziehung, aber auch im Außen, wird noch beschrieben werden. Im Folgenden geht es um die symbolische Umsetzung oder Repräsentation von belastenden Erfahrungen. Ich habe immer wieder erlebt, dass schwer traumatisierte Patienten sehr harmonische und schöne Bilder gemalt haben. So hat eine Patientin, die nach vielen dramatischen Wechseln in der 4. Pflegestelle lebte, ein Bild gemalt, das eine Pinguinfamilie darstellt: Vater und Mutter kümmern sich rührend um das Kleine, das in der Mitte zwischen ihnen beiden steht und strahlt. Auch bei den Bildern von Kindern im KZ Theresienstadt sind mir die vielen sehr harmonischen und schönen Szenen – z. B. die Familie unter dem Weihnachtsbaum – aufgefallen. Hier sieht man die tröstliche Funktion von Rettungsphantasien, eine Ressource in einer Situation von Ohnmacht und Todesangst.

Eine 18-jährige Patientin, die unter schweren Angststörungen leidet, kommt aus einer Familie, in der sie als jüngstes von 3 Kindern viele Fehlgeburten und Erkrankungen, schließlich auch die Krebserkrankung ihrer Mutter erleben musste. Die Mutter war nach der Trennung vom Vater mit den Kindern in ein anderes Land gezogen, hatte diese von der Schule abgemeldet und privat unterrichtet. Die Familie lebte wie in einer Blase, ohne viel Kontakte nach außen.

Die Mutter der Patientin war sehr intrusiv und benutzte die Patientin, diese konnte sich kaum abgrenzen und lebt auch jetzt in drangvoller Enge – die beiden älteren Geschwister haben das Haus verlassen – mit der Mutter zusammen. Gegenwärtig verständigen beide sich nur noch über ein *Dashbord,* wo sie füreinander kurze Botschaften aufschreiben. Für die Patientin ist das ein erster Schritt zu mehr Abgrenzung, sie überlegt aber auch, wie sie unabhängig von der Mutter leben könnte. Zugleich macht sie sich Sorgen, wenn sie auszöge, kämen ihre Geschwister zurück und zögen wieder ein.

Die Patientin ist sehr kreativ, designed Websites für andere und fertigt wunderschöne Zeichnungen, indem sie Motive aus dem Internet bearbeitet – Bilder, welche die Therapeutin immer wieder in Erstaunen und Begeisterung versetzen. In ihrem wirklichen Leben gelingt ihr dagegen viel weniger; so schreibt sie Bewerbungen für einen Ausbildungsplatz, die so schockierend persönlich sind, dass sie abgelehnt werden. Sie hat noch nicht verstanden, welche Informationen privat und welche öffentlich sind – ein Lernprozess, der

eigentlich schon viel früher abgeschlossen sein sollte und bei dem Freunde helfen könnten – die Patientin lebt aber sehr isoliert.
In der 40. Stunde arbeitet die Therapeutin mit ihr mit dem Familienbrett. Die Patientin entwickelt eine kleine Skulptur, indem sie um eine liegende Gestalt (sie selbst in gelb) viele Mauern zieht und darüber ein Dach anbringt; oben, auf dem Dach dieser »Höhle«, steht als farblose Figur die Mutter. Eine weitere Figur in leuchtendem Rot (die Therapeutin) steht vor der Patientin, der Blick der Patientin geht in Richtung der Therapeutin. Wir deuten das so, dass diese Skulptur zwei Perspektiven enthält: Auf der einen Seite erinnert sie an eine Geburtsszene, denn die Patientin scheint, noch liegend, im Geburtskanal zu stecken. Sie ist noch nicht geboren. Zugleich ist es aber auch eine Versinnbildlichung ihres Schutzes vor der intrusiven Mutter (viele Mauern um sich, die Mutter steht über ihr, bedrohlich), aber die Patientin hat ihren Blick auf die Therapeutin gerichtet, von der sie Orientierung, Nähe und eine gute Beziehung erwartet.

Agieren in und außerhalb der Therapie

Agieren statt Erinnern

Eine weitere Herausforderung für die therapeutische Arbeit mit Jugendlichen ist die adoleszente Neigung zum Agieren, die schon Blos (1964) herausgearbeitet hat. 1905 von Freud eingeführt, hat der Begriff des Agierens eine starke Erweiterung und Bedeutungsveränderung erfahren und umfasste später »ein weites Spektrum impulsiver, antisozialer und gefährlicher Handlungen […] häufig ohne Bezug zum Kontext, […] mitunter, um damit eine Mißbilligung der Handlungsweise von Patienten […] oder Analytiker […] zum Ausdruck zu bringen« (Sandler et al., 2001, S. 87). Den verschiedenen Dimensionen ist gemeinsam, dass die agierte Handlung unbewusste Determinanten besitzt. Sigmund Freud hatte das Agieren zum ersten Mal in der Analyse von Dora bemerkt, die nach drei Monaten die Behandlung abbrach:

> Sie »rächte […] sich an mir, wie sie sich an Herrn K. rächen wollte, und verließ mich, wie sie sich von ihm getäuscht und verlassen glaubte. Sie *agierte* so ein wesentliches Stück ihrer Erinnerungen und Phantasien, anstatt es in der Kur zu reproduzieren« (Freud, 1905b, S. 196).

Die ursprüngliche Bedeutung des Agierens als Ersatz für das Erinnern in enger Verbindung mit Übertragung und Widerstand (»[...] der Analysierte wiederholt, anstatt zu erinnern, er wiederholt unter den Bedingungen des Widerstandes«; Freud, 1914a, S. 131) ist hervorzuheben, weil sie erklärt, warum das Agieren zunimmt, wenn der Widerstand steigt. Freud differenzierte zwischen Agieren in der analytischen Situation (»acting in«) und Agieren außerhalb der Analyse (»acting out«) und knüpfte daran die Forderung, dass der Patient – um ihn vor schädigenden Impulsen zu schützen – im Verlauf der Behandlung keine lebenswichtigen Entscheidungen »draußen« treffen dürfe.

Bereitschaft zum Handeln

Die Bereitschaft zum Handeln, zur »action language«, ist es, die Jugendliche besonders zum Agieren prädisponiert. Für sie ist die Sprache nicht die einzige Kommunikationsform; Handlungen sind ein ebenso treffender und angemessener Ausdruck. Blos (1964) hat sich besonders um die Differenzierung zwischen dem progressiven, entwicklungsfördernden und dem eher die Therapie schädigenden Anteil des Umsetzens von Erinnerung in Handlung bemüht.

Bovensiepen (1995) kritisiert Freuds initiales Verständnis von »acting out« als Ersatz für Erinnerung und Widerstand gegen die Übertragung und stimmt eher Bion zu, dass über »acting out« präverbale Erfahrungen rekapituliert und auch Erfahrungen, die mit Ambivalenz zu tun haben, geäußert werden können. So können etwa Körpererfahrungen nicht in derselben Form erinnert werden wie andere Erfahrungen, aber sie können wiederholt oder »reenactet« werden.

Das Agieren stellt somit einen Gegenpol zu der bereits beschriebenen defensiven Passivität dar. Es wird als ich-synton erlebt; man erkennt in ihm eine manipulative Verwendung der Außenwelt, die für eine augenblickliche und sofortige Befriedigung zur Verfügung stehen soll. Diese Qualitäten weisen auf die enge Beziehung zum adoleszenten Narzissmus oder Egozentrismus hin, der in der Entwicklungspsychologie und in der Psychoanalyse gleichermaßen Beachtung fand (vgl. Kapitel 2). Das typische adoleszente Agieren ist vorübergehend und gutartig und steht im Dienste der progressiven Entwicklung.

Bei dem Versuch, eine bestimmte Art von Wirklichkeit wiederherzustellen, beobachtet man oft Agieren mit antisozialen Schattierungen (vgl. Winnicott, 1974 [2002], S. 216: »Sie begehen Taten, die ihnen das Gefühl verschaffen, dass sie wirklich existieren«). Fälle von agierter Promiskuität bei jungen Mädchen und delinquentem Agieren bei männlichen Jugendlichen, bei denen Agieren im Dienste direkter Triebbefriedigung steht, sind häufig. Winnicott hat auch den kommunikativen Aspekt hervorgehoben und darauf hingewiesen, dass der Patient auf eine Antwort (»response«) wartet und dass deswegen das »acting out« immer mit einer Hoffnung verbunden ist. Dies wird besonders in dem geschilderten Fall von »acting out« bei Annabel (vgl. S. 231 f.; vgl. auch S. 253) deutlich.

Sprachlosigkeit, Agieren und Trauma

Reale traumatische Erfahrungen können oft kaum sprachlich gefasst werden. Solche Erfahrungen sind in dissoziierter Form gespeichert, oft nicht oder nur partiell als Geschichte verfügbar und deswegen auch nicht erzählbar. In besonders massiver Form begegnen wir der Sprachlosigkeit bei komplexen Störungen und Traumatisierungen. Diese Jugendlichen haben Erfahrungen auf einer präverbalen Ebene gemacht, die sich gleichsam in den Körper und das Sensorium eingraben, aber sprachlich nicht verfügbar sind. Die Botschaften, die die Jugendlichen, die Streeck-Fischer (1999a) in der Klinik in Tiefenbrunn gesehen hat, entwickeln, sind komplex und sehr verschlüsselt. Zugleich sind sie geschlechtsspezifisch, denn männliche Jugendliche zerstören häufiger Grenzen der Institution oder der sozialen Realität, weibliche Jugendliche attackieren eher Beziehungsgrenzen und Grenzen am eigenen Körper. Streeck-Fischer schildert das Phänomen des sensorischen »shut down«, das schon von Fraiberg (1982) bei Säuglingen und Kleinkindern beschrieben wurde. Fraiberg hatte in deren Reaktion auf eine misshandelnde Mutter beobachtet, wie sie z. B. die Mutter, die als Schmerzquelle erlebt wurde, nicht mehr wahrnahmen, wie sie erstarrten oder unruhig und aggressiv reagierten. Diese Kinder können nicht aus Erfahrung lernen, sondern reinszenieren immer wieder ähnliche Interaktionen. Bei ihnen kann man auch das Fehlen eines Schmerzempfindens beobachten. So berichtet Streeck-Fischer (1999a) über den Fall eines Jugendlichen, eines Adoptivkinds, der sich einmal mit dem Messer bis auf die Knochen geschnitten und dabei keinerlei Schmerz gespürt hat.

Besonders bei stationären Patienten kann man fortgesetztes Agierens beobachten, das eine regressive Wiederbelebung früherer traumatischer Erfahrungen darstellt (vgl. Kapitel 10). Es muss sowohl bezüglich des Außenkontaktes (»acting out«) als auch bezüglich des Agierens in der Behandlung selber (»acting in«) durch Interventionen, die den Jugendlichen schützen, in Grenzen gehalten werden. Bei weniger strukturell beeinträchtigten Jugendlichen kann man auch den Widerstandscharakter und die Angst auslösende Situation der Übertragung einbeziehen. Die Jugendlichen lernen in der Behandlung, dass ihre Aktionen Teil eines sich wiederholenden Musters sind, über das sie sehr wenig Kontrolle haben. Stein (1990) weist darauf hin, dass der Begriff »Konfrontation« einen relativ strengen moralistischen Ton hat, der eigentlich unangemessen ist. Im Gegensatz dazu muss man sehr taktvoll und moralisch neutral auf solches Agieren reagieren, verbunden mit dem, was Winnicott »concern« nennt, d. h. die *Sorge* muss deutlich werden.

Agieren bei antisozialen, delinquenten und suizidalen Jugendlichen

Der Umgang mit antisozialen, aggressiven und delinquenten Jugendlichen erfordert ein besonderes Fingerspitzengefühl. Hier lässt sich das Agieren nur langsam zurücknehmen, denn es füllt ein Vakuum und schützt vor einem Zusammenbruch. Agierte Rückzugs- und Verweigerungsphänomene treten häufig wiederholt auf, am deutlichsten durch passagere Fluchten, die dann später in Weglauf- und Seefahrtsphantasien umgewandelt werden können. Heute kann man sich auch in andere Welten wegbeamen; das erklärt die Attraktivität von Computerspielen.

Auch die in Behandlungen von Delinquenten immer wieder zu beobachtende lange anhaltende Versorgung mit Essen, Getränken oder Tabak gehört hierzu. Sie zeigt, dass die Jugendlichen Übertragungsgefühle im Sinne früherer Wunscherfüllungen agieren. Dies erinnert an Fenichels (1945) Hypothese über die frühe orale Beeinträchtigung bei Patienten mit Neigung zum Agieren.

In der Psychotherapie ist es dann wichtig, Sicherheit zu geben und Grenzen zu bewahren. Ein delinquenter jugendlicher Patient sollte eine klare, unterstützende Struktur erleben. Das wichtigste Ziel sieht Horne (2001) darin, einen Raum für das Denken und die Reflexion zu kreieren (»thought, not action«; ebd., S. 16). Ähnlich wie Günter (2001b) betont Horne die Wichtigkeit des Therapeuten als eines neuen, entwicklungsfördernden Objekts. Dennoch ist es von Bedeutung, z. B. beim Umgang mit gewalthaltigen Inhalten, beim Mitbringen von Waffen in die Stunde, die Aggression zu benennen und Hemmungen des Therapeuten diesbezüglich, z. B. aufgrund seiner eigenen Rettungsphantasien (»Wenn ich das nur ausreichend containe, wird der Patient schon aufhören …«), aufzuspüren.

Suizidale Jugendliche werden in der Regel zunächst im stationären Setting betreut (vgl. Kapitel 11) und dann ambulant weiterbehandelt. Es gibt nur sehr wenige klinische Berichte von niedergelassenen Therapeuten, die mit suizidalen Jugendlichen arbeiten. Lewinsky-Aurbach (1980) beschreibt ein eigenartiges Schweigen in den Stunden vor dem Suizid, so als zögen sich die Jugendlichen bereits aus der Welt zurück.

Umgang mit Körperagieren

In der Behandlung gilt es, das Körpersymptom oder das Handeln am Körper als eine unbewusste Botschaft zu entschlüsseln, die sehr vielfältige Funktionen hat. Wichtig ist der Aufbau eines positiven Verhältnisses zum eigenen Körper und die Förderung der nicht hinreichend erworbenen oder durch frühe Traumata beeinträchtigten Fähigkeiten zum Mentalisieren, zur Affektregulation und zum »Spiel mit der Realität« (Fonagy & Target, 2000). Als konkrete Hinweise zum Umgang mit den sich selbst verletzenden Patienten auf jugendpsychiatrischen Stationen nennt Branik (2004) Verhinderung von starken Regressionen, Vermeidung der die Passivität fördernden Alltagsgestaltung sowie Stärkung der Eigenverantwortung, der Aktivität und des Realitätsbezugs. Viele Therapeuten vereinbaren einen Behandlungsvertrag, der Körperagieren in Form von Essstörungen oder Schneiden eingrenzt. Es kann zu Verletzungen des Vertrags kommen, aber die Einhaltung muss immer wieder versucht und begleitet werden.

Ähnlich wie beim antisozialen Agieren ist hier wichtig, Grenzen aufzuzeigen und die negativen Affekte zu benennen. Insbesondere selbstverletzendes Verhalten hat einen kommunikativen Aspekt. Der Jugendliche möchte, dass der Therapeut reagiert (Lehmkuhl, 1992). Man kann in Supervisionen nicht selten beobachten, dass unerfahrene Therapeuten kaum Grenzen setzen und meinen, wenn sie nur genug »containt« haben, würde sich das Symptom schon geben. Hier ist eine unglückliche Verbindung zwischen dem Agieren des Jugendlichen und den Rettungsphantasien des Therapeuten am Werk. Der Patient bzw. die Patientin möchte aber eine Antwort, und sie soll, wie erwähnt, Grenzen setzen und die Sorge ausdrücken.

Abstinenz und analytische Neutralität

Schwierigkeiten bei der Einhaltung der Abstinenz

In den Therapierichtlinien ist die Abstinenz explizit erwähnt und u. a. das Annehmen von größeren Geschenken untersagt. Die Abstinenzregel enthält den Grundsatz, die psychodynamische Behandlung solle so geführt werden, dass der Patient die geringstmögliche Ersatzbefriedigung für seine Symptome findet (»Die Kur muß in der Abstinenz durchgeführt werden«; Freud, 1915, S. 313). Anna Freud (1936 [2002]) hat auf den gefährlichen Balanceakt (der Aufforderung, Triebregungen frei zu äußern, bei gleichzeitiger Verweigerung ihrer Befriedigung) hingewiesen.

Die zunehmende Zahl von Patienten mit schweren Strukturdefiziten und/oder traumatischen Erfahrungen macht es notwendig, besonders stark auf Veränderungen des Rahmens und der analytischen Neutralität zu achten. Gerade diese Patienten verführen dazu, Regeln nicht einzuhalten und Veränderungen im Setting und der analytischen Neutralität spontan zuzulassen, ohne sie zu reflektieren. So kann man in der Arbeit mit traumatisierten Jugendlichen immer wieder beobachten, dass Therapeuten die Frequenz ändern oder auf Wunsch der Patienten oder ihrer Eltern an Treffen außerhalb der therapeutischen Situation teilnehmen.

Unter den Fällen, die die Ethik-Kommission zu Grenzverletzungen in der Psychotherapie durch Therapeuten untersuchte (Schleu, 2019), sind vor allem soziale Grenzverletzungen, in denen gegen das Abstinenzverbot verstoßen wird. Nur 3 % der dort verhandelten Fälle beziehen sich auf Kinder- und Jugendlichen-Therapeuten. Die Beschwerden der Patienten bzw. ihrer Eltern oder von Kollegen richten sich darauf, dass der Therapeut das Setting nicht eingehalten hat, dass gemeinsame Freizeitaktivitäten und Treffen außerhalb des therapeutischen Settings stattfanden und der Therapeut den Patienten oder die Eltern als Informationsquelle zu eigenen Zwecken nutzte.

Obwohl grundsätzlich Veränderungen in Setting und Rahmen möglich sind oder sogar erforderlich sein können, sollten sie nur erfolgen, wenn die Gründe dazu ausreichend reflektiert und mit dem Patienten besprochen wurden. Wenig erfahrene Therapeuten, insbesondere solchen mit pädagogischer Vorausbildung, fällt es oftmals schwer, diese Aspekte der Abstinenz zu erlernen, weil sie im Kontrast zu den oft jahrelang praktizierten Gepflogenheiten in ihrem früheren Beruf stehen.

Die bereits vorgestellte Annabel ist nach einer langen Phase der Idealisierung, in der sich die Therapeutin zunehmend gelangweilt und außen vor fühlte, stärker ins Agieren geraten. Alle Versuche, mehr Aggressionen in die therapeutische Beziehung zu bringen und damit an der negativen Übertragung zu arbeiten, scheitern, es kommt stattdessen zu einer dramatischen Wendung im Außen. Da die Wohnverhältnisse eng sind und der Neid unter den Schwestern groß ist, zieht Annabel überraschend aus und zu einer Freundin der Mutter. Sie freut sich über die Sonderbehandlung, vor allem, weil es dort viel besseres Essen gebe, idealisiert die Freundin schnell als »bessere Mutter« und wertet die eigene Mutter wieder stärker ab. Sie ignoriert dabei alle Hinweise, dass ihr Aufenthalt dort nur vorübergehend sein soll. Die Therapeutin regt an zu überlegen, wie sie durch eigene Leistung ihren Aufenthalt bei der Familie der Freundin verlängern könnte. Das lehnt Annabel rundweg ab, sie will wie ein kleines Kind gefüttert werden, ganz ohne Gegenleistung. Als Mutter und Freundin in Streit darüber geraten, wer Annabels Essen zu zahlen hat, soll sie wieder zurück in die eigene Familie. Doch dagegen wehrt sie sich vehement, da schlafe sie lieber »unter der Brücke«.

Die Therapeutin gesteht in der Supervision, dass sie sich seit Wochen mit der Frage beschäftigt, was aus Annabel werden soll – dass sie verschiedene Möglichkeiten der Unterbringung ventiliert hat und dabei schlaflose Nächste hatte. Schließlich beschäftigte sie sich über mehrere Stunden damit, Annabel bei sich aufzunehmen, damit sie nicht »unter der Brücke schlafen« muss. Auch Annabel hat eine Rettungsphantasie in Bezug auf die Therapeutin. Im Streit mit der Mutter und deren Freundin hatte sie behauptet, die Therapeutin würde ihr einen Wohngruppenplatz suchen. Als die Therapeutin das der Mutter gegenüber richtigstellt, ist Annabel endgültig auch auf die Therapeutin sehr wütend, äußert zu Hause, sie gehe nicht mehr in die Therapie, kommt jedoch wie immer pünktlich und zuverlässig und zeigt nichts von ihrem großen Ärger auf die Therapeutin. Kurz danach wird sie mit all ihren Sachen von der Freundin der Mutter zu Hause wieder abgesetzt. Sie fühlt sich sehr gedemütigt und hat heftige Wutausbrüche.

Die Therapeutin beginnt nun nach und nach offensiv mit ihr umzugehen und mehr zu deuten, zeigt ihr auf, wie schnell sie vormals idealisierte Menschen abwertet, und sagt ihr, dass sie denke, sie wäre auch auf die Therapeutin schon wütend gewesen. Menschen wären aber nicht so wie im Märchen nur gut und nur böse, es gebe überall Zwischentöne und auch manchmal beide Seiten gleichzeitig. Sie würde beobachten, wie Annabels Schublade mit der Aufschrift »böse Menschen« immer voller würde, und hätte schon Angst, selbst auch für immer dort hineinzukommen.

Annabel lacht zunächst amüsiert, dann schweigt sie aggressiv. Nun werden die Stunden zäh, sie sorgt zwar durch ihr Lachen bei unangenehmen Interventionen zunächst für eine amüsierte Stimmung zwischen beiden, doch der Therapeutin wird schnell klar, dass sie sich durch diese Abwehrmanöver geschickt und verführerisch vor unangenehmen Wahrheiten schützen will, dass sie voller Widerstand ist. Es ist schwer für die Therapeutin, sie wirklich zu berühren, innerlich hat Annabel sich in ihren Dornröschen-Turm zurückgezogen.

Probleme mit der analytischen Abstinenz oder Neutralität sind vor allem bei delinquenten Jugendlichen, bei Jugendlichen mit strukturellen Störungen berichtet worden, kommen aber auch bei allen anderen Jugendlichen in der Behandlung immer wieder vor. Im Vergleich zu Erwachsenen verlangen Jugendliche viel häufiger von ihren Therapeuten eine wertende Stellungnahme über Bekleidung, Stars, Idole, eine bestimmte Musik oder andere sie interessierende Belange, stellen viel häufiger Fragen nach realem Wissen und allgemeinen Lebensbelangen, bringen Bücher, Videos, ihr Handy in die Behandlung mit oder möchten, dass der Therapeut zu einem bestimmten Podcast im Netz oder zu gefährlichen Foren (»Rote Tränen« für Jugendliche, die sich schneiden, oder »Pro-Ana« für essgestörte Jugendliche) seine Meinung sagt. Sie versuchen, den Therapeuten zu Interventionen in der Schule, bei ihren Eltern oder einer Behörde zu bringen, oder wollen ihn veranlassen, eine parteiliche Stellungnahme über Eltern, Lehrer oder Freunde abzugeben. Sie bitten um Geld, Zigaretten und Essen (Blos, 2015). Auch die intensive Ablehnung gesellschaftlicher Zustände durch Jugendliche verführt zur Sympathie und Identifizierung mit ihnen. Hier ist die Gratwanderung zwischen realer Stützung, echtem Interesse an den Bedürfnissen und Aktivitäten des Jugendlichen und der Beibehaltung einer gewissen analytisch-abstinenten Haltung besonders schwer.

Von Jugendlichen kann die Abstinenz des Therapeuten oft als Indifferenz oder Feindseligkeit interpretiert werden. Zum Beispiel wird dessen langes Schweigen bei noch nicht stabil ausgebildeter Introspektionsfähigkeit zu einem übermäßigen Druck für Jugendliche, der sie auch blockieren kann. Man muss deshalb in diesen Fällen einen Mittelweg zwischen Interaktivität und Neutralität finden (Mark & Incorvaia, 1995). Hilfreich ist der Hinweis im OPD-KJ-Interview (»Ich überlege gerade …«, vgl. Kapitel 4), der zugleich Hinweis auf das psychodynamische Arbeiten ist, nämlich Zurücktreten und Reflektieren.

Die innere Neutralität

Dass es wichtig ist, die analytische Neutralität zu beachten, mag zwar bei der Behandlung traumatisierter, delinquenter oder sexuell verwahrloster Jugendlicher besonders offenkundig sein, sie hat aber auch in der Therapie eher neurotisch gestörter Jugendlicher eine große, wenig bemerkte Bedeutung: Weniger das manifeste Verhalten als vielmehr das innere Erleben ist ein entscheidendes Kriterium für analytische Neutralität. Denn erst die innere Neutralität gestattet es, den Patienten wirklich als ein »neues Objekt« zu sehen – indem man den Jugendlichen versteht und ihn autonom handeln lässt, ihn nicht kontrolliert oder zur Befriedigung eigener Bedürfnisse benutzt, so wie er es von den Eltern gewohnt war.

Viele Jugendliche stellen Fragen, z.B. nach dem Geburtsort des Therapeuten, danach, ob er verheiratet ist, Kinder hat usw. Das Hauptproblem an solchen spezifischen, persönlichen Informationen ist, dass sie Einfälle des Jugendlichen hemmen, die spontan kommen könnten. Selma Fraiberg (1955) hat darauf hingewiesen, die Enthüllung von persönlichen Daten werde oft damit gerechtfertigt, dass man optimale Bedingungen für das Ich des Patienten schaffen möchte und damit die Hoffnung verbindet, dass die Offenheit des Therapeuten als Modell für den Jugendlichen dient. Andererseits ist, wie schon erwähnt, die Tatsache, dass der Therapeut ein reales und neues Objekt ist, für die therapeutische Beziehung in der Jugendlichenbehandlung viel wichtiger als in der Behandlung von Erwachsenen.

Freuds Hinweis auf die Abstinenz (Freud, 1915) beinhaltet im Grunde nicht wertende Argumente und eine »containing presence« des Therapeuten. Neutralität umfasst die Balance zwischen einer gewissen Abstinenz und einer warmen und respektvollen Haltung gegenüber dem Patienten, der sich sicher und toleriert fühlen soll.

Grenzen setzen, Triangulierung und der ödipale Verzicht

Grenzen als wichtige Entwicklungserfahrung

Grenzen sind ein wichtiges Element in der intrapsychischen Strukturbildung. Wie Mahler, Pine und Bergman (Mahler et al., 1975) in Bezug auf den Prozess der Separation und Individuation beschrieben haben, ist es wichtig, dass das Kind ein Gefühl von »separateness«, Getrenntsein, erlebt. Das betrifft nicht nur die Beziehung zur Mutter, sondern auch die Beziehung zum Vater. Freuds Diktum (Freud, 1923), dass das Ich vor allen Dingen ein Körper-Ich ist, wurde später von Anzieu (1996) als Haut-Ich weiterentwickelt. Er beschreibt die frühe Formung des Ichs über propriozeptive Reize und Symbolisierung der Haut. Die Haut hat generell eine große Bedeutung in der Adoleszenz. Schönheit, Hässlichkeit, Sensibilität, Verletzlichkeit werden unmittelbar mit der Haut in Verbindung gebracht; Attacken und selbstverletzendes Verhalten sind häufig. Durch die Verletzung der Haut wird die Grenze nach außen einerseits zerstört, andererseits aber auch wieder spürbarer gemacht (vgl. Kapitel 5).

Bedeutung von Grenzen in der Jugendlichenbehandlung

Im Zuge der Veränderung des elterlichen Erziehungsverhaltens im Sinne von Helikopter-Eltern und der zunehmenden Benutzung des Kindes als Selbstobjekt der Eltern (vgl. Kapitel 3) sind Grenzen bedeutsamer denn je zuvor. Für die wichtige Aufgabe der Grenzsetzung muss der Therapeut in der Jugendlichenbehandlung gerüstet sein. Auch die Neigung zum Agieren verschiebt die Grenzen (Erlich, 1990). Idealisierungen, wie sie häufig am Beginn von Jugendlichenbehandlungen auftreten, scheinen zu signalisieren: »Alles ist möglich«, und sind mit entsprechenden Symbiosewünschen verbunden.

In der therapeutischen Situation kann es – im Vergleich zur Außenwelt – für Jugendliche zu einer schmerzlichen Wahrnehmung von Grenzen kommen (Gorney, 1994). Auch bei der Identitätsbildung und der Entwicklung von Intimität in Paarbeziehungen der Jugendlichen sind Grenzziehungen und die Erfahrung von »boundaries« besonders wichtig; es bleibt zu prüfen, wie viel Platz noch fürs Selbst der Jugendlichen da ist (Seiffge-Krenke, 2020). Trennung und Grenzerfahrung spielen aber auch eine zentrale Rolle in der Abgrenzung von den Eltern.

Triangulierung und das Setzen von Grenzen: Der ödipale Verzicht

In den letzten Jahren ist in der Therapie von Jugendlichen eine auffallende Beschäftigung mit Triangulierungsprozessen auszumachen (z.B. Schleske et al., 2002; Meng et al., 2002a; Grieser, 2004, 2018). Wie in Kapitel 2 erläutert, gewinnen trianguläre Phänomene in der Adoleszenz erneut an Aktualität, teilweise wegen der starken gesellschaftlichen Veränderungen, d.h. der Zunahme von Einelternfamilien, der Zunahme des Wertes von Kindern für das Selbst der Eltern. Aber auch wenn beide Eltern vorhanden sind, sind oftmals triangulierende Erfahrungen für den Jugendlichen nicht möglich, weil beispielsweise ein Elternteil, z.B. der Vater, sich nicht involviert und den Jugendlichen nicht aus der engen Dyade mit der Mutter befreit. Möglicherweise ziehen aber auch beide Eltern die Generationsgrenze nicht.

> Die 13-jährige Lilja wird zum ersten Mal im November in einer psychiatrischen Praxis vorgestellt. Die Eltern berichten sichtlich genervt, ihre Tochter sei jeden Abend tyrannisch, die Mutter müsse neben ihr liegen, bis sie einschlafe, sonst schreie und tobe sie. Die Eltern berichten von aggressiven Impulsdurchbrüchen, zudem fürchte ihre Tochter, sich zu erbrechen, und sei daher auch länger nicht zur Schule gegangen. Die Psychiaterin erlebt den Vater als sehr unsympa-

thisch, er gebe ihr sofort Anweisungen, wie sie sich verhalten, was sie machen, wo sie tätig werden solle – vielleicht ist ihm das alles peinlich und unangenehm, denkt die Therapeutin. Die Mutter sei dagegen ein Püppchen und spreche mit leiser Stimme.

Lilja lebt mit ihrem 16-jährigen Bruder und ihren Eltern in einem großen Haus, das der Familie gehört. Der Vater sei als Rheumatologe in eigener Praxis sehr beschäftigt und fast nie zu Hause, da er auch am Wochenende Dienste übernehme. Die Mutter scheint aus einem wenig einfühlsamen Elternhaus zu stammen. Die Familie zog von Hamburg nach Mainz, als Lilja etwa 5 Jahre alt war. Die Mutter schien sehr einsam zu sein, holte sich durch das Einschlafritual wohl Wärme und Zuneigung bei der Tochter, die sie beim Mann vermisste, und verpasste dann irgendwann den Punkt, die Grenze zu ziehen.

Lilja wurde in der Schule immer auffälliger, brüllte rum; sie zerstörte Gegenstände und trat z. B. zu Hause eine Tür ein. Lilja sollte in die stationäre Kinder- und Jugend-Psychiatrie gebracht werden, aber die Eltern schafften es nicht, weil Lilja sich im Auto verbarrikadierte und Türen und Kofferraum von innen abschloss. Das Ordnungsamt wurde gerufen, sie öffnete bereitwillig die Autotür und konnte dann in die KJ-Psychiatrie gebracht werden. Dort war sie sechs Wochen stationär. Diagnostisch wurden Zwangsgedanken bzw. eine Zwangsstörung festgestellt, die Eltern konnten endlich wieder miteinander schlafen, wie sie jetzt bei der Vorstellung in der Praxis berichten.

Noch zur Zeit des stationären Aufenthalts hat Lilja bei einem Besuch zu Hause die Kondome des Vaters zerschnitten und im Haus verteilt. Die Klinik verordnete Medikamente, wonach die Aggressionsdurchbrüche nachließen und auch die Zwangssymptomatik und die Schulproblematik sich leicht besserten, wie die Eltern berichten. Aber die Einschlafsituation sei immer noch eine Katastrophe. Deshalb seien sie hier. Die Psychiaterin bespricht mit den Eltern, wie man mit der Situation umgehen könne.

Etwa zwei Monate später erscheinen die Eltern und berichten begeistert, alle Symptome seien verschwunden. Ihre Tochter besuche wieder die Schule, gehe allein und ohne lautstarken Protest in ihrem Zimmer ins Bett. Was war geschehen?

Lilja hat einen Vertrag aufgesetzt, dass die Eltern sexuell abstinent leben sollten – sie hatte den Vertrag diktiert, und beide Eltern mussten unterschreiben. Die Mutter hat Lilja versichert, da finde schon lange nichts mehr statt, schon seit Lilja vier sei, es sei ihr zu viel. Lilja könne also ganz beruhigt sein, sie würden den Vertrag einhalten. Seit dem Abschluss des Vertrags, so die Eltern, sei

die Tochter nun völlig normal. Sie frage mehrmals täglich: »Haltet ihr den Vertrag auch ein?« Im Gespräch mit der Psychiaterin berichtet Lilja, Sex zwischen den Eltern sei eklig.
In dem erneuten Gespräch im Sommer danach erleben beide Psychiaterinnen (eine Kollegin war zur Zweitsicht hinzugezogen worden) die Mutter als passiv aggressiv (»Sie macht uns mit ihrer leisen Stimme und der devoten Haltung aggressiv«), und beide diskutieren, ob die Tochter die Aggression der Mutter auslebt. Sie fragen die Eltern, ob die Bemerkung der Mutter (»Wir haben keinen Sex mehr«) nicht gegenüber der Tochter unangemessen wäre und wie die Eltern mit dem Vertrag umgingen. Die Eltern sagen, sie brächen den Vertrag regelmäßig (»Wir halten uns nicht daran!«), der Sex sei zu beider Zufriedenheit.

Hier wird deutlich, dass den Interventionen der Therapeutinnen enge Grenzen gesetzt sind, denn das Symptom ist verschwunden und die Eltern bzw. die Jugendliche wünschen keine weitergehende Behandlung. Sie haben nicht verstanden, welcher massive entwicklungsbehindernde Konflikt (ödipaler Konflikt, aktiver Modus bei der Patientin) die Familie beherrscht und dazu führt, dass das Intimleben der Eltern durch machtvolle Inszenierungen der Tochter bestimmt wird. Für die Tochter heißt dies, dass der ödipale Verzicht nicht geleistet wurde.

Triangulierung und das Dritte in der Therapie

Die Ausbildung einer verinnerlichten triangulären Struktur stellt einen Meilenstein der Entwicklung dar; sie ist bei vielen Patienten nicht vorauszusetzen und muss von ihnen erst in der Therapie erlernt werden. Häufig sind dyadische Beziehungen eher für den Beginn einer Therapie charakteristisch. Grieser (2004) beschreibt die Funktion der Triangulierung im Rahmen einer psychodynamischen ambulanten Behandlung. Triangulierungsprozesse beziehen sich zum einen auf die zunehmenden Fertigkeiten des Jugendlichen, sich im therapeutischen Raum von einer Zwei-Personen-Beziehung zu einer Drei-Personen-Beziehung zu entwickeln. Aber auch der Rahmen und das stationäre Setting können die Funktion von etwas Drittem haben. Auch Mitglieder des Behandlungsteams und Abteilungsregeln können als Dritte fungieren. Die Triangulierung ist immer mit Fragen der Grenzensetzung, mit dem »väterlichen Prinzip« (Schleske et al., 2002, S. 157), verbunden. Es ist wichtig, dass im stationären Milieu beide Prinzipien, das väterliche und das mütterliche, verbunden sind.

Grenzen setzen bei traumatisierten Patienten

Beim Umgang mit traumatisierten Patienten ist die Unterscheidung Erlichs (1990) in »being« und »doing« besonders wichtig, die die enge Verbindung zwischen Agieren und Grenzziehung aufzeigt. Traumatisierte Patienten wechseln oft abrupt von Zuständen der Symbiose (»being«) in harte Grenzziehungen durch »doing«. Streeck-Fischer (1999a, S. 190) beschreibt den Fall der 15-jährigen B., die sich an den Unterarmen tiefe und lange Schnitte mit Rasierklingen zufügte und trotz intensiver Fürsorge immer unerreichbarer wurde.

> Das Stationsteam fühlte sich betroffen und ratlos, während sie immer kränker wurde. Ich fragte sie, ob sie sich nicht verstanden fühle und ob sie meine, dass wir noch nicht begriffen hätten, wie schwer krank sie sei und welche schrecklichen und tiefen Wunden in ihr seien. Sie war von ihrer überforderten Mutter häufig blindwütig misshandelt worden, indem die Mutter beispielsweise mit Kleiderbügeln auf ihren Rücken einschlug, bis diese zerbrachen. Wir sahen betroffen und ratlos, wie schlimm es um sie stand, aber wir konnten ihr nicht helfen, Therapie zu machen, wenn wir gleichzeitig erleben mussten, wie sie sich zerstörte. Das Schneiden sei eine Sackgasse. Wenn sie daran festhalte, müssten wir die Therapie beenden.
> Ich bot ihr damals als reale Person eine Grenze und konfrontierte sie mit der Realität der Institution, die sie anerkennen musste, wollte sie Therapie machen. Dieses Bemühen um wechselseitige Anerkennung eröffnete schließlich einen Raum des Übergangs. Die Therapie mit ihr konnte innerhalb eines klaren, strukturierten Rahmens beginnen, die Grenze musste allerdings immer wieder bekräftigt werden.

Phasenspezifische Besonderheiten: Übergangsobjekte, Sexualität, Umgang mit Autonomie

Schwierige frühe Adoleszenz

Von allen Entwicklungsabschnitten gilt die frühe Adoleszenz als die zur Initiierung und Aufrechterhaltung einer Therapie schwierigste Periode (Blos, 2015; Fraiberg, 1955). Dies deckt sich mit Befunden aus der Entwicklungspsychologie, die Frühadoleszente, besonders frühreife Mädchen, in ihrer Entwicklung für besonders gefährdet hält.

In diesem besonders problematischen und turbulenten Entwicklungsabschnitt sind Konfusionen und Unsicherheiten in der Technik besonders häufig. Er ist durch rasche körperliche und psychische Umstrukturierungen gekennzeichnet. Der gewissen Unproportioniertheit des Körpers entsprechen Inkonsistenzen, Brüche und ein Wirrwarr von regressiven und progressiven Bestrebungen im psychischen Bereich, und zwar emotional wie kognitiv. Mit den veränderten Körperformen und dem Körperselbstbild treten erste Versuche auf, die infantilen Objektbindungen zu lockern. Die Wiederbesetzung ödipaler Triebziele und Objekte ist allerdings keineswegs der dominierende, sondern nur ein beitragender Faktor neben anderen. In der Behandlung unterscheidet die unendliche Bereitschaft zu Trotz und Negativismus die Frühadoleszenten deutlich von älteren Jugendlichen; sie führt nicht selten zu einer pessimistischen und mutlosen Haltung von Therapeuten.

In diesem Entwicklungsabschnitt gibt es noch keine Anzeichen für eine Objektersetzung (»object removal«) im Sinne der Suche nach einem neuen (heterosexuellen oder homosexuellen) Liebesobjekt (Katan, 1951). Wenn die Beziehung zum Therapeuten voranschreitet und eine Distanzierung in den Beziehungen zu den Eltern stimuliert, kann es oft zu einem Behandlungsabbruch kommen. Der Jugendliche kann den Therapeuten nicht ausreichend von seinen Eltern differenzieren und bricht die Behandlung wegen der regressiven Konflikte mit seinen Eltern ab (»acting out«).

Bedeutung von Übergangsobjekten

Bei Frühadoleszenten ist der Umgang mit positiven Aspekten der Übertragung technisch wesentlich schwieriger als der mit negativen Übertragungsanteilen. Wenn die positive Übertragung so gefährlich und bedrohlich ist, wie kann der Therapeut dann hilfreich intervenieren? In diesem Zusammenhang ist das Übergangsobjekt von Bedeutung. Dieser von Winnicott (1969a) eingeführte Begriff bezeichnet einen Gegenstand (Kissen, Decke, weicher Teddy), der eine beruhigende, Angst mindernde Wirkung auf das Kind hat, zu einem Zeitpunkt, zu dem das mütterliche Objekt noch nicht vollständig internalisiert ist. Ist eine solche innere Repräsentation bzw. Objektkonstanz erreicht, verliert das Übergangsobjekt an Bedeutung. Ein Übergangsobjekt ist bei Kleinkindern für ihr psychisches Wohlbefinden absolut notwendig und zeichnet sich durch einen besonders rigiden, starren Gebrauch aus: Nichts an seinen wesentlichen Qualitäten darf verändert (z. B. gewaschen, erneuert) werden.

In der Frühadoleszenz nehmen Übergangsobjekte wieder an Bedeutung zu;

ihre Qualitäten sind jedoch andere als in der frühen Kindheit: Es kommt nicht zu einer exklusiven Bevorzugung *eines* Objekts, vielmehr wird eine Reihe von Objekten in wechselnder Reihenfolge besetzt. Dazu zählt ein bestimmtes Kleidungsstück, das nach einer Weile durch ein anderes ersetzt wird, oder eine bestimmte Musik, die der Frühadoleszente einige Wochen lang täglich hört und ohne die er nicht leben möchte (Niedecken, 1991). Die Funktionen sind jeweils ähnlich: Die Übergangsobjekte oder -phänomene dienen als »Auch-Objekte« (Bernfeld, 1924), modulieren die Aggressivität des Jugendlichen und helfen bei der Trennung von bedeutenden anderen Objekten. Klinisch ist das Auftauchen eines Übergangsphänomens demnach eher mit Abkömmlingen der präödipalen Bestrebungen in Verbindung zu bringen.

Downey (1978) schildert den Fall des 13-jährigen Darius, der kurz nach Beginn der Analyse über mehrere Wochen mit Handschuhen in die Behandlung kam. Er füllte die Stunden mit Beschreibungen, wie wundervoll weich diese seien, dass sie – obwohl er sie schon so lange und oft gebraucht habe – nichts von ihrer Geschmeidigkeit verloren hätten. Er zog sie aus, drehte das Innere nach außen und erklärte dem Analytiker Material und Textur, nicht ohne den Hinweis, dass es sich um ein Geschenk einer älteren Frau handelte. Wenn er in der Analyse von seinem Essensproblem sprach, drückte und presste er sie zusammen.

Bei dem ebenfalls 13-jährigen Joseph (vgl. ebenfalls Downey, 1978) spielte eine Zeitlang eine Zeitung die Rolle eines Übergangsobjekts. Er brachte sie mit auf die Couch, rollte sie ein und rollte sie auf, drehte und wendete sie und nahm sie am Ende der Behandlung schließlich an sich, um sie das nächste Mal wieder mitzubringen.

Umgang mit Masturbation

Ein weiteres technisches Problem der Behandlung Frühadoleszenter, das ein ebenso taktvolles Verständnis des Therapeuten voraussetzt, stellen Masturbationspraktiken dar. In seinem Aufsatz über »Zentrale Onaniephantasien, definitive Sexualorganisation und Adoleszenz« hat Laufer (1980) herausgearbeitet, dass es in dieser Phase zu einer exzessiven Zunahme der Masturbation kommt. Klärende und korrigierende Erfahrungen sind jedoch sehr schwer mit den Jugendlichen zu besprechen, weil sie extrem narzisstisch verwundbar sind und aus Scham und Selbstzweifel das Problem verbergen. Häufig verschwiegene Befürchtungen sind die der Inadäquatheit der eigenen Genitalien, Kastrationsangst, Angst vor Beschädigung des Körperinneren, Angst vor Verlust der Kontrolle über die eigenen Triebimpulse und Befürchtungen der homosexuellen Verführung. Auf diese Themen zielen auch die meisten Fragen, die Jugendliche in Online-Beratungsdiensten stellen (Flaake, 2019).

Bedeutung von Autonomie

Für die spätadoleszenten Jugendlichen stellen sich dagegen andere Probleme, die mit der zunehmenden Autonomie von den Eltern zusammenhängen. In Beziehungen zu Liebesobjekten entstehen neue Forderungen und Ansprüche, welche die Unabhängigkeit und Freiheit des Adoleszenten in Frage stellen können. Weitere Forderungen von Seiten der Umwelt bezüglich Schulabschluss, Berufswahl und sozialer Angepasstheit werden ebenfalls spürbar. Jugendliche mit höherer Schulbildung können ihren Weg zur definitiven Studien- und Berufsentwicklung unterbrechen und eine Zeit des Aufschubs einschalten. Diese Zwischenphase kann zu Auslandsreisen, zum Ausprobieren verschiedener Tätigkeiten, zum »Noch-nicht-Müssen« benutzt werden.

Winnicott (1974 [2002]) hat auf diese auch für die Therapie bedeutsame Phase des Aufschubs hingewiesen. Erikson (1970 [2003]) spricht von einem psychosozialen Moratorium. Erstreckt sich die Phase des Aufschubs über einen bestimmten alterstypischen Zeitabschnitt hinaus, so bezeichnete man dies früher als prolongierte Adoleszenz bzw. sogar als pathologisch prolongierte Adoleszenz (Blos, 1967). Wie allerdings in Kapitel 2 herausgearbeitet wurde, werden heute die Grenzen für die Beendigung der Adoleszenz und den Beginn des Erwachsenenalters weiter gesteckt, können adoleszenzspezifische Muster noch weit in den Zwanzigern beobachtet werden. In dieser erst in den letzten Jahren entdeckten neuen Entwicklungsphase des »emerging adulthood« ist noch viel im Fluss, sind ökonomische Abhängigkeit, berufliche Explorationen, häufige Ortwechsel und instabile Partnerschaften eher die Regel, auch bei nicht klinisch auffälligen 20- bis 30-Jährigen (Seiffge-Krenke, 2015a). Dies kann – im Hinblick auf eine Therapie – auch bedeuten, dass das Kontinuum des Settings nicht mehr gegeben ist.

Sexuelle Entwicklung von Jugendlichen und das Geschlecht des Therapeuten

Bedeutung von sexuellen Themen

Bischof (1997) hat beobachtet, dass sexuelle Themen in Behandlungen an Bedeutung verloren haben, während Fragen des Selbstwertes zugenommen haben. Clement (1993) vermutet, dass der Widerruf der Verführungstheorie zu einer Bagatellisierung der manifesten Sexualität geführt hat. Andererseits wird seit einer Reihe von Jahren das Problem des sexuellen Missbrauchs vor allem durch die Frauenbewegung thematisiert und öffentlich gemacht. Expertenteams in verschiedenen Städten, so an der Universität Ulm, beschäftigen sich mit diesen Fragen und geben entsprechende Hilfestellungen für Therapeuten beim Verdacht oder dem Vorliegen von Missbrauchserfahrungen. In den Ambulanzgesprächen und Psychotherapien nehmen Berichte von Patientinnen über Missbrauchserfahrungen durch ein männliches Familienmitglied in Kindheit und Jugend zu. Dieser Kontrast zwischen Ödipustheorie und dem realen innerfamiliären sexuellen Missbrauch reizt natürlich zu der Frage, ob Freud nicht besser bei seiner ursprünglichen Position geblieben wäre.

Brainin (1999) beschreibt, dass junge Mädchen die Menarche als Verlust der körperlichen Kontrolle erleben können. Die Scham bezieht sich darauf, dass Körpervorgänge nicht beeinflusst werden können. Menstruationsbeschwerden und Schmerzen können bei jungen Mädchen die Funktion erfüllen, das innere Genitale bewusst wahrzunehmen.

Zentrale Masturbationsphantasie und Transgender

Eine wesentliche Aufgabe der Adoleszenz ist die Etablierung einer endgültigen sexuellen Organisation, d. h. die Körperwahrnehmung muss nun die physisch reifen Genitalien einschließen, und die sexuelle Betätigung sollte unter dem Primat der Genitalität stehen. Nachdem die Geschlechtsreife eingetreten ist, kommt es zu einer Prüfung ödipaler Wünsche und zu einer Kompromisslösung zwischen Erwünschtem und Erlaubtem. Ist mit dem Ende der Adoleszenz die Bildung der definitiven sexuellen Identität weitgehend abgeschlossen, sind innere Kompromisse, die möglicherweise zu einem früheren Zeitpunkt noch offen gestanden hätten, eher nicht mehr möglich. Die konsolidierte sexuelle Entwicklung ist dann, vor allem ohne therapeutische Intervention und häufig auch trotz derselben, festgelegt. Genau zu diesem Zeitpunkt setzt die Transgender-Problematik ein, kommen verstärkt Patienten dieser Altersstufe mit diesem Thema in die Behandlung

Laufer (1980) hat anhand klinischen Materials aus der Analyse von Jugendlichen zu belegen versucht, dass die notwendige Neuordnung der Partialtriebe unter dem Primat der Genitalität entscheidend mit der Art der Masturbation zusammenhängt. Von besonderer Bedeutung ist seiner Meinung nach die »zentrale Onaniephantasie«, die die Auflösung des Ödipuskomplexes enthält: Es ist eine komplexe Phantasie, deren Inhalt die verschiedenen regressiven Befriedigungen und die sexuelle Hauptidentifikation umfasst (vgl. Kapitel 2). Die Möglichkeit, jetzt effektiv zu schwängern oder schwanger zu werden, bedeutet, die Abwehr von Inzestwünschen nun unter neuen, realen Voraussetzungen zu erleben.

Bei Jugendlichen, deren Abwehrorganisation unfähig ist, dem regressiven Sog prägenitaler Wünsche standzuhalten, wird das Ausleben der zentralen Onaniephantasie als eine Form des Überwältigtwerdens erlebt. Diese Jugendlichen kapitulieren, wie Laufer (1980) es nennt. Zu dieser pathologischen sexuellen Entwicklung gehören das Aufgeben des eigenen Körpers und seine unbewusste Überantwortung an die Mutter (»it signifies the giving in to the mother who they believe has destroyed their genitality«; Laufer 1981, S. 185), die fehlende Identifikation mit der elterlichen Sexualität, vor allem ihren genitalen Aspekten, und die Weigerung, einen Objektwechsel zu vollziehen.

Begibt sich der Jugendliche in Behandlung, so deutet er zumindest an, dass die von ihm getroffene Wahl vom Therapeuten hinterfragt und korrigiert werden kann. Dennoch ist es äußerst schwierig, Masturbation und insbesondere perverse Oniepraktiken und ihre Implikationen für die weitere Entwicklung des Jugendlichen in der Behandlung anzusprechen. Interventionen des Therapeuten werden zu leicht in Richtung auf die Vertretung gesellschaftlicher Normen missverstanden.

Erotisches Begehren durch Verzicht auf die Phantasie, beide Geschlechter zu sein

In der letzten Zeit kommen zunehmend mehr Transgender-Jugendliche in die Praxen. Da der Prozentsatz von Patienten mit genetisch unklarer Geschlechtsidentität gleich geblieben ist (vgl. Kapitel 5), ist nach den Ursachen zu fragen. Ist dies nun ein Hinweis auf eine Geschlechtsidentitätsstörung oder präsentieren uns unsere Patienten in einer Zeit der Körperfixiertheit, des Bemühens um Selbstoptimierung, ihre Antwort im Sinne eines »Alles ist möglich«? Handelt es sich möglicherweise um ein phasentypisches Phänomen, das bisexuelle Schwanken, das von Helene Deutsch (1948) beschrieben wurde? Wie eine Patientin sagte: »Kann ich nicht beides sein?!«

Wir haben in Kapitel 2 gesehen, dass das bisexuelle Schwanken als Ergebnis der Entwicklungsdynamik beschrieben wird, und es ist von verschiedenen Theoretikern unterstrichen worden, dass die Bisexualität bei Mädchen deutlicher ausgeprägt ist als bei Jungen. Diese Ideen treffen sich mit denen einiger Autoren, die interessante zusätzliche Überlegungen anstellen: Castendyk (2004) nimmt an, dass zur Bewältigung einer sicheren Geschlechtsidentität der Neid auf das andere Geschlecht bewältigt werden muss. Dazu gehört als erster Entwicklungsschritt der Verzicht auf die Phantasie, beide Geschlechter »zu sein«. Dass es nicht bei dieser Phantasie bleiben muss, zeigen Entwicklungen der letzten Jahre, in denen Künstler Männliches und Weibliches provokant an einem Körper miteinander vereinen (z. B. Tom Neuwirth alias *Conchita Wurst*). Diese medialen Inszenierungen stellen eine besondere Herausforderung in der Therapie von Jugendlichen dar, zeigen sie doch, ebenso wie das dritte Geschlecht in manchen Kulturen (Graul, 2017) sowie die Medienberichte über Transgender und die Ergänzung des Personenstandsgesetz um eine dritte Kategorie für intersexuelle Personen, Alternativen auf, die über die Phantasien hinausgehen und mehr als zwei Geschlechter kennen.

In der klassischen Psychoanalyse ist die Orientierung an zwei Geschlechtern und an der heterosexuellen Objektwahl weiterhin bestimmend. Zentrale These ist, dass auf die Phantasie, beide Geschlechter zu haben, verzichtet werden muss, um erotisches Begehren zu realisieren. Erst durch den Verzicht auf eine der beiden Positionen wird erotisches Begehren des anderen möglich. Nur durch diese sexuelle Positionierung findet eine (hetero)sexuelle Objektwahl statt (Stakelbeck, 2017).

Männlicher oder weiblicher Therapeut?

Generell scheint die gleichgeschlechtliche Therapeutenwahl wichtig zu sein und Jugendliche profitieren auch am meisten von Therapeuten des gleichen Geschlechts (Feinstein, 1990). Allerdings ist dies wegen der Feminisierung des Therapeutenberufs selten zu erreichen. Insbesondere schwierige männliche Jugendliche sehen sich – auch wenn sie zu einem Therapeuten gehen wollten – mit Therapeutinnen konfrontiert, verstehen aber später besser, dass es auch um die Bearbeitung mütterlicher Anteile der Störung geht.

Der psychodynamische Prozess von 14- bis 16-jährigen weiblichen Jugendlichen kann erschwert oder sogar vereitelt werden, wenn diese von einem männlichen Therapeuten behandelt werden. Die Bindung an den Therapeuten kann zu stark werden und einen erotischen »Anstrich« bekommen. Ein solcher Verlauf ist sehr selten, wenn heranwachsende Jungen von Therapeutinnen behandelt werden.

Generell ist auffällig, dass die Bedeutung des Geschlechts des Therapeuten für die spätere Altersgruppe geringer wird und dass sie auch am Beginn einer Behandlung von größerem Gewicht zu sein scheint als am Ende. Wie Godenne (1982) in seiner Untersuchung zu 169 analytisch arbeitenden Psychotherapeuten ausführt, erhalten männliche wie weibliche Therapeuten von weiblichen Jugendlichen das gleiche Material, allerdings in anderer Reihenfolge. Weibliche Jugendliche scheinen sich bei weiblichen Therapeuten sicherer zu fühlen und können offener über Körperwahrnehmung, Körperselbstbild, Sexualität und Beziehungsprobleme sprechen. Bei weiblichen Jugendlichen scheint sich schneller eine positive Übertragung zu Therapeutinnen einzustellen, allerdings ist die Phase des Widerstandes hartnäckiger und ausdauernder als bei männlichen Therapeuten. Wenn die Behandlung dann fortschreitet, verliert das Geschlecht des Therapeuten als stimulierende oder hemmende Variable zunehmend an Bedeutung, weil der Jugendliche lernt, väterliche und mütterliche Aspekte in einer Person zu integrieren. Gegenübertragungsreaktionen von Therapeutinnen auf weibliche Jugendliche enthalten oft Formen der Über-Identifizierung, der Projektion und der versorgenden Mütterlichkeit, während männliche Therapeuten oft besonders vorsichtig und wachsam auf das Auftauchen sexueller Gegenübertragungsgefühle reagieren.

Für Eltern kann ein männlicher Therapeut, der ihre Tochter regelmäßig sieht, bezüglich der phantasierten sexuellen Implikationen wesentlich bedrohlicher sein als ein weiblicher. In diesem Kontext ist daran zu erinnern, dass Grenzverletzungen in den Therapien von Kindern und Jugendlichen nur 3 % der von der Ethikkommission zu bearbeitenden Fälle darstellen, und die meisten dieser Grenzverletzungen sind, wie zuvor erwähnt, solche sozialer Art. Missbrauch durch Therapeuten in Jugendlichenbehandlungen ist also ein sehr seltenes Phänomen. In Therapien mit erwachsenen Patienten ist ein Prozess von schleichenden Grenzverletzungen hin zum sexuellen Missbrauch gefunden worden (Stuhler et al., 2019).

Erotische Übertragung oder sexualisierte Abwehr?

Bislang ging es in Berichten über erotische Übertragungsphänomene traditionell um erotische Übertragungen zwischen einem männlichen Therapeuten und einer Patientin. Dies scheint anzudeuten, dass Therapeutinnen eher beim frühen dyadischen oder präödipalen Material verbleiben und genitale Sexualität und Themen darüber eher vermeiden. Hanna Segal (1988) beschreibt einen jugendlichen Patienten, der die Phantasie hatte, die Therapie mit einer Heirat zwischen ihm und der Therapeutin zu beenden. Atkinson und Gabbard schildern ebenfalls einen Fall, in dem ein bewundernder, männlicher Jugendlicher und eine ältere Analytikerin in eine Phase der erotischen Übertragung gerieten (Atkinson & Gabbard, 1995).

> Dieser Junge modellierte Tonrosen, machte viele Komplimente über den Körper der Therapeutin und nahm eine flirtende Grundhaltung ein. Auffällig waren seine penetrierenden Blicke in Bezug auf die Kleidung und den Körper der Therapeutin, so dass eine unausgesprochene Spannung entstand, die der Therapeutin sehr unangenehm war. Er hatte auch Träume, in denen er die Therapeutin heiratete. Die Therapeutin geriet in Gegenübertragungsprobleme. Das klinische Material dieses jugendlichen Patienten zeigte, dass seine maskuline Identität ganz eng mit einem visuellen Thema verbunden war, nämlich dem sexualisierten Schauen.

Wie Atkinson & Gabbard (1995) schreiben, ist die erotische Übertragung vor allem zwischen Therapeutinnen und männlichen Patienten eine besonders häufig verleugnete Übertragung. Dies hängt auch damit zusammen, dass die Eltern als »all giving and asexual« gesehen werden.

Tatsächlich verlangt der Umgang mit einer erotischen Übertragung aufseiten des Patienten von Therapeuten sehr viel Fingerspitzengefühl, und leider gibt uns die Literatur hierzu wenig Hilfen, weil das Problem stark ausgeblendet wurde. Wichtig wäre es beispielsweise, eine erotische Übertragung von einer sexualisierten Abwehr zu unterscheiden, bei der im Gewand der Sexualisierung eigentlich ein Beziehungswunsch nach Nähe und Versorgung vorliegen kann. Hier ist es hilfreich, zu prüfen, ob ein ödipaler Konflikt im Sinne der OPD-KJ im aktiven Modus vorliegt, der möglicherweise zu einer erotischen Übertragung führt.

Bei der erotischen Übertragung entsteht eine Flirtatmosphäre, wobei die Patienten mehr als nur eine Behandlung haben möchten und dies auch direkt einfordern, wie in Seiffge-Krenke (2013b) beschrieben:

Ein 15-jähriger Jugendlicher kommt wegen Leistungsproblemen, Schulverweigerung und starker Aggression in die Behandlung. Der Patient schlief bis vor kurzem im Ehebett zwischen den Eltern. Es entwickelt sich zwischen ihm und der jungen, attraktiven Therapeutin sehr schnell eine flirtende Atmosphäre. Der Patient macht der Therapeutin Komplimente in Bezug auf ihr Aussehen, blickt sie oftmals bewundernd an und bringt kleine Geschenke mit. Es ist unklar, ob es sich um eine erotische Übertragung oder eine sexualisierte Abwehr handelt. Die Therapeutin fühlt sich in ihrer Gegenübertragung zunächst geschmeichelt, dann aber immer stärker dem Patienten ausgeliefert, der zunehmend direkt fordert, dass sie mit ihm schlafen soll, und alle seine Symptome wären dann verschwunden (»Erfülle meine Bedürfnisse«). Der Patient wird immer drängender und droht, die Behandlung abzubrechen, wenn die Therapeutin ihm nicht wenigstens »ihre Tochter zuführe«.

In der Supervision berichtet die Therapeutin von dem Gefühl, durch ihre Zurückweisung hätte sie ihm nichts gegeben. Wir besprechen die Phantasie des »all giving« nach Atkinson & Gabbard (1995), d.h. das Gefühl, als Eltern alles geben zu müssen, und reflektieren, wie sehr frühe orale Ebene und spätere Sexualisierung bei diesem Patienten vermischt sind. Wir können herausarbeiten, dass die Therapeutin ihm sehr wohl etwas gegeben hat: sie hat seine Entwicklung angestoßen – von einem ekligen pubertierenden Jungen zu einem jungen Mann; sie hat ferner durch ihre Abstinenz den intermediären Raum zur Verfügung gestellt und immer wieder die Grenze markiert.

Die Auflösung der Übertragung geschieht schließlich in der letzten Phase der Therapie, als der Patient sagt: »Sie sind mir zu alt!«, und sich altersgemäßen Freundinnen zuwendet. Er hat jetzt Geheimnisse vor der Therapeutin, was eine wichtige Funktion im Loslösungs- und Autonomieprozess hat. Der Patient erzählt jetzt, dass er große Unterstützung bei seiner Mutter gesucht hat, dass sie ihn aber nur benutzt und überstimuliert und als Schutzschild gegen den eigenen Mann verwendet hat. Der Patient ist nun auch wütend, dass sein Vater ihn nie vor der übergriffigen Mutter geschützt hat.

Umgang mit jungendlichen Sexualtätern

Therapeutische Maßnahmen sind, so Günter (2001a), bei jugendlichen Sexualstraftätern durchaus sinnvoll und häufig wirksam. Die angeblich hohe Rückfallgefährdung hält er für stark überschätzt; bei 50 % der Sexualstraftäter hatte sich nach seinen Erfahrungen nach einem Jahr der Therapie die deviante Symptomatik deutlich gebessert oder wurde ganz aufgegeben. Allerdings ist »Sexualtherapie« im engen Sinne, die rigide auf deviantes sexuelles Verhalten zielt, häufig nicht effektiv. Die Behandlung sollte stattdessen besser auf die Stabilisierung des Selbstwertgefühls und auf die Bearbeitung der tiefreichenden Ängste und Aggressivität fokussieren.

Als besondere Probleme bei der Behandlung dieser Patienten nennt Günter den Umgang mit der schwierigen Übertragung (Verfolgungsängste, sadomasochistische Übertragungsbeziehungen mit Omnipotenz-Ohnmacht-Konflikten) und der intensiven Gegenübertragung. Der Therapeut sieht sich projektiv-identifikatorisch mit archaischer Aggression und Hass konfrontiert. Ein weiteres Problem stellt der Umgang mit den oft manipulativen Tendenzen dieser Patienten dar. Da Sexualstraftäter ein intensives Ausagieren zeigen, reicht eine rein psychotherapeutische Behandlung in der Regel nicht: Soziale Stabilisierung und Hilfe bei sozialer Integration (soziale Kontakte, Schule, Beruf) können nur durch eine zusätzliche pädagogische Betreuung erreicht werden.

Negative therapeutische Motivation und negative therapeutische Reaktion

Negative therapeutische Reaktion

Freud (1923) verwandte die Bezeichnung »negative therapeutische Reaktion« zur Beschreibung einer paradoxen Reaktion, nämlich der Verschlechterung des Zustandes eines Patienten nach einer ermutigenden Erfahrung, und erklärt sie durch das unbewusste Schuldgefühl: Die Krankheit dient zur Minderung von Schuldgefühlen, die Symptome weisen auf das Strafbedürfnis des Patienten hin und können daher nicht aufgegeben werden. Seiner Beobachtung nach tritt diese Reaktion vor allem bei sehr masochistischen Patienten auf (die »am Erfolge scheitern«; Freud, 1916, S. 387). Freud schildert 1916 den Fall einer jungen Frau, die jahrelang mit ihrem Liebhaber zusammenlebte. Als sie schließlich ihre Verbindung legalisieren konnte, brach sie zusammen und entwickelte eine unheilbare paranoide Erkrankung. Über das Auftreten der negativen therapeutischen Reaktion bei Patienten mit Depressionsneigung wurde schon früh in der Literatur berichtet (Horney, 1936). Melanie Klein (1957) bringt sie besonders mit dem Neid der Patienten auf den Therapeuten in Beziehung. Aus der Behandlung mit depressiven, insbesondere suizidalen Jugendlichen sind solche negativen Folgen des Fortschritts in der Therapie ebenfalls bekannt (Lewinsky-Aurbach, 1980).

Verschlechterungen im Befinden des Patienten und im therapeutischen Prozess können auch mit problematischen Interventionen des Therapeuten zusammenhängen, z. B. mit zu frühen oder fehlerhaften Interventionen, besonders Deutungen, auf die der Patient noch nicht ausreichend vorbereitet war (vgl. Kapitel 6), oder mit Missverständnissen, die nicht ausgeräumt werden konnten (»ruptures«) und dann zu einem Behandlungsabbruch führen. Beginnen sich Anzeichen dafür einzustellen, dass der Jugendliche auch nach richtiger Platzierung und längerer Durcharbeitung von Interventionen nicht profitiert, sondern sich sein Befinden, seine Symptomatik und die Beziehung zum Therapeuten verschlechtern, so liegt möglicherweise eine negative therapeutische Reaktion vor.

Negative therapeutische Motivation

Eng mit der negativen therapeutischen Reaktion in Beziehung steht die negative therapeutische Motivation. Sie tritt schon am Beginn der Behandlung auf bzw. noch vor Behandlungsbeginn, bevor der Jugendliche den Therapeuten überhaupt kennt, und führt, ähnlich wie die negative therapeutische Reaktion, zum Fehlschlagen der Behandlung. Die Fälle, die Novick (1980) schildert, zumeist depressive oder suizidale Jugendliche, machen deutlich, dass das induzierte Versagen des Therapeuten letztlich die Funktion hat, das idealisierte Bild der liebevollen, omnipotenten Mutter aufrechtzuerhalten. Mutter und Jugendlicher verleugnen gemeinsam die Bedeutung jedes anderen Objekts außer der Mutter. Die Väter waren auffallend physisch und/oder emotional abwesend: passive und unfähige Männer, die von der Mutter und den Jugendlichen eher als weiteres abhängiges Kind denn als erwachsener, wichtiger Interaktionspartner in der Familie angesehen wurden. Die Tatsache, dass Eltern eine Behandlung jugendlicher Patienten sabotieren, ist bekannt. Für die negative therapeutische Motivation ist ein besonderer Widerstand charakteristisch,

> »that the need to make objects fail is a motivation shared by mother and patient. Both mother and adolescent seek help from others in order to make these others fail« (Novick, 1980, S. 305).

Damit ist die negative therapeutische Motivation eine Wiederholung des seit frühester Kindheit bestehenden Beziehungsmusters zwischen Mutter und Jugendlichem, die Wichtigkeit anderer Objekte zu leugnen und das Ideal der liebevollen, omnipotenten Mutter als einziges Beziehungsangebot für den Jugendlichen aufrechtzuerhalten. Behandlungen von Jugendlichen mit dieser Störungsform sind – trotz der Koexistenz von Leidensdruck und Behandlungswunsch – von vornherein zum Scheitern verurteilt.

Beendigung der Therapie

»Die Tür hinter sich zuschlagen«

Im Vergleich zu Erwachsenenbehandlungen werden Therapien mit Jugendlichen häufiger durch äußere Ursachen abgebrochen, z.B. durch einen Umzug des Patienten oder einen Wechsel der Schule, Auslandsaufenthalte u.Ä. (Seiffge-Krenke & Cinkaya, 2017). Ganz generell gilt, dass eine Meldung an die Krankenkasse erfolgen muss, wenn eine Therapie, die im deutschen Kassenrecht von einem Gutachter befürwortet und von der Krankenkasse genehmigt wurde, vom Patienten oder seinen Eltern vorzeitigt beendet oder abgebrochen wird. Dazu ist in der Regel ein Abschlussgespräch notwendig und sinnvoll. Zum einen, um die Motivlage zu verstehen, zum anderen aber auch, um den Beteiligten zu verdeutlichen, dass erst nach 2 Jahren eine neue Therapie begonnen werden kann. Eine Unterbrechung von 6 Monaten im laufenden Therapieprozess ist möglich, nach der dann die Therapie weitergeführt werden kann.

Manchmal gründet sich die Beendigung der Behandlung auf einen Widerstand des Patienten oder seiner Eltern. Manchmal hören die Jugendlichen abrupt auf und es gibt keine Zeit, um den Trennungsprozess durchzuarbeiten. Es scheint so, als müsste der Jugendliche »die Tür hinter sich zuschlagen«, wie Ilan (1979, S.1113) bemerkt. Die Beendigung der Behandlung berührt ganz offenkundig das zentrale Thema der Adoleszenz, die Ablösung von den Eltern, das in der Übertragungsbeziehung zum Therapeuten wieder auflebt; auch die *Bindung*sthematik wird durch das Therapieende aufgegriffen.

Kriterien für den Beginn einer Endphase

In Therapien mit Jugendlichen kann man ein Phänomen bemerken, das von Novick (1976, S.391) als »unilateral termination plan« bezeichnet wurde: Oft schon kurz nach Beginn plant der Jugendliche, die Behandlung vorzeitig zu beenden. Dieser Plan ist mehr oder weniger explizit, reicht von deutlichen Drohungen, man werde die Behandlung abbrechen, bis zum heimlichen Plan, der wenig später in Form von externen Anlässen (der Besuch einer weiterführenden Schule, der

Beginn einer Arbeitsstelle, der Auszug aus dem Elternhaus) der Therapie deutliche Grenzen setzt. Es ist wichtig, darauf hinzuweisen, dass dies nicht das »natürliche Ende« einer Therapie ist, sondern die Bedingung, unter der der Jugendliche die Behandlung überhaupt beginnen kann, wobei er zugleich die therapeutische Beziehung meidet:

> »Instead of separating from his parents, however, he often leaves analysis and ends up being even more attached to his parents« (Novick, 1976, S. 392).

Wir hören nicht selten von unseren Patienten: »Kann ich nicht für immer bei dir bleiben?« Freud (1937a) hat in seinem klassischen Beitrag festgestellt, dass eine Behandlung nicht beendet werden kann, bevor sie vom Patienten als endlich erlebt wird. In der Behandlung kann es daher darum gehen, die therapeutische Beziehung als endlich zu erleben und den therapeutischen Prozess gemeinsam abzuschließen. Das bedeutet auch die Auflösung der Übertragung und das gemeinsame Akzeptieren, dass sich manches – trotz beträchtlicher struktureller und emotionaler Gewinne – noch nicht verändert hat.

Technische Fragen bezüglich des Beginns der Endphase

Die Endphase ist eingetreten, wenn das bevorstehende Ende der Behandlung für Therapeut und Patient beiderseitig spürbar ist und thematisiert wird. Novick (1976) unterstreicht den mutuellen Charakter dieser Entscheidung im Unterschied zum unilateralen Beendigungsplan, der den Beginn und den Verlauf einer Behandlung begleiten kann. Das die Beendigung der Therapie zugleich die Beendigung der infantilen Beziehung zu den Eltern bedeutet, sollte vom Jugendlichen erkannt werden. Sie nimmt zugleich das Thema der Bindung und Trennung wieder auf. Dabei kann man daran arbeiten, was man alles im Sinne einer »earned security« (Fonagy, 2006) oder eines »epistemic trust« (vgl. Kapitel 10) gemeinsam erreicht hat und was noch offenblieb. Auch wenn durch die festgesetzte Stundenfrequenz in Richtlinien-Therapien dem Ende der Therapie klare äußere Grenzen gesetzt sind, sollten sich Therapeut und Patient gemeinsam darauf verständigen, wann das Ende gekommen sein wird und was man bis dahin noch bearbeiten will. Der Patient sollte das Gefühl haben, an diesem Prozess aktiv mitzuwirken. »Das Ende sollte ein aktives, gegenseitiges Abschiednehmen sein und nicht ein Sich-Verlassen« (Bürgin, 2002, S. 337).

Die Endphase

Während der Endphase können Widerstand und Abwehr zunehmen, es kann zu einem Aufleben früherer Symptome, insbesondere solcher regressiver Natur, kommen (Schmukler, 1991). Die Rückkehr von Symptomen gegen Ende einer Therapie kann viele Bedeutungen haben, z. B.: dass in Bezug auf die Symptome selbst noch mehr Durcharbeiten erforderlich ist, aber auch: »Ich bin am Ende der Behandlung derselbe wie am Anfang, und daher hat es keine Behandlung gegeben« (Sandler et al., 1982).

Nun rücken Erlebnisse des Patienten, verlassen oder von wichtigen Liebesobjekten getrennt zu werden, in den Vordergrund und moderieren die Reaktionen auf die Trennung bzw. die Abwehr gegen den Objektverlust. *Bindungsmuster* werden noch einmal sehr deutlich und es stellt sich die Frage, ob es zu einer Veränderung eines ursprünglich unsicheren Bindungsmusters in ein sicheres gekommen ist, was vielfach in Langzeitbehandlungen der Fall ist, wie wir aus Erwachsenentherapien wissen (Buchheim, 2018). In diesem Zusammenhang können Todesphantasien, Furcht vor dem Tod von Angehörigen oder Lieblingstieren oder Erinnerungen an real erlebte Todes- und Beerdigungsszenen auftreten. Stationär aufgenommene Jugendliche, die bereits eine längere Hospitalisierungserfahrung hinter sich haben, können beim Realisieren des Behandlungsendes dazu neigen, kurzzeitig wegzulaufen, um die Trennungserfahrung agierend vorwegzunehmen (Burgner, 1991).

Beendigung und Auflösung der Übertragung

In der Trennungsphase geht es nicht nur um Trennungserfahrung und antizipatorisches Trauern (Erlich, 1988), sondern auch um die Internalisierung der Beziehung zum Therapeuten (Loewald, 1988). Für den Jugendlichen muss das legitime Bedürfnis, den Therapeuten zu verlassen und die Beziehung zu beenden, hervorgehoben werden. Aus der Sicht des Therapeuten mag es wichtig sein zu fragen, wie gut er den Patienten oder die Patientin für das richtige Leben vorbereitet hat, das ihn oder sie draußen erwartet: »Habe ich genug getan, um den Patienten gegen spätere Traumata, Konflikte, Probleme zu schützen?« Die Auflösung der Übertragung ist manchmal nicht ganz einfach, wie die folgende Fallvignette verdeutlicht:

> Eine türkische junge Frau im Alter von 16 Jahren kommt zusammen mit ihrer Mutter in die Ambulanz, zwei sehr attraktive, gepflegte Frauen, die Therapeutin ist sehr beeindruckt von beiden. Die Patientin leidet unter Depressionen

und verletzt sich selbst; die Narben an den Armen hat allerdings nicht die Mutter, sondern eine Tante bemerkt; dazu passt, dass sich die Mutter nach einem Ohnmachtsanfall der Tochter nur sehr beiläufig um die medizinische Abklärung bemühte. Diese relativ geringe Empathie steht in starkem Kontrast zu dem angeblich so deutlichen Mitleiden der Mutter mit der Tochter.

Beide schildern im Erstgespräch dramatisch, dass es der Patientin sehr schlecht geht, nach Auskünften der Patientin seit 4 Jahren. Mutter und Tochter scheinen symbiotisch verschmolzen, die Tochter muss alles mit der Mutter besprechen, darf keine Geheimnisse haben und fühlt sich schuldig, wenn sie nicht alles »offenbart«. Die Mutter wiederum, die in zweiter Ehe mit einem zeugungsunfähigen Mann lebt, bezieht die Tochter in ihre Themen, die um Mutterschaft kreisen, unangemessen ein. So berichtet sie aufgeregt der Tochter, wenn ihre Periode ausbleibt, vielleicht könne sie doch schwanger geworden sein.

Es wird im Laufe der Therapie deutlich, dass es um die (nicht vollzogene) Ablösung der Tochter von der Mutter geht, die Aggression darf nicht gegen diese gerichtet werden und äußert sich in Selbstverletzungen. Die Tochter hat eine große Autonomieschuld, wagt nicht, Beziehungen zu Jungen aufzunehmen, verbirgt dies vor der Mutter. Zugleich aber verfällt sie in ein sexuelles Agieren und gerät damit in Gefahr, ungewollt schwanger zu werden. Es gelingen einige Ablöseschritte, aber die enge, immer noch nicht ganz aufgelöste Mutter-Tochter-Symbiose macht sich auch am Ende der Therapie in der Gegenübertragung der Therapeutin bemerkbar, die immer wieder darüber nachdenkt, wie sie das Ende der Behandlung hinausschieben könnte, ob es nicht Symptome gibt, die man noch weiterbehandeln könnte. Erst in der Supervision wird klar, wie sehr sie noch immer mit der Patientin verwickelt ist, ihr wird deutlich, dass sie sich sehr in die Mutter einfühlen kann, die ihre Tochter auch nicht gehen lassen kann.

Die Übersetzung von in der Therapie gewonnenen Einsichten in Veränderungen ist sicher eine wesentliche Aufgabe, die noch bis ins junge Erwachsenenalter hineinreicht. Manchmal informieren Patienten in Form von Feriengrüßen, Geburtstagskarten und E-Mails den Therapeuten über ihr Ergehen und ihre gegenwärtige Entwicklung.

Zusammenfassung

Behandlungen von Jugendlichen nehmen oft einen turbulenten Verlauf, in dem Regression und Progression in schneller Folge miteinander abwechseln. Hinzu kommt, dass die Wiederbelebung früherer Probleme mit den Eltern aktualisiert und in der Übertragung mit dem Therapeuten ausgelebt werden kann. Die reale Präsenz der Eltern bedeutet für den Jugendlichen und seinen Therapeuten eine nicht unerhebliche Belastung. Die therapeutische Arbeit mit Jugendlichen ist mit zahlreichen Herausforderungen verbunden, die mit speziellen Widerstandsformationen und Abwehrprozessen zu tun haben. Dabei wurde immer wieder deutlich, dass diese Phänomene auch einen progressiven, entwicklungsfördernden Charakter haben können.

Das phasenspezifisch typische Agieren kann viel zum Verständnis besonders schwer gestörter Patienten beitragen, führt aber oft auch zu starken Gegenübertragungsreaktionen. Auch massive negative Reaktionen auf den therapeutischen Fortschritt und Verwicklungen, die mit der Sexualität und dem Geschlecht von Therapeut und Patient zu tun haben, stellen besondere behandlungstechnische Anforderungen.

Die Arbeit an Materialien wie Zeichnungen und Geschichten, Filmen und medialen Ereignissen gibt wichtige Aufschlüsse über zentrale intrapsychische Konflikte und strukturelle Besonderheiten des Jugendlichen. Obwohl Interventionen wie Deutungen zum Verständnis des unbewussten Materials nach wie vor bedeutsam sind, muss vieles »containt« werden. Der reale Anteil in der therapeutischen Beziehung verdient besondere Beachtung, insbesondere bei Patienten, die strukturell beeinträchtigt sind und sehr belastende Vorgeschichten haben. Hier kann die Idealisierung vom Therapeuten gut angenommen werden, eine allmähliche Bearbeitung der negativen Übertragung sollte aber auch geleistet werden. Die Beendigung der Behandlung greift das zentrale Entwicklungsthema der Adoleszenz, Bindung und Ablösung, wieder auf und verlangt intensives Durcharbeiten.

8. KAPITEL

Behandlungstechnische Kompetenz: Begleitende Elternarbeit

Der Umgang mit den Eltern während der Psychotherapie von Jugendlichen zählt zu den schwierigsten behandlungstechnischen Problemen. Eltern haben die Erwartung einer hilfreichen Beziehung, ihre Einstellung zum Therapeuten ist in der Regel durch eine starke Ambivalenz gekennzeichnet. Ihre Hilfsbedürftigkeit empfinden sie als Kränkung, zugleich haben sie Schuldgefühle, etwas falsch gemacht zu haben. Dann wieder tragen sie unrealistisch hohe Heilserwartungen an den Therapeuten heran. Besonders schwierig ist es, das väterliche Prinzip in der Elternarbeit zu realisieren (Seiffge-Krenke, 2016b).

Die besonderen Verwicklungen angesichts der Widerstände und Übertragungen im Dreieck »Eltern – Jugendliche – Therapeuten« implizieren große Ansprüche an die therapeutische Neutralität. Ein Behandlungskonzept, das die Ablösung unterstützt und durch ein wesentliches Vehikel, die Übertragung, definitiv vorantreibt, stellt die Eltern vor die schwierige Situation, ihre Beziehung zu ihrem Kind und zueinander neu zu definieren. In der begleitenden Elternarbeit geht es daher darum, die Elternfunktionen für diesen Ablösungsprozess zu stabilisieren.

Elternarbeit: Zielsetzungen, triadische Kompetenz und die »Achillesferse«

Freuds Haltung gegenüber Angehörigen war zwiespältig und häufig von Pessimismus gekennzeichnet. 1917 schreibt er, dass bei »psychoanalytischen Behandlungen das Dazwischenkommen der Angehörigen eine Gefahr darstellt, der man nicht zu begegnen weiß« (Freud, 1917b, S.436). In seinen Falldarstellungen fällt bezüglich des Umgangs mit den Eltern der starke Bezug auf den Vater auf. Den »kleinen Hans« (Freud, 1909b), der durch den von Freud angeleiteten Vater behandelt wird, sieht Freud nur einmal. Freud geht äußerst zurückhaltend vor. Während der Behandlung des Jungen werden die Eltern weder korrigiert noch infantilisiert, sondern dazu in die Lage versetzt, nach und nach zu verstehen, was in ihrem Kind vor sich geht. Im Fall Dora (Freud, 1905b) begann Freud die Behandlung auf ausdrücklichen Wunsch des Vaters, ohne Einbeziehung der Mutter und gegen den Widerstand der Jugendlichen – ein aus heutiger Sicht ziemlich fragwürdiges Vorgehen, wie Petersen (1999) zu Recht feststellt.

Unter den frühen Analytikern und Analytikerinnen betont Hermine Hug-Hellmuth (1920) die Scham und Schuldgefühle, die durch die Aufnahme einer Behandlung ihres Kindes bei den Eltern aktiviert werden. Für sie waren Elterngespräche aber auch wichtige Informationsquellen, um besser mit dem Kind arbeiten zu können. Kritisch meint Melanie Klein (1932), die Eltern sollten die Arbeit zwischen Kind und Therapeut möglichst nicht stören. Anna Freud (1945) betont dagegen deren Wichtigkeit und führt aus, eine Behandlung, die von den Eltern nicht ausreichend gewünscht werde, scheitere früher oder später. Sie unterscheidet verschiedene Formen der Elternarbeit und begründet deren Bedeutung mit der Verflechtung von kindlicher und elterlicher Pathologie.

Durch die Entwicklung familiendynamischer Konzepte (Richter, 1963) wurde zunehmend deutlich, dass Eltern Selbstaspekte projizieren und an ihre Kinder delegieren und diese häufig zur Stabilisierung ihres psychischen Haushalts und ihrer Paarbeziehung benutzen. Aus diesem Verständnis der Konfliktdynamik folgt ein technisches Vorgehen, das der Elternarbeit einen wichtigen, zeitweise sogar einen zentralen Ort zuweist.

Gegenwärtig sind für die analytische Therapie maximal 44 Stunden begleitende Elternarbeit und für die tiefenpsychologisch fundierte Therapie maximal 45 Stunden begleitende Elternarbeit (bei Ausschöpfung der 2. Verlängerung, d. h. einem Stundenumfang von 180 Std. für den Jugendlichen) vorgesehen. Im Normalfall ist therapiebegleitende Elternarbeit eine wesentliche Voraussetzung und Bedingung für das Gelingen der Behandlung von Jugendlichen. Allerdings führt diese Erweiterung des therapeutischen Raumes zu komplexen Übertragungs- und Gegenübertragungsprozessen innerhalb des Systems »Therapeut – Eltern – Jugendliche«, die vom Therapeuten berücksichtigt werden müssen.

Von Anfang an ist die triadische Kompetenz des Therapeuten gefragt, der im Beziehungsdreieck »Eltern – Jugendlicher – Therapeut« agiert und aufmerksam auf Koalitionen, den Ausschluss von Dritten und Spaltungsphänomene achtet. Wenn es gelingt, am Anfang der therapeutischen Arbeit eine triadische Struktur zu etablieren, ist bereits eine deutliche Veränderung gegenüber den bisherigen Beziehungserfahrungen des Patienten und seiner Familie eingetreten. Wie noch beschrieben wird, ist bereits dies keine leichte Aufgabe und mit Widerständen verbunden.

Wichtig für den Beginn der Elternarbeit ist auch die Klärung der Zielsetzungen: Die Stärkung der Elternfunktionen steht im Zentrum. Wenn die Elterngespräche dazu beitragen, dass die Eltern ihre elterliche Kompetenz verbessern können, stärken sie deren Selbstgefühl und tragen zu einer Generationendifferenzierung bei. Das ist wichtig, denn ein Verschwimmen der Generationsgrenzen ist generell für viele Familien typisch (vgl. Kapitel 2) und besonders bei den Familien ausgeprägt, die wir sehen. Eltern benehmen sich wie Jugendliche und wollen die »besten Freunde« ihrer Kinder sein.

Im deutlichen Bewusstsein der Tatsache, dass man nicht die Paar- oder Drogenprobleme der Eltern lösen kann – dazu sind begleitende Therapien bei einem anderen Therapeuten sinnvoll –, ist eine Abgrenzung enthalten. Diese Abgrenzung schützt uns davor, dass die Eltern in einen regressiven Prozess geraten und nun alle Hilfe von uns erwarten – was sich am Ende der Therapie nochmals zeigen wird.

Bereits während der Anfangsphase entstehen komplexe Austauschprozesse zwischen dem Therapeuten und den Eltern. Bei diesen führt die Behandlung ihres Kindes häufig zum Auftauchen von Schuldgefühlen und ist stets mit einer Kränkung verbunden (Diez Grieser, 1996). Auf der anderen Seite kommen die triadischen Fähigkeiten des Therapeuten auf den Prüfstand (Berger, 1991), und er muss mit der vielleicht als kränkend erlebten Situation umgehen, dass er nicht autonom mit dem Jugendlichen arbeiten kann, sondern seine Arbeit von Dritten kritisch kommentiert wird (Bauers, 1994). Das beschreibt Garstick (2019) als die Achillesferse in der therapeutischen Arbeit mit Jugendlichen.

Der Beginn der Elternarbeit in den probatorischen Sitzungen

Eltern sind oft überrascht zu hören, dass sie selber durch regelmäßige Elternarbeit ein beträchtliches »commitment« in Bezug auf die Behandlung leisten müssen (Moradi, 1995). Ihre Offenheit und ihre Bereitschaft, bei der therapeutischen Arbeit mitzuwirken, sind entscheidend. Die Häufigkeit, Länge und Regelmäßigkeit der Sitzungen ist für viele Eltern ungewohnt, ebenso wie die Tatsache, dass wir auf der Mitarbeit von *beiden* Eltern bestehen, auch in Trennungsfamilien.

Wer kommt als Erstes?

Am Beginn steht die Klärung des Behandlungsauftrags (King & Showalter, 1997). Viele Jugendliche sind sehr vorsichtig und zwiespältig und willigen oft passiv und bereitwillig in die Initiative ihrer Eltern bezüglich einer Therapie ihres Kindes ein (vgl. Kapitel 4). Die Einleitung einer Behandlung kann auf drei verschiedenen Wegen erfolgen:

1. *Der bzw. die Jugendliche kommt spontan – und ohne Wissen der Eltern.* Dies ist bei etwa 15 bis 20 % der Fall, vor allem bei älteren Jugendlichen ab dem Alter von 15 bzw. 16 Jahren. Die rechtliche Problematik ist eng mit der therapeutischen verknüpft. Oft stehen Abgrenzungen und Aggressionen gegenüber den Eltern im Hintergrund, und der Therapeut muss sich bemühen, den Jugendlichen dazu zu bewegen, seine Eltern einzubinden. Der offene Konflikt mit den Eltern führt dazu, dass die probatorischen Sitzungen bereits ein Stück Therapie enthalten.
2. *Die Eltern kommen mit dem Jugendlichen.* Dies ist bei 60 bis 70 % der Jugendlichenbehandlungen der Fall. Bei dieser Konstellation ist zwar die Behandlungsmotivation des Jugendlichen durchaus unsicher, doch dokumentiert seine faktische Anwesenheit ein gewisses Einverständnis.
3. *Die Eltern kommen ohne den Jugendlichen.* Hier lassen sich drei Konstellationen unterscheiden: Die Eltern kommen ohne den Jugendlichen, aber mit dessen Wissen und Einverständnis, ohne den Jugendlichen und ohne dessen Wissen und Einverständnis oder ohne den Jugendlichen und mehr oder weniger gegen seinen Willen. Diese Eltern erwarten nicht selten Tipps und planen, den Jugendlichen unter einem Vorwand später selbst zu schicken. Ein Eingehen auf dieses Angebot der Eltern bedeutet allerdings, die Behandlung bereits mit einer Parteinahme zu beginnen. Man muss den Eltern deutlich machen, dass ihr Sohn oder ihre Tochter nur freiwillig mit Aussicht auf Erfolg in Behandlung genommen werden kann.

Aus der zuletzt beschriebenen Konstellation wird bereits deutlich, dass Eltern ein nicht unerhebliches Interesse haben, selbst ein Stück Behandlung zu bekommen, und dass sie dies in unterschiedlich offener Weise auch demonstrieren. Das kann dazu führen, dass die Indikationsfrage gestellt werden muss (»Wer braucht/möchte Therapie?«; vgl. Fallbeispiel Oli in Kapitel 4: »Nehmen Sie mich!«).

In den meisten Fällen sollte in den probatorischen Sitzungen zuerst die bzw. der Jugendliche und danach erst die Eltern gesehen werden. Beide Eltern sollten ohne Kind eingeladen werden, um ihre Probleme, ihre impliziten oder expliziten

Gründe für die Therapie zu eruieren. Ein Familiengespräch bietet darüber hinaus eine gute Gelegenheit zu sehen, wie die Familienmitglieder interagieren, welche offenen oder verdeckten Allianzen oder Konflikte bestehen, welche gemeinsamen Abwehrstile verfolgt werden etc. Bereits während der probatorischen Sitzungen, wie auch im weiteren Behandlungsverlauf, zeigt sich durch die An- oder Abwesenheit der Eltern und ihre häufigen oder seltenen Interventionen ein Stück des gemeinsamen familiären Widerstands.

Eltern- und Familiengespräch

Das Familiengespräch, an dem die oder der Jugendliche zusammen mit ihren bzw. seinen Eltern teilnimmt (Stierlin, 1970; 1975), kann man auch bei Indikationen für eine Einzeltherapie in den probatorischen Sitzungen nutzen. »Schon in den ersten Sitzungen«, schreiben Stierlin et al. (2001, S. 40), »muß für alle Teilnehmer schlüssig und erlebbar vermittelt werden, daß es um die Arbeit an gemeinsamen Familienproblemen geht und nicht darum, den Jugendlichen zu disziplinieren, den Eltern zu sagen, was sie falsch gemacht haben, oder die Familie zu harmonisieren«. Wichtige Grundprinzipien, die im Erstgespräch mit den Eltern alleine oder mit allen Familienmitgliedern zum Tragen kommen, sind:

1. *Das Prinzip der nach allen Seiten gerichteten Parteinahme* (Boszormenyi-Nagy & Spark, 2001): Mit aktiver Empathie versucht sich der Therapeut in jede Position einzufühlen. Das muss nicht heißen, dass er mit jedem Familienmitglied gleich lange spricht, er darf jedoch niemanden auslassen.
2. *Ein höheres Maß an Aktivität als in der Einzelarbeit üblich*: Dies ist nötig, um ein konstruktives Gespräch in Gang zu halten. Pathologische Interaktionsmuster sollten unterbrochen werden. Der Therapeut sollte dabei nicht nur die offenkundige Pathologie, sondern auch positive Ressourcen in der Familie und deren Umfeld beachten.
3. *Den Blick für das Ganze behalten:* Der Therapeut stellt sich immer wieder die Fragen: Welchen ausgesprochenen oder unausgesprochenen Regeln folgt die Familie, welche Funktionen haben die Symptome?
4. *Das Sammeln von Informationen:* Die Probleme werden unter einer Mehrgenerationenperspektive betrachtet (»Wie war das in Ihrer eigenen Kindheit?«). Für die Familie kann sich so ein wechselseitiges Verständnis ergeben, eine Öffnung einer festgefahrenen, blockierten Kommunikation wird möglich (»Das haben wir nicht gewusst«; »Darüber haben wir nie miteinander gesprochen«).

5. *Probeinterpretationen und Interventionen:* Es ist wichtig zu erfahren, wie die Familie selbst bereits versucht hat, ihre Schwierigkeiten zu lösen. Erst danach kann der Therapeut probeweise auch alternative Lösungen oder Sichtweisen vorschlagen.

Der Verlauf des Dreiergesprächs »Eltern – Jugendliche(r) – Therapeut« ist von großer diagnostischer Bedeutung. Dass die Beziehung – wie man häufig beobachtet – gestört ist, zeigt sich insbesondere in den szenischen Wiederholungen. Neben dem einseitigen Ins-Spiel-Bringen bestimmter Familienmitglieder sind immer wieder Spaltungsmanöver zu beobachten: Einzelne Familienmitglieder versuchen, den Therapeuten zu einseitigen Parteinahmen zu veranlassen. Dies ist oft in Trennungsfamilien der Fall, wo Vater und Mutter sich gegenseitig abwerten und den Therapeuten jeweils für sich gewinnen wollen.

Vereinbarungen, nur über ein bestimmtes Thema zu sprechen, das Verschweigen von wichtigen Informationen aus Scham- oder Schuldgefühlen oder das Fehlen von bestimmten Familienmitgliedern trotz erbetener Anwesenheit zählen zu den oft beobachteten Widerständen in den diagnostischen Erstgesprächen. Sie erschweren bereits zu Beginn die Klärung von Leidensdruck und Behandlungsmotivation des Jugendlichen sowie der Einstellung seiner Eltern zur therapeutischen Behandlung, lassen allerdings wichtige Schlüsse über die in der Familie typischen Abwehrformationen zu.

Unterschiedliche Typen von Elterngesprächen

Elterngespräche begleiten die gesamte Behandlung, variieren aber hinsichtlich ihres Ausmaßes je nach Alter und Art der Störung des Jugendlichen sowie in Abhängigkeit von der Fähigkeit der Eltern zur konstruktiven Mitarbeit und der Eltern-Kind-Beziehung. Aber auch spezifische Veränderungen in der Therapie (z. B. stationäre Aufnahme) machen besondere Elterngespräche notwendig.

Trianguläre Struktur: Wie häufig? Wer nimmt teil?

Am Beginn ist es notwendig, ein klares Arrangement bezüglich der Häufigkeit des Kontaktes zu Eltern und Jugendlichen abzusprechen; dies kann in einer laufenden Behandlung unter Umständen modifiziert werden. Die Richtlinien sehen ein Regelverhältnis von 1:4 vor, aber dies muss nicht zwingend ein günstiges, förderliches Verhältnis sein. In der Tat trifft es zwar auf etliche, aber nicht auf die meisten Jugendlichenbehandlungen zu. Petersen (1999) und Althoff (2017) beobachteten, dass die Arbeit mit den Eltern stagniert und dass es sinnvoller wäre, durchaus häufigere Treffen mit den Eltern durchzuführen. Sie berichten von eigenen Behandlungen im Verhältnis 1:1 bzw. 2:1, insbesondere wenn am Anfang Schuldgefühle und Ängste der Eltern abgebaut werden müssen. In anderen Fällen können die Eltern so problematisch und unkooperativ sein, dass seltenere Elterngespräche dem therapeutischen Prozess eher förderlich sind. Wenn ältere Jugendliche zunehmend selbst Verantwortung übernehmen, können die Eltern entsprechend mehr in den Hintergrund treten.

Elternarbeit ist nicht allein Arbeit mit der Mutter; damit würde man ein Teil der Familiendynamik in der therapeutischen Situation replizieren. Es ist wichtig, von Anfang an auf die trianguläre Struktur hinzuweisen. Nicht selten kann man am Anfang hören, dass der Vater zu beschäftigt sei. Es lohnt sich, den Vater getrennt einzuladen und auf seine Arbeitszeiten Rücksicht zu nehmen. Beharrt man auf der Mitwirkung des Vaters von Anfang an, stellt sich oft heraus, dass die angeblich nicht verfügbaren oder nicht motivierten Väter sich ernst genommen und aufgewertet fühlen, wenn man ihre Wichtigkeit für die Entwicklung der bzw. des Jugendlichen (vgl. Kapitel 2) hervorhebt. Dies betrifft nicht nur leibliche Väter, sondern auch Pflegeväter, Stiefväter und Lebensgefährten der Mutter.

Bei getrennt lebenden Eltern hat sich eine getrennte Einladung zum Gespräch im strikten Wechsel sehr bewährt; hier signalisiert man der Mutter (oder dem Vater), dass der nicht mit dem Jugendlichen zusammenlebende Elternteil präsent gehalten werden sollte.

Unterschiedliche Formen von Elterngesprächen

Elterngespräche sind ein zentraler Teil der therapeutischen Arbeit mit Jugendlichen und haben unterschiedliche Funktionen. Zunächst muss man zwischen einem diagnostischen Interview und den therapeutischen Gesprächen mit den Eltern unterscheiden.

Was die diagnostischen Elterngespräche angeht, so muss man sich darüber im Klaren sein, welche Informationen man dort gewinnt und wie reliabel diese sind. Es ist bekannt, dass Gespräche mit Müttern häufig, dagegen solche mir Vätern selten erfolgen (Seiffge-Krenke, 2016b). Es ist aber sinnvoll, in der diagnostischen Phase beide Eltern zu sehen, da es in der Beschreibung vieler Symptome nur eine relativ geringe Übereinstimmung zwischen Müttern und Kindern gibt (Leventhal

& Crotts, 1997). Generell können Eltern wichtige Informationen über die Geburt, die Entwicklung, die medizinische Vorgeschichte, das gegenwärtige Funktionieren und den Alltag geben.

Während für probatorische Sitzungen – einschließlich der Anamnese – das Gewinnen von Informationen über die Geschichte des Jugendlichen und sein gegenwärtiges Funktionsniveau entscheidend ist, wird man gleichzeitig – und verstärkt in den folgenden, eher therapeutischen Elterngesprächen – die Gelegenheit nutzen, auch mit den Eltern ein Arbeitsbündnis zu entwickeln. Der Therapeut kann z. B. Stärken und Schwächen des Jugendlichen aufzeigen und klarifizieren helfen, was die Eltern bereits wissen. Er kann ihnen auch Informationen über die normale Jugendlichenentwicklung (vgl. Kapitel 2) und über die weitere Behandlung geben, also etwa über den Umfang der individuellen Sitzungen, die Funktion der begleitenden Elternarbeit.

Bei den therapeutischen Gesprächen ist klar, dass auch Interventionen möglich sind und dass man das Ziel der Behandlung immer im Auge behält. Mit der Intensivierung der Beziehung zwischen Therapeut und Jugendlichem sowie Therapeut und Eltern entwickeln sich vielfältige Übertragungs- und Gegenübertragungsprozesse innerhalb der Elternarbeit, die vom Therapeuten wahrgenommen und wenn möglich in Form von Klarifikationen bearbeitet werden sollten.

In den Vorgesprächen sollte man respektvoll mit der elterlichen Fertigkeiten umgehen. Gerade wenn Jugendliche sehr schwere Störungen haben, ist es wertzuschätzen, dass die Eltern gekommen sind, um Hilfe zu suchen. Nun kann man gemeinsam zu verstehen versuchen, was passiert ist, wie man in Zukunft an diesen Problemen arbeiten kann. Man sollte auch generelle Familienthemen besprechen wie Traditionen, Disziplin, Art der Kommunikationsstile usw. und darf nicht vergessen, dass Eltern in der Regel ängstlich sind und sich oft sehr für die Störung ihrer Kinder verantwortlich fühlen. Des Weiteren sollte ein Gespräch mit den Eltern – egal, ob eher therapeutischer oder diagnostischer Natur – immer auch mit einem »closing statement« (Leventhal & Crotts, 1997) enden, in dem man noch einmal ihre Kompetenz bestärkt und Fragen beantwortet.

Bei einem Notfall-Setting geht es in erster Linie darum, den Jugendlichen vor Gefahr zu bewahren und eine sichere Umgebung, »a protective environment« (Leventhal & Crotts, 1997, S. 98), anzubieten. Unter diesen außergewöhnlichen Umständen sind auch die Eltern besonders defensiv, haben Angst und Schuldgefühle und vermeiden Konflikte.

Auch eine zunächst erfolgreiche Elternarbeit kann an eine Grenze stoßen, nicht ausreichen und so eine tragfähige Unterstützung des Jugendlichen, z. B. aufgrund depressiver oder abhängiger Züge der Eltern, verhindern. In solchen Fällen ist eine begleitende Elterntherapie unabdingbar (Petersen, 1999). Dabei ist es notwendig, dass ein anderer Therapeut mit beiden Eltern oder einem Elternteil arbeitet, um besonders konfliktbesetzte Bereiche zu stützen (Windaus, 1991). Wünschenswert wäre aber natürlich eine parallele Entwicklung von Eltern und Jugendlichen während der Therapie.

Funktion und Themen der Elternarbeit: Stärkung der Elternkompetenz

Eine Voraussetzung für die erfolgreiche therapeutische Arbeit mit Jugendlichen ist, dass die Eltern in der Lage sind, die anstehenden Veränderungen mit zu tragen. Elternsein bedeutet dabei im Wesentlichen die Fähigkeit, den interpersonalen Raum zur psychischen Entwicklung bereitzustellen, im Beziehungsdreieck aus beiden Eltern und dem Jugendlichen (Grieser, 2018). Eltern psychisch gestörter Jugendlicher sind zur Bereitstellung dieses Entwicklungsraumes nicht von vornherein in der Lage (Rüth, 2000). Entsprechend ist es ein wichtiges Ziel der begleitenden Elternarbeit, die Elternkompetenzen zu stärken. Wenn man mit Familien arbeitet, die mit Problemen in die Behandlung kommen, sollte immer wieder verdeutlicht werden, was sie bislang geleistet haben. Respekt und Anerkennung des bisherigen familiären Entwicklungsprozesses, der sich oft unter äußerst schwierigen Bedingungen vollzogen hat, sind daher Voraussetzung für die weitere Arbeit an Konflikten, Beziehungsproblemen und Traumata. Vielfältige Themen sind zu besprechen; im Folgenden werden einige Beispiele gegeben.

Selbst-Objekt-Differenzierung

Aufgrund der Vielzahl von Fällen, wo Jugendliche das Selbstobjekt ihrer Eltern sind und die Generationsgrenzen verschwimmen, ist gegenwärtig die Arbeit an der Selbst-Objekt-Differenzierung im Sinne der Strukturachse der OPD-KJ ein wichtiges Thema . Man arbeitet also gemeinsam daran, dass die Eltern zwischen sich und dem Jugendlichen wieder besser unterscheiden können. Das folgende Beispiel findet sich in Seiffge-Krenke et al. (2014).

Die 17-jährige Jaqueline wird telefonisch von ihrer Mutter angemeldet: Die Tochter sei in der Pubertät und alles sei ganz schwierig. Die Therapeutin wundert sich ein wenig, dass eine 17-Jährige noch als pubertierend bezeichnet wird.

Im darauffolgenden Elterngespräch taucht eine merkwürdige Erscheinung auf, die irgendwie »aus der Zeit gefallen« zu sein scheint. Die Mutter, eine ganz in schwarze, wallende Gewänder gehüllte korpulente Frau, mit einer merkwürdigen Frisur, die etwa vor 20 Jahren Mode war, wirkt fast bedrohlich auf die Therapeutin. Sie beginnt sofort mit endlosen Klagen über das schwierige »Kind«, schildert fast panikartige Zustände, die sie die ganze Woche über habe, die mit ihrer Tochter zu tun hätten und die freitags abends einen Höhepunkt erreichten, wenn die Tochter zur Tanzstunde gehe. Ihre Tochter sei einfach nicht dazu zu bewegen, aus dem Haus zu gehen, wäre nur mit Mühe dazu zu bewegen, die Tanzstunde zu besuchen, und hätte kein Interesse an Jungen, insbesondere nicht an dem, der ihr Tanzstundenpartner ist. Dabei seien die beide ein schönes Paar, und wenn sie ein Paar würden, wäre sie. die Mutter, beruhigt und alles wäre gut. Die Tochter will aber partout nichts von dem jungen Mann wissen. Dieser hätte neulich die Tanzstunde unter einem fadenscheinigen Vorwand (wie die Mutter meint) abgesagt, da sei sie (die Mutter!) an seinem Elternhaus vorbeigefahren, um zu schauen, ob das eine Ausrede und er wirklich krank sei.

Die Therapeutin beschleicht das ungute Gefühl, dass die Mutter die beiden unbedingt verkuppeln will. Es ist ihr unklar, warum diese ein so unangemessen großes Interesse an der Sexualität ihrer Tochter hat. Deutlich wird in jedem Fall, dass die Konflikte mit der Tochter sehr stark mit der Mutter selbst, ihrer Sexualität und möglicherweise auch ihrer eigenen Adoleszenz zu tun haben, denn die Mutter schildert noch mehrere Situationen, in denen es immer darum geht, die Tochter mit anderen Männern zusammenzubringen, ja sie regelrecht zu zwingen, Kontakt mit Männern/Jungen in ihrem Alter aufzunehmen.

Wenig später erscheint Jaqueline, ein altersgemäß entwickeltes Mädchen, das aber als graue Maus, farblos und unattraktiv, daherkommt. Jaqueline sieht ihrer Mutter sehr ähnlich, ist aber schmaler, mit einer hübschen Figur. Ihre Frisur wirkt nachlässig, unattraktiv und die junge Frau ist ganz in schwarz und grau gekleidet. Sie hat eine starke Akne, nicht nur im Gesicht, sondern auch am Körper, die sie aber nicht behandeln lässt. Jaqueline konzentriert sich ganz auf ihre Schulleistungen. Themen wie Ausgehen, Tanzstunde, Freunde sind ihr peinlich, sie schaut beschämt zu Boden und kann schließlich in weiteren Sitzungen besprechen, wie genervt und kontrolliert sie sich durch ihre Mutter fühlt. Sie interessiere sich nicht wirklich für ihren Tanzstundenpartner, sondern sei schwärmerisch in einen anderen Jungen verliebt, aber davon wisse weder der Junge noch ihre Mutter etwas. Sie habe sich sogar schon überlegt, nur um ihre Mutter ruhigzustellen, eine Beziehung zu dem Tanzstundenpartner einzugehen.

Es wird dann deutlich, dass Jaqueline durchaus altersgemäße Freizeitinteressen hat (Hip Hop, Lesen von Fantasy-Romanen), dass sie aber etwas gehemmt im Umgang mit dem anderen Geschlecht ist und auch keinen entspannten Zugang zu ihrem Körper und ihrer Sexualität hat. Sie findet sich hässlich, hat dabei aber keinen Wunsch nach »Verschönerung«, d. h. lehnt Make-up, attraktive Haarschnitte, Haarefärben und Aknebehandlungen ab.

Während bei der Mutter der *ödipale Konflikt* im Sinne der OPD-KJ im aktiven Modus vorherrscht, wird bei der Tochter der passive Modus deutlich. Er ist aber insgesamt wesentlich schwächer ausgeprägt, weshalb ich hier den Akzent auf die elterlichen Konflikte als Vorläufer kindlicher Konflikte lege.

Die weiteren Gespräche bestätigen, dass die Mutter seit der Adoleszenz große Probleme hatte, ihre Sexualität zu leben, und sich einen Mann gesucht hat, der sie da »in Ruhe ließ«. Zugleich versucht sie nun das Stück ungelebte Sexualität durch Partizipation am Leben der Tochter zu erreichen, was in dem (unangemessenen) Wunsch gipfelt, dass Jaqueline unbedingt Sex mit einem Mann haben müsse, was diese wiederum vehement abwehrt. Nahezu alle Beziehungen, die die Tochter hat, werden auf eine fast unerträgliche Weise sexualisiert. Es ist deutlich, dass die Tochter durchaus altersgemäß entwickelt ist, sich allerdings »Zeit lässt«. Eine psychotherapeutische Behandlung ist für die Tochter daher nicht wirklich indiziert. Man könnte an eine KZT denken, um eine weitere Fixierung zu verhindern, insbesondere aber, um in den begleitenden Elterngesprächen einen angemesseneren Umgang der Mutter, eine Einbeziehung des Vaters und möglicherweise in der Folge dann eine Paarberatung der Eltern zu erwirken.

Entflechtung der Konflikte, Empathie und Solidarisierung bei ähnlichen Themen

Jugendliche werden dazu benutzt, der »Behälter« für elterliche Traumata zu sein (z. B. Kinder von Holocaust-Überlebenden, vgl. Berger-Reiss, 1997, aber auch Jugendliche mit Flucht- und Migrationshintergrund). Auch hier ist an einer Differenzierung zwischen Eltern und Jugendlichen zu arbeiten. Unbewusste Verflechtungen der aktuellen Eltern-Jugendlichen-Dynamik sollten zwar zur Lebenssituation der Eltern durchaus in Beziehung gesetzt werden, aber mit dem Ziel einer Entflechtung der Konfliktverknüpfung, wie es Windaus (1999) beschreibt. Andererseits gibt es Bezüge transgenerationaler Art, die zeigen, dass Eltern und Jugendliche manchmal »im gleichen Boot« sitzen. Das kann das Verständnis füreinander und die Solidarität stärken.

Ein häufig zu beobachtendes Phänomen ist der Empathiemangel bei einigen Eltern, und durch die Elternarbeit können sie dafür sensibilisiert werden, wie es ihren Kindern geht und dass deren Erleben sich von dem ihren unterscheidet, dass es aber auch Ähnlichkeiten gibt. Dadurch fördert man die Mentalisierungsfertigkeiten der Eltern.

Befreiung von familiären Rollen und Projektionen

Ein Kind ist ein Hoffnungsträger in Bezug auf vieles, Ersatz für verlorene Objekte und kann sich gegen die Projektionen seiner Eltern nicht wehren (Grieser, 2018). Unter den unterschiedlichen Rollen, die ein Kind im psychischen Haushalt einer Familie übernommen hat bzw. die man ihm zuschreibt, enthält die Rolle als Gatten-Substitut oder als ideales Selbst der Eltern (Richter, 1963) elterliche Erwartungen, die sich insbesondere in der Adoleszenz sehr verstärken können. Die Schlafarrangements, der Druck in Bezug auf Schulleistungen und die Vielzahl von (überfordernden) Freizeitaktivitäten lassen diesen Schluss zu. Auf der Seite der Eltern können solche Erwartungen zu erhöhten Anstrengungen führen, den Jugendlichen doch noch in die ihm zugeschriebene Rolle zu drängen; auf der Seite der Jugendlichen ist damit zu rechnen, dass die Rekapitulation früherer Entwicklungsphasen sie für ein Nachgeben im Sinne der präformierten Rolle anfällig macht.

Besonders problematisch ist die Zuschreibung (und Übernahme) einer Sündenbockrolle. Diese Rolle wurde bereits 1956 von Winnicott als »alien self« beschrieben, als Übernahme der negativen Zuschreibung ins Selbst. Dieses Konzept spielt aktuell bei der MBT-A und der TFP eine Rolle (vgl. Kapitel 10.) Durch die einheitliche Zuschreibung vonseiten beider Eltern kommt der Jugendliche in die Situation eines ausgeschlossenen Dritten. Der Gesichtspunkt der Reziprozität ist besonders von Stierlin (1975) herausgearbeitet worden, der bei Ablösungsproblemen bekanntlich drei Hauptmodi unterscheidet:

1. *Der Bindungsmodus:* Eltern wie Kinder wollen eine Trennung um jeden Preis verhindern oder verzögern. Eine künstliche Infantilisierung des Jugendlichen

oder massiv induzierte Schuldgefühle sind zwei häufig gewählte Formen, die Trennung hinauszuzögern.

2. *Der Delegationsmodus:* Eine ausgeprägte Loyalität wird entweder konflikthaft (ein Elternteil zwingt den Jugendlichen zur Verschwörung gegen den anderen) oder durch Unvereinbarkeiten (der Jugendliche hat den Auftrag, einen Elternteil in Spannung und Aufregung zu versetzen) erreicht.
3. *Der Ausstoßungsmodus:* Eine anhaltende Vernachlässigung und Zurückweisung der Eltern ist deutlich und führt zu einer vorzeitigen Trennung.

Es ist wichtig, in der Elternarbeit zu verdeutlichen, dass die zunehmende Autonomie des Jugendlichen kein Verlust ist, sondern dass es lediglich zu einer *Transformation* der Beziehungen auf ein anderes Niveau kommt (vgl. Kapitel 2). Hier ist im Sinne des Triangulierungskonzepts in der Elternarbeit (Grieser, 2018) der Fokus auf den Jugendlichen als eigenständiges, von den Eltern getrenntes Wesen zu legen, das aus der Fixierung auf eine Rolle für diese herausgelöst werden muss.

Neudefinition der Paarbeziehung

Der Stand der Entwicklung der Paarbeziehung gibt Aufschluss darüber, ob die Eltern ihre Wünsche und Erwartungen bei dem erwachsenen Partner unterbringen können, was den Jugendlichen davor schützt, narzisstisch missbraucht zu werden. Insgesamt ist die Konfliktlage beim älteren Paar, das sich psychisch, körperlich und sexuell neu definieren muss, weniger beachtet worden als das damit koinzidierende Erwachen einer erwachsenen Sexualität, das Anknüpfen neuer Partnerbeziehungen bei ihren Kindern.

Elternschaft stellt eine Entwicklungsphase dar, in der Erinnerungsspuren und Internalisierungen aus der eigenen Jugend aktiviert werden. In der begleitenden Elternarbeit geht es daher um das elterliche Bündnis zwischen Mutter und Vater und um die Aufrichtung eines sicheren Raumes zwischen ihnen. Grundsätzlich sollte betont werden, dass Eltern an der Bewältigung der Krise und an den Reifungsschritten ihrer Kinder selber wachsen können.

Anhand der familiären Entwicklungsphasen lässt sich verdeutlichen, dass das Zusammenleben mit Kindern verschiedenen Alters unterschiedliche Herausforderungen für das Paar mit sich bringt und dass nach einem sehr starken Engagement und Involvement in früheren Phasen mit kleinen Kindern, wo wenig Zeit für die Paarbeziehung war, nun eine Phase anbricht, wo das Paar wieder stärker zueinander finden und sich auf neue gemeinsame Aufgaben freuen kann. Hier liegt im Sinne der Triangulierung der Fokus auf der Paarbeziehung.

Hilfen bei strukturellen Defiziten der Eltern

Psychodynamische Elternarbeit kann auf unterschiedliche Ebenen fokussieren: Bei gut strukturierten Eltern kann die Elternbegleitung ausreichen. Bei strukturell beeinträchtigten Eltern bedarf die Wiedergewinnung von Elternfunktionen auch supportiver Maßnahmen mit Hilfe von Hilfseltern-Ich-Funktionen. Kooperationen mit dem Jugendamt und Familienhilfen sind oftmals sinnvoll, um die Elternfunktionen darüber hinaus zu stärken und zu strukturieren. Die Arbeit mit strukturell beeinträchtigten Eltern ist oft eine Kombination aus Informieren und Ratgeben an die Eltern, dann wieder ein Ansprechen von deren eigenen Gefühlen und Konflikten (Robinson, 1999).

Zu den strukturellen Aspekten, um die es in der Elternarbeit geht, gehören – neben der bereits erwähnten Selbst-Objekt-Differenzierung – beispielsweise Selbstwahrnehmung und Objekt-Wahrnehmung; an alldem muss gearbeitet werden. Man kann, insbesondere bei Familien mit frühen Abwehrmechanismen wie Spaltungsprozessen, an der Integration von negativen Aspekten ins Selbst und von positiven Aspekten ins Objekt arbeiten, d.h. zu einer balancierten Sicht des Jugendlichen, aber auch der Eltern verhelfen.

Insbesondere bei Jugendlichen mit Problemen in der Emotionskontrolle erleben wir nicht selten Eltern, die das gleiche Problem haben und damit ihren Kindern kein gutes Modell zum Erlernen von Emotionskontrolle geben können. Hier kann die Strukturachse der OPD-KJ hilfreich sein, indem man etwa gemeinsam daran arbeitet, wie Eltern in einer schwierigen Situation die Eskalation verhindern können. Auch Bindungsaspekte sind vielfach betroffen, und manche Eltern müssen dafür sensibilisiert werden, was Verlust, Trennung, Alleinsein bedeuten.

> Bei der in Kapitel 7 geschilderten 18-jährigen Patientin mit schweren Angststörungen ist das notwendig. Sie hatte viele Fehlgeburten und Erkrankungen ihrer Mutter erleben müssen. Die Mutter war nach der Trennung vom Vater mit den Kindern in ein anderes Land gezogen, hatte diese von der Schule abgemeldet und privat unterrichtet. Die Familie lebte sozial völlig isoliert. Die Bindung der Patientin an ihre Mutter war unsicher-ambivalent, und trotz der Enge der Beziehung war die Mutter nie ein sicherer Hafen und die Fähigkeit des Mädchens, allein zu sein, deutlich beeinträchtigt.

Hinweise zur Technik in Elterngesprächen

Die Technik stellt große Anforderungen an den Therapeuten, der sich im doppelten Arbeitsbündnis zwischen Jugendlichen und ihren Eltern oft aufgerieben fühlt. Man muss sich immer wieder vergegenwärtigen, dass Eltern einen großen Teil ihrer Elternfunktion über die früheren Erfahrungen mit ihren eigenen Eltern erlernen. Oft waren diese Eltern autoritär, ablehnend oder intrusiv und haben ihnen als Kind keinerlei Freiheit zugestanden. Durch die Diskussion und Interaktion mit dem Therapeuten sind Eltern im Verlauf der begleitenden Elternarbeit besser in der Lage, zu verstehen, wo ihre eigenen Erziehungsstile und Interaktionsformen in der Familie herkommen und wie man sie besser den Bedürfnissen ihres Jugendlichen anpassen kann.

Rahmen und Ausfallregelung

Im Rahmen der tiefenpsychologisch fundierten und analytischen Therapie muss der therapeutische Raum für den Jugendlichen durch die Eltern und den Therapeuten gemeinsam aufgebaut werden. Dies geschieht u.a. durch das tragfähige Arbeitsbündnis mit den Eltern und deren aktive Mitarbeit. Gleichzeitig übernimmt der Therapeut im positiven Sinne triangulierende Funktionen im Dreieck »Eltern – Jugendlicher –Therapeut« (Grieser, 2018), indem er sowohl mit dem Patienten wie mit den Eltern arbeitet (Bauers, 1994), aber auch die »Fähigkeit zum Alleinsein« (Winnicott, 1974 [2002], S. 36) repräsentiert und in Therapie und Elternarbeit festigt.

Heute werden Jugendlichenbehandlungen und begleitende Elternarbeit fast ausschließlich im Rahmen der Kostenübernahme durch die zuständigen Krankenkassen durchgeführt. Es gibt aber oft Auseinandersetzungen um das Ausfallhonorar, das beide, der Patient und die Eltern, zahlen müssen, wenn diese eine Sitzung nicht rechtzeitig abgesagt haben. An der Art des Umgangs der Eltern mit der Ausfallregelung lässt sich einiges in Bezug auf Übertragungs- und Widerstandsarbeit ablesen.

Schweigepflicht und Familiengeheimnisse

Ein wichtiger Punkt in der begleitenden Elternarbeit ist die Schweigepflicht. Jugendliche achten sehr darauf, dass die Dinge, die sie erzählen, vertraulich behandelt werden, und reagieren extrem sensibel, wenn dies nicht geschieht. Es ist wichtig, dass der Therapeut von Anfang an sagt, dass er eine Schweigepflicht hat, dass die Informationen im therapeutischen Raum bleiben und dass nur bei Gefahr für den Jugendlichen mit dieser Regel gebrochen wird. Das sollte klar ausgesprochen werden. Die Elterngespräche sollten nur nach vorheriger Information und Absprache mit dem in Behandlung befindlichen Jugendlichen durchgeführt werden und keine Informationen aus der laufenden Behandlung umfassen, deren Weitergabe der Jugendliche nicht zugestimmt hat. Der geschützte Raum der Therapie mit dem Jugendlichen muss in jedem Fall gewahrt bleiben, damit der Therapeut nicht als »Agent der Eltern« wahrgenommen wird (Fingert Chused, 1990).

Wenn die Eltern anrufen, weil sie »etwas Schreckliches« in Erfahrung gebracht oder ein Tagebuch gefunden haben, eine besorgniserregende E-Mail »zufällig gelesen« haben, ist es wichtig, eine klare Grenze zu ziehen und auf die Privatsphäre des Jugendlichen zu verweisen. Manche Jugendlichen möchten, dass man den Eltern etwas sagt – das kann durchaus durch ein herumliegendes Handy oder Tagebuch oder weggeworfene Präservative angedeutet werden. Eine solche »spokeman's role« (King & Showalter, 1997) kann angezeigt sein, sollte jedoch vorher mit dem Jugendlichen besprochen werden, und wenn man sie durchführt, sollte das immer in der Anwesenheit des Jugendlichen geschehen.

In der Arbeit mit Jugendlichen und ihren Familien stößt man immer wieder auf Familiengeheimnisse. Wann ist der richtige Zeitpunkt gekommen, um ein Familiengeheimnis mitzuteilen? Nach Schmuklers Beobachtung wird eine Adoption lange als ein Geheimnis in der Familie behandelt (Schmukler, 1991). Es gibt keine richtige Zeit, um es dem Kind zu sagen, aber es gibt viele falsche Zeiten, so z. B. in einem Zustand von Ärger oder als Angriff. Das Mitteilen dieses »Geheimnisses« sollte aber stets damit verbunden sein, dass die Eltern ihre Verantwortung und ihre Liebe zu dem Kind deutlich machen.

Manchmal kommt es zum Ausbruch von Symptomen, wenn ein Familiengeheimnis unangemessen mitgeteilt wird. Eine 14-jährige Patientin mit vielen diffusen Körperbeschwerden kommt überraschend in die Ambulanz, nachdem sie erfahren hat, dass der Mann, den sie jahrelang für ihren Vater gehalten hat, nicht ihr Vater ist. Die Großmutter mütterlicherseits hatte ihr diese Information in betrunkenem Zustand »an den Kopf geworfen«. Was sie erfuhr, bestätigte ihr schon lange bestehendes Gefühl einer unklaren Identität.

Neutralität und »acting out«

Was die Neutralität angeht, so ist in der begleitenden Elternarbeit eine neutrale Haltung von Wichtigkeit, die jedoch oft nur schwer einzuhalten ist, denn Eltern bestehen besonders zu Anfang häufig darauf, Ratschläge zu erhalten. Wichtiger ist es aber, gemeinsam den Patienten und sein Problem, seine Familiengeschichte *zu verstehen*. Auch Moradi (1995) weist auf den Gesichtspunkt der Neutralität und auf das richtige Timing der Interventionen hin. Es ist oft wichtig, nicht sofort zu agieren und Interpretationen erst zu einem späteren Zeitpunkt zu platzieren, wenn sich die Familie stabilisiert hat. Der weitgehende Verzicht auf Ratschläge ist aber nicht nur wegen der deutlich anderen Funktion von psychodynamischer Therapie im Vergleich zur Beratung (vgl. Kapitel 11) sinnvoll. Ratschläge würden die Eltern infantilisieren und können, wenn etwas schiefgeht, wieder zur Entwertung benutzt werden.

Die Neutralität ist wegen der jugendlichen Neigung zum Agieren (vgl. Kapitel 7) eine besondere Herausforderung. Das »acting out«, der starke Handlungsbezug, beeinflusst die analytische Neutralität, oder mit Fingert Chused (1990): »One cannot be neutral if one is frightened or anxious or consumed by any powerful affect« (S. 682). Es ist verständlich, dass auch die Eltern geängstigt sein können, und man kann versuchen, die kommunikative Botschaft des Handelns gemeinsam zu verstehen.

Arbeitsbündnis mit beiden Eltern

Um eine erfolgreiche ambulante Therapie mit Jugendlichen durchführen zu können, bedarf es eines Arbeitsbündnisses mit *beiden Eltern*. Ein alleiniges Bündnis mit der Mutter, verbunden mit dem Hinweis des Vaters: »Das macht meine Frau«, ist keinesfalls zu akzeptieren.

Die Abwehr der Eltern gegen eine Veränderung, sowohl innerhalb des familiären Systems als auch innerhalb der eigenen Person, muss bedacht werden. Familiäre Kommunikationsstile, insbesondere ein impulsiver Kommunikationsstil, können zusätzliche Erschwernisse bedingen. Fritz Mattejat (1997) verweist darauf, dass der Schwerpunkt der therapeutischen Interventionen dort liegen sollte, wo effektive Veränderungsmöglichkeiten bestehen. So kann es durchaus notwendig werden, verstärkt das Problemverhalten der Eltern zu betrachten oder auf die Schaffung besserer Entwicklungsbedingungen durch Jugendhilfemaßnahmen hinzuarbeiten.

Kapitel 4 hat deutlich gemacht, dass die Eltern des Jugendlichen häufig an den

Symptomen beteiligt sind, sie aufrechterhalten oder gar ausgelöst haben. Die Elterngespräche während der probatorischen Sitzungen zeigen oftmals, dass sie als behandlungsbedürftiger erscheinen als der Jugendliche. Durch ein »doppeltes Arbeitsbündnis« kann der Therapeut auch in Übertragungs- und Gegenübertragungskollisionen geraten. Das Problem des »Dieners zweier Herren« ist, dass er dann keinem gerecht werden kann, da der Patient möglicherweise gesünder und autonomer wird, dessen Eltern aber kränker und depressiver zurücklässt (Petersen, 1999).

Häufige Interventionen seitens der Eltern

Trotz klarer Absprachen am Beginn einer Jugendlichenbehandlung gibt es immer wieder Interventionen vonseiten der Eltern, die mit diesen Absprachen kollidieren. Ein willkommener Anlass für die Eltern, in die Therapie einzugreifen, sind die Verstärkung der Symptomatik, ein Symptomwandel oder ein unter der Behandlung auftretendes akutes Problem wie Leistungsversagen, eine Essstörung oder eine Aggressionssymptomatik. Drei Möglichkeiten des Eingreifens sind häufig zu beobachten:

1. Die Behandlung wird von den Eltern unter einem äußeren Vorwand abgebrochen oder vorzeitig beendet. Sehr häufig wird von Eltern zeitliche Überbeanspruchung im Zusammenhang mit anderen Verpflichtungen wie Schule, Beruf oder Sport ins Feld geführt. Dann wieder lässt die offenkundig zu beobachtende Verschlimmerung der Symptome die Eltern zu dem Schluss kommen, dass die Therapie nicht wirkt, oder eine Behandlung wird von den Eltern vorzeitig beendet, ehe der intrapsychische Konflikt bearbeitet ist, nachdem die ersten Symptombesserungen eingetreten sind (»Flucht in die Gesundheit«).
2. Die Eltern treten in eine offene Konkurrenzsituation mit dem Therapeuten und versuchen, ihn beim Jugendlichen durch Verwöhnungsangebote auszustechen. So erhält beispielsweise ein Jugendlicher plötzlich ein eigenes Zimmer oder bekommt einen lange gewünschten PC, das teure Handy. Die Bedeutung dieser Themen wird auch im Loyalitätskonflikt des OPD-KJ (AK OPD-KJ-2, 2016) unterstrichen.
3. Die Eltern suchen den Therapeuten mit vertraulichen Mitteilungen heim, die angeblich im Interesse der Behandlung sind (häufig per E-Mail oder Telefon), und knüpfen daran die ausdrückliche Bitte, dem Patienten davon nichts zu sagen. Briefe von Jugendlichen werden geöffnet, Handys geortet und Whats-

App-Nachrichten angeschaut, in Tagebüchern gelesen und der Therapeut angerufen, um ihn über die »ungeheuerlichen Vorgänge« zu informieren. Dies ist z. B. bei Julia (vgl. Kapitel 5 und Kapitel 10) der Fall, wo die voyeuristische Involviertheit der Eltern in die (vermeintlichen und) realen sexuellen Aktivitäten der Tochter sehr deutlich wurde.

Ein Beispiel für Eltern, die in eine Konkurrenzsituation mit dem Therapeuten treten und versuchen, ihn beim Patienten durch Verwöhnungsangebote auszustechen, gibt die folgende Fallschilderung:

Der 13-jährige Sebastian kommt wegen depressiver Stimmungen in die Behandlung. Als jüngstes von drei Kindern – er hat zwei ältere Schwestern – ist er für die Mutter ein Wunschkind gewesen. Sie hat ihn extrem verwöhnt; eine Ablöseproblematik ist augenscheinlich. Die Ehe der Eltern hat sich problematisch entwickelt und die Familie hat eine ungewöhnlich große Anzahl an Aktivitäten im Vereinsleben entwickelt, die vermutlich der Abwehr elterlicher Konflikte dienen. Sebastians Aggressionshemmung führt dazu, dass er nicht in der Lage ist, mit dem Vater angemessen zu rivalisieren.
Die Mutter benutzt Sebastian als »Schutzschild« gegen den Vater und arbeitet in der laufenden Behandlung offen gegen die Therapeutin. Sie begleitet Sebastian zu den Therapiestunden und wartet vor dem Therapiezimmer, um ihn hinterher unter Versprechungen von Geschenken (CDs, Baseball-Kappen, McDonald's) zu »entführen«. In den begleitenden Elterngesprächen ist es nicht möglich, mit ihr gemeinsam an einer Verselbständigung von Sebastian zu arbeiten. So blockiert sie den Versuch, Sebastian das selbständige Fahren mit dem Bus beizubringen, was angesichts seines Alters dringend angesagt wäre. Des Weiteren ist ihr nicht einsichtig, dass ein 13-jähriger Jugendlicher keine »Geschenke« nach einer Therapiestunde braucht – schließlich handelt es sich nicht um einen 6-Jährigen, dem man mit einem Lutscher den Zahnarztbesuch versüßen muss. Sebastian befindet sich immer stärker in einem Loyalitätskonflikt zwischen seiner zu engen Bindung an die Mutter und seiner vorsichtigen Fühlungnahme zur Therapeutin. Mit Fortschreiten der therapeutischen Beziehung verstärkt sich der Widerstand der Mutter immer mehr, weshalb die Therapeutin sich Sorgen über einen möglichen Behandlungsabbruch macht.

Weitere Übertragungs- und Widerstandsarten

Recht häufig ist der Versuch, den Therapeuten als »Eltern-Surrogat« zu benutzen: Er soll die Grenzen setzen, zu denen die Eltern selbst nicht imstande sind. Dann wieder kann man beobachten, dass der Jugendliche den Therapeuten als »neues Objekt« auch in einem realen Sinne verwendet und ihn als Verbündeten gegen die Eltern einzusetzen versucht. Der Jugendliche wünscht beispielsweise, dass man mit seinen Eltern mehr Taschengeld aushandelt oder längere abendliche Computerspiel- und Ausgehzeiten. Hier ist auf die Gefahr eines gemeinsamen Agierens hinzuweisen.

Die Tatsache, dass die Beziehung zu den Eltern noch Gegenwart, d.h. aktuell ist, kann sich auch in einer spezifischen Form des Übertragungswiderstandes manifestieren. Der Jugendliche benutzt eine Intensivierung seiner Beziehung zu den Eltern als Widerstand gegen die Übertragungsbeziehung. Hier stünde die »Sicherheit der Triade gegen die Intimität der Dyade« (Ekstein et al., 1976, S. 297). Manche Eltern idealisieren den Therapeuten, nehmen ihn als omnipotent wahr. Andere Eltern haben Schwierigkeiten, die Psychotherapie ihres Kindes wirklich zu unterstützen – besonders, wenn der Jugendliche autonomer wird. Die Furcht, das Kind als ein Aspekt des Selbst zu verlieren, ist vor allem für strukturell beeinträchtigte Eltern sehr groß. Sie benutzen ihre Kinder, um ihre eigene Angst in einer Balance zu halten. Solche Eltern widersetzen sich therapeutischen Anweisungen, manipulieren und versuchen, das therapeutische Bündnis zu unterlaufen. Vonseiten der Eltern wird sehr viel Rivalität und Neid in die Therapie getragen. Das kann dazu führen, dass der Therapeut entwertet wird und dass er es mit ärgerlichen, zynischen oder aggressiven Eltern zu tun bekommt.

Ein Problem stellt auch die »Information« aus dem Internet dar. Eltern kommen mit Modediagnosen (»… er hat Autismus, bitte prüfen und bestätigen Sie mir das«) und erhoffen sich (auch ökonomische) Vorteile aus einer solchen Diagnose. Hier ist wichtig, auf das in Kapitel 4 Erarbeitete hinzuweisen: Wir arbeiten am (unbewussten) Hintergrund eines Symptoms oder strukturellen Defizits, versuchen, die Genese zu verstehen und den Jugendlichen und seine Eltern zu einem weniger schädlichen, kompetenteren Umgang damit zu verhelfen.

Einbeziehung des Vaters

Bei Müttern muss man häufig an den Ängsten arbeiten, die sie bei der Trennung von ihren Kindern, besonders von Töchtern, erleben (Seiffge-Krenke, 2017c). Es fällt auf, dass ein lange vernachlässigter Interaktionspartner inzwischen in den

Blickpunkt der Aufmerksamkeit gerückt ist: der Vater (Garstick, 2019; Seiffge-Krenke, 2016b). Die meisten Väter kommen der Aufforderung nach, an einem Erstgespräch teilzunehmen, und ermöglichen so eine bessere Klärung der Familiendynamik. Der Beginn ist nicht immer einfach.

Der Pflegevater des 12-jährigen Patienten nimmt Kontakt zum Institut auf und sucht einen Therapieplatz für seinen Pflegesohn. Am Telefon spricht die Therapeutin mit der Pflegemutter und lädt sie zum Erstgespräch ein. Dennoch kommt an dem vereinbarten Tag der Pflegevater alleine. Er betritt das Zimmer und öffnet eine dicke Mappe mit der gesamten Dokumentation über den Patienten. Die Therapeutin bekommt das Gefühl, dass sie nicht über einen lebendigen Menschen reden werden, sondern über einen Fall. Der Pflegevater spricht laut und nimmt mit seiner Präsenz den gesamten Therapieraum ein. Er berichtet über die verschiedenen Verhaltensauffälligkeiten seines Pflegesohnes. Er falle ihm schwer, sich an Regeln zu halten, und er werde aggressiv, schimpfe, schlage und trete um sich, wenn etwas nicht so laufe, wie er es sich wünsche. Er wolle immer etwas Besonderes sein und müsse alles bekommen, was er wolle.

Auch bei einer so unerfreulichen Ausgangsituation sollte man sich nicht entmutigen lassen. Wir müssen uns um die Einbeziehung des Vaters deshalb bemühen, weil er distinktive Funktionen in der Familie hat und gewöhnlich ein gutes Modell für Autonomie trotz Verbundenheit darstellt (Seiffge-Krenke, 2001a). Das – körperbetonte – *Kamikaze-Spiel* wurde inzwischen als wesentliches Medium zum Erlernen der Emotionsregulierung in der Interaktion mit dem Vater erkannt, sein Fokus auf Regeln und Struktur herausgearbeitet (Seiffge-Krenke, 2016b). Väterliches Engagement kann helfen, eine problematische Mutter-Kind-Beziehung aufzulösen. Die Bedeutung von Vätern für die Entwicklung einer Geschlechtsidentität und ihre Rolle in der Separations-Individuations-Phase werden gesehen. Herzog (1982) hat den »father hunger« von Kindern, die ihren Vater verloren haben, beschrieben, verbunden mit ihren großen Problemen, mit Aggression umzugehen.

In Familien mit klinisch auffälligen Jugendlichen erfüllen Väter allerdings ihre distinktiven Funktionen selten; sie ziehen sich vielmehr eher zurück und tragen so oft zu einer zu engen Mutter-Kind-Dyade (»ein Körper für zwei«; Boeger et al., 1995) bei. Es ist nicht einfach, diese »Sag-du-doch-mal-was-Papas« (Seiffge-Krenke et al., 2001) für die Elternarbeit zu gewinnen und zur regelmäßigen Mitarbeit zu motivieren. Dabei muss man sich vergegenwärtigen, dass psychisch Kranke zu 62% von einer Vaterproblematik sprechen (Motzkau & Rudolf, 1997). Problematische Beziehungen zum Vater sind also oftmals Ausgangspunkt für psychische Störungen und erschweren zugleich die Elternarbeit. Dennoch ist es im Sinne der Triangulierung unbedingt notwendig, das dritte Objekt in die Behandlung bei Jugendlichen hereinzuholen.

Die 15-jährige Paulina kommt wegen selbstverletzenden Verhaltens und eines appellativen Selbstmordversuchs in die Behandlung. Schon in den probatorischen Sitzungen wird eine Spaltung zwischen der »bösen, unzuverlässigen« Mutter und dem idealisierten Vater deutlich. Die Eltern von Paulina, die gemeinsam vier Töchter haben, leben seit einiger Zeit getrennt und Paulina entwickelt intensive Rettungsphantasien. So wünscht sie, zu ihrem Vater zu ziehen, und glaubt, dass damit all ihre Probleme erledigt wären. Der Vater ist spielsüchtig und inzwischen wegen Geldschwierigkeiten wieder bei seinen eigenen Eltern eingezogen. In den begleitenden Elterngesprächen ist es nicht möglich, ihn zur Mitarbeit zu bewegen. Telefongespräche, Briefe und ein kurzer persönlicher Kontakt führen zu keinem Ergebnis. Vereinbarte Treffen werden zehn Minuten vor Beginn der Stunde abgesagt, Anfragen nicht beantwortet, die Ausfallsregelung nicht bezahlt. Eine weitere Schwester von Paulina wird wegen akuter Essstörungen stationär aufgenommen. Trotz mehrerer Versprechungen besucht der Vater sie nicht in der Klinik. Es wird deutlich, dass Paulinas Vater zwar verführerisch, aber unzuverlässig ist, und in der Therapie spielt die Entidealisierung dieses unzuverlässigen Vaters in den folgenden Monaten eine herausgehobene Rolle.

In den Elterngesprächen muss man verstärkt an der Bedeutung des Vaters, seiner Integration in die Familie und seiner Rolle als Unterstützer der Autonomie des Jugendlichen arbeiten (Babatzanis, 1997; Sugarman, 1997). Bei sehr unzuverlässigen und desinteressierten Vätern kann ein Hinweis auf die vom Gesetzgeber festgelegten Pflichten (und die von der Krankenkasse eingeforderte Anwesenheit) manchmal Wunder wirken. Auf keinen Fall können wir uns mit der Absage abfinden, sondern sollten nichts unversucht lassen, den Vater einzubeziehen.

Missbrauchsvorwürfe – dennoch mit den Familien arbeiten?

Der Titel der Abschnittsüberschrift signalisiert schon, dass ich das häufige Vorgehen, den Vater auszuschließen und nur mit der Mutter und der Patientin zu arbeiten, bei Missbrauchsvorwürfen nicht für sinnvoll halte. Wie in Egle et al. (2016) ausgeführt, ist der innerfamiliäre Missbrauch die häufigste Form sexuellen Missbrauchs, oft ausgeübt durch einen nicht leiblichen männlichen Partner (Stiefvater, Lebensgefährte) der Mutter, der die emotionale Ablehnung des Kindes durch die psychisch oder körperlich beeinträchtigte Mutter für seine Bedürfnisse ausnutzt. Wie von Burchartz (2019) beschrieben, geht dem Vater-Trauma also ein Mutter-Trauma voraus, fühlt sich das Kind von der Mutter verraten und nicht beschützt.

Missbrauch ist insgesamt sehr viel seltener als Vernachlässigung und Misshandlung. Prinzipien zum Umgang mit vermutetem und bewiesenem Missbrauch nennt die Arbeitsgruppe um Jörg Fegert in Ulm, die sich seit Jahren damit beschäftigt. Häufiger als auf realen Missbrauch stoßen wir in der therapeutischen Arbeit auf Missbrauchsanschuldigungen, sei es im Kontext von Trennungen, wo die Mütter die Väter oft sehr kleiner Kinder, die noch nicht sprechen können, beschuldigen, um auf diese Weise das alleinige Sorgerecht zu erhalten, sei es im Kontext von hysterischen Inszenierungen, wo die Patientin besondere Aufmerksamkeit erlangen möchte und sich dazu im Internet umgetan hat. Bei der Beschreibung der angeblichen Missbrauchssymptome fällt dann häufig die »technische« Formulierung auf, die auf ihre Herkunft aus dem Internet verweist. In der Gegenübertragung fehlt die Sorge, die emotionale Beteiligung.

In jedem Fall sind die Anschuldigungen offen mit beiden Eltern anzusprechen, wozu man selbstverständlich eine Einwilligung der Tochter benötigt. Man muss dann gemeinsam nach den Ursachen für die Anschuldigungen suchen. Besonders schwierig sind Fälle von Non-contact-Missbrauch, dennoch stellen sie erhebliche Grenzüberschreitungen dar und können zu schweren seelischen Verletzungen führen.

Eine 13-jährige Patientin kommt wegen Schulverweigerung in die Praxis. Sie ist ein Adoptivkind, hatte die ersten 5 Jahre bei ihrer Oma in Georgien gelebt, da die drogenabhängige Mutter nicht in der Lage war, für sie zu sorgen. Bei der Oma hatte sie sich sehr wohl gefühlt. Diese erkrankte aber an Krebs und starb. Die Patientin war schon während der schweren Erkrankung ihrer Oma in ein Heim aufgenommen worden, wo man ihr über ein halbes Jahr nichts von deren Tod gesagt hatte. Ein weiteres Pflegeheim folgte, von wo sie im Alter von

9 Jahren von einem älteren Paar (Vater jetzt 64, Physiologe, Mutter jetzt 62, Kindergärtnerin) adoptiert wurde. Das Paar hatte das georgische Pflegeheim einige Male besucht, jeweils etwa 3 bis 4 Stunden dort verbracht und sich dann zur Adoption der Patientin entschlossen. Man hatte ihr im Pflegeheim als Grund dafür, dass sie wegkam, gesagt: »Es wird einen Film geben und du wirst die Hauptrolle spielen«. Die Patientin hatte immer wieder davon geträumt, Schauspielerin zu werden. In Deutschland angekommen, wurde ihr dann klar, dass es keinen Film gab. Die Patientin leidet seit einigen Jahren, vermutlich seit ihrer Ankunft, unter diffusen Schmerzen im Bauch und in den Beinen, hinzu kommt nun seit einem halben Jahr die Schulverweigerung.

Die Eltern leben im Moment getrennt, weil die Patientin Missbrauchsvorwürfe gegen den Adoptivvater erhoben hat. So soll dieser sie aufgefordert haben, zu ihm in die Badewanne zu kommen. Sie sei dem widerstrebend gefolgt, hätte aber Hemd und Unterhose anbehalten. Der Vater hätte die Mutter gebeten, die Patientin aufzuklären, dies sollte aber nackt geschehen. Des Weiteren hat der Vater behauptet, in seiner Herkunftsfamilie hätte man abends gemütlich nackt zusammengesessen und sich einen Film angeguckt. Die Patientin hat die Vorwürfe inzwischen zurückgenommen.

Der Vater stammt aus einer bäuerlichen, die Mutter aus einer Akademikerfamilie (»Rosen und Goethe«), die Therapeutin erlebt sie aber im Verhalten und Aussehen »wie eine Putzfrau«. Das Paar ist seit 19 Jahren zusammen. Nach der Adoption hätte die Patientin immer zwischen beiden Eltern geschlafen. Das Verhältnis zwischen der Patientin und ihrem Vater ist sehr eng, er ist der wärmere Mensch. Im Urlaub in Teneriffa hätte sie mit dem Vater in einem Bett geschlafen, das hätte seine Frau ganz verrückt gemacht. Der Vater gibt bagatellisierend an, er hätte halt einen gesunden, entspannten Zugang zu seinem Körper und seine Frau sei bloß eifersüchtig.

Die Patientin, ein kräftiges, altersgemäß entwickeltes Mädchen, ist im ersten Gespräch offen und sympathisch. Sie berichtet darüber, dass sie die Missbrauchsvorwürfe zurückgenommen und dass sie eine gute Beziehung zu ihrem Vater habe. Sie sei halt »georgisch« und da ginge man nicht so offen mit Nacktheit um. Es wird dann deutlich, dass sie viele Ängste vor der Schule hat und dass sich wegen ihrer schlechten Schulleistungen sehr schämt

In der Supervision wird deutlich, dass noch mehrere probatorische Sitzungen notwendig sind, um das komplette Feld zu sondieren. Es besteht möglicherweise eine erhebliche Paarproblematik, in der die Missbrauchsvorwürfe mitbenutzt werden. Die Patientin scheint zudem unter erheblichen Ängsten und

Schamgefühlen bezüglich ihrer schlechten Schulleistungen zu leiden, die mit als Ursache für die Schulverweigerung in Frage kommen.
Was an den Non-contact-Missbrauchsvorwürfen dran ist – ob etwas dran ist –, muss genau eruiert werden. In jedem Fall scheint ein durch den Vater stimuliertes, sexuell aufgeladenes Familienklima vorzuherrschen, das grenzüberschreitend ist. In der Elternarbeit ist mit beiden Eltern, besonders aber mit dem Vater, daran zu arbeiten, den körperliche Abstand zur Tochter zu wahren und die beginnende Entwicklung ihrer Weiblichkeit respektvoll und mit der angemessenen Distanz (»secure exitement« nach Stoller, vgl. Seiffge-Krenke, 2017c) zu unterstützen. Für die Klärung der Paardynamik bietet sich eine Paartherapie bei einem niedergelassenen Kollegen an.

Gegenübertragungsreaktionen, die Eltern auslösen können

Durch die mehr oder weniger intensive Beteiligung der Eltern an der Behandlung der Jugendlichen sind Gegenübertragungsreaktionen des Therapeuten fast unvermeidlich. Es entsteht leicht eine Verführungssituation, in der sich der Therapeut den Eltern verpflichtet fühlt oder mit ihnen identifiziert ist und besonders direktiv vorgeht, damit der Jugendliche seine Symptomatik bald verlieren möge. Auch eine zu starke Idealisierung des Therapeuten durch die Eltern stellt eine Gefahr dar, die jederzeit in Entwertung »kippen« kann.

Eine andere Gegenübertragungsgefahr tritt auf, wenn sich der Therapeut mit dem Jugendlichen zu stark identifiziert, seine Hilflosigkeit und Abhängigkeit ihn zu stark berührt. Projektive Identifikationen, in denen sich der Therapeut so hilflos und abhängig wie der Jugendliche fühlt, können wichtige Aufschlüsse über frühe Interaktionsformen in der Familie geben. In diesem Fall erlebt der Therapeut die Eltern aus der Position des Kindes heraus.

Der Therapeut kann besonders bei fragilen und schutzbedürftigen Patienten in Versuchung geraten, mit dessen Eltern zu rivalisieren, das Verhalten der Eltern zu kritisieren oder ihnen Ratschläge zu erteilen. Die Trennung zwischen psychodynamischem und pädagogischem Vorgehen fällt dann besonders schwer. Die therapeutische Haltung ist auch herausgefordert, wenn sich die Eltern gegen den Therapeuten verbünden oder ein Elternteil versucht, den Therapeuten auf seine Seite zu ziehen, und der Therapeut sich – ähnlich wie der Jugendliche – zwischen beiden Eltern hin- und hergerissen fühlt.

Eltern können den Therapeuten idealisieren oder entwerten, die Unterstützung für die Therapie verweigern, im therapeutischen Prozess direkt intervenieren, die Arbeit zunichte machen und dem Kind unbewusste Schuldgefühle vermitteln. In dieser Atmosphäre ist es leicht für den Therapeuten, Gegenübertragungsreaktionen zu entwickeln. Wenn man sich als Therapeut in der Beziehung zu den Eltern als Kind fühlt, kann es schwierig werden, einen guten Rapport mit den Eltern herzustellen. Man sollte darauf achten, wenn man ungeduldig und kritisch den Eltern gegenüber ist.

Spaltungen, Sündenbockzuschreibungen, Idealisierungen und Ausschluss von Dritten sind häufige Phänomene in der Elternarbeit, auf die vonseiten des Therapeuten mit entsprechenden Gegenübertragungsreaktionen reagiert wird. Eine gründliche Selbsterfahrung und Supervision bzw. Intervision sind hilfreich, um herauszufinden, auf welche Angriffe und Verführungen der Eltern man üblicherweise reagiert und welche konfliktträchtigen Anteile man aus der eigenen Elternbeziehung einbringt.

Therapieende und Therapieabbrüche

Die Endphase

Auch in der begleitenden Elternarbeit hat das Beendigen der Therapie eine große Bedeutung. Es werden Bindungsaspekte berührt; es zeigt sich, ob die Eltern mit Trennungen umgehen können und ob demzufolge die schrittweise, altersgemäße Ablösung des Jugendlichen wohl gelingen wird. Die Abschluss- oder Endphase ist besonders wichtig, weil das Abschiednehmen den Prozess der Separation wieder aufnimmt, der für die Familien ein ganz wichtiger Schritt ist, bei dem sie oft Unterstützung brauchen (Insall, 1994). In der Endphase ist also die Perspektive der Familie zu beachten: Auch Familien können abhängig sein. Manche Familien sind regelrecht parasitär und haben den Eindruck, sie könnten unendlich am Therapeuten partizipieren. Sie sträuben sich gegen ein Ende der Therapie, weil sie nicht unabhängig werden möchten. Die Motivation für das Hinauszögern der Endphase liegt dann auch darin, die Abhängigkeit weiter aufrechtzuerhalten. Diese Aspekte sind in der Elternarbeit durchzuarbeiten.

Therapieabbrüche

In einer eigenen Studie gab es in den Abbruchfällen drei Mal so häufig eine schlechte Elternarbeit wie in den erfolgreich beendeten Therapien (Seiffge-Krenke & Nitzko 2011). Es gibt Rollen, die von den Eltern immer wieder an die

Therapeuten herangetragen werden und die besonders für einen Abbruch prädestinieren. So übertragen Eltern auf den Therapeuten häufig die Rolle der allmächtigen, idealisierten Elternfigur, von der sie alles erwarten. Diese Übertragung kann zwar zunächst für den Therapeuten recht angenehm sein, führt aber mit der Zeit, wenn sie nicht erkannt und bearbeitet wird, zwangsläufig dazu, dass Eltern eher keine eigenen Ressourcen mobilisieren. Die Enttäuschung der Erwartung kann dann die Therapie zum Kippen bringen, weil sie den Therapeuten in den Augen der Eltern zum Versager macht (Grieser, 2018).

In Abhängigkeit von der Familiengeschichte des Therapeuten können sich in der Elternarbeit verschiedene Gegenübertragungsmomente störend bemerkbar machen. Sie können den Verlust der therapeutischen Neutralität bewirken und gegenüber den Eltern zu Interventionen führen, die das Arbeitsbündnis strapazieren. Wenn der Therapeut mit den Eltern darüber rivalisiert, wer der bessere Vater bzw. die bessere Mutter ist, ist eine konstruktive Elternarbeit kaum möglich. Immer wieder kommt es vor, dass der Therapeut sich zu stark mit dem Jugendlichen identifiziert, sich deswegen in den Elterngesprächen nicht neutral verhält und explizit Partei für das Kind und gegen die Eltern ergreift.

Die Gefahr eines Abbruchs besteht auch, wenn bei einer stationären Aufnahme keine oder nur eine unzureichende begleitende Arbeit mit den Eltern stattgefunden hat (Rüth, 2000). Eine Abbruchgefahr besteht auch, wenn Jugendliche ausdrücklich gegenüber dem Therapeuten den Kontakt mit den Eltern ablehnen oder Familiensitzungen verweigern. Problematisch ist auch, wenn Väter sich den therapeutischen Interventionen verschließen, überhaupt nicht greifbar sind oder Mütter eine gemeinsame Arbeit mit dem Vater des Kindes ablehnen, was auf einen unbearbeiteten Paarkonflikt verweist. Bei schweren Kommunikationsstörungen liegen häufiger Persönlichkeitsstörungen oder Suchtprobleme der Eltern vor, die verhindern, dass sich diese ausreichend auf die Beziehung zum Therapeuten im Rahmen der begleitenden Elternarbeit einlassen können.

Zusammenfassung

Dass Elternarbeit die Jugendlichen-Therapie begleitet, ist in der Regel wesentliche Voraussetzung und Bedingung für das Gelingen der Behandlung des Jugendlichen. In diesem Kapitel wurde deutlich, dass eine wesentliche Funktion der Elternarbeit in der Herstellung und Unterstützung von Elternfunktionen liegt, die letztlich die Gesundung des Jugendlichen und seine Ablösung von den Eltern ermöglichen. Ein historischer Abriss der Elternarbeit zu Beginn dieses Kapitels verdeutlichte, dass es über die Jahrzehnte immer selbstverständlicher wurde, die Störung des Jugendlichen im Kontext seiner Familie zu verstehen. Das doppelte Arbeitsbündnis, spezifische Übertragungs- und Gegenübertragungsformen sowie spezielle Arten des Widerstands unterstreichen die besonderen Herausforderungen, die an den Therapeuten gestellt werden.

Aufgrund der strukturellen Beeinträchtigungen mancher Eltern muss auch verstärkt am Strukturaufbau gearbeitet werden. Dies schließt neben Selbst-Objekt-Differenzierung Fähigkeiten zur Emotionsregulierung, zur Empathie und Mentalisierung ein und erfordert auch eine veränderte Selbst- und Objekt-Wahrnehmung. Bei Behandlungsabbrüchen sollte nicht nur der Widerstand der Eltern, sondern auch die eigenen Gegenübertragung des Therapeuten analysiert werden.

9. KAPITEL

Kulturelle Kompetenz: Die Arbeit mit ausländischen Familien

Spätestens seit der Flüchtlingswelle 2015 sind Menschen mit anderer kultureller Herkunft in der Mitte der psychotherapeutischen Community angekommen. Natürlich stellt die Betreuung und Therapie von unbegleiteten minderjährigen Flüchtlingen eine große Herausforderung dar (Witt et al., 2015), auf die wir hier aber nur am Rande eingehen können. Allerdings wird oft vergessen, dass bei uns schon seit über 60 Jahren Familien, die aus anderen Ländern stammen, mit Jugendlichen leben, deren Väter und Mütter zunächst als »Gastarbeiter« kamen. Über die besonderen Voraussetzungen in der Therapie mit diesen Jugendlichen hat man sich zunächst keine Gedanken gemacht. Inzwischen gibt es zahlreiche Monographien (z. B. Mecheril & Hoffahrt, 2009; Schepker, 2017) zu dieser Thematik.

Migration ist ein historisch altes und sehr häufig auftretendes Phänomen. In diesem Zusammenhang darf ich daran erinnern, dass viele der frühen Patienten Sigmund Freuds einen Migrationshintergrund hatten, dass letztlich auch Freud selbst als 3-jähriges Kind mit seiner Familie von Mähren kommend in Wien immigrierte, was der ödipalen Konstellation noch eine besondere Dynamik verliehen hat (Krüll, 1979). Schließlich sind auch Anna Freud und ihr Vater von Wien aus in London immigriert (Peters, 1979), und Migration war das Schicksal viele namhafter Psychoanalytiker wie Karen Horney, Erikson, Blos, Melanie Klein, Otto Kernberg, Alfred Adler, Heinz Kohut.

In einem Kontext mit hohen Einwanderungsraten in der Schweiz, in Österreich und in Deutschland sind einige Überlegungen sinnvoll, die die *Haltung* des psychodynamischen Therapeuten erweitern und ergänzen. Vieles bisher Gesagte über die Diagnostik, die Behandlungstechnik und die Elternarbeit gilt auch für Familien mit Migrationshintergrund. Sie stellen eine sehr heterogene Gruppe dar, mit einer unterschiedlich großen Abweichung von der mitteleuropäischen Kultur und einer unterschiedlich langen Phase der Akkulturation.

Wir wollen in diesem Kapitel auf einige spezifische, zusätzliche Gesichtspunkte eingehen, allerdings ohne Überbetonung des Anderen, Trennenden, denn die Fokussierung auf Unterschiede führt zu deren Überzeichnung und einer Ausblendung von Gemeinsamkeiten (Belz & Özkan, 2017).

Der erste Kontakt: Unterschiedlicher Ausdruck von »Störungen« und die Bedeutung des Schamaffekts

Somatisierungstendenz, kultureller Ausdruck von Stress

Wir müssen nicht zwangsläufig von einer größeren »Gestörtheit« von Jugendlichen mit Migrationshintergrund ausgehen. Eine holländische Studie an einer Migranten- und Einheimischenpopulation (Vollebergh et al., 2005) konnte keine höhere Prävalenz von psychischen und Verhaltensauffälligkeiten bei Zuwandererkindern finden. Auch hinsichtlich der Delinquenzbelastung jugendlicher Zuwanderer ist die Botschaft eindeutig, da es zu viele Konfundierungen mit dem sozialen Status gibt (Leben in beengten Verhältnissen – delinquenzfördernde Stadtteile – Schulabbrecherquoten – Jugendarbeitslosigkeit), die sämtlich auch auf einheimische delinquente Jugendliche zutreffen (Schepker, 2017). Allerdings – und verständlicherweise – leiden jugendliche Flüchtlinge, unbegleitete noch häufiger als begleitete, deutlich häufiger an Depressionen, Angst- und Traumafolgestörungen (Witt et al., 2015). Depression (42 %), Verhaltensprobleme (35 %) und posttraumatische Belastungsstörung (32 %) wurden von Sierau et al. (2019) am häufigsten gefunden. Bei dieser Gruppe gibt es einen erhöhten Therapiebedarf, aber auch besondere Therapiehindernisse.

Besonders häufig wird bei Jugendlichen mit Migrationshintergrund auf Somatisierungstendenzen hingewiesen (Kraus, 2006), eine verständliche Reaktion in Kulturen, in denen der offene Ausdruck negativer Affekte als sozial nicht angemessen erlebt wird. Schepker und Toker (2009) haben auf das häufigere Vorkommen von Enuresis bei Jungen türkischer Herkunft sowie elektivem Mutismus bei Jugendlichen mit Zuwanderungshintergrund hingewiesen. *Anorexia nervosa* wiederum ist nicht mehr länger eine kulturtypische westliche Störung. Ihr Anstieg in Schwellenländern wird als ein Effekt von Globalisierung, Medialisierung, und Urbanisierung angesehen. Wichtig für unseren Kontext ist der teilweise andere Symbolgehalt von Symptomen. So werden etwa Ameisenlaufen und Brennen in der Brust bei einigen Kulturen als Ausdrucksform einer Depression angesehen, in anderen Kulturen herrscht ein Krankheitsverständnis vor, wo Verhextsein und der böse Blick eine Rolle spielen.

Die Bedeutung von Schamaffekten

Güç (2006) weist auf die dominante Rolle des Schamaffektes bei Zuwanderern mit muslimischem und gesellschaftlich kollektivistischem Hintergrund hin, etwas, das wir auch in den probatorischen Sitzungen mit Jugendlichen und ihren Eltern bedenken sollten. Erziehungspraktiken, in denen wenig erklärt, aber viel – auch öffentlich – reguliert wird (d. h. im dörflichen Kollektiv gegenüber der Großgruppe), scheinen Scham als dominanten Affekt zu befördern, während Erziehungspraktiken, die auf Internalisierung von Normen setzen (d. h., im Sinne von Güç, auf Individualisierung), eher Schuldgefühle als Reaktion auf tabuisierte Bestrebungen auslösen.

Scham wird in der japanischen Kultur als ein derart unerträglicher Affekt erlebt, dass Suizide im Zusammenhang mit Versagen und Furcht vor öffentlicher Kritik erklärt werden. Auch aus Kroatien wird die Überwindung von Schamgefühlen als für den Einstieg in eine psychodynamische Behandlung entscheidend beschrieben (vgl. Urlić et al., 2009). Scham ist ebenso ein Affekt, den Männer aus kollektivistischen Kulturen bei Misserfolgen erleiden oder dann, wenn sie subjektiv in ihrer Beschützer-Funktion bezüglich der Familienehre kompromittiert worden sind.

Die therapeutische Haltung im Setting, modifiziertes Abstinenzkonzept

Vertrautwerden mit den kulturspezifischen Regeln des Miteinanders

Ganz generell ist eine therapeutische Haltung der Offenheit und Neugier Voraussetzung. Es ist wichtig, sich mit den jeweiligen kulturspezifischen Regeln des Miteinanders vertraut zu machen. Vermeidung von Blickkontakt und Handschlag sind keineswegs als Widerstand zu deuten, sondern eine typische Gepflogenheit z. B. in manchen arabischen oder türkischen Kreisen (Schepker, 2017). Gezieltes Nachfragen, das Interesse des Therapeuten daran, was in der Familie geschieht, kann als Tabubruch erlebt werden (Grieser, 2018) und erfordert als Voraussetzung eine längere Vertrautheit. Wenn ein Dolmetscher vorhanden ist, so kann dies das Ganze erleichtern, zugleich aber auch die Problematik verschärfen, da man vor einem Angehörigen der gleichen Kultur sein Gesicht wahren möchte.

Hier sind also im Erstkontakt Feinfühligkeit und Empathie vonseiten der Therapeutin oder des Therapeuten hinsichtlich der Höflichkeitsformen und der Mann-Frau-Differenzen notwendig. Eine Mutter aus der Türkei kann beispielsweise Schwierigkeiten haben, einem männlichen Therapeuten die Hand zu geben und ihn anzublicken, und wird vielleicht die Sprechstunde nur in Begleitung aufsuchen. Schepker empfiehlt daher ein Sitzen über Eck, das Blickkontakt möglich macht, aber auch zu vermeiden hilft. Auch muss man beim Ersteindruck von Kleidung und Habitus vorsichtig sein – so lässt ein »traditioneller« Habitus bei kürzlich migrierten Menschen, insbesondere bei Frauen, nicht gleich auf Bildungsferne oder eine patriarchale Familienstruktur schließen. Andererseits kann ein Wiederaufgreifen »traditioneller Kleidung« wie das Tragen eines Kopftuchs bei weiblichen Jugendlichen die Suche nach Sicherheit und Zugehörigkeit, aber auch die Flucht vor ödipal-sexuellen Phantasien bedeuten (Schepker, 2017).

Setting und Frequenz

Hinsichtlich der Dauer und Frequenz der Behandlung rät Schepker (2017), bei gerade Migrierten zunächst eine Kurzzeittherapie anzustreben. Viele Berichte über erfolgreiche Langzeittherapien verweisen darauf, dass eine spätere Umwandlung sinnvoll sein kann. Die Möglichkeiten der neuen Psychotherapierichtlinien kommen der Arbeit mit Zuwanderern somit stark entgegen.

Die bestehende Schweigepflicht gegenüber Angehörigen und Eltern für Einzelsitzungen muss zu Beginn der Behandlung der Jugendlichen häufig expliziert werden, ebenso die gegenüber Betreuern aus der Jugendhilfe. Patienten könnten – auf dem Hintergrund der bei nahezu allen Zuwandererethnizitäten stärkeren Familienkohäsion – annehmen, dass dem nicht so sei. Bei Jugendlichen bietet sich auch deswegen das klassisch *bifokale Setting* an (vgl. Kapitel 8), d. h. getrennte Sitzungen mit Jugendlichen und Eltern. Noch empfehlenswerter ist – je nach Problematik und vorfindlichen Bindungen – die Arbeit mit familiären Subsystemen (Mutter-Tochter, Mutter-Sohn oder Patientin-Schwester; Patient-Onkel oder Patient-Cousin, Vater-Patient). Es kann wichtig sein, alle in Deutschland anwesenden bzw. alle für die Gesundheit von Jugendlichen bedeutsamen Mitglieder der Familie einzubeziehen. Dabei ist die Familienhierarchie zu beachten, die sich durch das Einbeziehen etwa der Großelterngeneration oder eines älteren Onkels nochmals gänzlich anders darstellen kann; auch aus der Heimat kann ein Familienoberhaupt »hineinregieren«.

Eine Einzeltherapie mit Jugendlichen, die noch nicht lange in Deutschland sind, stößt manchmal an ihre Grenzen, die Konflikte lassen sich öfter in einer Gruppentherapie offener reinszenieren und zielführender bearbeiten. Man sollte im therapeutischen Setting das Bedürfnis der Jugendlichen nach geschlechtshomogenen Gruppen berücksichtigen. Sie haben in gemischten Gruppen sehr viel größere Schwierigkeiten, sich offen zu artikulieren.

Modifiziertes Abstinenzkonzept

Bei Patienten mit Migrationshintergrund kann es sehr bedeutsam sein, nach einem modifizierten Abstinenzkonzept zu arbeiten, d.h. nicht nur an den Raum zu denken, der den Phantasien und Möglichkeiten des Patienten zu lassen ist und der durch eigene Aktivität nicht begrenzt werden soll, sondern auch Nähe-Angebote des Patienten bzw. seiner Eltern zu Beginn der Therapie anzunehmen und wirken zu lassen. Renate Schepker, die viel Erfahrung in der Arbeit mit ausländischen Jugendlichen und ihren Familien hat, weist darauf hin, dass es in vielen Kulturen ein wichtiges Zeichen von Annäherung und Wertschätzung ist, Geschenke für den Therapeuten mitzubringen – sie abzulehnen kann das Entstehen eines Arbeitsbündnisses behindern. Ähnlich zu sehen ist ihrer Ansicht nach das initiale Fragen nach Erfahrungen des Therapeuten mit der Kultur oder dem Herkunftsland des Patienten, nach Sprachkenntnissen oder Reisen. Dies dient oft einem üblichen Kennenlernprozess, und die Ablehnung einer Antwort würde als rüde wahrgenommen. Ähnlich zu gewichten ist es, wenn die Therapeutin von der Mutter als »Schwägerin« oder »große Schwester« angesprochen wird, um etwa einer scheuen Jugendlichen das Mitgehen zu erleichtern. Als Mitglied der Familie angesprochen und quasi »adoptiert« zu werden, öffnet einen Raum der Kommunikation, in dem Offenheit besser möglich ist und Schamaffekte eingegrenzt werden. Diese »Verwandtschaftsbeziehungen« kann man im späteren Verlauf klarifizieren.

Ich erinnere in diesem Zusammenhang an den Begriff der inneren Neutralität (vgl. Kapitel 7). Problematischer als das Annehmen kulturell üblicher Höflichkeiten ist das Befriedigen eigener Triebwünsche – z.B. in Form narzisstischen Gewinns durch die Bestätigung eigenen »Gutmenschentums«. Problematisch ist auch die mit dem Begriff »Dominanzkultur« gut beschriebene, überhebliche Betonung unserer »freien« Wertewelt. Ein nicht-abstinentes Durchsetzen eigener Werte wäre z.B. die Romantisierung der westlichen Freiheit einer Liebesbeziehung und damit verbunden eine Abwertung »vermittelter«, wenngleich häufig freiwilliger Eheschließungen der Eltern oder der Patienten. Hier wird zu wenig bedacht, welche geringen Möglichkeiten des Kennenlernens außerhalb von Verwandtschaftsbeziehungen in manchen Kulturkontexten bestehen. Unabstinent ist auch das Aufoktroyieren eigener Männlichkeits- oder Weiblichkeitsbilder oder, besonders gefährlich, unserer Vorstellung von Autonomie und Selbstverwirklichung.

Oft diskutiert wird die Abstinenzregel im Hinblick auf das Ausstellen von Bescheinigungen für Behörden. Therapeuten werden von den Anwälten der Eltern nicht selten ersucht, die Behandlungsbedürftigkeit der Kinder als humanitären Bleibegrund zu bescheinigen. Die Gratwanderung besteht darin, sich angemessen zu beteiligen, ohne dass die psychische Krankheit eines Jugendlichen als »einzig rettender« Bleibegrund einer Familie durch ärztliche Atteste »zementiert« werden muss, was einer Chronifizierung einer Traumafolgestörung Vorschub leisten kann (Romer, 2016, S. 704).

Fragen zum technischen Vorgehen

Geschichten als therapeutisches Medium, veränderte Bedeutung des Spiels

Sprachliche und symbolische Repräsentationen in der Muttersprache sind vielleicht möglich, aber wie gehen wir damit um, wenn ein Jugendlicher sich in der Zweitsprache ausdrücken möchte und »nach Worten ringt«? Erim (2009) hat mit türkischstämmigen Patientinnen die Erfahrung gemacht, dass Geschichten hilfreich sind, da sie ein aktives Interesse der Therapeutin am kulturellen Hintergrund der Patientin signalisieren. Der Gebrauch von Märchen in der Therapie knüpft an die Tradition im Nahen Osten an, dass Weise oder Ältere, die aufgesucht werden, den Hilfesuchenden durch Geschichtenerzählen helfen, die Lebenssituation zu verstehen, und Lösungen aufzeigen.

Bedeutungszuschreibungen, insbesondere Symptombeschreibungen in der Herkunftssprache der Patienten sollten regelhaft erfragt werden. Es kann sinnvoll sein, über eigene, bildhafte Sprache Schilderungen und Assoziationen des Patienten anzuregen. Sehr häufig berichten Therapeuten (Schepker, 2017), wie sehr durch diese Arbeit auch ihre Phantasie angeregt wird, so dass die Behandlung als bereichernd erlebt wird, was sich auch auf die Therapie von Patienten mit gleichem Kulturhintergrund auswirkt.

Generell sind viele Jugendliche mit Migrationshintergrund in der Mitte der Gesellschaft angekommen, so dass sie, was Interessen an Musik, Medien, Filmen und ihre Aktivitäten in den Social Media angeht, einheimischen Jugendlichen sehr ähneln. Man muss allerdings berücksichtigen, dass die Formen des Spiels vor einem anderen Kulturhintergrund durchaus andere sein können. Das Spiel wird in ländlichen und kohäsiven Kulturen von den Erwachsenen weniger gefördert und auch deutlich mehr von ihnen dominiert. Eine »Unfähigkeit zum Spiel« beim Jugendlichen sollte daher nicht pathologisiert werden, sondern kann die schüchterne Unfähigkeit, sich Spielmaterialien auszusuchen und damit umzugehen, bedeuten.

Technisches Vorgehen und empathische Validierung

Behandlungstechnisch bietet sich wegen der vorherrschenden Schuld-Scham-Dynamik an, wie in jeder psychodynamischen Therapie »von der Oberfläche in die Tiefe« zu arbeiten, zunächst auf Ich-Stärkung und Über-Ich-Entlastung zu setzen und nicht deutend vorzugehen (Schepker, 2017). Der Umgang mit Übertragung in der Nähe zur Realbeziehung wird betont. Therapeuten können sich in Behandlungen mit Jugendlichen und ihren Familien bzw. Großgruppen der interpersonellen Dynamik schlechter entziehen. Schepker hat mit bindungs- und mentalisierungsorientierten Vorgehensweisen positive Erfahrungen gemacht, die sehr gut zu kollektivistischen Kulturhintergründen passen, ebenso mit Übertragungsfokussierung (vgl. Kapitel 10). Dadurch wird die therapeutische Beziehung zu einem Ort, an dem die Bildung von Vertrauen in die »fremde« Umwelt stattfindet. Dabei dürfen die Therapeuten eine eher aktive Rolle einnehmen – zunächst durch transparentes Mitteilen des von ihrer Seite erreichten Verständnisses, dann durch Klarifikation, d. h. (klare und hinweisende) Kommunikationsformen.

Behandlungstechnisch stehen vor allem die Affektfokussierung und die psychische Befindlichkeit des Patienten (sowie deren Ausdruck) in Bezug auf Alltagsfragen im Vordergrund. Nachfragen des Therapeuten, wie genau die geschilderten äußeren Abläufe waren, wie die innere Befindlichkeit des Patienten zu welchem Zeitpunkt ist, dienen der »empathischen Validierung« (Schepker, 2017). Sie sind in einer interkulturellen Therapiebeziehung sowieso geboten und helfen dem Mentalisierungsprozess generell weiter. Ins therapeutische Vorgehen ist darüber hinaus die »Haltung der Neugierde« eingebettet, die sich ebenfalls als Prinzip anbietet.

Ansprechen »kulturbezogener Abwehr«, positive Funktion von Spaltung

Machleidt und Gün (2011, S. 411) beschreiben die »kulturelle Abwehr als Camouflage ethnischer Benachteiligung«. Hartnäckige Klagen über ethnische Benachteiligung seien zunächst »in ihrem Kern als Realität anzuerkennen, um den Weg für die Analyse des darunterliegenden innerpsychischen Konfliktes frei zu machen«.

Eine weitere migrationstypische Abwehrformation ist die Idealisierung von Objekten in der Herkunftskultur der Vergangenheit (Nostalgie) oder auf die Zukunft gerichtet (Remigrationsphantasie). Bei Eltern von geflüchteten oder immigrierten Jugendlichen kann sich diese auch als »vergiftete Nostalgie« oder als Verbitterung äußern: In der Therapie ist eine Verbindung der »bitteren« und der »süßen« Erinnerungen zur Aufhebung der Spaltung anzustreben.

In Kapitel 7 wurde bereits auf die positive Funktion von Abwehr und adoleszenzspezifischen Abwehrformationen eingegangen und wurden Phantasien (*»some day«- und »if only«-Phantasie)* dargestellt. Bei der Arbeit mit geflüchteten oder kürzlich migrierten Jugendlichen haben sowohl Spaltungsprozesse als auch die die Vergangenheit idealisierende »if only«-Phantasie wichtige Funktionen im psychischen Haushalt.

Frühe Abwehrmechanismen der Spaltung scheinen insbesondere bei der Ankunft und in den ersten Monaten im neuen Land eine positive Funktion zu haben und geben dem Jugendlichen und seinen Eltern »eine Schonfrist«: Sie können am idealisierten Bild der Heimat quasi »auftanken« und Kraft für die neuen Anforderungen schöpfen. Walsh & Shulman (2007) fanden, dass diejenigen, die nach ihrer Ankunft in Israel, besonders in der Anfangszeit, längere und intensivere Spaltungsprozesse aufwiesen, später weniger Psychopathologie zeigten. Wenn also Jugendliche gerade am Anfang ihrer Therapie, kurz nach ihrer Ankunft in Deutschland, keinesfalls Dankbarkeit, sondern Verleugnung und Verschlossenheit zeigen, sollte man sich als Therapeut darüber klar werden, dass die Idealisierung der Heimat (trotz Verfolgung und unaushaltbaren Zuständen) und die Abwertung des Aufnahmelandes die oben beschriebenen positiven Funktionen haben können.

Interethnische Heiraten, unterschiedliches Akkulturationsniveau zwischen Eltern und Kindern und die Arbeit mit Vätern

Interethnische Heiraten und unterschiedliche Adaptationsstrategien der Eltern

Generell ist die Einheiratungsgsrate von Muslimen in die neue Gesellschaft beispielsweise in Deutschland gering und beträgt seit 30 Jahren etwa 10 %, während ausländische Christen eine hohe Einheiratungsrate aufweisen. Es ist verständlich, dass es bei sehr verschiedenen Werten und Erziehungsstilen wie denen einer kollektivistischen und einer individualistischen Kultur, d. h. beispielsweise bei einer

Türkin und einem Deutschen, zu Auseinandersetzungen kommen kann. Aber auch wenn die Eltern von Patienten muslimischen Glaubens sind, aber aus verschiedenen Ländern, z. B. Pakistan und der Türkei, stammen oder wenn sie aus verschiedenen christlichen Ländern kommen, wie bei Deutschen und Franzosen, können Konflikten entstehen. Hier muss man sich immer wieder miteinander verständigen, wie diese oder jene Situation beurteilt, wie mit diesem und jenem umgegangen wird, um das Ganze zu verstehen und zu einer für alle akzeptablen Lösung zu kommen. Wir haben gegenwärtig nicht nur eine zunehmende Anzahl an interethnischen Heiraten, sondern auch vergleichsweise hohe Scheidungsraten in diesen interethnischen Ehen, es ist also eine therapeutisch relevante Frage, wie sich Familien und Paare an die komplexe Situation anpassen (Seiffge-Krenke, 2012b).

Die ethnische Identität von Jugendlichen ist auch von der elterlichen Integration abhängig. In der Regel herrscht ein unterschiedliches Akkulturationsniveau zwischen Eltern und Kindern vor. Eltern aus kollektivistischen Kulturen sind besonders motiviert, die früheren Familienwerte aufrechtzuerhalten. Marginalisierte und separate Eltern berichten von viel mehr Konflikten mit ihren jugendlichen Kindern als integrierte und assimilierte Eltern. Auffällig ist, dass viele Migranteneltern überstark die Werte und Traditionen ihrer Herkunftsfamilien pflegen, d. h. eine Kultur aufrechterhalten, die in dieser Form schon nicht mehr in ihrem Herkunftsland, z. B. der Türkei, existiert. Ihre Separation ist als Reflex auf den drohenden Identitätsverlust zunächst verständlich, stellt die Jugendlichen jedoch vor sehr große Probleme (Seiffge-Krenke, 2020). Es ist außerdem ein häufig in Therapien zu beobachtendes Phänomen, dass sich Mutter und Vater unterschiedlich schnell an die Aufnahmekultur anpassen können. Das kann für Jugendliche einen erheblichen Konfliktstoff mit sich bringen.

Der 17-jährige Stanislav kam im Alter von 10 Jahren aus Polen nach Deutschland. Während sich seine Mutter sehr schnell anpasste, ja geradezu überanpasste, d. h. assimilierte (sie sprach nur noch Deutsch, kochte deutsch und machte eine Ausbildung als Friseuse), blieb der Vater ganz der polnischen Herkunft verhaftet. Er lebte in seinem Kreis polnischer Freunde, sprach nur Polnisch, fuhr häufig – ohne den Zweck klar zu benennen – nach Polen und machte dort große Geldgeschäfte, vermutlich mit Autos. Für den Patienten, der in seinen schulischen Leistungen absank, schließlich gar nicht mehr zur Schule ging und in kleinere Delikte (Autos aufbrechen und Ladendiebstahl) verwickelt war, war die Diskrepanz zwischen Assimilation (der Mutter) und

Separation (des Vaters) kaum auszuhalten, er hatte enorme Identitätsprobleme und wusste nicht, wie er sich orientieren sollten, wer er war und sein wollte.

Arbeit mit Vätern aus einer eher patriarchalisch strukturierten Kultur

Manche Väter erschweren die Elternarbeit durch ihren Hang, zu dominieren und zu kontrollieren, und durch ihre unangemessen starke Reaktion auf die Verselbständigungsbemühungen ihrer Kinder. Für Väter insbesondere traditioneller muslimischer Herkunft kann die Verselbständigung der Tochter sehr bedrohlich werden, und die Ehrenmorde, die auch in Deutschland in der Regel von den Brüdern der Töchter ausgeführt werden, haben immer auch die Funktion, das beschädigte Selbst des Vaters zu reparieren. Man muss sich dazu vergegenwärtigen, dass in patriarchalisch strukturierten Familien, z. B. aus ländlichen Regionen der Türkei, der soziale und gesellschaftliche Abstieg des Vaters nach der Migration erheblich ist und seine Schwäche auch noch durch Sprachprobleme verstärkt wird, so dass er in wichtigen (rechtlichen) Angelegenheiten auf die Übersetzung seiner Kinder angewiesen ist. Hinzu kommt, dass z. B. in türkischen Familien ein anderer Umgangsstil mit einem hohen Anteil an körperlicher Gewalt vorherrschen kann, wie empirische Studien bestätigt haben (vgl. Kapitel 3).

Die völlige Umwertung der gewohnten familiären Zusammenhänge ist zu bedenken, wenn man Elterngespräche mit ausländischen Patienteneltern führt, ebenso wie die Tatsache, dass die »Störung« eines Kindes oft schamhaft verborgen wird und die Ehre des gesamten Familienclans betrifft. Hier sind Feinfühligkeit, Respekt und integrative Leistungen des Therapeuten besonders gefordert, wenn er als Anwalt des Jugendlichen auftreten will. In der Elternarbeit mit ausländischen Familien ist die väterliche Unterstützung ebenfalls nachhaltig und beharrlich einzufordern. Dies gelingt leichter, wenn man Vätern ihren besonderen, distinktiven Beitrag zur Kindesentwicklung (vgl. Kapitel 8) verdeutlicht.

Offenheit für andere Werte und Erziehungsvorstellungen, Identitätsprobleme und Autonomieschuld

Identitätsprobleme der Jugendlichen

Für Jugendliche muss die Herkunftskultur als wichtiger Teil der eigenen Identität erhalten bleiben. Das gilt für Jugendliche, die adoptiert wurden, die einen Migrationshintergrund haben oder die aus interethnischen Heiraten stammen. Innerfamiliäre Konflikte sind dann besonders häufig, wenn große Unterschiede zwischen beiden Kulturen bestehen (»East meets west«), d. h. asiatische, arabische, afrikanische Kulturen mit entsprechenden buddhistischen, hinduistischen und muslimische Religionen auf westliche Kulturen treffen. Dann besteht die »Lösung« des Jugendlichen oft in einer Symptombildung. Interessant ist das häufigere Vorkommen von dissoziativen Störungen und insbesondere Gangstörungen bei türkischen Mädchen, wo das Symptom gleichsam den Kernkonflikt ausdrückt.

Die Frage der Identität – wo gehöre ich hin, kulturell gesehen – ist also eine therapeutisch bedeutsame. Es ist natürlich klar, dass Kollektivismus und Individualismus eher die Endpunkte einer Dimension sind als real einander ausschließende Pole und dass in jedem Land unterschiedliche Subgruppen mit unterschiedlich stark ausgeprägten Werten in diesen Dimensionen koexistieren. »Die dominante Kultur ist die bessere« ist eine gefährliche Botschaft. Außerdem sollten wir Differenzierungen innerhalb einer ethnischen Kultur auch therapeutisch bedenken. Wenn die Eltern aus einer anderen Kultur stammen, ist es dringend erforderlich, sich die entsprechenden Gepflogenheiten und Stile des Umgangs mit Problemen erklären zu lassen, der auch innerhalb einer Kultur sehr verschieden sein kann.

Neben den oft mit vielen Belastungen verbundenen Erfahrungen von Flucht, Vertreibung und Migration ist auch zu bedenken, dass diese Eltern im Einwanderungsland andere Facetten des Christentums und des Islams erleben, als sie es gewohnt sind. Es ist also auch für die Eltern der Jugendlichen eine große Herausforderung, ihre Erziehungsvorstellungen mit denen der umgebenden Kultur in Einklang zu bringen und westliche Werte und Erziehungsprinzipien zu integrieren. Das ist vielen Familien schon sehr gut gelungen, wie Studien mit Vätern mit Migrationshintergrund zeigen (Seiffge-Krenke, 2016b).

Unterschiedliche Werte und Erziehungshaltungen bei männlichen und weiblichen Jugendlichen

Wir werden durch Berichte über Morde an jungen Mädchen aufgerüttelt, die aus den Reihen der Familie, meist durch einen Onkel oder Bruder des Mädchens, begangen werden; man muss sie als Auftrag der Familie verstehen, die Tochter, die »vom rechten Weg« abgekommen ist und einen westlichen Lebensstil verfolgt, zu töten, um Schande von der Familie abzuwenden. Diese Morde sind nicht die einzigen Verbrechen, die an Mädchen begangen werden und wurden; sie sind Teil einer langen Reihe von Taten und Maßnahmen, die zur Unterdrückung der Mädchen, der Beschränkung ihrer Autonomie und der Verfügung über ihren Körper beitragen (Seiffge-Krenke, 2017a).

Es ist sicher so, dass extrem autoritäre Erziehungsmethoden, Zwangsverheiratung u. Ä. nur bei einem kleinen Prozentsatz der bei uns lebenden Familien mit muslimischem Hintergrund vorkommen. Dennoch: In der therapeutischen Praxis sehen wir in aller Regel nicht die gut integrierten Familien, die westliche Werte anerkennen, sondern Familien, in denen es zu vielen Konflikten zwischen den Autonomiebestrebungen der Jugendlichen und den Erwartungen und Wertmaßstäben der Familie – und der erweiterten Familie, der Verwandtschaft – kommt. Während Jungen oft extrem verwöhnt werden, ist die strikte Kontrolle der Mädchen vielfach in der Therapie spürbar. Für Familien ist der (soziale) Druck bezüglich der Mädchenerziehung sehr viel größer als bei der Erziehung von Jungen. Dies wird im therapeutischen Kontext immer wieder deutlich, wie in Seiffge-Krenke (2017a) beschrieben.

Die aus der Türkei stammenden Eltern der 15-jährigen Ermine leben sehr widersprüchliche Moralvorstellungen vor und zeigen gleichzeitig keine Toleranz für die zunehmenden Autonomiebestrebungen der Tochter. Sie haben die Grenzen so eng gesetzt, dass sie fast zwangsläufig überschritten werden müssen. In ihrem Aufbegehren gegen die zu strikten »Gesetze« der Eltern bringt sich Ermine in Gefahr, nicht nur gesundheitlich, sondern auch bezüglich ihres weiteren schulischen Lebensweges, der durch ihr Fernbleiben von der Schule gefährdet ist. Im Vierergespräch zwischen beiden Eltern, Ermine und der Therapeutin, welches das Mädchen wünschte, um seinen Eltern gemeinsam mit der Therapeutin etwas mitzuteilen, rücken die Eltern trotz inständiger Interventionen der Therapeutin nicht von der starren Regel des Ausgangs bis 18.30 ab und zeigen sich auch weiterhin unbeeindruckt und nicht bereit, die Regeln bezüglich Schminken und Taschengeld etwas zu lockern. Sie führen weiterhin

Klage über die »ungeratene Tochter«, und als die Therapeutin sie mit dem Verhalten des Vaters (der eine außereheliche Beziehung mit Ermines Lehrerin hat) konfrontiert, lassen die Eltern dies ungerührt an sich abprallen. Entmutigt, bedrückt und missmutig verlassen Ermine und ihre Therapeutin die Vierersitzung, eine große Hilflosigkeit und Wut ob der Doppelmoral des Vaters und der Submissivität der Mutter stellen sich ein. Weitere Elterngespräche können an dieser Wand an Spaltung und Verleugnung nichts verändern.

Autonomieschuld und die Einbindung in die erweiterte Familie

Viele adoptierte Jugendliche, aber auch viele Migranten-Jugendliche stammen aus kollektivistischen Kulturen, für die Bezogenheit und Gemeinschaft wichtiger sind als individuelles Streben und individueller Besitz. Für Familien aus diesen Kulturen ist es von großer Bedeutung, wie andere sie sehen. Sie erleben Rassismus und Vorurteile und internalisieren diese in ihr Selbstkonzept, ihre Identität. Abwertung und Stigmatisierung durch andere führen also verstärkt zur Internalisierung dieses falschen Selbst (Seiffge-Krenke, 2012b). Dies erklärt das besonders geringe Selbstbewusstsein und die Depressivität insbesondere der Mädchen aus diesen Ländern. Hinzu kommt, dass in kollektivistischen Kulturen viel stärker durch Beschämung erzogen wird, in individualistischen Kulturen wie in Mitteleuropa ist dagegen Erziehung durch Schuldgefühle typischer.

Die 17-jährige Maleh erscheint zum Gespräch in Begleitung ihrer Mutter. Sie besucht das Gymnasium, ist das älteste von drei Kindern. Die Eltern stammen aus Pakistan, aber aus unterschiedlichen Regionen mit einer jeweils eigenen Sprache, und sind muslimischen Glaubens. Die Patientin ist sehr depressiv, hat massive Ein- und Durchschlafstörungen, hat an Gewicht verloren und sieht keinen Sinn mehr im Leben. Sie muss viel weinen, fühlt sich erschöpft und müde. Maleh wächst in einem Elternhaus auf, in dem es aufgrund der interkulturellen Unterschiede ständig Konflikte und Eheprobleme nicht nur zwischen den Eheleuten, sondern auch mit den anderen Familienmitgliedern gibt. Beide Eltern versuchen den Kindern jeweils ihre »eigene« Kultur nahezubringen, was zu erheblichen Loyalitätskonflikten und Entwertungen innerhalb der Familie führt.

Malehs frühkindliche Beziehungserfahrung ist zum einen von massiven Impulsdurchbrüchen ihres Vaters geprägt, der in alkoholisiertem Zustand nicht nur der Mutter, sondern auch den Kindern gegenüber handgreiflich wurde. Die Mutter, die stark traditionell-patriarchalisch eingestellt ist und sich selbst ausgeliefert und hilflos fühlt, hat schon zwei Suizidversuche unternommen. Auf der Beziehungsebene herrscht bei Maleh der Wunsch nach einer harmonischen Beziehung vor, gleichzeitig ist sie aber überzeugt, dass ihre eigenen Wünsche und Bedürfnisse nicht gesehen werden. Sie möchte gerne so sein wie ihre deutschen Freundinnen, ausgehen, sich schminken, einen Freund haben, doch hier besteht ein striktes elterliches Verbot und Maleh fühlt sich wegen ihrer Autonomiewünsche sehr schuldig. Sie möchte gerne Polizistin werden – was ihre Wut gut aufnimmt –, dies wird aber vom Vater verboten.

Gleich zu Beginn des ersten Termins überschüttet Maleh die Therapeutin geradezu mit Informationen. Sie hat einen großen Redebedarf und wirkt hoffnungslos. Sie schildert Ängste, in der Schule nicht die Leistung bringen zu können, die erwartet wird. Auch gebe es familiär ständig Stress mit ihrer Tante mütterlicherseits, diese sei wie eine zweite Mutter, mische sich ständig ein und verbringe viele Stunden in der Familie. Sie mache ihr viele Vorwürfe und beschuldige sie ständig. Maleh schildert Gewalterfahrungen durch den Vater, verschiedene Todesfälle, die sich vor ihrem 16. Geburtstag ereignet hätten, so seien der Großvater und eine 20-jährige Cousine überraschend an Herzinfarkt verstorben. Die häusliche Situation belastet Maleh sehr. Sie hat, je älter sie wird, immer mehr Angst vor einer Zwangsverheiratung durch ihren Vater und die männlichen Verwandten, die ebenfalls viel reinreden und bestimmen. Die Therapeutin empfindet die Sitzung als anstrengend und hat Mühe, Maleh zu folgen, weil diese von einem Thema zum anderen springt. In der Gegenübertragung macht sich Verwirrung breit ob der vielen Ereignisse und involvierten Personen, die Therapeutin wird müde und hat Schwierigkeiten, sich zu konzentrieren.

In den nächsten Sitzungen ordnet sich das Ganze über das Klarifizieren langsam – auch für die Therapeutin. Um zu einem empathischen Verstehen zu gelangen, stellt sie viele Fragen, fasst das Verstandene nochmals zusammen, erfragt begleitende Gefühle und Gedanken. Die anfänglichen Sitzungen zielen zunächst darauf ab, Sicherheit zu vermitteln und Malehs Ängste auf der Realebene bezüglich Zwangsverheiratung und rechtlicher Situation zu klären.

Besondere Gegenübertragungsgefühle und -gefahren

Das Fremde ist faszinierend, bietet es doch nach Erdheim (1996) die Möglichkeit, sich dort alles zu holen, was Mutter, Vater, Geschwister nicht bieten. Daneben besteht eine psychohygienische Funktion der Fremdenrepräsentanz: Sie dient dazu, Spannungen in den Beziehungen zu neutralisieren, unakzeptable Selbstaspekte zu externalisieren. Auf die Fremdenrepräsentanz kann alles projiziert werden, was in der Kernfamilie und an sich selbst bedrohlich wirkt und die Beziehungen ernstlich gefährden könnte. Das gilt auch für Aspekte des Ich-Ideals und führt dann zu einer Überbetonung und Idealisierung des Fremden, anderen (Belz & Özkan, 2017).

Schepker (2017) führt aus, dass es wichtig ist, die eigenen Motive für eine Therapie mit einem ausländischen Jugendlichen und seiner Familie zu analysieren. Im Umgang mit Patienten, die einen Migrationshintergrund aufweisen, insbesondere aber mit Flüchtlingen, werden Motive und Konflikte virulent, die das Schuldgefühl in der Dominanzkultur (Erim, 2009), aber auch die nationale Schuld betreffen. Hier sind besondere Wiedergutmachungstendenzen der deutschen Therapeuten unterzubringen, die das kollektive Schuldgefühl entlasten. Dazu gehört auch die Tendenz, einen besonderen Schonraum für Zuwanderer herzustellen (z. B. in Form von Bescheinigungen). Hat der Therapeut die eigene Haltung zur Täter- oder Opferseite seiner Eltern und Großeltern, seine eigene nationale Zugehörigkeit nur ungenügend durchgearbeitet, können daraus Probleme hinsichtlich der therapeutischen Neutralität und Arbeitsfähigkeit entstehen.

Im therapeutischen Umgang mit Jugendlichen, vor allem unbegleiteten minderjährigen Flüchtlingen, kann es zu »Fallen« kommen, in denen der Therapeut vor allem im Sinne einer Übersteuerung – »zum richtigen Weg« führen will und in übertriebenem Maße »Mitleid« empfindet, was zum Aufoktroyieren von unrealistisch »emanzipatorischen« Therapiezielen führen kann. Wie bei der Erörterung von Abstinenz bereits beschrieben, darf man diese Jugendlichen nicht für eigene Ziele und Interessen »missbrauchen«.

Zusammenfassung

Die Arbeit mit Jugendlichen und ihren Familien aus einem anderen Kulturkreis gehört inzwischen zum therapeutischen Alltag. Obwohl vielfach große Ähnlichkeiten zur Diagnostik und Behandlungstechnik bei Jugendlichen bestehen, die aus dem gleichen Herkunftsland stammen wie der Therapeut, gibt es doch einige Merkmale, die man reflektieren sollte, um therapeutisch angemessen mit diesen Familien zu arbeiten.

Dazu zählen einige diagnostische Besonderheiten wie das häufige Vorkommen von Somatisierungsstörungen, aber auch Identitätsprobleme und Autonomieschuld bei den Jugendlichen. Das Setting verlangt ein modifiziertes Abstinenzkonzept und macht vielfach die Arbeit mit der Großgruppe, der erweiterten Familie, notwendig, die in vielfacher Weise das Leben der in Behandlung befindlichen Jugendlichen und ihrer Eltern bestimmen kann.

Auch die Arbeit mit den Vätern erfordert besondere Aufmerksamkeit Man sollte sich nicht nur mit kulturspezifischen Übertragungs- und Abwehrstrategien vertraut machen, sondern auch aufmerksam sein für andere Werte und Erziehungshaltungen, die in der Patientengruppe teilweise zu erheblichen Verwöhnungen der männlichen Jugendlichen und massiven Entwicklungsbehinderungen insbesondere der weiblichen Jugendlichen geführt haben. Die Reflexion der eigenen Gegenübertragung auf das andere, das Fremde, hat wesentlichen Anteil an einer gelungenen therapeutischen Arbeit, die an den für die Jugendlichen und ihre Eltern möglichen Zielen orientiert sein sollte.

10. KAPITEL

Behandlungstechnik bei traumatisierten Patienten und Patienten mit strukturellen Beeinträchtigungen

Wie in den vorangegangenen Kapiteln dieses Buches beschrieben, hat es, bedingt durch den Krankheitswandel und theoretische Neuerungen, auch Veränderungen in den Krankheitsmodellen gegeben. Gegenwärtig unterscheidet man eine Konflikt- und eine Strukturpathologie sowie eine Traumapathologie.

In diesem Kapitel werden die verschiedenen Krankheitsmodelle beschrieben, aus denen jeweils eine Indikation für bestimmte Gruppen von Patienten hervorgeht. Dabei geht es auch um Überlappungen in der Struktur- und Traumapathologie, wie wir sie vor allem bei Patienten mit Persönlichkeitsstörungen und Borderline-Persönlichkeitsstörungen finden. Neue Behandlungstechniken sind entwickelt worden, wie die strukturorientierte Therapie, die Psychoanalytisch-interaktionelle Methode (PIM), die Übertragungsfokussierte Psychotherapie (TFP), das Adolescent Identity Treatment (AIT) und die Mentalisierungsbasierte Psychotherapie (MBT-A). Sie werden in Bezug auf ihre Anwendbarkeit und Nützlichkeit in der Jugendlichenbehandlung vorgestellt. Aber auch in eher klassischen psychodynamischen ambulanten Behandlungen kann die Frage »Konflikt- oder Strukturfokus?« wichtig sein und Aufschluss darüber geben, welche therapeutischen Strategien am Anfang stehen und welche danach folgen könnten.

Nutzung verschiedener Krankheitsmodelle: Von der Konflikt- zur Struktur- und Traumapathologie

Das klassische psychoanalytische Krankheitsmodell von Freud (vgl. Kapitel 2) ist ein Konfliktmodell, in dem ein Konflikt zwischen triebhaften Bestrebungen des Es und Verboten des Über-Ichs so »gelöst« wird, dass Symptome entstehen – durch die vermittelnde Funktion des Ichs, die u.a. die Abwehr der problematischen Bestrebungen in Gang setzte. Die OPD-E- bzw. OPD-KJ-*Achse »Konflikt«* ergänzt, wie in Kapitel 4 beschrieben, den klassischen ödipalen Konflikt durch sechs weitere intrapsychische, entwicklungsbehindernde Konflikte, die man in der Therapie bearbeiten sollte. Diese Themen erweitern die klassische Engführung des ödipalen Themas durch Themen wie Identität, Selbsterleben, Bindung, nehmen also die Komplexität des aktuellen psychodynamischen Theoriengebäudes auf. Es ist nötig, die eigene Gegenübertragung einzubeziehen, um zu verstehen, auf welche Weise und mit welchen Beziehungsmodellen die Patienten uns verwenden (Körner, 2018) und welche inneren Konflikte sie dabei zu bewältigen versuchen.

Bedingt durch den Krankheitswandel haben strukturelle Defizite bei Patienten immer mehr Beachtung gefunden. Wenn es hier auch um keine wirklich neuen Perspektiven geht – denn die frühen Ansätze der Objektbeziehungstheorie, der Selbstpsychologie und der Bindungstheorie hatten bereits solche Defizite herausgearbeitet und ihren Ursprung (zumeist) aus den frühen Eltern- Kind-Interaktionen hergeleitet –, so wurde dies durch die Arbeiten von Gerd Rudolf (2010) doch immer deutlicher und auch therapeutisch umsetzbar. Die *Strukturachse* der OPD-E und die der OPD-KJ waren in der Konsequenz dieser Arbeiten eine schlüssige Entwicklung. Zentral für die therapeutische Arbeit haben sich Strukturdimensionen der Steuerung, des Selbst- und Objekterlebens, der Selbst-Objekt-Differenzierung, der Identität und der Bindung erwiesen. Des Weiteren hat sich gezeigt, dass sich verschiedene Krankheitsbilder auf unterschiedlichem Strukturniveau abbilden lassen (vgl. Kapitel 5), wie auch intrapsychische Konflikte auf einem unterschiedlichen Strukturniveau angesiedelt sein können.

Konflikt-, Struktur- und Traumapathologie

Die psychodynamische Psychotherapie verfolgt nach den Richtlinien in ihren Behandlungszielen Veränderungen in den Persönlichkeitsstrukturen. Über das therapeutische Durcharbeiten der intrapsychischen (PA) und bei der TP auch der aktuellen Konflikte in der therapeutischen Beziehung und durch die subjektiv wirksamen neuen Erfahrungen entwickeln sich neue Repräsentanzen und damit neue Strukturen. Patienten, die bereits mit Strukturdefiziten in die Behandlung kommen, verfügen jedoch nicht über prägnante innere Konflikte. Sie haben auf ihrer inneren Bühne keine Strukturen zur Verfügung, die diese Konflikte bilden könnten.

Strukturell beeinträchtigte Patienten können ihre Konflikte in der Beziehung zum Therapeuten oftmals nicht in der Phantasie und mit Hilfe deutender Interventionen bearbeiten, weil ihre mangelnde Symbolisierungs- und Mentalisierungsfähigkeit diese psychodynamische Arbeit nicht zulässt. Stattdessen inszenieren sie ihre Störung durch Impulshandlungen, Aktionen oder Somatisierungen. Von daher sind bei diesen Patienten Maßnahmen wie strukturstabilisierende und strukturfördernde Techniken dringend erforderlich. Für diese Patienten sind spezielle psychodynamisch orientierte Psychotherapieverfahren wie strukturorientierte Therapie (sie liegt gegenwärtig nur für Erwachsene vor; Rudolf, 2010), MBT oder TFP besonders geeignet.

Ätiologisch werden für eine Strukturpathologie fehlende Objektkonstanz, unzureichende Spiegelung und unzureichendes Containment durch die Eltern und mangelnde Empathie und Mentalisierungsfertigkeiten der Eltern verantwortlich gemacht. Die Abwehrprozesse der Patienten sind rigide, die Realitätsprüfung ist aber erhalten. Es kann eine Identitätsdiffusion vorherrschen mit unzureichender Selbst-Objekt-Differenzierung. Psychotische Episoden mit kurzfristigem Verlust der Realitätsprüfung erschweren die Abgrenzung zur Psychose und führen oft zur Diagnose der Borderline-Störung, die sie als Grenzgänger zwischen Neurose und Psychose kennzeichnet (Sevecke & Krischer, 2016).

Mit der Konflikt- und der Strukturpathologie wurden zwei unterschiedliche Formen der Beeinträchtigungen beschrieben, die als Vulnerabilitäten die Ausbildung von psychischen Störungen mitbedingen. Ein drittes Krankheitsmodell betrifft die Traumapathologie, und hier ist die Abgrenzung zur Strukturpathologie oftmals nicht einfach. Viele strukturell beeinträchtigte Patienten haben nämlich eine Traumavorgeschichte, bei nicht wenigen liegen sogar Mehrfachtraumatisierungen vor (Egle et al., 2016).

Ein Trauma zeichnet sich dadurch aus, dass aufgrund einer überwältigenden Erfahrung, eines massiven Stressors, das bisherige Bewältigungssystem zusammengebrochen ist, extreme Zustände von Hilflosigkeit und Schutzlosigkeit bestehen und eine Reihe von Prozessen in Gang gesetzt werden (wie Dissoziation, Flashbacks), um das psychische Überleben zu sichern (Burchartz, 2019). Neurobiologische Prozesse spielen bei der Entstehung und Aufrechterhaltung von Traumafolgestörungen eine wichtige Rolle (Boll-Klatt & Kohrs, 2018). Man unterscheidet verschiedene Traumatypen, wobei Traumata aus Erfahrungen mit nahen Bezugspersonen die schädlichste Wirkung haben, insbesondere wenn sie chronischer Natur sind. Nach Cropp et al. (2014) wiesen zwei Drittel der stationären Patienten in Tiefenbrunn eine Traumavorgeschichte auf. Oft reicht eine Einzeltherapie nicht aus, um die großen Defizite dieser Jugendlichen auszugleichen. Daher wurden komplexe Behandlungsansätze wie PIM besonders für die Behandlung von vielfach traumatisierten Kindern und Jugendlichen entwickelt (Streeck-Fischer, 2002a).

Konflikt- und Strukturfokus in psychodynamischen Therapien

Strukturorientierte Therapie

Die strukturorientierte Psychotherapie von Rudolf (2010) wurde direkt mit Bezug auf die Achse »Struktur« der OPD-E entwickelt, ist also eine Behandlungsform, die bei Erwachsenen erprobt wurde. Dennoch sind viele Prinzipien, die Rudolf nennt, sehr gut für die Arbeit mit Jugendlichen mit strukturellen Beeinträchtigungen geeignet. Ziel ist die Selbst- und Beziehungsregulierung; umschriebene strukturelle Defizite, wie sie sich auf der *Strukturachse* darstellen, sollen bearbeitet werden. Rudolf empfiehlt eine therapeutische Haltung, in der sich der Therapeut als entwicklungsförderndes Gegenüber versteht. Er nimmt die Rolle einer Ersatzelternfigur oder eines Mentors ein, der besonders am Anfang der Therapie Hilfs-Ich-Funktionen zur Verfügung stellt und auf Deutungen weitgehend verzichtet. Hier ist daran zu erinnern (vgl. Kapitel 4), dass eine mangelnde strukturelle Integration bedeutet, dass der Patient über eine strukturelle Fähigkeit nur mit erheblicher Unterstützung von außen und nur in wenigen Situationen verfügt. Entsprechend unterscheidet Rudolf vier Positionen:

- *sich hinter den Patienten stellen* (Containen, Hilfs-Ich, Unterstützungen, Sorge);
- *sich neben den Patienten stellen* (Aufmerksamkeit für die Situation des Patienten gemeinsam teilen);
- *sich dem Patienten gegenüberstellen* (Spiegelung, »Prinzip Antwort«, Konfrontation);
- *dem Patienten vorangehen* (anstehende Entwicklungsaufgaben antizipieren und mitteilen).

Aus dieser Aufstellung, die mit Patienten mit niedrigem Strukturniveau beginnt und zu besser strukturierten Patienten voranschreitet, kann man auch die typischen Interventionen ablesen, nämlich Förderung und Ordnung von Mitteilungen, antwortende Mitteilungen, Einladung zur Selbstreflexion, spiegelnde Äußerungen und strukturierende Interventionen.

Konflikt- oder Strukturfokus?

Bei Patienten, die wir in den ambulanten psychodynamischen Behandlungen sehen, ist in der Regel sowohl ein Konflikt- als auch ein Strukturfokus angemessen, allerdings kann sich – in Abhängigkeit von der strukturellen Beeinträchtigung, die man in der Diagnostik oder im weiteren Verlauf mit der OPD-KJ feststellt – das Behandlungskonzept ändern.

Bei Patienten mit einer Konfliktpathologie würde man eher im Sinne einer klassischen analytischen Behandlung (PA) aufdeckend und deutend vorgehen; man würde die Szene und die therapeutische Interaktion sowie Manifestationen in der freien Assoziation, im Spiel, in Geschichten, Träumen und der Erzählung des Jugendlichen daraufhin beachten, inwieweit sich der unbewusste Konflikt auch in der therapeutischen Situation zeigt. Man würde dies mit dem Patienten auch bezüglich seiner eigenen Übertragung durcharbeiten, indem man gemeinsam anschaut, wozu einen der Patient im Sinne Körners (2018) »verwendet«, also inwiefern sich im äußeren Leben, aber auch in der therapeutischen Situation eine spezifische Konfliktdynamik zeigt, die die Interaktion färbt.

Bei Patienten mit einer Strukturpathologie würde man sich, orientiert etwa an der Strukturachse der OPD-KJ, anschauen, in welchen strukturellen Bereichen die größten Defizite bestehen. Ist bei dem Patienten die Steuerung besonders beeinträchtigt? Wie geht er mit negativen Affekten um und wie gelingt es ihm, in einer kränkenden Situation seine Selbstwertregulation aufrechtzuerhalten? Auch Selbstwahrnehmung und Objekt-Wahrnehmung können beeinträchtigt sein: Kann der Patient positive und negative Eigenschaften bei sich zusammenbringen? Sieht er die Außenwelt gespalten, in gute und böse Objekte? Wie symbiotisch ist er mit den Objekten verschmolzen und in welchen Bereichen (Schule, Elternhaus, Freunde) hat er eine gewisse Unabhängigkeit? Wie steht es mit seinen Bindungsfertigkeiten? Hat er eine innere sichere Basis, kann er allein sein, kann er sich bei Verlusten selbst trösten? In dem Bereich, der Subdimension, in dem die stärksten strukturellen Beeinträchtigungen wahrnehmbar sind, ist am ehesten Interventionsbedarf. Strukturaufbau ist im klassischen Sinne etwas, was im Rahmen von tiefenpsychologischen Therapien (TP) sinnvoll ist, indem man etwa gezielt an der Emotionsregulierung oder der Selbstwahrnehmung des Patienten arbeitet.

Wie Abbildung 6 verdeutlicht, hat das jeweilige Krankheitsmodell bzw. der Struktur- und Konfliktfokus auch Auswirkungen auf die Wahl von Interventionsstrategien.

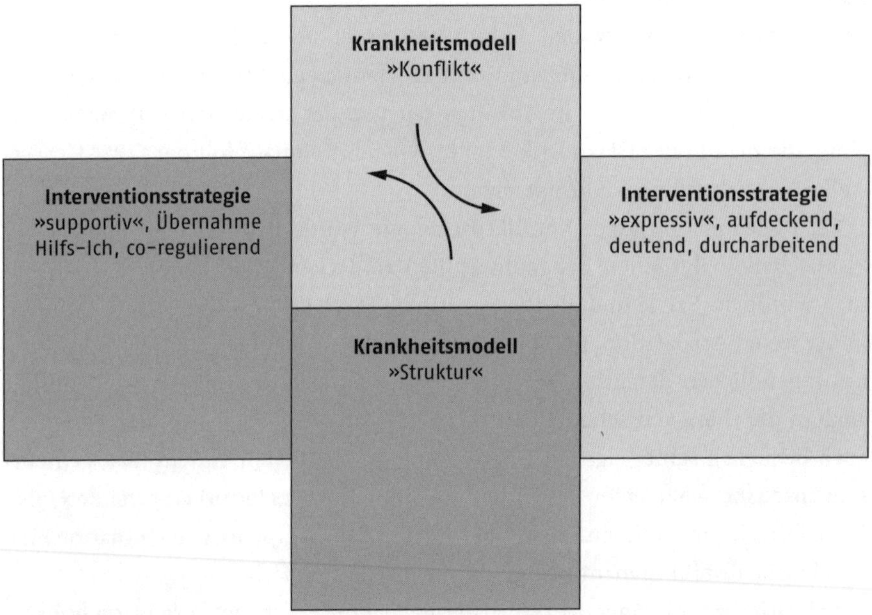

Abbildung 6: Zusammenhänge zwischen Krankheitsmodellen und Interventionen

In vielen ambulanten Therapien kommen beide Perspektiven zum Tragen, wie an dem im nächsten Abschnitt folgenden Fallbeispiel aus Seiffge-Krenke et al. (2014) verdeutlicht wird. Es ist aber auch möglich, dass zunächst eher ein Strukturaufbau vorgenommen wird und dann eher konfliktzentriert gearbeitet wird.

Verschiebung im Konfliktfokus und Arbeit an der Strukturachse

Bei dem im Folgenden geschilderten Behandlungsverlauf geht es um Julia, die wir schon in Kapitel 5 kennengelernt haben. Die Therapie ist durch eine Verschiebung im Konfliktfokus vom Konflikt »Unterwerfung versus Kontrolle« hin zum ödipalen Konflikt gekennzeichnet. Noch deutlicher ist allerdings, dass in der Therapie verstärkt mit der Strukturachse gearbeitet werden muss, vor allem an der Selbstwahrnehmung, Objekt-Wahrnehmung, speziell der Empathie gegenüber anderen und der Emotionsregulierung.

Bei der 13-jährigen Julia (Vorstellungsgrund: Sie würde massiv von ihren Mitschülern gemobbt) wurde im Interview zunächst eher ein »Unterwerfung vs. Kontrolle«-Konflikt vermutet, der ödipale Konflikte deutete sich nur an. Zugleich fiel eine geringe Fähigkeit, zwischen den Objekten und zwischen sich und anderen zu differenzieren, auf.

Im Erstgespräch wirkt die Patientin sehr brav und schüchtern, die Therapeutin fühlt sich an eine englische Internatsschülerin erinnert. Julia erzählt, es würden Lügengeschichten über sie erzählt, sie werde ausgegrenzt und isoliert und wisse nicht, warum. Sie werde gehänselt und über sie werde getuschelt, inzwischen sei sie in einer totalen Außenseitersituation in der Schule. Sie leide sehr darunter und ihr sei morgens meistens schlecht, wenn sie zur Schule müsse.

Julias Eltern stammen aus der gleichen Kleinstadt und wurden mit 18 (Mutter) und 19 Jahren (Vater) ein Paar. Während die Mutter sehr streng erzogen wurde, hatte der Vater seine eigene Pubertät wild gelebt und war viel mit seinen Kumpels rumgezogen. Die Eltern scheinen sehr besorgt und berichten, sie lägen nächtelang wach im Bett und unterhielten sich über die Probleme ihrer Tochter, ohne einen Ausweg zu finden. Atmosphärisch herrscht in diesen Erstgesprächen eine diffuse Stimmung der Angst.

Die *Anfangsphase der Therapie* ist durch eine ungeheure Materialmenge geprägt, die Schilderungen bleiben dabei immer »im Außen«, d. h. Julia nennt viele bedrohliche Außenobjekte und spricht in jeder Stunde über eine große Anzahl Jugendlicher. Einmal wurden in zwei aufeinanderfolgenden Stunden von ihr 45 Namen genannt. Julia ist auf keine Einzelbeziehung festzulegen, dies wirkt auf die Therapeutin lähmend, die sich in der Gegenübertragung im Kopf unangenehm leer fühlt, während sich auf der emotionalen Ebene Ohnmacht und Ärger ausbreiten.

Es dauert sehr lange, bis es gelingt, die Patientin strukturell auf wenige Objekte zu begrenzen. Nun wird deutlich, wie sehr sie an der Beziehungsaggression beteiligt ist, wie sehr sie sich in einer Dreierkonstellation mit zwei ihrer Freundinnen bewegt. Sie löst zahlreiche Konflikte aus, die beiden »betrogenen« Freundinnen ziehen sich zurück. Eine weitere Variante besteht darin, dass sich die Patientin in deren Liebesbeziehung einmischt, es entsteht eine Dreiecks-

Situation, in der sie mit dem Freund der Freundin eine Beziehung eingeht. Er trennt sich; die ehemalige Freundin reagiert darauf mit großer Wut und bricht die Beziehung zur Patientin ab.

Mit ihrem Verhalten konfrontiert, inszeniert Julia Ohnmachtsanfälle und kann gar nicht verstehen, dass die anderen so »gemein« zu ihr sind. Auch ihre Eltern hält sie tags und nachts beschäftigt, häufig mit Dreierkonstellationen, die sexuelle Elemente enthalten und dramatisch sind, Merkmale, die stark an einen ödipalen Konflikt (aktiver Modus) erinnern. Es wird deutlich, dass die Objekte beliebig austauschbar sind.

In dieser Phase der Therapie spricht die Therapeutin Julias Agieren immer wieder an, wie auch die verwirrende Vielfalt von blass bleibenden Freundinnen Thema ist. Zugleich arbeitet sie mit der Patientin daran, Empathie für die Perspektive der betrogenen anderen zu entwickeln, was der Patientin aufgrund ihrer Selbstfokussierung sehr schwerfällt. Immer wieder ist es nötig, durch Klarifikation und Konfrontation zu verdeutlichen, wie beziehungsschädigend die Patientin vorgeht und wie wenig sie diesen verleugneten Selbstanteil wahrnehmen kann.

In der *Mitte der Therapie* gelingt es schließlich, etwas kohärenter an weniger Beziehungen zu arbeiten und ihre Beteiligung an den Aggressionen zunehmend zu verdeutlichen, d. h. ihr Eindringen in enge Freundschaftsnetzwerke, das Abspenstigmachen von romantischen Partnern ihrer besten Freundinnen. Im Verlaufe dieser Phase werden die diffusen Beziehungen und ihre Beteiligung am Entstehen und Zerbrechen von Beziehungen immer wieder durchgearbeitet.

Julias Aussehen und ihr Auftreten verändern sich. Sie wird in ihrem gesamten Erscheinungsbild zu einer attraktiven Jugendlichen. Diese Veränderung nimmt in den begleitenden Elterngesprächen einen großen Raum ein und lässt die Eltern regelrecht panisch reagieren. In diesen Gesprächen werden Horrorszenarien entworfen, wie die Tochter und die ganze Familie enden werden. Begleitet sind die Schilderungen der Eltern von einer Atmosphäre diffuser und intensiver Angst. Immer wieder bedarf es in diesen Gesprächen der Einführung des Realitätsprinzips und der Realitätsprüfung hinsichtlich der Katastrophenphantasien der Eltern. Die Tochter scheint das Eheleben selbst bis ins Bett der Eltern zu dominieren. Die Mutter nimmt offen sowie heimlich an den Beziehungen und der Sexualität der Tochter, allerdings mit Sorge und Entsetzen, teil.

Im *letzten Drittel der Behandlung* wird zunehmend Julias Beteiligung am Zustandekommen der vielfältigen aggressiven Auseinandersetzungen, auch mit den Eltern, thematisiert und durchgearbeitet. In der letzten Phase der Therapie hat Julia einen Freund, mit dem ihr dann auch eine längere Beziehung gelingt. In ihre turbulenten Beziehungen zu gleichaltrigen Mädchen ist eine gewisse Ruhe eingekehrt. Am Ende der Behandlung hat sie eine zunehmende Distanz zu anderen gefunden und strukturelle Fortschritte gemacht. Das Gestalten und ein kohärentes Durchhalten in wenigen Beziehungen ist möglich, allerdings in einer Sonderrolle, in der sie noch viel kontrollieren kann (sie als Realschülerin in einer Freizeitgruppe von Hauptschülern).

Die Patientin erlebt sich am Ende der 70 Behandlungsstunden als selbstbewusster und sagt, es gelinge ihr, auch problematische Situationen, wie z. B. die Konflikte mit Freunden und Freundinnen, selbst gut zu bewältigen. Besonders in der letzten Behandlungsphase wird die Rückkehr zum Modus »Unterwerfung vs. Kontrolle« sehr deutlich, als die Therapeutin unbedingt die Therapie fortsetzen möchte, Julia sich aber verweigert, die Therapeutin mehrfach kühl abblitzen lässt und damit die Kontrolle über die Beziehung behält. Sie habe das, was sie erreichen wolle, in der Therapie für sich erreicht. Therapeutisch war eine sehr lange Arbeit an der Selbst- und Objekt-Wahrnehmung und Emotionsregulierung notwendig.

Strukturgebende Therapien und die Bedeutung von Mentalisierung und Bindung

Wir wenden uns nun den Patienten zu, bei denen überwiegend Strukturdefizite deutlich sind und die wegen ausgeprägter struktureller Schwächen spezielle Behandlungsangebote bekommen sollten.

Ergebnisse der Säuglings- und Bindungsforschung haben das Verständnis von den Entstehungsbedingungen psychischer Störungen verändert, neurobiologische Forschung zur Entwicklung des Gehirns und zu hirnphysiologischen Veränderungen durch Traumatisierungen hat unsere Perspektiven erweitert. Insbesondere im Hinblick auf traumatische Belastungen und ihre Folgen ist ein Paradigmenwechsel erkennbar, die therapeutischen Ansätze in der Traumatherapie haben sich verändert. Gleichwohl ist die Debatte, ob die psychodynamische Behandlungstechnik mit der Bearbeitung des Traumas in der Beziehung zur Retraumatisierung oder zur Überwindung des Traumas führt, noch nicht beendet. Neue, traumazentrierte Behandlungsformen wurden entwickelt, etwa körpertherapeutische Ansätze, EMDR-Techniken oder Imaginationsübungen, in denen z. B. der innere sichere Ort aufgesucht wird (Sachsse et al., 2002).

Fonagy und Target (1996) haben nachgewiesen, dass schwer gestörte Jugendliche von spezifischen therapeutischen Verhaltensweisen profitieren, in denen die reflexiven Prozesse gefördert werden, die Impulskontrolle unterstützt wird, die Wahrnehmung von anderen geschärft und die Fähigkeit, zu phantasieren und zu mentalisieren, gefördert wird. Für Jugendliche mit strukturellen Störungen sind Therapieformen sinnvoll, bei denen sie ihre Strukturdefizite aufarbeiten und wesentliche Erfahrungen im Sinne einer Triangulierung machen können. Wie in Kapitel 2 dargestellt, erscheint die Beziehung zum Vater als herausragend für die Entwicklung dieser strukturgebenden Prozesse; entsprechend sollte in Therapien neben dem »containing« dieses »väterliche Prinzip« stärker berücksichtigt werden.

Es ist bekannt, dass Patienten mit Strukturdefiziten von den klassischen psychodynamischen Techniken nur in eingeschränktem Maße profitieren können. Bereits die Wallerstein-Studie zeigte an über 42 psychoanalytischen Langzeitbehandlungen, dass bei Patienten mit strukturellen Störungen ein hoher Prozentsatz an ich-stützenden und supportiven Techniken angewandt wurde (vgl. Wampold, 2001). Auch die strukturbezogene Psychotherapie von Rudolf (2010) enthält Maßnahmen, die das Ich stärken und diese Patienten in die Lage versetzen, ihr Selbst und ihre Beziehungen zu regulieren. Diese Vorgehensweisen sind stark ressourcenorientiert. Im Folgenden werden vier Anätze vorgestellt, die Übertragungsfokussierte Therapie (TFP), das Adolescent Identity Treatment (AIT), die Mentalisierungsbasierte Therapie (MBT-A) und die Psychoanalytisch-interaktionelle Methode (PIM), die vor allem im stationären Kontext eingesetzt wird.

Übertragungsfokussierte Therapie (TFP)

Die TFP wurde primär als ambulante Einzeltherapie zur Behandlung von erwachsenen Patienten mit Borderline-Persönlichkeitsstörung entwickelt. Es handelt sich um eine Modifikation der psychodynamischen Standardtechnik, die strukturierende Elemente mit einem Fokus auf der Übertragungsarbeit verbindet (Clarkin et al., 2008). Inzwischen ist neben diesem »klassischen« TFP-Setting eine Reihe von Modifikationen für verschiedene Anwendungsbereiche entstanden. Dazu zählen auch die TFP-A für die Behandlung von adoleszenten Borderline-Patienten (Normandin et al., 2015; Kernberg et al., 2008) und die TFP für Kinder (Kreft, 2015). Für die klinische Arbeit mit Jugendlichen gibt es derzeit keine deutsche Übersetzung der TFP-A, es ist aber damit zu rechnen, dass dies in Kürze der Fall sein wird.

Diagnostik

Otto F. Kernberg entwarf auf dem Boden der psychoanalytischen Objektbeziehungstheorie in der Folge Melanie Kleins sowie der Ich-Psychologie von Heinz Hartmann ein eigenes Modell der Persönlichkeitsentwicklung. Dieses erlaubte ihm, verschiedene Reifegrade der Persönlichkeitsorganisation voneinander abzugrenzen und ätiologisch herzuleiten. Später wurden die Differenzierung in verschiedene Persönlichkeitsanteile und das Konzept der Dissoziation und Abspaltung einzelner problematischer Anteile zur Erhaltung der Funktionsfähigkeit der Gesamtpersönlichkeit entwickelt (Freyberger & Terock, 2016).

Das zentrale diagnostische Instrument in der TFP ist das strukturelle Interview (vgl. Kapitel 4). Initial werden vier Fragen gestellt, um den Patienten zur Selbstexploration anzuregen. Anhand der Antworten des Patienten ergeben sich Möglichkeiten, die einzelnen strukturellen Dimensionen abzuklären. Während des gesamten Interviews wird das Beziehungsverhalten des Patienten in den Beziehungen des realen Lebens erfasst und mit den Manifestationen von Übertragungsmomenten abgeglichen. Durch Benennen von verbalen oder nonverbalen Übertragungsmanifestationen wird die Übertragung herausgearbeitet und schließlich probeweise gedeutet.

Indikation und Setting

Die TFP wird für Patienten mit Persönlichkeitsstörungen auf einem Borderline-Strukturniveau eingesetzt, neben der Borderline-Persönlichkeitsstörung auch bei der narzisstischen, der paranoiden, der schizoiden und der histrionischen Persönlichkeitsstörung. In der Regel wird sie als ambulante Behandlung mit zwei Wochenstunden »face to face« durchgeführt. Üblicherweise wird die Therapie zwei bis drei Jahre in Anspruch nehmen, es sind aber auch, etwa im stationären Bereich, kürzere Behandlungen von 12 Wochen bekannt (Doering, 2016). Dabei ist das Therapieziel in der TFP nicht nur die Reduktion der Symptomatik, wie z. B. des selbstverletzenden Verhaltens, sondern eine Reifung der Persönlichkeitsstruktur mit der Fähigkeit zu gelingenden zwischenmenschlichen Beziehungen und einer zufriedenstellenden Leistungsfähigkeit.

Technische Neutralität, Containment

Die Haltung der Übertragungsfokussierten Therapie in der therapeutischen Beziehung entspricht im Wesentlichen der der klassischen Abstinenz bzw. Neutralität und dem Fokussieren auf die Übertragungsbeziehung. Hinzu kommen Fähigkeiten zur Rollenübernahme und zum Containment. Wilfred Bion (1967a) geht in seinem Container-Modell davon aus, dass schon in der frühen Mutter-Kind-Interaktion die Mutter vom Kind genutzt wird, um schwer auszuhaltende innere Selbstaspekte in sich aufzunehmen. Nach genau dem gleichen Muster agiert der TFP-Therapeut. Das Containment bei schwer gestörten Patienten mit entsprechend destruktiven Beziehungserfahrungen, die sie in die Übertragungsbeziehung einbringen, stellt oft hohe Anforderungen an den Therapeuten, da es ihm abverlangt, sich mit destruktiven oder perversen projizierten Anteilen zu identifizieren. Die Versuchung, diesem Erleben auszuweichen, ist groß, bedeutet aber zugleich, das Beziehungsangebot der Patienten zurückzuweisen. Groß ist auch die Gefahr, in ein Agieren zu geraten, das entweder eine Zurückweisung oder eine Verführung darstellen könnte.

Behandlungsvertrag, Behandlungstechnik und Deutung

In der Therapie wird zunächst einmal die Übertragungsbeziehung im Hier und Jetzt fokussiert, erst in späteren Therapiephasen werden Verbindungen zur Lebensgeschichte des Patienten deutend hergestellt. Vor Behandlungsbeginn wird in der TFP mit dem Patienten ein Behandlungsvertrag vereinbart, der dazu dient, den Rahmen der Behandlung zu sichern und einen Raum zu schaffen, in dem das freie Assoziieren so ungestört wie möglich stattfinden kann. Besonderes Augenmerk wird bei den Vertragsvereinbarungen auf Suizidalität und selbstverletzendes Verhalten gelegt. Dabei wird deutlich gemacht, dass der Patient zwischen den Sitzungen die Verantwortung für sein Leben selbst übernehmen muss.

Aus dem Gesagten wird deutlich, dass die TFP viel Eigenverantwortung vom Patienten verlangt, was in Bezug auf Jugendliche als Überforderung angesehen werden kann. Des Weiteren spielt das Beobachten, Definieren und Deuten der dominanten Objektbeziehungsdyaden und der Rollenumkehrungen in der Dyade als eine typische Abwehrstrategie dieser Patienten eine wichtige Rolle. Dies hat Kreft (2015) beim Spiel mit Kindern anschaulich belegt.

Die zentrale Technik der TFP ist die Deutung. Verschiedentlich wurde argumentiert, dass Borderline-Patienten nicht in der Lage seien, Deutungen konstruktiv zu nutzen. Die TFP vertritt hier eine grundsätzlich andere Position, indem sie davon ausgeht, dass Deutungen dann, wenn sie (a) aus einer Haltung der technischen Neutralität heraus erfolgen, (b) ein Containment durch den Therapeuten stattfindet, (c) der dominante Affekt im Hier und Jetzt aktiviert ist, die wirksamste Intervention darstellen. Darüber hinaus müssen der Zeitpunkt und die Tiefe der Deutung richtig gewählt sein, damit sie den Patienten erreichen kann und eine Erfahrung sowie ein Verstehen auslöst. Primär fokussiert die Deutung in der TFP auf die Übertragungsbeziehung, die Zusammenhänge mit biografischem Dort und Damals werden erst in späteren Therapiephasen hergestellt.

Die Aufgabe des Therapeuten ist es, das Chaos und das Nicht-Verstehen auszuhalten und zu containen. Mit der Zeit werden Muster erkennbar und es gelingt dem Therapeuten, eine Teilobjektbeziehungsdyade mit dem dazugehörigen vorherrschenden Affekt zu identifizieren. In einem mehrschrittigen Deutungsprozess wird das dyadische Übertragungsgeschehen mit dem einhergehenden Affekt vom Therapeuten benannt. Immer dann, wenn eine Behinderung der Übertragungsarbeit vorliegt, wird der Therapeut diese aktiv ansprechen, wobei er zunächst bemüht ist, die Haltung der technischen Neutralität zu wahren und das Geschehen zu analysieren.

Adolescent Identity Treatment (AIT)

Das AIT ist eine Therapiemethode, die auf die Behandlung von Identitätsstörungen als einem zentralen Merkmal einer Persönlichkeitspathologie abzielt (Schmeck & Schlüter-Müller, 2009). Sie integriert spezifische Ansätze aus der Objektbeziehungstheorie und modifizierte Anteilen aus der TFP und weiteren Elemente wie Elternarbeit und Psychoedukation. Anlass für die Entwicklung war, dass sich die Identitätsdiffusion in verschiedenen Studien als zentrales Merkmal erwiesen hat, und auch im DSM-5 kommt Identitätsproblemen bei der Diagnose von Persönlichkeitsstörungen eine bedeutsame Rolle zu.

Behandlungskonzept

Foelsch et al. (2013) gehen davon aus, dass Schwierigkeiten in der Emotionsregulierung, eine gestörte Identitätsentwicklung und deutliche interpersonelle Schwierigkeiten – insbesondere bezüglich Intimität und Empathie – die psychopathologisch bedeutsamsten Kriterien für das Vorliegen einer Persönlichkeitsstörung bei Jugendlichen darstellen. Aufgrund ihrer beeinträchtigten sozialen Fertigkeiten haben solche Jugendlichen auch wenig Möglichkeiten, in der Freundes- und Peergruppe relevante, identitätsstabilisierende Lernprozesse zu erfahren. Das Behandlungskonzept muss also ein umfassendes sein und schließt mehrere Elemente ein. Das AIT wird einstündig pro Woche angeboten, mit einer Gesamtdauer von 25 Stunden. Die Elternarbeit wird flexibel gehandhabt und erfolgt zu Beginn häufiger und engmaschiger als am Ende der Behandlung.

Techniken und therapeutische Haltung

Von besonderer Wichtigkeit ist die therapeutische Haltung des Behandlers, die Echtheit, Wärme, Offenheit, Akzeptanz und Optimismus umfassen sollte (Schlüter-Müller, 2017). Es wird erwartet, dass der Therapeut absolut präsent ist, sowohl bezüglich seiner Sprache, seines Tonfalls als auch seiner Körpersprache. Beim Entschlüsseln der Signale werden verbale und averbale Signale einbezogen. Klarifikationen oder, in der AIT-Sprache, Klärungen machen einen wesentlichen Anteil der Interventionen aus (»Du musst mir erklären …«, »Was meinst du mit …?«). Dadurch werden die reflexiven Funktionen des Jugendlichen verstärkt, und es kann an der Präzisierung eines Gefühls (wütend? enttäuscht? beschämt?) und am interaktionellen Bezug (»Meinst du, du selbst oder jemand anderes?«) gearbeitet werden. Konfrontationen werden ebenfalls verwendet, insbesondere, um Widersprüchliches deutlicher zu machen. Deutungen werden nach ausreichender Vorbereitung durch die beiden anderen Interventionsformen – also Klärungen und Konfrontationen – ebenfalls angeboten, auch hier wiederum eher als Hypothese (»Könnte es sein, dass …?«) und eher mit Bezug zu anderen als zum Therapeuten.

Psychoedukation und Elternarbeit

Psychoedukation findet sowohl mit den Jugendlichen als auch mit ihren Eltern statt und umfasst ein weites Feld von Aufklärung über die Entwicklung im Jugendalter über Techniken der Emotionsregulierung (»Step back but dont leave«) bis hin zu Schaubildern bezüglich überschießender Affekte und deren Konsequenzen. Die Elternarbeit ist, wie bei der MBT-A, sehr wichtig. Hier ist es bedeutsam, nicht die Sicht der Patienten auf die Eltern als böse, verfolgende Objekte zu übernehmen. Bei der Elternarbeit wird vor allem der elterliche Neid auf das Kind, das die Behandlung bekommt, herausgearbeitet, aber auch die Gefahren von anderen elterlichen Übertragungen wie Idealisierungen (der Therapeut als »Retter«

und der Therapeut als »Schuttabladeplatz«, wo man das Kind deponiert, in der Hoffnung, es gesund zurückzuerhalten; Schlüter-Müller, 2017).

Vertragsabschluss und Homeplan

Ein weiterer Bestandteil des AIT ist ein Vertrag, der zwischen dem Jugendlichen und dem Therapeuten geschlossen wird, mit Festlegungen bezüglich des Settings sowie des Umgang mit Offenheit und schweren Krisen (im Hinblick auf Selbstverletzungen und Suizidalität), zudem wird die Schweigepflicht des Therapeuten herausgearbeitet. Auch mit den Eltern wird ein Vertrag abgeschlossen, in dem diese für die Unterstützung der Behandlung gewonnen werden sollen. Der »Homeplan« enthält Verhaltensregeln für das Zusammenleben zu Hause. Er kann immer wieder modifiziert und an die neuen Bedingungen angepasst werden, bei Einhaltung werden Belohnungen in Aussicht gestellt.

Das AIT enthält demnach Elemente, die ähnlich sind wie bei der TFP, es nimmt aber auch Anteile auf, z. B. die Bedeutung der Elternarbeit, die für die MBT wichtig sind, wie im Folgenden gezeigt wird. Herausragend und besonders ist die starke Strukturierung in Bezug auf die Selbst-Objekt-Differenzierung, die angesichts einer diffusen Identität besonders vonnöten ist.

Mentalisierungsbasierte Therapie für Adoleszente (MBT-A)

Die Mentalisierungsbasierte Therapie (MBT) wurde in London von Anthony Bateman und Peter Fonagy entwickelt – ursprünglich für die Behandlung von erwachsenen Patienten mit Borderline- Persönlichkeitsstörung (BPS), später wurde sie dann auch für die Behandlung von Patienten mit Depression, Essstörung oder Antisozialer Persönlichkeitsstörung sowie bei Adoleszenten und deren Familien eingesetzt. Inzwischen liegt auch ein Manual für die Behandlung von Jugendlichen (MBT-A, Taubner & Volkert, 2017) vor.

Mentalisierung und Mentalisierungsstörungen bei Jugendlichen

Im Kontext der Bindungstheorie bezeichnet »Mentalisieren« eine imaginative Fähigkeit, sich mentale Ursachen des eigenen Verhaltens und des Verhaltens anderer (z. B. Emotionen, Wünsche, Kognitionen und Ziele) vorzustellen (Fonagy et al., 2019). In der Adoleszenz wird die Fähigkeit entwickelt, abstrahierter und elaborierter zu mentalisieren. Im Alter zwischen 13 und 18 Jahren entspricht die Mentalisierungsfähigkeit von Jugendlichen der von Erwachsenen. Anstelle von simplen Basisemotionen können nun auch komplexere Emotionen wie Eifersucht und Missgunst attribuiert werden. Aufgrund der Entwicklungsanforderungen geht man davon aus, dass Adoleszente besonders anfällig dafür sind, bereits bei geringerem Stress ihre Mentalisierungsfähigkeit zu verlieren.

Klinische Studien verweisen auf signifikant niedrigere Mentalisierungsfähigkeiten bei psychopathologisch belasteten Adoleszenten zumindest in Bezug auf externalisierende Störungen (Taubner et al., 2010) und auf die Funktion der Mentalisierung als Schutzfaktor, der psychopathologische Auffälligkeiten im Zusammenhang mit frühen traumatischen Erfahrungen abzuschwächen scheint. Mayer et al. (2019) verdeutlichen den Einsatz bei geflüchteten Familien.

Ziele, Diagnostik und Fokusformulierung

Das Ziel der MBT ist die Förderung von effektivem Mentalisieren und der Aufbau von »epistemic trust«. Man geht davon aus, dass die therapeutische Beziehung einer Bindungsbeziehung gleicht, in deren Rahmen nicht-mentalisierte Emotionen und ihre psychischen Repräsentationen erkundet werden können. Unsichere und besonders desorganisierte Bindungsrepräsentationen können mit einem verstärkten epistemischen Misstrauen einhergehen, was ein Lernen aus sozialen Beziehungen erschwert. Die Diagnostikphase dient der Einschätzung der Mentalisierungsfähigkeit, umfasst 5 bis 8 Sitzungen und schließt mit einer schriftlichen Fokusformulierung für den Patienten und die Familie ab. Für die Diagnostik der Mentalisierung liegen verschiedene Instrumente vor (Taubner & Volkert, 2017), die eine Profilbildung ermöglichen. Es wird dann gemeinsam mit dem Patienten eine Hierarchie der therapeutischen Ziele erarbeitet.

Ablauf der MBT-A

Um akkuratere Repräsentationen des Selbst und der anderen zu erreichen, ist es notwendig, die Mentalisierungsfähigkeit wiederherzustellen. Die MBT-A nutzt dafür nicht nur das Gespräch, sondern integriert visualisierende und Spiel-Elemente. Darüber hinaus ist die Haltung des Therapeuten deutlich aktiver als in der klassischen MBT und die Familienarbeit zeichnet sich durch einen stärkeren systemischen Ansatz aus. Die Behandlung besteht aus einer Kombination von Einzel- und Familiensitzungen. Die wöchentliche Frequenz variiert, im ambulanten

Setting werden die Einzelsitzungen zumeist einmal wöchentlich und die Familiensitzung einmal monatlich durchgeführt; in stationären Settings werden oftmals Einzel- und Gruppensitzungen zweimal pro Woche sowie wöchentliche Familiensitzungen abgehalten.

Die Behandlung ist in vier Phasen unterteilt, die jeweils eigene Zielformulierungen enthalten.

Nach der *Diagnostikphase* erhält jeder Patient eine schriftliche Fokusformulierung, die zusätzlich einen Krisenplan für die Familie und den Patienten enthält. Daran anschließend findet eine Psychoedukation (MBT-AI) statt. In der Folge wird an dem Kernziel der MBT-A gearbeitet, die Mentalisierungsfähigkeit in Situationen mit starker Affektivität zu verbessern, z. B. bei Gefühlen von Zurückweisung und Konflikten in Bindungsbeziehungen und besonders in Situationen, in denen das Problemverhalten auftritt (aggressives oder selbstverletzendes Verhalten, Suchtverhalten etc.).

In der *zweiten Phase* der Therapie geht es verstärkt um eine Stabilisierung und Eingrenzung agierenden Verhaltens.

In der *dritten Phase* der MBT-A wird aktiv an einer Verbesserung der Mentalisierungsfähigkeit gearbeitet. Dazu wird u. a. sorgsam auf nicht-mentalisierende Prozesse während der Sitzungen geachtet. Das Ziel der Familiensitzungen besteht in dieser Phase darin, die Mentalisierungsfähigkeiten des Familiensystems, besonders in Bezug auf familiäre Konflikte, zu verbessern.

In der *finalen Phase* des Abschieds werden, wie in psychodynamischen Therapien üblich, Themen von Trennung und Abschied sowie weitere Bewältigungsstrategien und Herausforderungen mentalisierend besprochen.

Therapeutische Haltung und Interventionen

In der MBT-A gibt es eine spezifische therapeutische Haltung. Der Therapeut ist ein aktiver Teilnehmer. In jeder Sitzung sollten sein Interesse und seine Neugierde bezüglich des Patienten durchgängig sichtbar sein. Zentraler Bestandteil ist außerdem eine grundsätzliche Offenheit des Therapeuten, seine mentalen Reaktionen auf die mentalen Prozesse des Patienten wahrzunehmen und mit dem Patienten zu teilen. Außerdem geht es darum, dass der Therapeut die Angemessenheit des psychischen Erlebens des Patienten anerkennt, auch wenn er dieses zunächst nicht versteht (Nicht-Wissen). Alle Interventionen müssen an den aktuellen Denkmodus des Patienten angepasst werden.

Weitere zentrale Bestandteile der therapeutischen Haltung sind der Aufbau eines therapeutischen Arbeitsbündnisses, der eines authentischen emotionalen Kontaktes und der Aufbau einer fürsorglichen Beziehung. Diese Aspekte sind besonders für die therapeutische Arbeit mit narzisstisch vulnerablen Adoleszenten bedeutsam.

Im Kontrast zur Haltung gegenüber erwachsenen Patienten wird für die MBT-A eine noch deutlichere Markierung der empathischen Validierung vorgenommen. Therapeuten haben die Möglichkeit, das eigene Setting flexibler zu handhaben, z. B. Sitzungen als Spaziergänge durchzuführen und häufiger tatsächlich helfend zu handeln. Kürzere Sitzungen sind möglich, es gibt therapeutische Spielangebote. Die Validierung des subjektiven Erlebens ist die notwendige Grundlage, um dann gemeinsam das vom Patienten Erlebte aus anderen Blickwinkeln reflektieren zu können. Erst wenn die Validierung erfolgreich verlaufen ist, kann der Therapeut Techniken der Klärung und Exploration mentaler Befindlichkeiten einsetzen.

TFP und MBT – unterschiedliche Sicht auf das »alien self«

Fonagy und Kollegen (2019) haben die klinische Theorie des »fremden Selbst« (»alien self«) nach Winnicott (1984 [1956]) weiter ausgearbeitet, die besonders für die therapeutische Arbeit mit Adoleszenten als bedeutsam erscheint. Ein »alien self« entsteht aus der wiederholten und überwiegenden Erfahrung, dass Fürsorgepersonen von negativen Affekten überwältigt werden und dem Säugling ein fehlerbehaftetes soziales Feedback geben. Das Kind verinnerlicht dann eine nichtkongruente fremde Repräsentanz seines Selbst, wie z. B. »Ich bin unerträglich« oder »Ich bin hässlich«, aber den größten Teil des schwer Erträglichen bildet das Erleben von subjektiver Inkohärenz. Eine erfolgreiche Art der Bewältigung einer drohenden Selbstfragmentierung ist die Externalisierung von unerwünschten Selbstanteilen. In der psychodynamischen Therapie wird dies mit dem Begriff der projektiven Identifikation bezeichnet (vgl. Kapitel 7). Die Projektion unerwünschter Selbstanteile ist dann erfolgreich, wenn sich das Gegenüber tatsächlich mit den externalisierten Selbstanteilen identifiziert und sich selbst z. B. hässlich und ungeliebt fühlt. Das Konzept des »alien self« unterscheidet sich in der MBT von der Vorstellung der TFP (Kernberg et al., 2008). Während das Ziel einer Übertragungsfokussierten Therapie darin bestehen würde, die gespaltenen Repräsentanzen als Teil der eigenen Repräsentanzenwelt zu integrieren, wäre es nach dem Konzept des »alien self« in der MBT bedeutsam, nicht-integrierbare Selbstanteile als dem Selbst nicht zugehörig zu erkennen, damit diese nicht mehr externalisiert werden müssen.

Es ist deutlich geworden, dass beide Verfahren, TFP und MBT, Abwandlungen der psychoanalytischen Technik sind, die die Regression stärker begrenzen und eine aktive Haltung des Therapeuten erfordern – etwa durch die affektfokussierte Fragetechnik bei der MBT-A und explizite Konfrontation und Deutung bei der TFP. Die Bearbeitung der negativen Übertragung und die Beachtung der Aggression sind auch in der TFP viel stärker als etwa in einer tiefenpsychologisch fundierten Therapie. Insgesamt ist jedoch die Ähnlichkeit der TFP mit den analytischen Techniken unverkennbar.

Die Psychoanalytisch-interaktionelle Methode (PIM)

Ausgangspunkt für den Einsatz der Psychoanalytisch-interaktionellen Methode ist eine Therapieform, die für erwachsene Patienten mit strukturellen Störungen und Persönlichkeitsstörungen entwickelt wurde (vgl. Streeck & Leichsenring, 2015). Beim Einsatz für jugendliche Patienten wurden geringfügige Änderungen vorgenommen (vgl. Streeck-Fischer et al., 2016). In der PIM wird die Symptomatik psychodynamisch verstanden, die Therapie selbst ist primär auf das interaktive Geschehen und die Gestaltung interpersoneller Beziehungen ausgerichtet. Der Schwerpunkt der Behandlung liegt also nicht auf der intrapsychischen Welt und dem unbewussten Erleben der Jugendlichen, sondern die Behandlung konzentriert sich vor allem auf die Schwierigkeiten der Jugendlichen, sich selbst und ihre zwischenmenschlichen Beziehungen zu regulieren (Cropp et al., 2016).

Der Therapeut bietet sich dem jugendlichen Patienten in der PIM als ein aufmerksames, zugewandtes Gegenüber und ein aktiver Interaktionspartner in einem gemeinsam gestalteten Beziehungsgeschehen an. Dadurch kann der Jugendliche neue emotionale Erfahrungen machen, die es ihm ermöglichen, seine bisherigen interpersonellen Schwierigkeiten zu verstehen und seine blockierte Entwicklung wieder in Gang zu setzen.

Zentrale Charakteristika: Antwortender Modus, Authentizität

Ein zentrales behandlungstechnisches Charakteristikum der PIM, ähnlich wie in der strukturorientierten Psychotherapie von Rudolf (2010), ist der sogenannte »antwortende Modus«. In diesem gibt der Therapeut dem Patienten gegenüber selektiv etwas von seinem eigenen Erleben und seinen eigenen Gefühlen und Handlungsbereitschaften preis, die sich bei ihm »in Antwort« auf den Patienten und dessen Verhalten einstellen. Er legt somit selektiv Aspekte seiner Gegenübertragung offen. Mit dieser Technik hilft der Therapeut dem Jugendlichen, den Blick auf die interpersonellen Folgen seines Verhaltens zu richten und sein häufiges Scheitern im Zusammensein mit anderen besser zu verstehen. Wichtig ist, dass der Therapeut dabei authentisch ist. Zudem sollte die Offenlegung des eigenen Erlebens nur erfolgen, wenn sie auch dazu beitragen kann, dem Jugendlichen Aspekte seines Verhaltens und seiner Erfahrungen im Zusammensein mit anderen verständlicher werden zu lassen, d. h. wenn von dieser Offenlegung eine entwicklungsförderliche Wirkung ausgehen kann.

Antwortende Interventionen können Aspekte sowohl der komplementären als auch der konkordanten Gegenübertragung enthalten. Im Falle der Verwendung komplementärer Gegenübertragungsgefühle bringt der Therapeut die Sicht des Gegenübers ein, im Falle der Verwendung konkordanter Gegenübertragungsgefühle identifiziert sich der Therapeut virtuell mit der Position des Patienten. Durch dieses Vorgehen wird der Patient dabei unterstützt, bessere Fähigkeiten hinsichtlich der Selbst- und Objekt-Wahrnehmung sowie der Selbst-Objekt-Differenzierung zu erwerben. Die Benennung von Gefühlen durch den Therapeuten kann zudem die Affektwahrnehmung und die Affektdifferenzierung verbessern, die bei strukturell gestörten Jugendlichen häufig stark eingeschränkt sind. Zugleich kann der Therapeut durch die selektive Offenlegung der Gefühle, die sich bei ihm in Reaktion auf z. B. impulsive Affektausbrüche des Patienten einstellen, auch deutlich machen, welche Auswirkungen ein solches Verhalten auf das Gegenüber des Patienten und auf die gemeinsame Beziehung hat.

Einsatz der Psychoanalytisch-interaktionellen Methode in Phasen der stationären Behandlung

Diese Methode wird beispielsweise in der Kinder- und Jugendpsychiatrie in Tiefenbrunn bei Göttingen für stationäre Patienten verwendet. Die manualisierte stationäre Behandlung gliedert sich in drei aufeinander aufbauende Phasen mit jeweils spezifischen Zielsetzungen (vgl. Streeck-Fischer et al., 2016).

In der *ersten Phase der Behandlung* (Beziehungsaufbau und Stabilisierung) geht es darum, eine möglichst stabile, verlässliche und sichere Beziehung zu dem Jugendlichen herzustellen und Rahmenbedingungen zu etablieren, die gewährleisten, dass der Jugendliche sich z. B. von traumatischen Reenactments distanzieren kann. Zugleich ist es in dieser Phase erforderlich, dass Jugendliche, die zu Regelverletzungen und Grenzüberschreitungen neigen, die Rahmenbedingungen der Station akzeptieren lernen und als hilfreich wahrnehmen können. Bei Patienten mit schweren Impulskontrollstörungen werden in dieser Phase auch zeitweise behandlungsbegleitend Psychopharmaka eingesetzt, um einen vorzeitigen Behandlungsabbruch zu vermeiden.

Die *zweite Phase der Behandlung* (Auf- und Ausbau von Ressourcen) ist durch Arbeit an den strukturellen Defiziten sowie dem Be- und Durcharbeiten von Konflikten gekennzeichnet, die sich im Hier und Jetzt der therapeutischen Beziehung und im Alltag zeigen. Hier ist es wichtig, dass die Mitglieder des therapeutischen Teams sich als Personen zeigen, die anders sind als die realen und verinnerlichten Elternfiguren, um so dem Jugendlichen eine alternative Beziehungserfahrung zu ermöglichen.

In der *dritten und letzten Phase der Behandlung* (soziale Reintegration und Abschied) stehen die Erprobung von zunehmenden Belastungen im Alltag sowie Entscheidungen im Hinblick auf die Entlassung im Vordergrund.

Für die einzelnen Phasen in der Einzeltherapie und im Stationsalltag können sich jeweils unterschiedliche Behandlungsschwerpunkte ergeben. Je nachdem, welche Schwierigkeiten bei dem jeweiligen Patienten im Vordergrund stehen, erfolgen individuelle Abweichungen von diesem Schema.

Besonderheiten bei traumatisierten Patienten

In Bezug auf traumatisierte Patienten werden in Tiefenbrunn verschiedene Behandlungselemente ergänzend in die PIM integriert. In der ersten Phase der Behandlung handelt es sich dabei um das Erlernen von Techniken zur Stabilisierung (z. B. Imaginationsübungen), um die Schaffung äußerer (realer) Sicherheit und um das Erkennen von traumatischen Reinszenierungen. In der zweiten Phase der Behandlung dient der Auf- und Ausbau von Fähigkeiten und Ressourcen dazu, dem bisherigen traumatischen Leben Alternativen entgegensetzen zu können. Frühestens in der dritten Phase der Behandlung ist eine Traumabehandlung im engeren Sinn, z. B. in Form von Eye Movement Desensitization and Reprocessing (EMDR), denkbar.

Umgang mit traumatisierten Patienten

Boll-Klatt & Kohrs (2018) weisen darauf hin, dass 85 % der traumatisierten Patienten das traumatische Erlebnis innerhalb der darauf folgenden 3 bis 6 Monate bewältigen, was für das soziale Stützsystem der Betroffenen und ihre Selbstheilungskräfte spricht. In den letzten Jahren haben sich zahlreiche Autoren mit Traumata und Traumabehandlung beschäftigt (Cohen, 2004; Streeck-Fischer, 1999a; Streeck-Fischer, 1999b; Egle et al., 2016; Burchartz, 2019). Ich möchte abschließend daher nur auf einige wenige Überlegungen und Ansätze eingehen.

Die Gefahr der Retraumatisierung

Freud hatte (vgl. Kapitel 3) die Bedeutung realer Traumata nie übersehen, auch wenn er sie durch die Aufgabe der Verführungstheorie etwas abschwächte und auf die bis dahin übersehene Funktion von Phantasien aufmerksam machte. Reale Traumata und kindliche Phantasiebildung sind also keine einander ausschließenden Faktoren (Nitschke, 1998). Auch heute ist die Diskussion darüber, ob man das Trauma in der Übertragung durcharbeiten soll oder nicht, noch nicht zum Abschluss gekommen. Es gibt Therapeuten, die eine Arbeit am Trauma in der Übertragung mit einem sehr großen Anteil von »containing« auch heute noch für richtig halten. Andere sehen darin eher eine Gefahr der Retraumatisierung und arbeiten mit strukturstützenden und ressourcenorientierten Methoden, wie die zuvor vorgestellten PIM, TFP, AIT und MBT, die zwar nicht speziell für Traumapatienten entwickelt wurden, aber bei einem Diagnosespektrum eingesetzt werden, wo Traumata in der Vorgeschichte häufig sind.

Wichtig ist, dass der Wiederholungszwang die psychodynamische Grundlage der Retraumatisierung in der Psychotherapie bildet. Bauriedl (1998) geht auf den sexuellen Missbrauch ein, eine besonders schwerwiegende iatrogene Schädigung. Sie kritisiert, dass in der Weiterbildung hauptsächlich ein technisches Know-how vermittelt und die Analyse der Gegenübertragungsprozesse vernachlässigt wird, vor allem, was die Gefahr der sexualisierten oder sexuellen Gegenübertragung betrifft. Solche Aspekte werden auch häufig schamhaft aus den Gesprächen einer kollegialen Supervision ausgeblendet.

Weitere Konzepte im Umgang mit traumatisierten Patienten

Während in einer Publikation von Sachsse, Özkan und Streeck-Fischer (Sachsse et al., 2002) u.a. Alternativen zur klassischen Technik (wie EMDR, Körpertherapie) vorgestellt werden, beschreiben Endres und Biermann (1998) eher klassische psychodynamische Ansätze im Umgang mit Traumatisierungen von Kindern und Jugendlichen durch Gewalt und Missbrauch, Traumatisierungen bei Folter- und Terroropfern sowie seelische Nachwirkungen bei Holocaust-Überlebenden und Fluchttraumata in der nachfolgenden Generation. Dabei wird deutlich, wie belastend es für Therapeuten ist, mit traumatisierten Jugendlichen zu arbeiten. Oftmals sind die Gegenübertragungsphänomene, vor allem die projektiven Identifikationen, sehr schwer auszuhalten. Man braucht die Fähigkeit eines guten »containment« und damit die Fähigkeit, Inhalte zu entgiften und zu verwandeln, um sie so dem Patienten zurückgeben zu können.

In dem Buch von Endres und Biermann beschreibt Federn (1998), der selbst fünf Jahre lang im Konzentrationslager Buchenwald interniert war, die Abwehrmechanismen, die sich bei Menschen einstellen, die Foltertraumatisierungen ausgesetzt sind. Darunter fallen das »splitting«, das Verleugnen der traumatisierenden Situation, die Verweigerung der Identifikation mit dem Opfer usw. Es ist nötig, Ich-Stärken zu benutzen, die von der Opfersituation weit entfernt sind, z.B. Malen und Zeichnen. Bründl (1998) zeigt im gleichen Buch, wie sich im psychodynamischen Prozess zunehmend tief gefürchtete Gefühle von Hilflosigkeit, Verlust, Depression, archaischer Wut und Angst in Übertragung und Gegenübertragung manifestieren und wie sie selbst in der Lage war, für diese Gefühle und Impulse ein »container« zu sein und sie verwandelt zurückzugeben. Ilany Kogan (1998; ebenfalls im Band von Endres & Biermann) arbeitet in ihrer klinischen Arbeit mit Kindern, deren Eltern den Holocaust miterlebt haben, klar heraus, dass sich in der Übertragungsbeziehung oft ein Drama abspielt, in welchem es unbewusst ums Überleben oder den Tod geht. Besonders interessant sind ihre Ausführungen zu Übertragungsformen mit verschmelzenden Charakter. Sie versteht den Mechanismus als eine Identifikation, dem pathologischen Trauern ähnlich.

Für Beck (1994) hat das Konzept der Neutralisierung in der psychotherapeutischen Behandlung mit solchen beeinträchtigten Kindern und Jugendlichen eine große Bedeutung. Der Therapeut wirkt als strukturierendes Hilfs-Ich und bietet dem Patienten eine Beziehung an, die ein pathogenes inneres Objekt durch ein förderndes benignes Objekt ersetzen soll. Prozesse der Neutralisierung sind zu unterstützen, um so eine Stärkung der Ich-Funktion zu ermöglichen.

Beck (1994) beschreibt eine Jugendliche, die mit ihrer Mutter in einer primär ungeschiedenen Beziehungsform lebte und bei der die partielle Trennung von der Mutter starke Trennungsangst mobilisierte. Gespräche mit der Tochter wurden sehr selbstdestruktiv verarbeitet; sie brachte sich während der Gespräche ständig Bisswunden an den Armen bei. Die Mutter klagte gleichzeitig über starke Herzbeschwerden. In der Behandlung hatte die Patientin über lange Zeit ein »Bärchen«, das als eine Art Übergangsobjekt funktionierte. Sie erlebte in der Behandlung immer wieder massive Bedrohungen durch die Trennung.

Bei traumatisierten Patienten wird neben stationären Settings häufig Kurzpsychotherapie bzw. Krisenintervention angewendet, bei der die Ressourcen gestärkt werden. Ein wichtiger Gesichtspunkt ist die reale oder phantasierte Hilflosigkeit, an der man arbeitet (vgl. dazu Reddemann & Sachsse, 1997, »Der sichere Ort«). Zeichnungen können als ein Mittel benutzt werden, um Gefühle auszudrücken, die Konfusionen zu klarifizieren und Identitätsbedürfnisse zum Ausdruck zu bringen. Solche reparativen Zeichnungen (Wiederherstellen kaputter Häuser, Wiederherstellen toter Personen) sind wichtige Elemente in diesem Prozess (March et al., 1997). Auch die Kinderzeichnungen, die man in KZs wie Buchenwald oder Theresienstadt gefunden hat, sind auffallend harmonisch.

Möglichkeiten und Grenzen

Barbara Pfleiderer (1998) schildert die Möglichkeiten und Grenzen der Behandlung von sexuellem Missbrauch in der psychodynamischen Jugendlichen-Psychotherapie und weist auf das »Ich weiß nichts« als Ausdruck von Hilflosigkeit, Ratlosigkeit, von Sprach- und Denkstörungen hin. Sie nennt als wesentliche innere Grenze in der Behandlung die eigene Abwehr von Scham und Schuld. Pfleiderers Idee ist, dass negative Affekte etwas erträglicher werden, wenn man sie gemeinsam erlebt und die Patienten, anders als in der Situation des realen Geschehens, nicht alleine sind.

Die große Bedeutung des Schamaffektes für die Entwicklung der Mädchen, ihrer Identität, ihrer sozialen Beziehungen und insbesondere ihrer psychischen Probleme nach einer Traumatisierung (Seiffge-Krenke, 2017a) ist therapeutisch noch nicht so recht erkannt, verglichen mit den Ansätzen in der Therapie Erwachsener (Hilgers, 2006; Wurmser, 1981), und man kann sich leicht vorstellen, welche enorme Bedeutung der Schamaffekt in Behandlungen hat, wo es um Missbrauch geht.

Schließlich soll abschließend noch ein weiteres Beispiel für die Traumabehandlung gegeben werden, wo neben Narrativa ein Psychodrama-Ansatz als Möglichkeit, die Sprachlosigkeit aufzufangen, hinzugenommen wurde. Carbonell und Parteleno-Barehmi (1999) beschreiben eine Psychodrama-Gruppe mit traumatisierten Mädchen mit der Diagnose »Trauma und posttraumatische Belastungsstörungen (PTBS)«. Typische Merkmale von Jugendlichen, die Gewalt, auch sexualisierte Gewalt, erlebt haben, sind Schuldgefühle, Gefühle von Hilflosigkeit, Wut und Ärger, fragmentierte Körpererfahrungen, Dissoziationen und Bindungsstörungen. Carbonell und Parteleno-Barehmi schildern die Gruppentherapie von Mädchen im Alter zwischen 11 und 13 Jahren, die sexuellen Missbrauch, Mord in der Familie, Drogen- oder Alkoholmissbrauch der Eltern, Suizid eines Familienmitgliedes erlebt hatten. Ziel war es, diesen Jugendlichen ein Gefühl für Sicherheit und Kontrolle über ihr Leben wiederzugeben. Man muss das traumatische Ereignis »reframen« und zu einer Entwicklung des Selbst (neben der Opferrolle) beitragen. Die Mädchen trafen sich über 20 Wochen mit einem Therapeuten in einer Art Psychodrama-Gruppe, wobei es in der Therapie drei Phasen gab:

1. In der »Warm up«-Phase sollten Vertrauen und Kohäsion in der Gruppe erworben werden.
2. In der »Action«-Phase zeigt die Jugendliche, was ihr passiert ist. Das »reenactment« dieser Geschichten wird nach dieser dramatischen Aufführung dann deutlich als »only a play« charakterisiert. Man kann sich auch auf eine »story telling exercise« verlegen, wo ein Ende darin bestehen kann, bei dem, was »only a story« ist, einen besonderen Schluss zu erfinden.
3. In der »Sharing«-Phase sprechen die Jugendlichen über die Psychodrama-Erfahrung und ihre Gefühle. In dieser letzten Phase ist es wichtig, konstruktiv »Auf Wiedersehen« zu sagen, weil gerade traumatisierte Jugendliche plötzliche Abbrüche und Übergänge erlebt haben.

Zusammenfassung

Der Krankheitswandel und der rasche gesellschaftliche Wandel mit seinen veränderten Beziehungs- und Familienformen und einer zunehmenden Medialisierung machen auch ein verändertes therapeutisches Vorgehen erforderlich, das klassische psychodynamische Ansätze ergänzt und erweitert. Zur Konfliktpathologie sind inzwischen in den Krankheitsmodellen die Strukturpathologie und die Traumapathologie hinzugekommen. In vielen Langzeitbehandlungen sind Konflikt- und Strukturfokus in unterschiedlichen Anteilen enthalten, nicht selten erfolgt auch ein sequentielles Vorgehen, indem erst die strukturellen Defizite bearbeitet werden und dann ein deutlicher hervortretender intrapsychischer Konflikt bearbeitet werden kann. Häufig verschiebt sich ein Konfliktfokus von einem anfänglich sichtbaren zu einem später in der Therapie bedeutsameren, an dem gearbeitet werden kann. Strukturbezogene Interventionen umfassen ein weites Spektrum, wie es in der Strukturachse der OPD-KJ sichtbar gemacht wird. Während die Struktur- und Konfliktpathologie sich auf einem Kontinuum von deutenden zu stützenden und strukturierenden Interventionen abbilden lässt, erfordert die Traumapathologie ein anderes Vorgehen, wo es um antwortendes Vorgehen, Spiegelung, übertragungsfokussierte Deutungen und Mentalisierung im Hier und Jetzt geht.

In diesem Kapitel wurden PIM, MBT-A, AIT und TFP als spezifische Erweiterungen der klassischen Technik insbesondere für strukturell beeinträchtige Patienten, Patienten mit Persönlichkeitsstörungen und solche mit traumatischen Erfahrungen vorgestellt. Die Kontroversen um die Traumabehandlung zeigen auf, dass auch heute noch viele Aspekte einer Traumabehandlung nicht abschließend geklärt sind, u. a. auch deshalb, weil es sehr verschiedene Traumata und eine unterschiedliche Geschichte (von einmaligen Traumata zu chronischen Traumata) gibt. In jedem Fall sind die beziehungsbezogenen Traumata die bei weitem schädlichsten, und so ist es schlüssig, dass die hierzu vorgeschlagenen Behandlungsansätze besonders stark auf die therapeutische Beziehung und die Übertragung der dort gewonnenen Erfahrungen auf den Alltag mit anderen Bezugspersonen fokussieren.

11. KAPITEL

Flexibilisierung der Behandlungsformen: Von der KZT zum stationären Setting

In Bezug auf die Behandlung von Jugendlichen zeigt sich, dass die Zahl der niederfrequenten Behandlungen zunimmt. Dies hängt natürlich mit Versorgungs- und Kostengründen zusammen, ist aber zugleich auch Ausdruck des – bereits mehrfach angesprochenen – Krankheitswandels (vgl. Kapitel 3).

In diesem Kapitel werden einige wichtige Verfahren vorgestellt, die jeweils einen anderen Fokus haben und von der Bearbeitung unbewusster Konflikte in der Dynamik von Übertragung und Gegenübertragung bis hin zur Beratung bei aktuellen Fragen und Konflikten reichen. Da in Kapitel 7 bereits ausführlich auf die Voraussetzungen und technischen Herausforderungen der Einzeltherapie eingegangen wurde, stehen hier nun Beratung, KZT, Fokaltherapie, Krisenintervention und Gruppentherapie im Vordergrund, die bezüglich historischer Entwicklung, Indikationskriterien und Vorgehen in der Behandlung erläutert werden.

Flexibilität des therapeutischen Prozesses

Für Jugendliche gilt, dass sich die klinischen Manifestationen psychischer Störungen in der Regel erst in der mittleren bis späten Adoleszenz in einer Form finden lassen, die dem Vorkommen bei erwachsenen Patienten vergleichbar ist. Es ist also naheliegend, dass insbesondere in der frühen Adoleszenz Änderungen in der therapeutischen Technik notwendig sein können. Eissler (1966, S. 841) hat, diesen Gedanken aufgreifend, schon früh darauf verwiesen, dass »die Häufigkeit symptomatischer Veränderungen bei einer großen Zahl pubertierender Patienten beweist, dass nicht eine Technik den Ansprüchen der Behandlung genüge tun kann«. Die von ihm vorgeschlagene Technik zur Behandlung Jugendlicher nimmt wesentlich stärker auf ihre Struktur Bezug als auf ihre Symptomatik. Damit sind seine Aussagen ungeheuer modern und noch heute zutreffend.

Erforderlich ist in erster Linie Flexibilität im therapeutischen Prozess (Mertens, 2001). Einige Autoren erwähnen selbstkritisch, sie hätten jugendliche Patienten wegen zu rigider Behandlungssettings verloren. Man muss sich in Erinnerung bringen, dass die Vorläufer der psychodynamischen Psychotherapie in der »Spaziergangsbehandlung« (vgl. Zulliger, 1973; Aichhorn, 1925) zu suchen sind, in der bekanntlich der reale Kontakt zwischen Jugendlichen und Therapeuten recht intensiv war. Es ist also Flexibilität des Behandlers gefordert und eine Anpassung der Methode an den jeweils spezifischen Einzelfall.

Vor diesem Hintergrund haben sich verschiedene Behandlungsmöglichkeiten herausgebildet. Im Folgenden werden einige wichtige Verfahren vorgestellt, die jeweils einen anderen Fokus haben: Die *Beratung* greift die Beobachtung auf, dass Störungen Jugendlicher oft passagerer Natur sind und eine kurze, strukturierte Intervention für sie bereits eine wichtige Hilfe darstellen kann. Die *Einzeltherapie* trägt der Tatsache Rechnung, dass eine stärkere Bearbeitung intrapsychischer oder aktueller Konflikte bei ausreichendem Strukturniveau bzw. ein Strukturaufbau sinnvoll ist. Die *Gruppentherapie* nützt die zunehmende Bedeutung der Peer-Gruppe für die Identitätsbildung in dieser Entwicklungsperiode. Unter bestimmten Umständen kann auch eine *stationäre Aufnahme* notwendig werden.

In der klinischen Praxis sind die Übergänge zwischen den einzelnen Verfahren fließend. So kommt es beispielsweise vor, dass eine Krisenintervention in eine Kurzzeittherapie übergeht, und häufig, dass aus einer KZT eine psychodynamische (tiefenpsychologisch fundierte oder psychoanalytische) Einzeltherapie wird (Umwandlungsantrag); auch werden häufig KZT oder Einzeltherapie mit Gruppentherapie kombiniert. All dies bringt nicht unerhebliche Probleme bezüglich der Vorgehensweise (stützend vs. aufdeckend) und der Rolle des Therapeuten (aktives Eingreifen vs. Abstinenz) mit sich.

Beratung und Krisenintervention

Die Beratung ist von einer Krisenintervention abzugrenzen, die in ein akutes Geschehen eingreift und eine bedrohliche und gefahrvolle Situation vom Jugendlichen abzuwenden versucht, wobei sich dieser subjektiv als extrem hilflos erlebt.

Merkmale einer Beratung

Die Beratung wurde schon von Freud, wenn auch nur angelegentlich, praktiziert. In den *Studien über Hysterie* (Breuer & Freud, 1895) berichtet er über die Beratung bei der 18-jährigen Katharina, die an einer Angsthysterie litt (Breuer & Freud, 1895 [1991], S. 184 – 195), anlässlich einer Bergwanderung. Zielsetzung ist die Mobilisierung vorhandener Kräfte, um aktuelle Probleme zu lösen.

Die Beratung mit ihren spezifischen Merkmalen des kurzzeitlichen Verlaufs, der Konzentration auf aktuelle Probleme, der eher stützenden und strukturierenden Eingriffe, des realen Kontakts, einschließlich der Face-to-face-Interaktion zwischen den Beteiligten und der aktiven, direktiven Rolle des Beraters, weist die größte Abkehr von klassischen psychodynamischen Parametern auf. Die Indikation zur Beratung umfasst ein weites Feld von fehlangepassten Verhaltensweisen (Verhaltensauffälligkeiten, sexuelle Störungen, Ängste, Depressionen) über schulische und berufliche Probleme und akute Störungen (Alkohol- und Drogenprobleme, Schulabsentismus) bis hin zu präventiven Maßnahmen in der Familie, am Arbeitsplatz und in der Schule.

Nach einer Umfrage bei einer repräsentativ ausgelegten Teilstichprobe der bundesdeutschen Erziehungsberatungsstellen arbeiten 28 % der dort tätigen Therapeuten psychodynamisch. Eine Klärung der Identität bzw. Rolle des Beraters und eine Präzisierung der Technik einer psychodynamisch orientierten Beratung wären dringend notwendig, da man nach Kenntnis entwicklungspsychologischer Voraussetzungen der Jugendlichen davon ausgehen muss, dass sie diese Form des niederschwelligen Angebots leichter akzeptieren können: Sie fühlen sich weniger stigmatisiert und von Erwachsenen abhängig, können eigene Kräfte mobilisieren und haben die Möglichkeit, an aktuellen, phasenspezifischen Problemen zu arbeiten. Eine solche Form des Angebots dürfte auch den Kontakt zu bestimmten Problemgruppen wie delinquenten, dissozialen, drogenabhängigen Jugendlichen oder Jugendlichen aus einem anderen Kulturkreis erleichtern.

Behandlungstechnik in der psychodynamischen Beratung

Loch (1972, S. 12) stellt klar fest: »Die Arbeit mit dynamisch unbewußtem Material gehört nicht in die Beratung.« Seiner Meinung nach sollte in der Beratung lediglich vorbewusstes Material, das bei der Klarifikation oder Reflexion angesprochen wurde, bearbeitet werden. Er unterscheidet sechs verschiedene methodische Vorgehensweisen:

1. *Katharsis.* Man hört einfach zu, was der Patient zu sagen hat, und gibt ihm Gelegenheit, sich sein Problem von der Seele zu reden.
2. *Rat geben.* Hat man jemandem zugehört, ist man oft in der Lage, hier zu ermutigen oder da zu beruhigen.
3. *Klarifikation.* Dem Patienten werden Zusammenhänge vermittelt. Das hilft ihm, die eigene Problematik klarer zu sehen, eine Distanz zu gewinnen, die ihn befähigt, Lösungen für sein Problem zu finden.
4. *Reflexion.* Hier kommt es hauptsächlich darauf an, die Gefühle des Patienten, die er in seiner Darstellung zum Teil explizit, zum Teil implizit zu erkennen gibt, verstärkt auszusprechen.
5. *Konfrontation.* Hier wird dem Patienten zugemutet, Dinge zusammenzubringen, die für ihn in seinem Erleben bisher ganz getrennt waren.

Man sollte sich auf das Hier und Jetzt und das direkt Erfassbare beschränken. Oft sind auch eine Klärung der durchaus konfligierenden Ziele von Berater und Jugendlichem und ein Aufzeigen der begrenzten Möglichkeiten einer sich über einen so kurzen Zeitraum erstreckenden Intervention hilfreich.

Indikation und Vorgehen bei einer Krisenintervention

Der aktive Akzent wird bei den Interventionstechniken, die im Falle eines akuten Verlaufs notwendig werden, noch verstärkt. Die Krisenintervention umfasst alle Maßnahmen zur Linderung krisenbedingter Leidenszustände. Bei Jugendlichen stehen häufig Probleme mit dem Freund oder der Freundin im Vordergrund, gefolgt von Konflikten im Beruf, in der Schule oder der Lehre sowie sexuelle Schwierigkeiten. Ein großer Teil dieser Krisen bedarf keiner professionellen Hilfe, sondern wird im engeren und weiteren sozialen Bezugsfeld befriedigend gelöst (Resch & Schulte-Markwort, 2005a).

Zu den allgemeinen Prinzipien der Krisenintervention gehört sofortiges Eingreifen, um einerseits dramatische Aktionen, andererseits Chronifizierungen zu vermeiden. Bei gleichzeitiger Ich-Stützung muss mit großer Aktivität seitens des Therapeuten der akute Konflikt, der den eigentlichen Behandlungsfokus darstellt, aus der Fülle der Primär- und Sekundärkonflikte herausgelöst werden. Methodisch wird man pragmatisch und eklektisch vorgehen und die wichtigsten Bezugspersonen des Jugendlichen mit einbeziehen. In der therapeutischen Arbeit lassen sich folgende Phasen unterscheiden:

- Entwicklung eines Veränderungsbedürfnisses,
- Aufbau einer Beziehung,
- Veränderungsarbeit,
- Stabilisierung der Änderung,
- Beendigung der Beziehung.

Gespielte Gleichgültigkeit, Großspurigkeit oder gar Feindseligkeit sind Verhaltensweisen, die es für den Berater schwierig machen, damit umzugehen. Der Jugendliche braucht diese Formen des Widerstandes aber oft, um sein Leid und seine Bedürftigkeit zu verbergen. Der Berater benötigt dann viel Geduld, um eine akzeptierende und verständnisvolle Grundhaltung aufrechtzuerhalten. Die zeitliche Begrenzung der Krisenintervention ist insofern hilfreich, als der Jugendliche sich dadurch ein Gefühl der Kontrolle und Autonomie bewahren kann, da er sich nicht auf einen längeren Prozess einlassen muss.

Krisenintervention bei Suizidpatienten

Ottino (1999) schildert das Vorgehen eines Krisenzentrums in Genf, das darauf spezialisiert ist, Patienten im Alter von 16 bis 21 Jahren zu behandeln, die einen Suizidversuch begangen oder Suizidimpulse haben. Da die Anzahl von Dropouts bei suizidalen Patienten sehr hoch ist, liegen die Hauptziele der Behandlung darin, den Widerstand gegen die Behandlung zu bearbeiten und denjenigen Jugendlichen, die versucht haben, sich umzubringen, eine erste Hilfe anzubieten, um mit der suizidalen Krise fertig zu werden.

Zum Behandlungskonzept gehört ein 24-Stunden-Krisentelefon, so dass immer jemand erreichbar ist. Die erste Arbeit bezieht sich auf den Widerstand gegen die Behandlung, denn die meisten Jugendlichen fühlen sich beschämt und möchten keine Hilfe in Anspruch nehmen. Zugleich wird versucht, ein Arbeitsbündnis zu etablieren, um einen Dropout zu verhindern. In der Regel wird in den ersten 48 Stunden ein kompletter »break« vorgenommen, in dem keine Besuche oder Telefongespräche erlaubt sind. Nach diesen ersten 48 Stunden der Isolation haben die meisten Jugendlichen weniger Angst, ihre Eltern zu sehen, und lassen sich leichter für ein Gespräch motivieren, das sowohl die Eltern als auch jemanden aus dem Team einbeziehen kann.

Die durchschnittliche Dauer des Aufenthalts beträgt 15 Tage; die Aufnahme erfolgt auf freiwilliger Basis. Alle Patienten werden täglich vom Arzt oder Psychologen gesehen, zusätzlich gibt es individuelle Gespräche mit dem Stationsteam und regelmäßige Therapiesitzungen nach dem Modell der Krisenintervention. Dabei ist es wichtig, dass zunächst eine Beziehung zwischen Patient und Behandelndem etabliert und eine Kontinuität hergestellt wird, so wie man auch eine Kontinuität im Leben des Patienten herstellen möchte. Des Weiteren soll dem Leben wieder eine Bedeutung gegeben werden – eine Idee, die den meisten Jugendlichen abhanden gekommen ist. Neben »continuity« und »giving meaning« ist ein dritter wichtiger Punkt die Arbeit an der Identität (»Who am I?«) und schließlich die Arbeit an der besseren Impulskontrolle.

Oft ist der Suizid von Jugendlichen auch der Ausdruck dafür, dass sie eine Identität haben, mit der sie nicht weiterleben wollen. Auch Triebdurchbrüche oder ein als nicht akzeptabel empfundener Körper sind Anlass für einen Suizidversuch. Nicht wenige der Patienten haben schwere Persönlichkeitsstörungen. Narzisstische Fragilität ist häufig.

KZT und Fokaltherapie

Für beide Behandlungsformen – KZT wie Fokaltherapie – ist die begrenzte Arbeit an umschriebenen Problemen charakteristisch. Kurzzeitpsychotherapien (24 Sitzungen pro Patient, sechs für die Eltern) werden aufgrund unterschiedlicher Indikationen mit verschiedenen Behandlungszielen durchgeführt. Sie sind Interventionen bei akuten psychoreaktiven Krisen, stellen eine Möglichkeit dar, die Behandlungsindikation und Motivation aufseiten des Jugendlichen oder der Eltern zu überprüfen, und beziehen sich auf eine zeitlich befristete Behandlung mit einem vorgegebenen Fokus. Wichtige Kriterien für eine Kurzzeittherapie sind eine klare Motivation zur Veränderung und das Identifizieren eines fokalen Konfliktes, der bearbeitet werden kann.

Geschichtliches

Die Geschichte der psychoanalytischen Kurzzeittherapie führt bis zu Freud zurück. Wie Jones (1957) berichtet, war bei dem Dirigenten Bruno Walther nach sechs Sitzungen bei Freud die hysterische Lähmung des rechten Armes geheilt. In psychoanalytischen Zeitschriften zwischen 1909 und 1914 finden sich sieben Fallberichte erfolgreicher Kurztherapien. Freud hatte zwar in seiner Analyse des »Wolfsmannes« (Freud, 1918) die Bedeutung des Zeitfaktors für die Gesundung erkannt, jedoch keine Schlussfolgerungen für die Behandlungstechnik entwickelt. Dies geschah erst später durch Stekel, Rank und Ferenczi, die systematisch mit der Zeitlimitierung als Technik arbeiteten und über die Erfahrungen mit Kurzpsychotherapien berichteten (z. B. Stekel, 1938). Die heutige Indikation für solche kurztherapeutischen Verfahren, nämlich bei Patienten mit großen Ängsten vor Autonomieverlust und Abhängigkeit oder bei Patienten mit der Gefahr einer malignen Regression, lässt sich sehr gut auf die jugendliche Klientel anwenden.

Technisches Vorgehen bei einer KZT

Die verschiedenen kurztherapeutischen Behandlungskonzepte und das technische Vorgehen sind inzwischen in vielen Lehrbüchern detailliert dargestellt worden (z. B. Leuzinger-Bohleber, 1985). Danach ist die Betonung des »Hier und Jetzt«, d. h. die rasche Wahrnehmung und Verarbeitung von Informationen aus der aktuellen szenischen Gestaltung, eine zentrale Voraussetzung für eine erfolgreiche kurzpsychotherapeutische Arbeit. Die Zeitbegrenzung bringt es mit sich, dass Aktivität und Neutralität des Therapeuten verändert sind: Es bleibt wenig Raum für die abwartende Haltung; der Therapeut ist vielmehr gezwungen, schon aufgrund relativ weniger Informationen seine Hypothesen zu bilden, Wahrnehmbares und Bewusstseinsnahes konkret zu benennen und Zusammenhänge herzustellen. In Kurztherapien kommt es auch zu übertragungshaften Phänomenen.

Wegen der Zeitbegrenzung ist es besonders notwendig, dass sich Therapeut und Patient rasch auf ein gemeinsames Ziel, einen zu bearbeitenden Fokus, einigen können. Die anfängliche Klärung der Erwartungen des Patienten ist insbesondere bei Jugendlichen angezeigt, da es sonst zu Enttäuschungsreaktionen kommt, in denen die therapeutische Arbeit entwertet wird. Ein Fokus kann z. B. das Thema der Autonomie oder des Verlustes sein, dass der Geschwisterrivalität, wütende Gefühle und Phantasien über die Eltern und Ähnliches (Lanyado, 1999; Windaus, 1999).

Die Fokaltherapie (Wolff, 1998) bietet für Jugendliche die Möglichkeit einer kurzzeitigen Identifikation mit dem Therapeuten, ohne zugleich die als so ambivalent erlebte Abhängigkeit aufkommen zu lassen. Sie kann durchaus ein erster Schritt zu einer Langzeitbehandlung sein, wenn der Jugendliche den Eindruck hat, dass ein psychodynamischer Umgang mit dem Problem ihm liegt und ihn voranbringt.

Einzeltherapie

Die meisten der in Kapitel 7 erörterten Prinzipien gelten sowohl für die analytische als auch für die tiefenpsychologisch fundierte Einzeltherapie, wenn auch mit unterschiedlicher Gewichtung.

Im deutschen Krankenkassenverfahren werden beim Erstantrag für analytische Psychotherapie 90 Stunden für den Jugendlichen und 22 Stunden für die begleitende Elternarbeit genehmigt. In weiteren Folgeanträgen können 50 (+12) Stunden und bei der zweiten Verlängerung 40 (+10) Stunden beantragt werden, sodass das Gesamtkontingent für eine analytische Einzeltherapie rund 180 Stunden beträgt. Für eine tiefenpsychologisch fundierte Therapie liegt der Stundenumfang zumeist unter den möglichen 180 Stunden, wobei im Erstantrag bis zu 70 Stunden (zumeist nur 50 Std.) genehmigt werden.

Unterschiede zwischen tiefenpsychologisch fundierter Therapie und psychoanalytischer Therapie mit Jugendlichen

In den Richtlinien wird inhaltlich nicht deutlich zwischen beiden Verfahren unterschieden (Faber & Haarstrick, 2018). Folgerichtig wird auch beim Umfang der zu bewilligenden Behandlungsstunden nicht differenziert, wohl aber nach dem Alter: maximal 180 Stunden für über 14-Jährige (90 + 90 + 22 Std. Elternarbeit), maximal 140 Stunden bei unter 14-Jährigen (70 + 70 + 18 Std. Elternarbeit). Beide Verfahren setzen Fähigkeiten zur Einsicht, Selbstbetrachtung und Selbstreflexion voraus (Streeck-Fischer, 2002b). Die Unterschiede zwischen den beiden therapeutischen Verfahren bestehen in Folgendem:

Die *analytische Psychotherapie* richtet sich auf intrapsychische Konflikte des Patienten. Insbesondere Jugendliche mit einem guten bis mittleren Strukturniveau profitieren von einem konfliktbezogenen Vorgehen. Einzelne strukturelle Defizite können bearbeitet werden, stehen aber weniger im Zentrum als die konfliktbezogene Arbeit. Als Indikationskriterium muss daher ein intrapsychischer Konflikt bei der analytischen Therapie deutlich gegeben sein. Das therapeutische Geschehen wird mit Hilfe von Übertragungs-, Gegenübertragungs- und Widerstandsanalyse unter Nutzung von regressiven Prozessen in Gang gesetzt. Die Behandlungsdauergrenze liegt bei Jugendlichen bei 180 Stunden (Frequenz 2–3 Std. pro Woche) (Streeck-Fischer, 2002b).

Tabelle 2: Unterschiede zwischen analytischer und tiefenpsychologisch fundierter Therapie

Analytische Psychotherapie	Tiefenpsychologisch fundierte Psychotherapie
Höchstgrenze 180 Stunden	Höchstgrenze 180 Stunden
2 – 3 Sitzungen/Woche	1 Sitzung/Woche
Nutzung von Regression, Übertragung und Widerstand	Begrenzung von Regression und Übertragung
Wiederbelebung des inneren Konflikts in der Übertragung	Linderung aktueller Symptome, bessere psychosoziale Anpassung
Arbeit an frühen Erfahrungen, an strukturellen Aspekten	Arbeit an der aktuellen Konfliktdynamik und strukturellen Aspekten
Arbeit in der Regel im Sitzen, gelegentlich im Liegen	Arbeit im Sitzen
Zielsetzung: Umfangreiche Veränderung von Selbst und Beziehungsfähigkeit	Teilziele, Fokusbildung, Symptomheilung, Strukturaufbau
Nutzung von Klarifikation, Konfrontation und Deutung, Widerstandsanalyse	Seltene Deutung, bevorzugt Klarifikation und Konfrontation, Containen und Spiegelung

Die *tiefenpsychologisch fundierte Psychotherapie* wird in der Regel einstündig durchgeführt, kann aber auch eine Frequenz von 1 – 2 Stunden pro Woche umfassen. Die Höchstgrenze liegt bei 180 Stunden, doch beträgt die Dauer in der Regel weniger als 180 Stunden Die Konzentration auf aktuelle Begebenheiten und die über weite Strecken eher stützende als aufdeckende Vorgehensweise unterscheiden die tiefenpsychologisch fundierte Behandlung von der höherfrequenten, in der Regel zweistündigen analytischen Einzeltherapie. Das Behandlungsziel sind eine Bewältigung aktueller Konflikte und der Aufbau struktureller Fähigkeiten (Borowski, 2002). Strukturelle Störungen, insbesondere bei einem instabilen Umfeld, prädestinieren für eine tiefenpsychologisch fundierte Behandlung. Die Therapie ist häufig auf Teilziele beschränkt und aktiver als die analytische Therapie auf Symptomheilung bezogen (Streeck-Fischer, 2002b). Die Übertragung wird zwar berücksichtigt, steht aber nicht im Zentrum der Therapie. Im Vordergrund steht das Bemühen um eine positive therapeutische Beziehung. Die bestehende positive Übertragung wird genutzt, um den Patienten zu unterstützen und an bewusstseinsnahen Konflikten und Strukturdefiziten zu arbeiten (Streeck-Fischer, 2002b).

In beiden Therapieformen kann ein Therapievertrag ausgehandelt werden, der das Setting und den Umgang mit Gefährdungen enthält und dem Patienten und seinen Eltern ihre Mitverantwortung verdeutlicht.

Indikation, Vor- und Nachteile der fehlenden Differenzierung zwischen beiden Verfahren

Aus der Sicht des Gutachters ist eine Indikation zur tiefenpsychologisch fundierten Psychotherapie in folgenden Fällen gegeben (Pfleiderer, 2002, S. 34):

1. bei aktuell bedingten Konflikten auf intrapsychischer und intrapersoneller Ebene,
2. bei einer Kurzzeittherapie oder zur Überprüfung der Indikation,
3. bei aktuellen traumatischen Erfahrungen zur Krisenintervention,
4. bei umschriebenen und situativ bedingten psychischen Beeinträchtigungen, die trotz schwerwiegender struktureller Störungen begrenzt behandelbar sind,
5. bei Patienten, die aus inneren und äußeren Gründen nicht für aufdeckende Arbeit geeignet oder dazu bereit sind.

Die Grenzen zwischen Psychoanalyse und tiefenpsychologisch fundierter Psychotherapie sind inzwischen weniger scharf als früher (Mertens, 2001), da die Psychoanalyse inzwischen Techniken absorbiert hat, die früher als tiefenpsychologisch galten. Dazu zählen eine größere Flexibilität, eine stärkere Aktivität, Unterstützung sowie »responsiveness« aufseiten des Therapeuten. Therapeuten können flexibel mit beiden Verfahren arbeiten, je nach Krankheitsbild, sozialem Umfeld und Verlauf der Therapie (Pfleiderer, 2002). Gerade der Verlauf kann oftmals zeigen, ob das Strukturniveau des Patienten richtig eingeschätzt wurde. So kann es vorkommen, dass ein Umwandlungsantrag in eine andere Therapieform gestellt wird. Eine als TP begonnene Behandlung kann dann etwa in eine PA umgewandelt werden und umgekehrt.

Andererseits werden durch den Mangel an Differenzierung zwischen beiden therapeutischen Verfahren auch Grenzen verwischt. Inge Berns unterscheidet zwischen beiden Therapieverfahren in Abhängigkeit vom Bewusstseinsgrad: Während die tiefenpsychologisch fundierte psychotherapeutische Arbeit mit bewussten oder oberflächlich unbewussten Inhalten arbeitet, wird in der analytischen Therapie mit tief unbewussten Inhalten und Prozessen gearbeitet. Sie beobachtete, dass sie als Therapeutin die Behandlung immer von einer oberflächlicheren Ebene begann. In Abhängigkeit davon, wie der junge Patient auf die Deutungen reagierte, ging die Therapie dann in eine tiefe, analytische Ebene über oder nicht (Berns 2002). Auf typische Probleme und technische Schwierigkeiten in der Einzeltherapie wurde ausführlich in Kapitel 7 eingegangen.

Gruppentherapie

Die in Kapitel 7 dargestellten Schwierigkeiten hängen teilweise mit der intensiven Zweierbeziehung zwischen jugendlichen Patienten und Therapeuten zusammen. Als geeignete Alternative oder Ergänzung zur Einzeltherapie ist daher eine gruppentherapeutische Behandlung Jugendlicher sinnvoll und wird seit 2018 verstärkt vom Gesetzgeber und den Krankenkassen gefordert. Wie in Kapitel 6 ausgeführt, wird sie jedoch im ambulanten Setting bisher nur äußerst selten durchgeführt; sie wird vor allem im stationären Bereich und im Beratungssetting angeboten.

Die Gruppe, verstanden als ein intermediärer Raum, wie ihn Winnicott (1971) beschrieben hat, erlaubt ein Experimentieren zwischen externen und internen Realitäten und stellt eine Art Brückenschlag dar zwischen dem Alltäglichen und der Erfahrung von Unbewusstem (Feinstein, 1990). Gruppentherapeutische Verfahren bei Jugendlichen umfassen durchaus unterschiedliche Methoden wie offene, interaktionelle oder fokussierte Gruppentherapie, die sich in der Breite der Konfliktbearbeitung, der Aktivität des Therapeuten und in den Auflagen an die Konstanz der Teilnehmergruppe unterscheiden können.

Vorteile einer Gruppentherapie

Von den Vertretern gruppentherapeutischer Methoden werden folgende Vorteile dieser Behandlungsmethode genannt:

1. Der Wert einer therapeutischen Gruppe liegt darin, dass die Behandlungsintensität für den einzelnen Jugendlichen abgeschwächt und die Übertragung auf den Therapeuten erleichtert wird. Zugleich bieten die anderen Gruppenmitglieder vielfältige neue Übertragungsangebote an.
2. Im Schutz der Gruppe erlebt der Jugendliche nicht nur den Therapeuten, sondern auch das vorgebrachte Material als weniger bedrohlich und ist deshalb eher zum Aufbau eines Arbeitsbündnisses bereit.
3. Der Jugendliche fühlt sich weniger isoliert und entdeckt, dass einige seiner entwicklungsbezogenen Schwierigkeiten universell sind, auch wenn die Lösung individuell zu erfolgen hat. Die Identifizierung mit anderen Gruppenmitgliedern ist so ein wesentliches Vehikel des therapeutischen Prozesses.
4. Aufgrund der angstbindenden Funktion der Gruppe zeigen die Teilnehmer anfangs weniger Widerstand, können Übertragungsangebote eher nutzen, nehmen regelmäßiger an Sitzungen teil und verbleiben länger in der Gruppe.

5. Das »acting out« wird reduziert, die Identitätsbildung vorangetrieben und strukturelle Fertigkeiten verbessert.

Wie in Kapitel 2 beschrieben, verläuft die Ablösung von den Eltern vor allem über neue soziale Erfahrungen außerhalb der Familie. Ein therapeutisches Gruppenarrangement, das der phasenspezifisch so bedeutsamen Peergruppensituation entspricht, dürfte so ein günstiges und adäquates Problemlösesetting für Jugendliche sein. Tatsächlich gibt es viele Hinweise für die hervorragende Bedeutung der Gleichaltrigen in dieser Entwicklungsphase, aber es gibt auch Hinweise auf eine »Verführung«, z. B. von männlichen Jugendlichen in delinquenten Gruppen (Seiffge-Krenke, 2002) oder von weiblichen Jugendlichen in Gruppen, in denen depressive oder essgestörte Mädchen sind (Seiffge-Krenke, 2017a). Es ist also bei der Gruppenzusammensetzung die Frage der Störungsspezifität gegenüber der Frage abzuwägen, ob von der Störungsform her gemischte Gruppen nicht eher sinnvoll sind.

Indikation und Kontraindikation

Die Gruppentherapie ist besonders für Jugendliche geeignet, die real über kein sehr umfangreiches Beziehungsnetz verfügen, kaum Kontakt zu Gleichaltrigen haben, sich ganz in eine virtuelle Welt zurückgezogen haben und unter Isolation leiden (Vogt & Winizki, 1996). Manche Jugendlichen kommen aus geschlossenen familiären Systemen und haben nicht gelernt, Freundschaften zu schließen, oder haben Angst, aus dem geschützten Rahmen der Familie herauszutreten. Ebenfalls indiziert ist eine Therapiegruppe für Jugendliche, die die Adoleszenzprozesse eingefroren haben. Bei ihnen können durch die Auseinandersetzung in der Gruppe die verschiedensten Gefühle, Wünsche und Sehnsüchte ausgelöst werden. Hier sind gerade bei Jugendlichen heterogene Gruppen angezeigt. Die Therapiegruppe setzt eine mittlere Belastbarkeit voraus sowie eine zumindest minimale Introspektion und Ausdrucksfähigkeit. Als Indikation für eine Gruppentherapie werden Anpassungsstörungen, Computerspiellabhängigkeit, Identitätsprobleme sowie Ängste und Depressionen angesehen. Auch bestimmte delinquente Jugendliche, bei denen ein innerer Konflikt vorliegt, profitieren von dieser Behandlungsmethode. Die Gruppenbehandlung von Delinquenten wurde besonders durch die Arbeit von Aichhorn (1925) bekannt.

Kontraindiziert ist eine Gruppenpsychotherapie für psychotische Jugendliche. Auch für schwer strukturell gestörte Patienten hielt man bislang eine Gruppentherapie für kontraindiziert, da diese Patienten wegen ihrer Empathiestörungen und ihrer Mentalisierungsdefizite unfähig sind, angemessene soziale Beziehungen zu entwickeln. Inzwischen wird aber mit dieser Störungsgruppe verstärkt ein gruppentherapeutisches Angebot erprobt (vgl. Kapitel 12).

Gruppengröße und Gruppenzusammensetzung

Was die Auswahl der Gruppenmitglieder und die Zusammensetzung der Gruppen angeht, so empfiehlt man zumeist eine optimale Mitgliederzahl von sechs bis acht Patienten, die sich einmal pro Woche für eine oder anderthalb Stunden treffen, wobei die Jugendlichen heterogene Störungen gut tolerieren und von Teilnehmern mit unterschiedlichen Störungen eher profitieren. Es wurden sowohl altershomogene als auch altersheterogene Gruppen durchgeführt; die Altersvarianz überschritt allerdings in der Regel drei Jahre nicht.

An der Tavistock Clinic in London, in der nach den Konzepten von Melanie Klein gearbeitet wird, wurden zunächst Gruppen mit Jugendlichen einer Störungsgruppe (Missbrauch, Anorexie) durchgeführt. Ein Mädchen aus dieser Gruppe berichtete, nachdem sie später in Einzeltherapie genommen worden war: »All they talked about was sex abuse, sex abuse, sex abuse, that's not the only thing that happens to me!« (Reid, 1999, S. 251). Dies spiegelt ein Phänomen wieder, dessen Verbreitung gegenwärtig sehr zugenommen hat, dass nämlich Jugendliche durch das Symptom eine Identität haben (besonders bei Essstörungen und selbstverletzendem Verhalten) und in bestimmten Online-Foren organisiert sind (»Rote Tränen«, »Pro-Ana«, »Pro-Mia«, vgl. Kapitel 7). Um solche Einseitigkeiten zu vermeiden, kann man heterogene Gruppen einrichten. Dies bietet die Möglichkeit der unterschiedlichen Identifizierungen, der unterschiedlichen Persönlichkeiten und Problemstellungen.

Therapeutisches Vorgehen

Einige Autoren plädieren dafür, vor Beginn der Behandlung bestimmte Regeln (wie die Schweigepflicht, das Bemühen, Gefühle in Worte zu fassen und möglichst wenig zu agieren) definitiv festzulegen. Folgende Merkmale sind charakteristisch:

1. Gruppenaussprachen, die eine Mischung aus Aufdecken, Exploration, Beurteilung und Diskussion sind;

2. Behandlung aktueller Themen aus dem Leben der Patienten;
3. die Angst in Grenzen halten;
4. Verhinderung von regressiven »freien Assoziationen« über das Maß hinaus, das für Jugendliche tragbar ist;
5. größere Aktivität des Therapeuten;
6. stärkere Ich-Stützung.

Auch wenn ein Gruppenmitglied in einer Sitzung fehlt, sollte der Gruppenprozess kontinuierlich weitergehen und der feste Rahmen eingehalten werden. Manche Jugendliche machen vielleicht zum ersten Mal die Erfahrung, dass sie gebraucht und vermisst werden, wenn sie in der Gruppe fehlen. Besondere Beachtung verdient auch das Schweigen, das hart und intensiv sein kann. Während man Erwachsene in Gruppen durchaus längere Zeit dem Schweigen überlassen kann, ist dies bei Jugendlichen nicht ratsam, da ihr Angstpegel schneller ansteigt und die Angsttoleranzgrenze niedriger ist. Gegenübertragungsgefühle der Hilf- und Hoffnungslosigkeit werden häufig von Therapeuten »schweigender Gruppen« berichtet. Besonders schwierig ist es, der Spaltung in böse (Eltern) und gute Elternanteile (Therapeut) zu widerstehen und sich nicht mit dieser Sichtweise der Jugendlichen zu identifizieren. Hilfreich ist ein Co-Therapeut (Haar, 1990), um die Aufspaltung von strukturellen Anteilen deutlicher zu machen und um Anteile aus dem »Elternpaar« zu verdeutlichen. Ein anderes Problem stellt die narzisstische Grandiosität dar, die Jugendliche in einer solchen Gruppe verstärkt entwickeln können.

Neben der Konfrontation kommt der Handhabung und Deutung des Abwehrverhaltens in Adoleszentengruppen eine besondere Bedeutung zu. Die Therapeuten fokussieren nicht nur darauf, was gesagt wurde, sondern auch, wie und warum. Aber auch Missverständnisse (»ruptures«) werden thematisiert. Der Therapeut ist in der Gruppe auch reales Gegenüber, die Frequenz seiner Intervention ist im Durchschnitt größer als in vergleichbaren Gruppen von Erwachsenen und seine Interventionen sollten möglichst authentisch sein. Durch einen Co-Therapeuten können die Jugendlichen ein therapeutisches Elternpaar erleben. Es ist wichtig, dass die Co-Therapeuten ruhig miteinander und zu der Gruppe sprechen, um deutlich zu machen, dass das Durcharbeiten von negativen Affekten in Ruhe und in einem geschützten Raum geschehen kann (Feinstein, 1990). Bei Co-Therapeuten sollte das Problem des Neides reflektiert werden, wenn die Gruppe eine Spaltung in einen guten und einen bösen Therapeuten vornimmt.

Beispiele für Gruppentherapien

Gruppenangebote finden sich besonders häufig in Beratungsstellen; sie laufen meist über eine begrenzte Zeit von 6–10 Wochen. Gruppentherapien sind im psychiatrischen stationären Setting die Regel, wo es um die Bearbeitung struktureller Defizite geht (vgl. Kapitel 12). Auch in der stationären und teilstationären Versorgung psychosomatisch erkrankter Jugendlicher gibt es häufig Gruppenangebote; hier wird aber bemängelt, dass nur ein Behandlungsplatz auf 70 psychosomatisch erkrankte Kinder und Jugendliche kommt, die Versorgung also sehr defizitär ist.

Psychodynamisch orientierte Gruppen in anderen Kontexten, z. B. im Rahmen einer ambulanten Praxis, sind selten (vgl. Kapitel 6). Interessante Angebote betreffen die Gruppen für Jugendliche aus Trennungsfamilien: Jaede, Wolf und Zeller (Jaede et al., 1994) schildern die verschiedenen Phasen der Gruppentherapie und die große Bedeutung, die der gemeinsamen Erfahrung der Trennung, der veränderten Wohnverhältnisse und wiederum dem Abschiednehmen in der Gruppentherapie zukommt. Aronson (1995) beschreibt ein Gruppensetting, in dem Jugendliche mit ihrer Trauer um den Verlust ihrer Eltern, die krank und vom Tode bedroht waren, zurechtzukommen versuchen.

Bogdaniak und Piercy (1987) schildern die Gruppentherapie von Jugendlichen mit alkoholabhängigen Eltern. Ziel war es, dass sie lernten, sich innerlich von den abhängigen Eltern zu lösen und Verantwortung für das eigene Leben und Glück zu übernehmen. Wichtig ist auch, dass man die Isolation dieser Kinder abhängiger Eltern durchbricht und die Peerunterstützung fördert. Steck (1999) beschreibt auf der Ebene einer psychodynamisch orientierten Psychodrama-Gruppentherapie typische Inszenierungen in den Mädchengruppen, wo der Therapeut aufgerufen wird, die Entwicklung vom Mädchen zur jungen Frau anzuerkennen. In der Jungengruppe sind zentrale und sich wiederholende Themen dagegen die Helden und ihre Abenteuer. Beeferman und Orvaschel (1994) schildern die Gruppenpsychotherapie mit depressiven Jugendlichen. Es wird hervorgehoben, dass die Interaktion mit anderen und die Öffnung in der Gruppe besonders wichtige Erfahrungen sind. Die Studie zeigt, dass sich die Stimmung der Jugendlichen deutlich verbesserte; noch in einer Nacherhebung neun Monate später waren die Jugendlichen deutlich weniger depressiv..

Stationäres Setting

Bei schwerwiegenden Störungen können Phasen auftreten, wo die Patienten im ambulanten Setting nicht ausreichend versorgt sind; eine zeitliche Trennung von Familie, Schule und Gleichaltrigen ist mitunter erforderlich (Streeck-Fischer, 2002a) und eine schnelle Krisenintervention nötig (Meng et al., 2002b). Dabei geht es vor allem um Jugendliche mit schweren Depressionen, strukturellen und psychosomatischen Störungen, Persönlichkeitsstörungen, Reifungs- und Ablösungskrisen sowie psychosenahen Entwicklungen. Nicht jede jugendliche Krise ist allerdings ein psychiatrischer Notfall. Eine stationäre Behandlung ist nur dann einzuleiten, wenn alle ambulanten Kriseninterventions- und Therapiemöglichkeiten ausgeschöpft worden sind und sich als wirkungslos erwiesen haben (Meng et al., 2002b).

Indikation und Kontraindikation, »Freiwilligkeit«

Indikationen für eine stationäre Aufnahme sind nach Meng und Mitarbeitern (Meng et al., 2002b) folgende Bedingungen:

- Selbst- und Fremdgefährdung,
- akute suizidale Krise,
- schwere Ausprägungen von psychischen Krankheitsbildern wie Angstzuständen, Phobien, Psychosen, Depressionen, Zwangsstörungen,
- akute Erregungszustände,
- schwere Intoxikationen,
- delirante Zustandsbilder,
- entgleiste Essstörungen,
- schwere Schulverweigerung.

Streeck-Fischer (2002a) betont ebenfalls, dass diese Form der Behandlung bei schweren, komplexen Störungen sinnvoll ist, wenn sich die ambulante Therapie als unzureichend erweist. Eine ambulante Psychotherapie ist, so Streeck-Fischer, bei manifester Sucht, akuter Psychose und krimineller Karriere kontraindiziert. Meng et al. (2002b) nennen darüber hinaus erhebliche Widerstände des Familiensystems, unklare Aufträge und unklare juristische Zuständigkeiten. Zu den unklaren Aufträgen zählen Fälle, in denen Familien das Angebot einer Fremdunterbringung wählen, weil sie die Hoffnung haben, durch Ausstoßung des Jugendlichen jahrelang eingespielte Konflikte nicht klären zu müssen.

Da die juristische Entscheidungskompetenz Minderjähriger nicht bei ihnen selbst liegt, ist stets eine Gruppenentscheidung von Jugendlichen, Eltern und Behandlern notwendig. Die Frage der (relativen) Freiwilligkeit der Einwilligung des Patienten in die Aufnahme ist ein zentrales ethisches Problem. Ist vonseiten der Erziehungsberechtigten die Entscheidung für eine stationäre Behandlung eindeutig und eine Behandlungsindikation gegeben, so kann und sollte die stationäre Aufnahme auch gegen den Willen des Jugendlichen durch den Erziehungsberechtigten durchgesetzt werden (Meng et al., 2002b). Die Indikation zu einer primär geschlossenen, jugendpsychiatrischen Unterbringung (Fürsorgerischer Freiheitsentzug, FFE) ist gegeben bei schwerer, nicht behebbarer Suizidalität, schwerer Gewaltandrohung und gefährlicher krimineller Potenz, hoher Neigung zu dissozialem Ausagieren von Konflikten und ausgeprägter Polymorbidität wie Dissozialität und Polytoxikomanie.

Ebenen der stationären Versorgung

Streeck-Fischer (2002a) unterscheidet zwischen verschiedenen Ebenen einer Behandlungskette der stationären psychiatrisch-psychotherapeutischen Versorgung:

1. Geschlossene Station für schutzbedürftige Jugendliche (bei massiver Selbst- und Fremdgefährdung).
2. Psychiatrisch-psychotherapeutische Station zur Krisenintervention (mit der Nutzung von Psychopharmaka, psychosozialer Angebote und supportiver Kurzzeittherapie).
3. Stationäre Psychotherapie ambulant (nach der Verlegung aus der Psychiatrie unter schutzbedürftigen Bedingungen).
4. Tagesklinik (wenn bei einer gravierenden Störung der Verbleib im häuslichen Milieu angezeigt ist).

In der stationären Behandlung lernt der Patient, Verknüpfungen zwischen seinem Verhalten und seinen inneren Konflikten herzustellen. In späteren Phasen kommt es häufig zu Krisen. Die therapeutische Arbeit bezieht sich nun nicht nur auf die störungsspezifischen inneren Konflikte, sondern auf die Beziehungsproblematik zwischen dem Personal und dem Jugendlichen, zwischen den Jugendlichen einer Abteilung. In der Abschlussphase wird geklärt, wo und wie es nach der Entlassung weitergehen kann, ob der Jugendliche zu seiner Familie oder in eine Wohngemeinschaft zieht, ob die Therapie ambulant fortgesetzt wird, wie die schulischen und beruflichen Perspektiven aussehen (Streeck-Fischer, 2002a).

Chancen und Ziele

Meng et al. (2002b) betonen, dass die Zuspitzung eines entwicklungspsychopathologischen Prozesses als eine Chance genutzt werden kann, da durch den Leidensdruck die Veränderungsmotivation erhöht ist. Es muss vorher explizit besprochen werden, welche Therapieziele der Patient durch die stationäre Aufnahme erreichen möchte, was er (oder sie) von den Helfern erwartet und selbst beitragen kann und welche Zeit die Zielerreichung beanspruchen soll. Dabei werden oft unerwartete Ressourcen erkennbar.

Vor dem Hintergrund unzureichender struktureller Fähigkeiten, welche einen ambulanten Rahmen nicht mehr ermöglichen, kann der längerfristige Klinikaufenthalt über die Funktion des »containments« Reifungsprozesse vermitteln. Beispielsweise kann es bei strukturell gestörten Jugendlichen mit frühen Deprivationserfahrungen überhaupt erst im verlässlichen Raum der Klinik möglich werden, im therapeutischen Prozess »Ich-Inseln« auszubauen (vgl. von Klitzing & Bürgin, 1994). Durch die Klinikaufnahme entstehen neue trianguläre Situationen, die bei strukturell beeinträchtigten Jugendlichen und deren Familien Reifungsprozesse voranbringen können, z. B. die Dreiecke Eltern – Stationsarzt – Jugendlicher, Station – Einzeltherapeut – Jugendlicher, Jugendlichengruppe auf der Station – Erzieher – Jugendlicher.

Von sehr großer Bedeutung sind auch die Angebote der Kunst-, Musik- und Tanztherapie, die andere als die verbalen Modalitäten ansprechen. Sie stellen eine gute Möglichkeit zur Symbolisierung, aber auch zur Mentalisierung dar, da viel in Gruppen gearbeitet und auf Mitpatienten Bezug genommen werden muss. Tatsächlich haben Stegemann et al. (2010) den protektiven Charakter von Musik bei selbstverletzendem und suizidalem Verhalten belegen können.

Stellenwert der Psychodynamik bei der stationären Behandlung

Gegenwärtig sind die meisten fallführenden psychologischen Therapeuten in stationären Settings verhaltenstherapeutisch orientiert, bedienen sich jedoch oft (verkürzt) psychodynamischer Prinzipien. In Zukunft ist zu erwarten, dass mehr psychodynamisch aus- und weitergebildete Therapeuten im stationären Bereich arbeiten werden (vgl. Kapitel 1 und Kapitel 4).

Die wichtigste Funktion des psychodynamischen Denkens in der stationären Psychiatrie und Psychosomatik ist, dass Mitglieder des Behandlungsteams beim Umgang mit emotionalen Verstrickungen strukturell beeinträchtigter Jugendlicher unterstützt werden: Deren Affekte sind »ansteckend, und es ist immer wieder erstaunlich, wie es die Patienten schaffen, innerhalb des Behandlungsteams Beziehungsstrukturen und heftige Gefühle entstehen zu lassen, die ein für sie und ihr häusliches Umfeld spezifisches Muster wiederholen« (Branik, 2001b, S. 6). Statt Misstrauen, Vermeidung und Wiederholung von traumatischen Erfahrungen kann der Patient die Zuversicht entwickeln, sich auch außerhalb der Station anderen Menschen zuwenden zu können, ohne in den Teufelskreis autodestruktiver Muster zurückzufallen.

Viele Patienten verfügen über unzureichende Fähigkeiten, eigene psychische Zustände wahrzunehmen und/oder zu symbolisieren. Auch die Unfähigkeit zu »mentalisieren«, d. h. mangelnde Empathie in die psychische Befindlichkeit anderer, führt dazu, dass sie Gedanken, Konflikte und Wünsche durch Agieren, vor allem durch Auto- und Fremdaggression, ausdrücken. Weiterhin können durch individuelles Einstellen auf einen Patienten die pädagogischen und therapeutischen Maßnahmen seinem Entwicklungsniveau angepasst werden – dies bekommt Vorrang vor einem starren »Kampf um die Regeln«. Eine große Gefahr ist, dass die Helfer die totale Versorgung leisten sollen und trotzdem nicht zu den »guten Eltern« werden dürfen. Häufig wird das Klinikpersonal in nur »Gute« oder nur »Schlechte« aufgeteilt (»splitting«).

Verstrickungen, Inszenierungen, Gefahren der Hospitalisierung

Streeck-Fischer (1995) beschreibt die Veränderung bei stationären Psychotherapien von einer sehr positiven Anfangsphase (»honeymoon«) zu problematischen destruktiven Verstrickungen (»deadly dance«). Es sind Interaktionsprozesse, die ineinandergreifen, zueinander passende Beziehungsmuster, die durch die Inszenierung des Jugendlichen mit seiner Familie ausgelöst werden. Jugendliche können durch anhaltende Spaltungsprozesse und Projektionen das Stationsteam in schwere Konflikte und Rollenkonfusionen bringen, die sich wiederum negativ auf den Behandlungsverlauf auswirken können. Das Klinikpersonal gerät in einen »Tanz mit dem Jugendlichen« und den seine Verstrickung mitgestaltenden Eltern, den es frühzeitig zu erkennen gilt, will man sich nicht anhaltend dessen pathologische Regeln aufzwingen lassen. Beispiele dafür sind der »Tanz der Missbrauchsbeziehung« und der »Tanz der unendlichen Symbiose« (Streeck-Fischer, 1995).

Annette Streeck-Fischer hat diese Entwicklung bei Jugendlichen mit ausgeprägten Störungen des Sozialverhaltens, mit Aggressionen, Destruktivität gefunden. Sie weist auf den interkollegialen Raum hin, den Mitarbeiter haben: Der

Jugendliche ist mit Stationsarzt, Therapeut, Sozialarbeiter, Erzieher und Pflegekräften in einem vielfältigen Aktionsfeld. Damit ist die gesamte Klinik mit all ihren Angeboten auch ein guter »container« (Bovensiepen, 1995) Diese unterschiedlichen Angebote müssen integriert werden, um Spaltungsprozesse (»pathologische Tänze«) zu verhindern. Die Phasen der stationären Behandlung gemäß der in Tiefenbrunn bei Göttingen angewandten Methode werden ausführlicher in Kapitel 10 besprochen.

Eine stationäre Therapie ist in vielen Fällen hilfreich und notwendig, birgt jedoch auch Gefahren in sich (Meng et al., 2002b; Branik, 2001a). Dazu zählt die Gefahr der Verschlimmerung einer psychischen Symptomatik bis zur malignen Regression. Durch die Herausnahme aus der vertrauten, häuslichen Umgebung entfallen für den Patienten (trotz der in der Regel problematischen Situation) auch wichtige, unterstützende Ressourcen. Häufig erleben Jugendliche eine Klinikaufnahme als Bestrafung; sie fühlen sich vor ihren Freunden beschämt und stigmatisiert. Branik (2001a) erwähnt auch die Belastung der Eltern, die sich durch die psychiatrische Hospitalisierung ihres Kindes tief gekränkt, entwertet und angegriffen fühlen. Daher sollten statt Schuldzuweisungen die Bewältigungsfertigkeiten aller gefördert und ein Verständnis dafür vermittelt werden, dass in der gegebenen Situation dieser und kein anderer Weg möglich war.

Mitunter, im ungünstigen Fall, kann ein Aufenthalt in der Psychiatrie eine Wendung in die negative Identität bewirken, denn »wenn ich schon schlecht, gestört oder verrückt sein soll, dann kann ich die Sau auch voll rauslassen« (Branik, 2001a, S. 375). Es ist wichtig, dass der Jugendliche sein Zimmer/seinen Teil des Zimmers so viel wie möglich individuell gestalten kann, damit Autonomie und Abgrenzung möglich werden. Persönliche Gegenstände sollten bewusst mitgenommen werden dürfen und der Kontakt nach draußen gefördert werden.

Ein anderes Risiko einer Klinikaufnahme ist die Kontamination der Patienten mit den Störungen der anderen: »Destruktive Dynamik innerhalb der Patientengruppe und womöglich ein durch sie induziertes Mitagieren auf Seiten der Betreuer können den Nutzen eines stationären Aufenthalts für manche oder alle Patienten in Frage stellen« (Branik, 2001a, S. 377). Zu bedenken ist auch, dass die Entlassung nach einem lang andauernden Aufenthalt ein »Sprung ins kalte Wasser« sein kann, weil der Jugendliche Kontakte und Anknüpfungspunkte in seinem Lebensumfeld verloren hat.

Beispiele für eine stationäre Behandlung jugendlicher Psychosen

Die Gratwanderung bei psychodynamisch ausgerichteten Behandlungen jugendlicher Psychosen besteht darin, Integrationsprozesse zu fördern und gleichzeitig genügend Raum für notwendige Fragmentierungen zu lassen . Die psychotische Dekompensation bei Jugendlichen, der drohende innere Objektverlust, wird häufig durch die Autonomieentwicklung angestoßen, die derart vulnerable Jugendliche oft an die Grenze ihrer Verarbeitungs- und Integrationsfähigkeit bringt. Auf der Station sieht man, wie aggressiv und inzestuös aufgeladen Eltern-Kind-Beziehungen dieser Patienten sind. Wirksames »containing« ist auf der Station zu leisten (Günter, 2000). Das Agieren bezüglich Regeln und Vorschriften stellt häufig die wichtigste und manchmal die einzige Möglichkeit für Patienten dar, sich psychisch zu bewegen und zu entwickeln.

Günter (2000) schildert den Fall von Konrad, der im Rahmen eines psychotischen Zusammenbruchs mit 16 Jahren den Vater gemeinsam mit der Mutter aus dem ehelichen Schlafzimmer ausgeschlossen hat, so dass er mit der Mutter in einem Bett schlafen konnte. Auf der Station hat er über Wochen kein Wort außer »Mutter« gesprochen, die Nahrung verweigert und musste unter beträchtlichem Betreuungsaufwand mit der Sonde künstlich ernährt werden. Ein offener psychotischer Zusammenbruch ergab, dass er annahm, er sei Hänsel, der von uns gemästet werden sollte, um schließlich geschlachtet und gegessen zu werden. Er kehrte nach der stationären Behandlung nach Hause zu seiner Mutter zurück, die sich mittlerweile vom Vater getrennt hatte, und arbeitete in einer beschützenden Werkstatt. Schließlich organisierte er seinen Ablösungskonflikt dahingehend, dass er morgens um drei Uhr aufbrach, um um acht Uhr in der Werkstatt anzukommen, und nach Arbeitsende gegen 22 Uhr nach einem fünfstündigen Fußmarsch wieder zu Hause eintraf.

Eine schwere Regression schildert Günter (2000) bei Carel, der über Monate hinweg im Bett lag, ohne irgendeine Reaktion zu zeigen. Auch Carel musste durch eine Magensonde ernährt werden und hatte keine Kontrolle mehr über seine Ausscheidungsfunktionen. Er musste umfassend gepflegt werden. In solchen Fällen kann die umfassende körperliche Pflege eine wesentliche Voraussetzung dafür sein, dass die Patienten die Erfahrung des Gehaltenwerdens (Winnicott, 1960; »holding function«) machen können. Aus einer solch tiefen Regression können sich stabile und tragfähige therapeutische Beziehungen entwickeln. Später müssen die Patienten ganz konkret lernen, wie sie eine angemessene Körperpflege durchführen, wie sie sich selbständig außerhalb des Hauses bewegen, Bus fahren, einkaufen, ihren Weg finden, wie sie für andere, Pflanzen, Tiere Sorge tragen. Sie müssen auch sexuell aufgeklärt werden und eine berufliche Orientierung entwickeln.

Zusammenarbeit zwischen ambulanten Therapeuten und stationären Einrichtungen

Absolut erscheint die Zahl derjenigen Jugendlichen, die im Zusammenhang ambulanter Therapien stationär in eine Klinik aufgenommen werden, als eher gering. Das Funktionsniveau des Jugendlichen, das Funktionsniveau seiner Eltern sowie deren Informiertheit über mögliche Hilfen (Stösser & Klosinski, 1995) sowie ihre Fähigkeit zur konstruktiven Mitarbeit sind auch beim stationären Therapieprozess von großer Bedeutung.

Stationäre kinder- und jugendpsychiatrische Aufnahmen bzw. Aufnahmen in der Kinderpsychosomatik stehen häufig an einem Endpunkt verschiedener unzureichend wirksamer Hilfsangebote. Stationäre Akutaufnahmen werden kurzfristig in Notfällen der eigenen und bei Fremdgefährdung vorgenommen, insbesondere im Zusammenhang mit schweren Selbstverletzungen, dem bedrohlichen Zunehmen von Essstörungen und Suizidalität. Die Klinikaufnahme findet ansonsten in einem komplexen Kontext statt, in dem verschiedene Helfer aus den Bereichen Schule, Sozialarbeit, fachärztliche Versorgung, psychotherapeutische Praxen usw. zusammenarbeiten. Stationäre Behandlungen stellen eine Krisensituation für die Familien dar, so dass in diesen ein großes Veränderungspotential aktiviert werden kann. In Zusammenhang mit einer stationären Aufnahme ihres Kindes ist bei den Eltern auch – neben einer Erleichterung und Entlastung – häufig die Suche nach Schuld zu beobachten.

Beim Wechsel aus der ambulanten Psychotherapie in die Klinikbehandlung treffen zwei unterschiedliche Versorgungssysteme aufeinander, was zu Reibungspunkten führen kann. Es ist nicht nur ein äußerer Rahmenwechsel, sondern auch ein Wechsel der Zugangsweise. Hinzu kommt, dass die in der Weiterbildung stehenden Assistenzärzte der Klinik zum Teil erst am Beginn ihrer psychotherapeutischen Ausbildung stehen, während ein niedergelassener Therapeut häufig langjährige Erfahrung hat. Schließlich kann die Klinikaufnahme auch aufgrund des partiellen Scheiterns der ambulanten Bemühungen vom Therapeuten als Kränkung erlebt werden.

Zusammenfassung

Dieses Kapitel beschäftigte sich mit einem breiten Spektrum von Behandlungsmöglichkeiten wie KZT, Krisenintervention, Einzeltherapie, Gruppentherapie, stationäre Therapie. Es wurden die Indikationsstellungen erläutert, aber auch die charakteristischen Herausforderungen dieser Behandlungen dargestellt und an Fallbespielen erläutert. Gruppentherapien werden gegenwärtig vor allem in Beratungsstellen und im stationären Kontext angeboten. Eine stärkere Nutzung dieses jugendtypischen Angebots mit seiner Möglichkeit des Lernens im Peerkontext und mit dem co-therapeutischen Elternpaar im Kontext ambulanter freier Praxen wäre in Zukunft sehr wünschenswert. Insbesondere bei strukturellen Störungen und Traumatisierungen müssen oft mehrere Behandlungsansätze kombiniert werden. Nicht selten kooperieren Jugendlichen-Therapeuten in freier Praxis mit Kollegen in anderen Einrichtungen. Für eine stationäre Behandlung sprechen zumeist die Schwere der Störung, die Multimodalität und die Intensität der notwendigen Behandlung. Psychodynamische Perspektiven in der stationären Versorgung betreffen die Klinik als »container«, den Umgang mit gefährlichen Inszenierungen, Agieren und Spaltungsprozessen.

12. KAPITEL

Forschungskompetenz: Qualitätssicherung und Veränderungen in psychodynamischen Behandlungen

In diesem Kapitel liegt der Fokus – nach einem kurzen Überblick über Effektivitätsforschung im Bereich der psychodynamischen Erwachsenentherapie – auf der Evaluation der psychodynamischen Jugendlichen-Psychotherapie. Obwohl bereits im Psychotherapeutengesetz von 1999 der Nachweis der Effektivität gefordert wurde und auch in der Novelle des Psychotherapeutengesetzes von 2019 weiterhin aktuell ist, hat die Qualitätssicherung in diesem Bereich noch nicht zur Erfüllung des Anspruchs und dem Umfang von Studien wie im Erwachsenenbereich geführt. Frühere Arbeiten der Heidelberger Schule (vgl. Winkelmann et al., 2000) und die Übersichtsarbeiten von Brisch (2000) sowie Windaus (2005) und Seiffge-Krenke & Nitzko (2011) verdeutlichen Bemühungen, die Effekte der Arbeit von Kinder- und Jugendlichen-Psychotherapeuten zu belegen. In diesem Kapitel sollen auch die Probleme erläutert werden, die mit einer solchen Evaluation verbunden sind.

Psychotherapieforschung umfasst aber sehr viel mehr als Untersuchungen zur Wirksamkeit von Behandlungen. Inzwischen gibt es neuere Arbeiten, die auch für die praktische Arbeit von Jugendlichen-Therapeuten nützliche Ergebnisse enthalten, etwa zum Einfluss von Moderatoren (z. B. Qualität der Elternarbeit, die Erfahrung des Therapeuten) oder der Veränderung struktureller Merkmale von Patienten durch die Therapie. Ich möchte in diesem Kapitel auch zeigen, wie sinnvoll der Einsatz der OPD-KJ in der Diagnostik ist und was man als Therapeut aus Studien zu Behandlungsabbrüchen lernen kann.

Warum wird Qualitätssicherung für die Zukunft der Jugendlichen-Therapeuten immer bedeutsamer?

Die von Annemarie Dührssen (1962) durchgeführten katamnestischen Untersuchungen über die Ergebnisse der analytischen Psychotherapie bei 1004 Patienten waren bei der Anerkennung analytischer Psychotherapie als Kassenleistung in Deutschland ausschlaggebend. In dieser Studie erwies sich die Behandlung von Kindern und Jugendlichen in vielen Fällen als hilfreich. Während die Qualität der beim *Wissenschaftlichen Beirat Psychotherapie* eingereichten Studien im Erwachsenenbereich gut ist und eine Gleichwertigkeit von Verhaltenstherapie und Psychoanalyse erbrachte, lagen bis in die jüngste Zeit nicht genug Wirksamkeitsstudien vor, die die Qualität psychodynamischer Behandlungen bei Kindern und Jugendlichen nachweisen. Die große Verbreitung der psychodynamischen Psychotherapie bei Kindern und Jugendlichen steht damit in einem krassen Missverhältnis zu ihrer geringen Erforschung. Inzwischen haben zahlreiche Publikationen zur Kinder- und Jugendlichen-Verhaltenstherapie deren Effizienz für begrenzte Störungsbilder (und Symptomreduktionen) belegt.

Der Druck, dem sich die analytisch und tiefenpsychologisch arbeitenden Psychotherapeuten damit ausgesetzt sehen, war absehbar. Über viele Jahre haben sie versäumt (z.T. auch abgelehnt), ihre Behandlungen empirisch untersuchen zu lassen, so dass belegt werden konnte, welche Wirksamkeit sie haben. Hier ist eine Veränderung eingetreten und man hat verstanden, dass der fehlende Nachweis einer wissenschaftlichen Fundierung langfristig Auswirkungen auf den Berufsstand der psychodynamischen Kinder- und Jugendlichen-Therapeuten haben wird.

Wirksamkeit psychodynamischer Behandlungen bei Erwachsenen

Der Vergleich zwischen verschiedenen Verfahren wie Verhaltenstherapie oder psychodynamischer Psychotherapie hat seit der frühen provokativen Studie von Eysenck Mitte des letzten Jahrhunderts immer wieder zu Diskussionen geführt, in denen die psychodynamischen Verfahren abgewertet, häufig negative Schlussfolgerungen auf der Basis der relativ geringen Zahl von Studien gezogen wurden bzw. – und dies lässt sich bis in die jüngste Zeit nachweisen (Benecke, 2019) – nicht alle vorhandenen Studien rezipiert wurden. Es war regelrecht als eine »korrigierende Erfahrung« einzuschätzen, als Wampold (2001) verfahrensneutral und methodisch sorgfältig die relevanten englischsprachigen Einzel- und meta-analytischen Studien der letzten Jahrzehnte sichtete. Er fand auf der Basis dieser umfangreichen Recherchen Folgendes:

1. Psychotherapie hat eine gemittelte Effektstärke von etwa 0.8, d.h. etwa 79 % aller Patienten profitieren nachweislich von einer Psychotherapie.
2. Die verschiedenen Therapieverfahren sind wirkungsäquivalent, d.h. es gibt keine bedeutsamen Effektivitätsunterschiede zwischen Verhaltenstherapie und psychodynamischer Psychotherapie.
3. Allen Verfahren gemeinsam sind generelle Wirkfaktoren, zu denen die therapeutische Beziehung (38–41 %), das Arbeitsbündnis (21–25 %) und die Empathie (7–10 %) zählen.
4. Neben den generellen Wirkfaktoren, die zusammengenommen 70 % ausmachen, gibt es spezifische Wirkfaktoren (8 %) sowie spezifische Interventionen (15 %), die nur für bestimmte Therapierichtungen gelten.

Das Buch *The Great Psychotherapy Debate* (Dt.: *Die Psychotherapie-Debatte*) war beim Ersterscheinen ein Paukenschlag und hat bis heute nur wenig an Aktualität verloren (Wampold et al., 2018). Die Autoren weisen allerdings darauf hin, dass eine kulturelle Adaptation evidenzbasierter Therapien notwendig sei.

Als prognostisch für einen guten Behandlungserfolg günstig wurde in vielen Studien die Qualität der therapeutischen Beziehung (»therapeutic bond«) über den gesamten Therapieverlauf genannt (Orlinsky et al., 1994, Wampold et al., 2018). Schlechte Therapieergebnisse fand man bei schwierigen therapeutischen Beziehungen und bei Patienten mit hoch belasteten Biographien. Insgesamt wurden fünf Faktoren gefunden, die einen Einfluss auf das Therapieergebnis haben: die Qualität des Arbeitsbündnisses, die therapeutische Beziehung und Bindung zwischen Patient und Therapeut, der Schweregrad der Störung, die Interpretation des Therapeuten und das Durcharbeiten des Konfliktes mit dem Patienten.

Einer frühen Übersicht von Leichsenring (2004) zufolge erwies sich die Psychodynamische Therapie (TP) bei Angststörungen, Depressionen, dissoziativen Konversions- und somatoformen Störungen, Essstörungen, Persönlichkeitsstörungen, bei Abhängigkeit und Missbrauch als wirksam, und zwar mit einer Effektstärke zwischen 0.6 und 0.8, je nach Störungsbild. Allerdings weisen psychodynamisch behandelte Patienten im Katamnesezeitraum über die Symptomreduktion hinaus anhaltende Verbesserungen in den interpersonellen Problemen auf. Die Göttinger Psychotherapiestudie (Leichsenring et al., 2008) und die PAL-Studie belegen, dass psychodynamische Verfahren die komplexeren Veränderungen erzielen. Auch in der Katamnesestudie der DPV wurden positive Veränderungen bei 80 % der Patienten festgestellt (Leuzinger-Bohleber, 2001). Wirksamkeitsunterschiede zwischen Psychoanalysen und analytischen Psychotherapien fanden sich nicht – auch hier wurde die Äquivalenzhypothese bestätigt. Die LAC-Studie, in der Patienten mit depressiven Erkrankungen u.a. mit Psychoanalyse behandelt wurden, ist allerdings methodisch in die Kritik geraten (Kaiser et al., 2020) und konnte keine besseren Ergebnisse als kognitiv-behaviorale Langzeitbehandlungen belegen.

Eine neuere Meta-Analyse von Steinert & Leichsenring (2017) fasst 44 Studien zur Effizienz psychodynamischer Psychotherapie zusammen, die allesamt hohen Ansprüchen genügten: eine ausreichend große Stichprobe pro Krankheitsbild, eine klare Darstellung des Vorgehens (manualisiert), das Einbeziehen einer Kontrollgruppe, die zufällige Aufteilung auf Experimental- und Kontrollgruppe und ein ausreichend großer Katamnesezeitraum. Einbezogen wurden Störungsgruppen wie Depression, Angststörungen, somatoforme Störungen und Persönlichkeitsstörungen. Für die überwiegende Mehrzahl dieser psychischen Störungen liegt Evidenz vor, die Effekte sind stabil und verbessern sich häufig noch im Katamnesezeitraum. Psychodynamische Verfahren bei Erwachsenen können also als evidenzgestützte Verfahren gelten.

Untersuchungen zur Effektivität in der Kinder- und Jugendlichen-Psychotherapie sind insgesamt seltener und im deutschen Sprachraum erst in den letzten Jahren verstärkt durchgeführt worden. Sie bleiben allerdings, – dies muss hervorgehoben werden – ebenfalls stark am Kriterium der Symptomreduktion orientiert, ein aus therapeutischer Sicht sicher unzureichendes Kriterium. Ehe auf die einzelnen Studien konkreter eingegangen wird, sollen zunächst Ziele der Behandlung sowie Evaluationsformen und -modelle kurz erläutert werden.

Komplexe Ziele und Modelle der Psychotherapieforschung im Jugendalter

Ziel einer Behandlung ist es, dass Jugendliche mit Symptomen und psychischen Störungen so weit zurechtkommen, dass mögliche Entwicklungsbehinderungen aufgelöst werden und sie die phasenspezifischen Aufgaben erfolgreich bewältigen können. Unterschiedliche Zielgrößen können ins Auge gefasst werden wie die Reduktion der Symptomatik, eine intrapsychische Reifung, Verbesserung des Strukturniveaus, Veränderung dysfunktionaler Beziehungsmuster, Erreichen einer altersentsprechenden Entwicklung.

Der Zeitpunkt der Messung kann unterschiedlich angesetzt sein. Man kann

Veränderungen nach jeder Therapiestunde messen, nach Abschluss der Behandlung sowie nach Kurzzeit- oder Langzeitkatamnesen, die von wenigen Monaten bis zu Jahren nach Abschluss der Behandlung reichen können. Schauenburg et al. (2019) stellen das Heidelberger Modell der Qualitätssicherung an einem Weiterbildungsinstitut für tiefenpsychologisch fundierte Psychotherapie vor; bei der Qualitätssicherung wird außer einer Eingangs- und Abschlussdiagnostik auch jede fünfte Stunde eine Prozessmessung vorgenommen.

Langzeitkatamnesen sind nach wie vor selten, da sie mit einem großen Aufwand an Kosten und Organisation verbunden sind. Sie sind jedoch von großer Bedeutung, da sogenannte Späteffekte (»sleeper effect«) erst durch solche Langzeitnachuntersuchungen herausgefunden werden. Sie verdeutlichen, dass die strukturelle Integration nach Abschluss der Therapie noch andauert. Dabei muss man z. B. berücksichtigen, dass Kinder unter Umständen während des Katamnesezeitraums von einer Entwicklungsphase in die nächste hineinwachsen (z. B. in die Pubertät), so dass sich allein durch diesen Entwicklungssprung Symptome verändern können. Das Fortschreiten in die nächste Entwicklungsphase kann mit einer Symptomreduktion, aber auch mit einer Symptomverstärkung verbunden sein.

Um qualitativ gute Ergebnisse zu erhalten, müssen Jugendliche, die aufgrund einer diagnostizierten Psychopathologie einer Psychotherapie bedürfen, nach dem Zufallsprinzip in eine Behandlungs- oder Wartegruppe aufgeteilt werden. Eine solche Aufteilung ist bei einer Indikation für eine stationäre oder ambulante Therapie problematisch, weil ein langes Warten in der Kontrollgruppe ethisch unverantwortlich wäre. Daher hilft man sich bisweilen mit einer Wartekontrollgruppe, die etwa 3 Monate später einer Behandlung zugeführt wird (Cropp et al., 2016). Dies mag dazu beigetragen haben, dass wenige Studien über die *Effizienz* vorliegen. Dem gegenüber stehen *Effectiveness-Studien,* d. h. Studien unter naturalistischen Bedingungen, bei denen »vorgefundene« Patienten in einem typischen Setting zu Beginn und zu Ende der Behandlung untersucht wurden. Die Patientenstichprobe kann entsprechend selektiv sein, was die Generalisierung der gewonnenen Ergebnisse einschränkt.

Ergebnisse der Evaluationsforschung in der Kinder- und Jugendlichen-Psychotherapie

Im Folgenden werden einige Befunde zur Qualitätssicherung in Abhängigkeit von der Therapieform dargestellt. Es ist darauf hinzuweisen, dass in vielen Studien nicht zwischen der Effektivität von Kindertherapien und der von Jugendlichen-Therapien unterschieden wird.

Beratungen, Kurzzeit- und Gruppentherapien

Von der Heidelberger Gruppe wurde die Wirksamkeit tiefenpsychologisch fundierter bzw. analytischer Kurzzeitpsychotherapie bei Kindern und Jugendlichen untersucht und 2005 in einem Themenheft der Zeitschrift *Praxis der Kinderpsychologie und Kinderpsychiatrie* zusammengefasst. Im Rahmen des Wartekontrollgruppendesigns wurden von Kronmüller et al. (2005) in diesem Themenheft die Ergebnisse in Bezug auf 26 Kinder und Jugendliche mit Angststörungen vorgestellt. Die Therapiegruppe wurde mit 25 Stunden KZT über einen Zeitraum von 4 Monaten behandelt. In der Therapiegruppe wiesen 62 % der Patienten signifikante Verbesserungen auf, in der Wartegruppe nur 8 %. Mit dem gleichen Design untersuchten Horn et al. (2005) – mit einem Beitrag dazu im gleichen Themenheft – 20 Kinder und Jugendliche mit Depression. Hier waren die Effekte deutlich geringer: Keiner der Patienten aus der Wartegruppe und nur 20 % der Patienten der Therapiegruppe wiesen nach vier Monaten eine Verbesserung auf. Ganz ähnlich berichten Winkelmann et al. (2005) von den Ergebnissen des Vergleichs von 26 Kindern und Jugendlichen, die Verhaltensstörungen hatten. 8 % der Patienten aus der Wartegruppe und nur 31 % der Patienten der Therapiegruppe wiesen eine Verbesserung nach vier Monaten auf. KZT war also erfolgreicher als keine Behandlung, bei komplexen Störungen war der Stundenumfang allerdings zu kurz, um eine wirkliche Verbesserung zu erreichen.

Göttken et al. (2014) untersuchten die Effekte der KZT (20 bis 25 Std.) bei einer Gruppe von Patienten mit Angststörungen. Obwohl die Patienten etwas jünger waren und die Stichprobe klein (30 Familien, davon 18 Kinder in der Treatment- und 12 Kinder in der Wartekontrollgruppe), sind die Ergebnisse hier berichtenswert, weil u.a. auch ein 6-monatiges Follow-up eingeschlossen war. Von den 27 Patienten, die am Schluss noch dabei waren, den Completern, erfüllten 67 % der Treatment-Gruppe nicht mehr länger das Kriterium für eine Angststörung (54 % in der Wartekontrollgruppe). Die von den Eltern eingeschätzten internalisierenden Störungen nahmen signifikant über den Behandlungsverlauf ab und blieben auch 6 Monate danach stabil.

Was eine psychodynamisch orientierte Gruppentherapie von Jugendlichen angeht, berichtet Stein (1968) nach einer Literaturübersicht von 60 % bis 80 % Besserungsraten, bezogen auf symptomatische und Verhaltenskriterien. Lehmkuhl und Lehmkuhl (1992) fanden bei 30 Jugendlichen mit stationärer Therapie (neurotische Erkrankungen, expansive Störungen und Psychosen) eine rasche initiale Verbesserung der Symptomatik – ein Phänomen, das auch von anderen Autoren berichtet wird. Weitere Ergebnisse zu strukturellen Verbesserungen werden noch dargestellt.

Einzeltherapien

Studien, die sich mit einem breiten Störungsspektrum beschäftigen, und die naturalistischen Studien belegen die Wirksamkeit einer psychodynamischer Einzeltherapie. Fonagy und Target (1996) untersuchten die Wirksamkeit von psychoanalytischen Therapien bei 763 Kindern und Jugendlichen, die im Anna Freud Center in London durchgeführt worden waren; sie berichteten von 80 % erfolgreichen Behandlungen. Sie fanden klinisch bedeutsame Verbesserungen bei 62 % der hochfrequent (4–5 Std./Woche) und bei 49 % der niederfrequent (1–2 Std./Woche) behandelten Patienten. Besonders gut waren die Ergebnisse bei Patienten mit emotionalen Störungen, auch bei vorliegender Komorbidität, während bei expansiven Störungen keine so guten Ergebnisse erzielt wurden. Es fanden sich wenige Unterschiede für verschiedene Stundenfrequenzen (ein- bis vierstündige Behandlung pro Woche); nur Persönlichkeitsstörungen waren bei Behandlungen mit vier Stunden als eher gebessert nachgewiesen worden als mit einer niederfrequenten Behandlung.

Fahrig et al. (1996) berichten über den Therapieerfolg analytischer Psychotherapie bei Kindern und Jugendlichen gemäß der Heidelberger Studie. In ihrer Untersuchung bei 133 Kindern im Alter von 5 bis 14 Jahren wurde bei 92 % eine Symptomreduktion, bei 89 % eine Verbesserung der intrapsychischen Konflikte und bei 84 % eine Verbesserung der in den Elterngesprächen bearbeiteten Konflikte festgestellt. Die Rate von Kindern und Jugendlichen, die nicht von der Therapie profitierten, schwankte – in Abhängigkeit von den Diagnosen – zwischen 5 % und 24 %. In einer weiteren Heidelberger Studie (Winkelmann et al., 2000) wurde eine Fünfjahreskatamnese von 131 Patienten vorgestellt. Effektstärken und Besserungsraten nach dem Kriterium der klinischen Signifikanz blieben im Katamnesezeitraum mit 70–80 % stabil. Die Ergebnisse liegen damit über denen der Katamnesestudie von Dührssen (1962), in der im Katamnesezeitraum von fünf Jahren 53 % der Patienten als sehr gut bis befriedigend gebessert und 26 % als genügend gebessert eingeschätzt wurden; sie liegen auch über den Ergebnissen der Katamnese von Petri und Thieme (1978), wo nach einem Katamnesezeitraum von bis zu fünf Jahren 57 bis 66 % der 78 Kinder und Jugendlichen zufriedenstellend gebessert waren. Auch in dieser Studie war die Besserungsrate bei neurotischen Störungen höher als bei Patienten mit strukturellen Störungen und komorbiden Krankheitsbildern. Diese älteren Studien zeigen, dass zwei- bis dreijährige Behandlungen bei Jugendlichen einen recht guten Erfolg haben.

Meta-Analysen: Zusammenfassung von 50 Jahren Forschung zur Effizienz von Kinder- und Jugendlichen-Psychotherapie

Einzelstudien und Katamnesen haben nur einen beschränkten Aussagewert. Um diesen zu vergrößern, werden verschiedene Studien in einer gemeinsamen statistischen Auswertung, einer sogenannten Meta-Analyse, zusammengefasst. In den letzten Jahren wurden genauere statistische Analysen vorgenommen, bei denen Effektstärken für die einzelnen Studien berechnet und Therapieeffekte miteinander verglichen wurden.

Zur Wirksamkeit einer Psychotherapie bei Kindern und Jugendlichen liegen eine Reihe von positiven Meta-Analysen vor, mit insgesamt mittleren Effektstärken bei allerdings großen Streuungen je nach Störungsbild und je nach Beurteiler (Weisz et al., 2017). Leider ist die Studienlage nicht annähernd so umfassend wie im Erwachsenenbereich und die Meta-Analysen beziehen sich fast ausschließlich auf Studien aus dem anglo-amerikanischen Sprachraum.

Wir beginnen mit einem kurzen Überblick über die frühen Meta-Analysen z. B. von Smith und Glass (1977), die 50 Studien zur Kinder- und Jugendlichen-Psychotherapie zusammenfassten. Sie kamen zu dem Ergebnis, dass eine psychotherapeutische Behandlung auf jeden Fall besser sei als keine Behandlung. In einer vergleichenden Übersicht angloamerikanischer Forschungsarbeiten über Kurz- und Langzeittherapien bei Jugendlichen berichtet Tramontana (1980) über positive Effekte psychotherapeutischer Behandlungen bei Jugendlichen; sie lagen zum damaligen Zeitpunkt mit 75 % wenig unter der Rate bei erwachsenen Patienten. Die spontane Remission ist dagegen mit 39 % für diese Altersgruppe höher als für erwachsene Patienten.

Zu Vergleichen zwischen verschiedenen Therapieformen (zumeist Verhaltenstherapie und Psychodynamische Therapie [TP]) ist kritisch anzumerken, dass in verhaltenstherapeutischen Studien oft die Evaluationsziele explizit trainiert werden. Weisz et al. (1995) untersuchten 163 Studien mit einem Altersgruppenspektrum von 8 bis 14 Jahren. Hier fanden sich zunächst bessere Ergebnisse für die verhaltenstherapeutischen Behandlungen; kontrollierte man die Effekte jedoch für die Altersgruppen und für speziell eingesetzte Testinstrumente, so fanden sich keine differentiellen Effekte mehr für unterschiedliche Behandlungsmethoden. Allerdings muss man sich dabei vergegenwärtigen, dass keine einzige psychodynamische Langzeittherapie aufgenommen worden war, sondern eine große Zahl verhaltenstherapeutischer Studien (159) in ihren Effekten mit wenigen (9) »insight-oriented« Therapien verglichen wurde. Die Effektstärken variierten von 0.54 bis 0.88 und entsprechen damit mittleren bis großen Effekten nach Cohen's Standards (Cohen, 1988).

Die Arbeitsgruppe um Weisz legte inzwischen eine neuere Meta-Analyse vor (Weisz et al., 2017), die 447 Studien und 30431 Patienten einschließt und zugleich 50 Jahre Forschung in diesem Bereich zusammenfasst. Über alle Störungsgruppen hinweg gab es in 63% der Fälle bei den Patienten aus der Treatment-Gruppe stärkere Besserungen als in der unbehandelten Kontrollgruppe. Dies betrifft vor allem Patienten mit Angststörungen; die Effekte für Patienten mit Depressionen oder komorbiden Störungen waren weniger gut. Die Multilevel-Meta-Analyse erbrachte etwas niedrigere Effektstärken (0.45 gegenüber 0.54 bis 0.88 aus der früheren Studie), die nach dem 11-monatigen Katamnesezeitraum leicht absanken (0.39). Insgesamt schlossen die Autoren auf einen mittleren Effekt, der relativ dauerhaft war. Kritisch ist anzumerken, dass nur 30% der Patienten Jugendliche waren, die Behandlungsdauer relativ kurz war (15 Std. in 15 Wochen) und wiederum nur eine sehr kleine Anzahl psychodynamischer Therapien eingeschlossen wurde. Differentielle Effekte der verschiedenen Behandlungsformen ergaben sich nicht.

Hier ist wiederum die Selektivität bzw. das Vernachlässigen von vorliegenden Studien mit Patienten in psychodynamischer Therapie auffallend. Deshalb ist die Meta-Analyse von Abbass, Rabung, Leichsenring, Refseth und Midgley (Abbass et al., 2013) objektiver. Sie berichten in ihrer Meta-Analyse mit elf Studien und insgesamt 655 Patienten, dass psychodynamische Kurzzeittherapien für einige Störungsgruppen bei Kindern und Jugendlichen wirksam sind.

Insgesamt wurden in vielen Meta-Analysen nur wenige Studien mit psychodynamischen Therapien einbezogen, was nochmals die eingangs erläuterten Forschungsdefizite unterstreicht. Deutlich wurde aber auch, dass selbst Symptomreduktionen Zeit brauchen. In der Tat sind auch für stabile Symptomreduzierungen relativ lange Therapiezeiträume notwendig (Seiffge-Krenke & Nitzko, 2011).

Prozessanalysen: Kommunikationsanalysen und Schulung des Umgangs mit »ruptures« in der therapeutischen Beziehung

Während in der Erwachsenenpsychotherapie seit vielen Jahren die Prozessforschung, z. B. Kommunikationsanalysen, einen großen Raum einnimmt, sind ähnliche Untersuchungen zur Kinder- und Jugendlichen-Psychotherapie erst in den Anfängen. Shirk und Russell (1996) verwendeten Sprachanalysen in ihren Therapien. Man fand Hinweise, dass supportive Angebote des Therapeuten von depressiven Jugendlichen nicht wahrgenommen wurden, so dass auf eine gestörte Informationsverarbeitung im Rahmen der Depression geschlossen wurde.

Auch die spannenden Untersuchungen zu »rupture and repair« (Gumz, 2019; Safran et al., 2011) wurden bislang nur in Bezug auf Erwachsenenbehandlungen publiziert. Sie zeigen, dass Therapeuten viel häufiger Missverständnisse und Spannungen in den Stunden erkennen (43 %), im Vergleich zu Patienten (19 %). Häufige Ursachen sind unterschiedliche Zielvorstellungen; der Patient möchte die Symptome loswerden, der Therapeut fokussiert auf Einsicht und umfangreichere strukturelle Veränderungen. Wenn solche Ruptures nicht erkannt wurden, war der Therapieerfolg schlechter ($r = -.35$), während die Analyse von *rupture-and-repair*-Bemühungen zeigte, dass die therapeutische Beziehung sich dadurch signifikant verbesserte. Deshalb zielen Trainings wie das AFT (Allianz-Fokussiertes Training, Gumz et al., 2017) in einem mehrstufigen Plan darauf ab, *ruptures* zunächst wahrnehmen zu lernen und dann zu trainieren, wie man förderlich für die Patient-Therapeut-Beziehung damit umgeht. Wegen der großen Zahl von Missverständnissen und kommunikativen Spannungen in der Jugendlichen-Therapie wäre eine solche Schulung auch für Jugendlichen-Therapeuten sinnvoll. Im Rahmen von AIT werden *ruptures* untersucht (Schlüter-Müller, 2017), auf die Ergebnisse darf man gespannt sein.

OPD-KJ in der Diagnostik und Qualitätssicherung

Im Folgenden geht es um die Frage, ob eine umfangreiche dimensionale Diagnostik von Nutzen ist und ob durch die psychodynamische Langzeittherapie Veränderungen auf verschiedenen OPD-KJ-Dimensionen erzielt wurden. Diese Frage ist auch vor dem Hintergrund der unterschiedlichen Krankheitsmodelle (Konflikt- vs. Strukturpathologie, vgl. Kapitel 10) äußerste relevant. Daher werde ich verstärkt auf Ergebnisse zur Konflikt- und Strukturachse eingehen.

Das OPD-KJ-Manual (AK OPD-KJ-2, 2016) wird zur Diagnostik und Therapieplanung von Kinder- und Jugendlichen-Therapeuten in vielen Versorgungssettings genutzt; das entsprechende Training hat sich als hilfreich für die reliable Einschätzung der verschiedenen Achsen erwiesen (Seiffge-Krenke et al., 2011). Die Kappa-Werte der Übereinstimmung bei verschiedenen Beurteilern liegen zwischen. 55 und .74 für die *Konflikt- und Strukturachse* (Benecke et al., 2011; Seiffge-Krenke et al., 2011). Dabei war die Manualisierung der Achsen mit entsprechenden altersbezogenen Ankerbeispielen zur Einschätzung sehr hilfreich.

Man konnte nachweisen, dass alle Kinder und Jugendlichen die in der Konfliktachse thematisierten Konflikte erleben, jedoch nicht mit der entwicklungsbehindernden Ausschließlichkeit, wie man sie in Patientengruppen findet (Seiffge-Krenke et al., 2014) – die Werte waren dort drei Mal so hoch. Verschiedene Studien beschäftigten sich mit der Anwendbarkeit der OPD-KJ im klinischen Alltag. So ist es beispielsweise gelungen, die OPD-KJ zur Differenzierung zwischen Patienten mit internalen und externalen Störungen einzusetzen (Winter et al., 2011). Die *Konflikt- und Strukturachse* der OPD-KJ erwies sich als hilfreich für die Indikationsstellung und Therapieplanung bei stationären und ambulanten Patienten (Seiffge-Krenke et al., 2012b); bei Patienten mit Strukturdefiziten fand man diagnosespezifisch zusätzliche Hinweise durch die Anwendung der OPD-KJ (Seiffge-Krenke et al., 2013).

Die naturalistische Praxis-Studie von Weitkamp et al. (2014) untersuchte die Wirksamkeit psychodynamischer Therapien bei Jugendlichen anhand von OPD-KJ-Dimensionen. Im Therapeutenurteil verbesserten sich das Strukturniveau und der affektive Selbstbezug, die klinische Bedeutsamkeit intrapsychischer Konflikte sank zwischen Therapiebeginn und -ende. Strukturelle Fertigkeiten, eine Verringerung des Konfliktniveaus, der subjektive Schweregrad der psychischen Beeinträchtigung sowie die intrapsychischen Ressourcen waren prädiktiv für den Therapieerfolg und konnten 63 % der Varianz aufklären.

Verbesserung des Strukturniveaus und der Mentalisierungsfähigkeit

Wie oben ausgeführt ist die Wirksamkeit psychodynamischer Therapieansätze im Hinblick auf die Reduktion der Symptomatik in einigen Studien belegt. Inwieweit sich im Laufe einer Therapie neben der Symptomatik auch komplexe psychodynamische Konstrukte wie das Strukturniveau oder die Mentalisierungsfähigkeit verändern, zeigen einige neuere Studien.

Verbesserung struktureller Defizite durch Langzeittherapien

Im Rahmen einer randomisiert-kontrollierten klinischen Studie wurde im Asklepios Fachklinikum Tiefenbrunn die stationäre Behandlung von Jugendlichen mit einer kombinierten Störung des Sozialverhaltens und der Emotionen (F92) evaluiert. Die Patienten wiesen am Beginn der rund 34 Wochen dauernden stationären Therapie zahlreiche strukturelle Beeinträchtigungen auf. Es wurde geprüft, ob das manualisierte psychodynamische Behandlungskonzept (PIM) bei den jugendlichen Patienten neben dem bereits nachgewiesenen symptomatischen Behandlungserfolg auch zu einer Verbesserung struktureller Fähigkeiten geführt hat (Cropp et al., 2016). Zu diesem Zweck wurde ein Konsensrating der Achse »Struktur« (OPD-KJ) bei $N = 46$ Jugendlichen am Beginn und am Ende der stationären Therapie durchgeführt. Das Strukturniveau der Patienten hatte sich tatsächlich zwischen dem Aufnahme- und dem Entlassungszeitpunkt signifikant verbessert. Sowohl im Gesamtwert als auch in den einzelnen Dimensionen kam es zu signifikanten Verbesserungen mit kleinen bis mittleren Effektstärken ($\eta 2 = .29$ bis .47).

Auch Jelen-Mauboussin et al. (2012) und Escher et al. (2019) konnten bei stationären Patienten der Kinder- und Jugendpsychiatrie über die Zeit Verbesserungen in den Strukturdimensionen nachweisen. Allerdings waren die Veränderungen in der Studie von Escher et al. diagnose- und dimensionsspezifisch. Wenig Veränderung in der Steuerung zeigte sich bei Patienten mit Diagnose F91 und F92 (Störungen des Sozialverhaltens, 36 % der Stichprobe, $\eta 2 = .18$), groß waren dagegen die Veränderungen bei Jugendlichen mit Diagnose F32 und F33 (Depression, 32 % der Stichprobe, $\eta 2 = .70$). Dies zeigt, dass die stationäre Behandlungsdauer von 2 Monaten für die Patienten mit stärkeren Strukturdefiziten offenkundig zu kurz ist. Darauf lässt auch das Ergebnis schließen, dass sich in der Bindungsdimension keine Veränderungen zeigten.

Nach einer weiteren Studie (Bock et al., 2019) mit einer stationären Stichprobe waren die strukturellen Defizite auch 7 Jahre später noch prädiktiv für Störungen im Erwachsenenalter. Man hatte zuvor das Strukturniveau am Beginn der Behandlung bestimmt und dann 7 Jahre später die ehemaligen Patienten, nun im jungen Erwachsenenalter, nochmals kontaktiert und das Ausmaß von Störungen untersucht. Trotz weit auseinanderliegender Zeitpunkte gab es hohe korrelative Zusammenhänge, was bedeutet, dass man einen Strukturausgangswert bestimmen sollte, denn aufgrund dieses Wertes lässt sich die Vulnerabilität für spätere psychische Erkrankungen gut vorhersagen.

Verbesserung der Mentalisierungsfähigkeiten

Bei der in der Studie von Cropp et al. (2016) untersuchten Patientengruppe F92, d. h. Jugendlichen mit Störungen des Sozialverhaltens und der Emotionen, wurden auch Mentalisierungsfertigkeiten untersucht. Man war davon ausgegangen, dass diese Patienten vor dem Hintergrund von Bindungsstörungen und Traumatisierungen auch Defizite im Bereich der Mentalisierungsfähigkeit aufwiesen. Die Förderung der Fähigkeit zur Mentalisierung gehört daher ebenfalls zu den spezifischen Therapiezielen des untersuchten Behandlungskonzepts PIM (vgl. Kapitel 10). Tatsächlich zeigten die Ergebnisse, dass es während der stationären Behandlung auch hinsichtlich der Mentalisierungsfähigkeit der Patienten zu Veränderungen kam. Zur Erfassung der Mentalisierungsfähigkeit wurde die Reflective Functioning Scale (RF) eingesetzt. Der RF-Wert war zu Beginn der durchschnittlich 35 Wochen dauernden stationären Behandlung sehr niedrig, verbesserte sich aber durch die Therapie signifikant. Er lag aber immer noch deutlich unter dem Wert von »normalen« Jugendlichen, was andeutet, dass eine weitere (ambulante) Behandlung sinnvoll ist.

In Bezug auf die Verbesserung der Mentalisierungsfertigkeiten durch MBT-A wird gegenwärtig eine Reihe von Studien durchgeführt; Publikationen liegen daher erst vereinzelt vor. Kornhas et al. (2019) erläutern die Falldarstellung eines 17-jährigen männlichen Patienten. Seine Mentalisierungsprozesse wurden mithilfe der Reflective Functioning Scale erfasst, und zwar im Rahmen einer Prä- und Post-Messung sowie während des Therapieverlaufs zu drei Testzeitpunkten. Die Analysen zeigen, dass die Mentalisierungsfähigkeit innerhalb, aber auch zwischen den kodierten Therapiesitzungen merklich fluktuiert. Im Verlauf der Therapie wird erst eine Zunahme und anschließend ein leichter Abfall in der Mentalisierungsqualität deutlich. Der Vergleich der Prä- und Post-Messung zeigt hingegen einen leichten Anstieg in der Mentalisierungsfähigkeit des Patienten. Zudem erfüllte er nicht mehr die Kriterien der Störung des Sozialverhaltens. Dies zeigt, dass mehrere Messungen im Therapieverlauf sinnvoll sind und Fallanalysen ihren Platz neben quantitativen Auswertungen bei einer größeren Stichprobe haben.

Faktoren, die einen Einfluss auf den Psychotherapieprozess und das Psychotherapieergebnis haben: Moderatoren der Veränderung

Im Folgenden wollen wir uns verstärkt auf einige spannende Ergebnisse konzentrieren, die für Therapeuten hilfreich und relevant sein können. Dabei geht es oftmals um Moderatoren, die die Therapieprozesse beeinflussen, wie die Art und Qualität der Kooperation mit den Eltern, die Frage, wer den Outcome einschätzt und welche Behandlungsform (TP vs. PA) eingesetzt wurde.

Ist die Diagnose und Behandlungsform entscheidend?

Wie bei den obigen Ergebnissen schon deutlich wurde, hat das Störungsbild, die Diagnose, einen entscheidenden Anteil daran, ob der Jugendliche von einer psychodynamischen Therapie profitiert. In 303 Langzeittherapien von Kindern und Jugendlichen haben wir (Seiffge-Krenke & Posselt, 2020a) die Effizienz der Behandlung im Sinne einer Reduktion der körperlichen und psychischen Symptombelastung, der kommunikativen Beeinträchtigungen (im familiären und schulischen Kontext) aus der Sicht ihrer Eltern sowie aus der der behandelnden Therapeuten (N = 55) über drei Messzeitpunkte bei einer Therapiedauer von durchschnittlich 86 Stunden untersucht. Die Effektstärke war aus der Sicht der Eltern (Gesamt $\eta 2$ =. 64) noch größer als aus Sicht der Therapeuten ($\eta 2$ = .38). Psychoanalytische Behandlungen wiesen aus der Sicht der Therapeuten schon nach 2 Messzeitpunkten, d. h. vor dem Verlängerungsantrag, einen starken Effekt auf. Bei der Elternbewertung der internalisierenden Symptome zeigte sich, dass bei einer Psychoanalyse eine stärkere Symptomreduktion von T1 zu T2 (also von Beginn bis zum Zeitpunkt der Verlängerung) erfolgt als bei tiefenpsychologisch fundierter Therapie. Dies lässt darauf schließen, dass es weniger die Behandlungsform, sondern die Dosis (d. h. der höhere Stundenumfang) war, die zur früheren Symptomreduktion in den PA-Behandlungen führte.

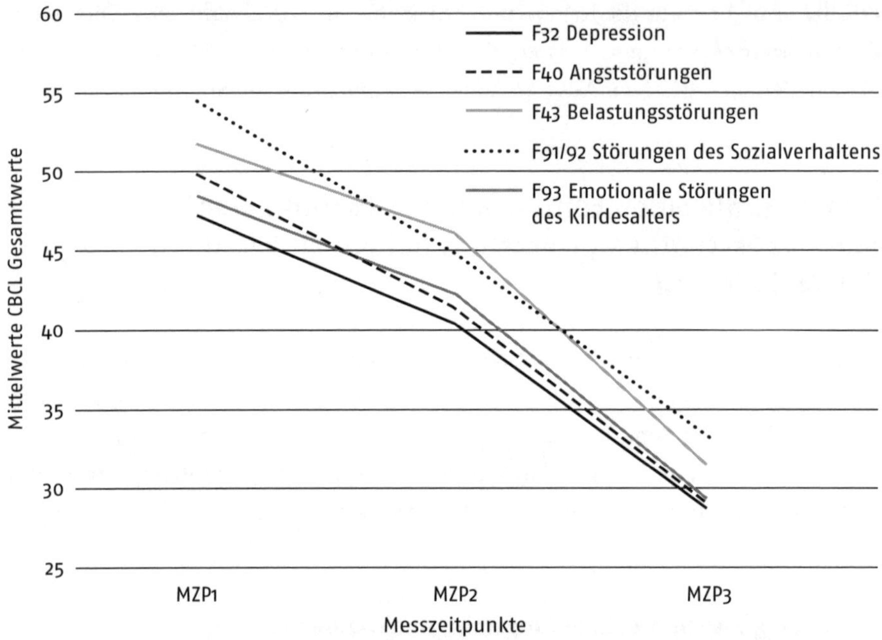

Abbildung 7: Diagnosespezifische Verläufe (N = 303 Patienten aus Langzeittherapien)

Wie Abbildung 7 zu entnehmen ist, nimmt in der Elterneinschätzung in der Child Behavior Checklist (CBCL) die Gesamtsymptombelastung generell signifikant über die Zeit ab, unterscheidet sich jedoch in Abhängigkeit von den Diagnosen. Bemerkenswert ist das etwas spätere »Anschlagen« der psychodynamischen Therapie bei Patienten mit F43 (Belastungsstörungen). Eine hohe Wirksamkeit, aber keine Unterschiede in der Behandlungsform bei Jugendlichentherapien (verglichen wurden TP und PA) berichten auch Seiffge-Krenke & Posselt (2020b).

Wie unterscheidet sich die Sicht von Eltern, Jugendlichen und Therapeuten?

Auf Unterschiede in der Einschätzung von Jugendlichen und ihren Eltern war schon in Kapitel 4 hingewiesen worden. Die Frage der Einschätzung wird noch komplexer, wenn auch der Therapeut einbezogen wird. So schätzt etwa der Therapeut in der Studie von Petri & Thieme (1978) die Symptombesserung ungünstiger, die Verselbständigung des Jugendlichen durch die Behandlung aber günstiger ein als Eltern, Patient oder Katamnestiker. Ein Vergleich der Sicht der Eltern mit der des jugendlichen Patienten zeigt ferner, dass die Eltern die eigenen Veränderungen positiver beurteilen als die Veränderungen bei ihren Kindern und umgekehrt.

Eine eigene Studie (Seiffge-Krenke & Nitzko, 2011) untersuchte die Effizienz der Langzeittherapie aus der Sicht von Jugendlichen und ihren Eltern sowie ihren Therapeuten über drei Messzeitpunkte in einem Zeitraum von insgesamt 1,5 Jahren. Es wurde deutlich, dass alle drei Beteiligten eine unterschiedlich starke Symptomverbesserung über einen Zeitraum von durchschnittlich 91 Stunden wahrnahmen. Die Therapeuten berichteten von einem starken Rückgang in den psychischen und körperlichen Symptomen durch die Behandlung und beschrieben auch einen deutlichen Rückgang in den zuvor bestehenden Kommunikationsproblemen des Jugendlichen in Bezug auf Eltern, Geschwister und Freunde. Die Eltern nahmen nur eine schwache, die jugendlichen Patienten jedoch eine sehr signifikante Symptomverbesserung wahr. Das Wohlbefinden der Jugendlichen hatte sich schon zum Zeitpunkt des Verlängerungsantrags deutlich gebessert und blieb auch in den folgenden Monaten bis zum Ende der Therapie sehr gut. Diese Ergebnisse ließen sich an einer Stichprobe von 161 jugendlichen Patienten und ihren Müttern bestätigen (Seiffge-Krenke & Posselt, 2020b). Die Einschätzungen beider ergaben einen Rückgang der Symptome über den Therapieverlauf mit unterschiedlich hohen Effektstärken ($\eta 2 = .25$ für die Patienten, $\eta 2 = .62$ für deren Eltern).

Auch in der Meta-Analyse von Weisz et al. (2017) wurden Respondenteneffekte gefunden: Hier berichteten allerdings Eltern, wenn es um Depression ging, von geringeren Effekten als die Patienten selbst, für ADHS und Zwangsstörungen waren Effekte der Veränderung laut Aussagen der Eltern und der Lehrer dagegen stärker als aus Sicht der Patienten. Dies verdeutlicht, wie wichtig es ist, verschiedene Respondenten einzubeziehen, wenn man die Wirksamkeit einer Therapie evaluiert.

Qualität der Elternarbeit und Erfahrung des Therapeuten

In einer Studie (Seiffge-Krenke & Nitzko, 2011) untersuchten wir auch eine hier bereits besprochene Voraussetzung für Therapie, den Einfluss der begleitenden Elternarbeit. Die Qualität der begleitenden Elternarbeit war überwiegend gut, allerdings befanden sich unter den Abbruchfällen dreimal so viele Familien, in denen die Qualität der Elternarbeit als problematisch eingeschätzt wurde. Dies verdeutlicht, was Anna Freud bereits 1945 formuliert hatte (vgl. Kapitel 8), dass nämlich eine Therapie ohne unterstützende Elternarbeit häufig scheitern wird.

Dieser Befund ließ sich an der großen Studie mit insgesamt 303 Patienten (Seiffge-Krenke & Posselt, 2020a) bestätigen. Die Elternarbeit wurde von den

Therapeuten zu 61 % als gut, zu 33 % als schwierig und zu 6 % als sehr schwierig beurteilt. Zwischen den Familienformen (Zweielternfamilie, Einelternfamilie, Patchwork und andere) zeigten sich keine signifikanten Unterschiede. Die Reduktion der Gesamtsymptombelastung aus der Sicht der Eltern (CBCL-Werte) erwies sich bei allen drei Qualitäten der Elternarbeit als signifikant, war also sehr einheitlich.

Außerdem wurde untersucht, ob die Erfahrung des Therapeuten einen Einfluss auf die Einschätzung des Behandlungserfolgs hat. Wir erwarteten, dass Therapeuten mit einer längeren Therapieerfahrung auch die besseren Therapieergebnisse erzielen würden, im Sinne höherer Effektstärken. Das war tatsächlich der Fall. Außerdem erwiesen sich bei der Vorhersage des Behandlungserfolgs die Prädiktoren »Therapieerfahrung« und »Therapiedauer« als signifikant, was darauf hinweist, dass mit zunehmender Erfahrung des Therapeuten und zunehmender Dauer der Therapie die Reduktion der Gesamtbelastung nach CBCL steigt. Das finale Modell erklärt 20 % der Varianz.

Interessanterweise stellen aus der Sicht der Mütter die Therapierfahrung des Therapeuten und die Qualität der Elternarbeit wichtige Moderatoren der Veränderung dar (Seiffge-Krenke & Posselt, 2020b), während aus Sicht der Jugendlichen vor allem die Dosis, d. h. die Dauer der Therapie, ein entscheidender Moderator des Therapieerfolges ist. Bemerkenswert ist auch, dass Jugendliche mit einem anderen ethnischen Hintergrund, z. B. bedingt durch Migration, in ihrem Selbsterleben stärker von der Therapie profitieren als deutsche Patienten.

Forschung zu Therapieabbrüchen

Es sollte nachdenklich stimmen, dass trotz des Nachweises eines guten bis befriedigenden Behandlungserfolges in den gleichen Veröffentlichungen auch häufig von hohen Therapieabbruchquoten die Rede ist. Die Ursachen dafür sind allerdings nicht nur negativ zu sehen – gerade bei jugendlichen Patienten.

Kontinuierliche Teilnahme und Behandlungsabbruch

Fonagy und Target (1996) berichten von einer Abbruchquote von 26 % im ersten Behandlungsjahr, vor allem bei Adoleszenten mit expansiven Störungen. Kazdin (1997) nennt Abbruchraten zwischen 40 und 60 % bei Adoleszentenbehandlungen. Ungewöhnlich gering nehmen sich dagegen die Ergebnisse zum Behandlungsabbruch in drei deutschen Untersuchungen aus: Hirschmüller et al. (1997) berichten eine Abbruchquote von nur 9 % bei Jugendlichen. In einer eigenen Studie betrug sie 19 % (Seiffge-Krenke & Nitzko, 2011), in einer weiteren Studie 6 % (Seiffge-Krenke & Posselt, 2020b).

Gegenwärtig gibt es nur eine neuere Meta-Analyse (Seiffge-Krenke & Cinkaya, 2017), die sich allerdings auf erwachsene Patenten bezieht; einige der Ergebnisse sind aber auch für Jugendlichenbehandlungen interessant. Diese Meta-Analyse fasst Forschungsarbeiten aus insgesamt 19 Ländern über einen Zeitraum von knapp 40 Jahren zusammen. Bemerkenswert ist, dass die Höhe der Abbruchquoten über verschiedene therapeutische Settings, Therapieformen, -methoden und Vorgehensweisen variiert. Unter einer korrigierenden meta-analytischen Berechnung ließ sich eine durchschnittliche Abbruchrate von 26,4 % in Erwachsenenbehandlungen ermitteln, allerdings war sie in den wenigen Studien, die im psychodynamischen Setting durchgeführt wurden, deutlich geringer. Variablen der therapeutischen Beziehung (wie Gegenübertragungsprobleme, Widerstand) wurden seltener als Ursachen für den Therapieabbruch verantwortlich gemacht als Variablen des Patienten (Diagnose, Schicht). Zumeist wurde in den ersten Stunden (bis maximal zur 15. Std.) abgebrochen.

Zu ähnlichen Ergebnissen kommt eine frühere Studie von Richmond (1978), die die Anwesenheitsquote von Jugendlichen in Beratungseinrichtungen und freien Praxen über einen Zeitraum von fünf Jahren verglich. Der entscheidende Dropout findet seiner Beobachtung nach in den ersten fünf bis zehn Stunden statt, danach bleiben die Jugendlichen eher kontinuierlich in Behandlung.

Was können wir aus der Forschung zu Therapieabbrüchen lernen?

Die hohe Zahl von Behandlungsabbrüchen wird einerseits mit ganz bestimmten Symptomen wie Drogenabusus, Schulabsentismus, Delinquenz, vor allem aber mit der Schichtzugehörigkeit der Jugendlichen und der Elternarbeit in Verbindung gebracht. Seiffge-Krenke & Nitzko (2011) nennen die schlechte Kooperation mit den Eltern des Patienten als Ursache für den Dropout (vgl. Kapitel 8). Behandlungsabbrüche kündigen sich in der Regel durch Ausfallenlassen von Terminen an und stellen insbesondere in offenen Gruppentherapien mit Jugendlichen ein großes Problem dar, da der Angstpegel der verbliebenen Jugendlichen schnell steigt.

Orientiert an der Meta-Analyse von Seiffge-Krenke & Cinkaya (2017) können wir konzeptionell zwischen drei verschiedenen Abbruchgründen unterscheiden, die man bei der Arbeit mit Jugendlichen bedenken sollte:

1. Die *qualitätsneutralen Abbrüche,* z. B. aufgrund eines Umzugs, bei Schulwechsel etc.
2. *Positive Abbruchverläufe,* z. B. schnelle Genesung, Anstoßen von Ressourcen, pseudopositive Abbrüche (wie Flucht in die Gesundheit). Es kann bei etlichen Patienten gleich nach Beginn der Therapie zu einer schnellen Verbesserung kommen, obgleich zu diesem Zeitpunkt noch gar keine Problembearbeitung stattgefunden hat. Dies könnte das Ergebnis einer gelungenen Ressourcenaktivierung sein – die Patienten kommen alleine klar.
3. *Problematische Abbrüche,* z. B. mangelnde Therapiemotivation, unklare Ziele, mangelhafte therapeutische Beziehung und schlechtes Arbeitsbündnis.

Diese Aufteilung zeigt, dass man bei den Abbrüchen in Jugendlichenbehandlungen durchaus positive Aspekte sehen sollte. Sie zeigt aber auch, dass am Beginn die Etablierung eines guten Arbeitsbündnisses, einer guten therapeutischen Beziehung sehr wichtig ist – sonst muss man mit einem Behandlungsabbruch rechnen. Sensibilisierung für »ruptures« und Bemühen um eine Reparatur lassen sich trainieren (Safran et al., 2011). Streeck-Fischer (2006, S. 248) hebt die bewegende Erfahrung hervor, wenn es gelingt, den Jugendlichen in Behandlung zu behalten und zu sehen, wie »eine eingefrorene und zerstörte Adoleszenzentwicklung wieder in Gang kommt«.

Qualitätssicherung in der Kinder- und Jugendlichen-Therapie – mehr als nur eine Frage der Effizienz

Die Frage der Effizienz und Effektivität von psychotherapeutischen Behandlungen ist eine wichtige und politisch bedeutsame Frage, auch vor dem Hintergrund der Überprüfung durch den *Wissenschaftlichen Beirat.* Die eher forschungsskeptische Haltung, die früher für analytische Kinder- und Jugendlichen-Therapeuten gegolten hat (Windaus, 2009), ist weitgehend einer offenen Haltung gewichen, in der man die Wirtschaftlichkeit und Zweckmäßigkeit der Behandlungen belegen möchte.

Implementation in der Aus- und Weiterbildung

Es ist zweifellos wichtig, die geforderten Nachweise der Effizienz psychodynamischer Behandlungen bei Kindern und Jugendlichen zu erbringen, wenn wir in Zukunft auch weiterhin eine angemessene oder sogar verbesserte Versorgung erkrankter Kinder und Jugendlicher ermöglichen wollen. Als Therapeuten sollten wir aber nicht nur an dem Nachweis der Effizienz im Sinne der strengen Kriterien der »efficacy« (Vergleich zwischen Behandlungs- und Wartegruppe, ausreichend große Gruppen pro Störungsbild, Verblindung etc.) oder der an den therapeutischen Alltag eher angepassten Effektivität (»effectiveness«, naturalistisches Setting) interessiert sein. Wir sollten zudem die Chance ergreifen, Fragen, die uns auch aus klinischer Sicht interessieren, mitzuuntersuchen. Dafür habe ich in diesem Kapitel einige Beispiele gegeben. Hierfür kommen quantitative Ansätze, aber auch einzelfallbezogene Auswertungen in Frage. Es ist zu überlegen, wie sich diese Fragestellungen in die Aus- und Weiterbildung einbauen lassen und wie sie mit Möglichkeiten der Qualifikation der Aus- und Weiterbildungsteilnehmer verknüpft werden können. Das Heidelberger Modell (Schauenburg et al., 2019) ist ein gutes Beispiel für eine solche Forschung, Praxis und Ausbildung verbindende Weiterbildungseinrichtung.

Die Sicht der Weiterbildungskandidaten: Wunsch nach mehr Forschungskompetenz

Die Bedeutung der Forschungskompetenz wird auch aus Sicht der Weiterbildungsteilnehmer zunehmend deutlicher. Sischka et al. (2018) befragten 559 Weiterbildungsteilnehmer aus 31 Instituten der DGPT, wie sie die Weiterbildungssituation einschätzten und welchen Verbesserungsbedarf sie sähen. Die meisten Kandidaten, die sich an der Studie beteiligt hatten, machten eine verklammerte Ausbildung (54 %); 18 % eine Weiterbildung in PA und 27 % eine Weiterbildung in TP. Insgesamt waren 83 % in der Erwachsenenausbildung und 16 % in der Kinder- und Jugendlichenausbildung. 21 % waren mit der Weiterbildung sehr zufrieden und nur 2 % waren unzufrieden. Die Kombination von Theorie, Durchführung von Erstinterviews, ambulanten Behandlungen und Supervision unter dem Dach eines Weiterbildungsinstituts wurde sehr geschätzt und erschien ihnen als bewahrenswertes Element des zukünftigen Fachkundeerwerbs. Kritisch wurde allerdings gesehen, dass die Forschungskompetenz der Kandidaten besser gefördert werden sollte – nicht nur in der Ausbildung, sondern vor allem auch in der Weiterbildung. Dies würde eine stärkere Vernetzung und Kooperation mit Universitäten und Hochschulen bedeuten, denen sich die Weiterbildungsinstitute stärker öffnen sollten. So könnten etwa Beobachtungsprotokolle aus den Behandlungen zu weiterer Forschung in Form von Master- und Bachelorarbeiten verwendet und so eine gute Verknüpfung von Forschung und Praxis erreicht werden.

Zusammenfassung

Die Frage nach der Effektivität psychodynamischer Behandlungsmethoden ist für die Zukunft der Kinder- und Jugendlichen-Therapeuten von großer Bedeutung. Insgesamt unterstreichen die geschilderten Einzelstudien und Meta-Analysen ein Defizit in der Qualitätssicherung psychodynamischer Psychotherapie bei Kindern und Jugendlichen. Deutlich wurde aber auch, dass selbst Symptomreduktionen Zeit brauchen und dass schwerer gestörte Jugendliche eher von »hochfrequenten« Behandlungen profitieren. Nach den in diesem Kapitel vorgestellten Befunden scheinen sich alle Behandlungskonzepte für Jugendliche in gewissem Umfang bewährt zu haben, da vor allem bestimmte »generelle Wirkfaktoren« wie die Beziehung zum Therapeuten den größten Teil der Ergebnisse aufklären. Variablen der therapeutischen Beziehung (wie Gegenübertragungsprobleme, Widerstand) wurden selten als Ursachen für den Therapieabbruch Jugendlicher verantwortlich gemacht. Allerdings kann man einen Therapieabbruch auch unter der Perspektive der *Autonomie* und der Ressourcenaktivierung sehen. Auch das Ergebnis, dass Jugendlichen-Therapien in den ersten 15 Stunden abgebrochen werden, unterstreicht die Bedeutung der Etablierung einer vertrauensvollen Beziehung und der Fähigkeit zur Reparatur von kommunikativen Missverständnissen. Weitere Forschungsergebnisse zeigen auf, wie wichtig es ist, die Erfahrung des Therapeuten und die Qualität der Elternarbeit zu berücksichtigen. Die strukturellen Voraussetzungen des Patienten sind ferner ein bedeutsames Kriterium; hier lassen sich, beispielsweise bei einem stationären Angebot, sehr gute Therapieergebnisse erzielen.

Literatur

Abbass, A. A., Rabung, S., Leichsenring, F., Refseth, J. S. & Midgley, N. (2013). Psychodynamic psychotherapy for children and adolescents: A meta-analysis of short-term psychodynamic models. *Journal of the American Academy of Child and Adolescent Psychiatry, 52*, 863–875.

Abraham, K. (1971). Über eine besondere Form des neurotischen Widerstandes gegen die psychoanalytische Methode. *Psychoanalytische Studien* II. Frankfurt a. M.: Fischer.

Adler, A. (1927). *Schwer erziehbare Kinder*. Dresden: Verlag am anderen Ufer.

Adler, G. (1996). Transitional objects, self objects, real objects, and the process of change in psychodynamic psychotherapy. In: L. Lifson (ed.), *Understanding therapeutic action. Psychodynamic concepts of cure* (pp. 69–84) (Psychoanalytic inquiry book series, vol. 15). Hillsdale (NJ): The Analytic Press.

Adler-Corman, P., Röpke, C. & Timmermann, H. (2018). *Psychoanalytische Leitlinien der Kinder- und Jugendlichen-Psychotherapie*. Frankfurt a. M.: Brandes & Apsel.

Aichhorn, A. (1925). *Verwahrloste Jugend*. Bern: Huber.

Akhtar, S. (1996). »Someday« and »if only« fantasies. In: J. Feher Gurewich & M. Tort (eds.), *The subject and the self* (pp. 203–233). Northvale (NJ), London: Jason Aronson.

Alberts, A., Elkind, D. & Ginsberg, S. (2007). The personal fable and risk taking in early adolescence. *Journal of Youth and Adolescence, 36*, 71–76.

Althoff, M. L. (2017). *Die begleitende Psychotherapie der Bezugspersonen*. Stuttgart: Kohlhammer.

Altmeyer, M.(2019). *Ich werde gesehen, also bin ich. Psychoanalyse und die neuen Medien* (Psychodnamik kompakt), Göttingen: Vandenhoeck & Ruprecht.

Amato, P. R. (2000). The consequences of divorce for adults and children. *Journal of Marriage and Family, 62*, 1269–1287.

Amato, P. R. & Booth, A. (2001). The legacy of parents' marital discord: Consequences for children's marital quality. *Journal of Personality and Social Psychology, 81*, 627–638.

Anzieu, A. (1995). Beunruhigende Weiblichkeit. Zum Thema Adoleszenz. *Psyche, 49*, 886–902.

Anzieu, D. (1996). *Das Haut-Ich*. Frankfurt a. M.: Suhrkamp.

Arbeitskreis [AK] OPD (Hrsg.) (2006). *Operationalisierte Psychodynamische Diagnostik* OPD-2. *Das Manual für Diagnostik und Therapieplanung*. Bern: Huber; Göttingen: Hogrefe.

Arbeitskreis [AK] OPD-KJ-2 (Hrsg.) (2016). *Operationalisierte psychodynamische Diagnostik im Kindes- und Jugendalter* OPD-KJ-2. Bern: Huber.

Argelander, H. (1974). Über psychoanalytische Kompetenz. *Psyche, 28*, 1063–1076.

Argelander, H. (1999). *Das Erstinterview in der Psychoanalyse*. Darmstadt: Wissenschaftliche Buchgesellschaft.

Arnett, J. J. (2000). Emerging adulthood. A theory of development from the late teens through the twenties. *American Psychologist, 55*, 469–480.
Arnett, J. J. (2007). *Adolescence and emerging adulthood: A cultural approach*. Englewood Cliffs: Prentice Hall.
Aronson, S. (1995). Five girls in search of a group: A group experience for adolescents of parents with AIDS. *International Journal of Group Psychotherapy, 45*, 223–235.
Atkinson, S. & Gabbard, G. O. (1995). Erotic transference in the male adolescent-female analyst dyad. *The Psychoanalytic Study of the Child, 50*, 171–186.
Babatzanis, G. (1997). The analysis of pre-homosexual child with a twelve-year developmental follow-up. *The Psychoanalytic Study of the Child, 52*, 159–189.
Bachmann, H. I. (2002). *Malen als Lebensspur*. Stuttgart: Klett-Cotta.
Balint, M. (1966). *Die Urformen der Liebe und die Technik der Psychoanalyse*. Bern, Stuttgart: Huber, Klett.
Barber, B. K. (2002). *Intrusive parenting. How psychological control affects children and adolescents*. Washington, DC: American Psychological Association.
Barkmann, C. & Schulte-Markwort, M. (2012). Prevalence of emotional and behavioural disorders in German children and adolescents: A metaanalysis. *Journal of Epidemiology and Community Health, 66*, 194–203.
Bauers, W. (1994). Das Übertragungsgeschehen in der psychoanalytischen Kindertherapie. *Praxis der Kinderpsychologie und Kinderpsychiatrie, 43*, 84–89.
Bauriedl, T. (1998). Die Wiederholung der Traumatisierung in der Psychotherapie. *Analytische Kinder- und Jugendlichen-Psychotherapie, 97*, 25–42.
Beck, W. (1994). Funktionsdefizite als Auswirkung struktureller Ich-Störungen. Einschränkungen kognitiver und affektiver Anpassung in der verlaufsorientierten, psychoanalytisch-interaktionellen Therapie von Jugendlichen. *Analytische Kinder- und Jugendlichen-Psychotherapie, 83*, 181–209.
Becker, R. & Nietfeld, M. (1999). Arbeitslosigkeit und Bildungschancen von Kindern im Transformationsprozess. Eine empirische Studie über die Auswirkungen sozioökonomischer Deprivation auf intergenerationale Bildungsvererbung. *Kölner Zeitschrift für Soziologie und Sozialpsychologie, 51*, 55–79.
Beeferman, D. & Orvaschel, H. (1994). Group psychotherapy for depressed adolescents: A critical review. *International Journal of Group Psychotherapy, 44*, 463–475.
Belz, M. & Özkan, I. (2017). *Psychotherapeutische Arbeit mit Migranten und Geflüchteten*. (Psychodynamik kompakt) Göttingen: Vandenhoeck und Ruprecht.
Bemporad, J. & Zambenedetti, M. (1997). Psychoanalysis and psychodynamic therapy. In: J. M. Wiener (ed.), *Textbook of child and adolescent psychiatry. 2nd edition* (pp. 813–828). Washington D. C.: American Psychiatric Press.
Benecke, C. (2019). Die Zukunft der Psychotherapieverfahren im neuen Psychotherapiestudium. *Psychotherapeutenjournal, 18*, 393–401.
Berenstein, F. H. (1995). *Lost boys. Reflections on psychoanalysis and countertransference*. New York, London: W. W. Norton & Company.
Berger, M. (1991). Zu den Erfahrungen von und mit Eltern während der psychoanalytischen Behandlung ihrer Kinder. *Zeitschrift für Kinder- und Jugendpsychiatrie, 37*, 220–226.
Berger-Reiss, D. (1997). Generations after the Holocaust: Multigenerational transmission of trauma. In: B. S. Mark & J. Incorvaia, *The handbook of infant, child and adolescent psychotherapy, vol. 2: New directions in integrative treatment* (pp. 209–219). Northvale (NJ), New York: Jason Aronson.

Berman, L. B. & Goodrich, W. (1990). Running away from treatment: Observations and admission predictors for hospitalized adolescents. In: S. C. Feinstein (ed.), *Adolescent psychiatry. Developmental and clinical studies*, vol. 17 (pp. 279–304). Chicago, London: The Universities of Chicago Press.

Bernfeld, S. (1923). Über eine typische Form der männlichen Pubertät. *Imago, 9*, 169–188.

Bernfeld, S. (1924). *Vom dichterischen Schaffen der Jugend.* Leipzig: Internationaler Psychoanalytischer Verlag.

Bernfeld, S. (1931). Trieb und Tradition im Jugendalter: Kulturpsychologische Studie an Tagebüchern. *Zeitschrift für Angewandte Psychologie, 54*, 1–89.

Berns, I. (2000). Die psychoanalytische Grundregel. Ihre Verwirklichung und Wirkung in der analytischen Kinder- und Jugendlichen-Psychotherapie. *Analytische Kinder- und Jugendlichen-Psychotherapie, 106*, 173–189.

Berns, I. (2002). Tiefenpsychologisch fundierte und psychoanalytische Psychotherapie bei Kindern und Jugendlichen aus der Sicht einer Kinder- und Jugendlichen-Psychotherapeutin. *Praxis der Kinderpsychologie und Kinderpsychiatrie, 51*, 39–48.

Bettelheim, B. (1980). *Kinder brauchen Märchen.* München: dtv.

Bick, I. J. (1989). Aliens among us: A representation of children in science fiction. *Journal of the American Psychoanalytic Association, 37*, 737–759.

Bion, W. R. (1967a). *Second thoughts: Selected papers on psychoanalysis.* London: Karnac Maresfield Library.

Bion, W. R. (1967b). Notes on memory and desire. Dt.: Anmerkungen zu Erinnerung und Wunsch. In: E. B. Spillius (2002), *Melanie Klein Heute*, Bd. 2 (S. 22–28) (3. Aufl.), Stuttgart: Klett-Cotta.

Bird, H. R., Gould, M. S. & Staghezza, B. M. (1993). Patterns of diagnostic comorbidity in a community sample for children aged 9 through 16 years. *Journal of the American Academy of Child and Adolescent Psychiatry, 32*, 361–368.

Bischof, D. (1997). Was hat eigentlich Dora mit Adorno zu tun? Zur Bedeutung der Sexualität in der psychoanalytischen Behandlung adoleszenter Patienten. *Arbeitshefte Kinderpsychoanalyse, 24*, 97–117.

Bloch, H. S. (1995). *Adolescent development, psychopathology, and treatment.* Madison, CT: International Universities Press.

Blos, P. (1954). Prolonged adolescence. *American Journal of Orthopsychiatry, 24*, 733–742.

Blos, P. (1964). Die Funktion des Agierens im Adoleszenzprozeß. *Psyche, 18*, 120–138.

Blos, P. (1965). The initial stage of male adolescence. *The Psychoanalytic Study of the Child, 20*, 145–165.

Blos, P. (1967). The second individuation process of adolescence. *The Psychoanalytic Study of the Child, 22*, 162–185.

Blos, P. (1976). The split parental imago in adolescent social relations. *The Psychoanalytic Study of the Child, 31*, 7–33.

Blos, P. (1985). *Son and father: Before and beyond the Oedipus complex.* New York: The Free Press.

Blos, P. (2015). *Adoleszenz. Eine psychoanalytische Interpretation* (9. Aufl.). Stuttgart: Klett-Cotta. Orig-Ausg. (1962). *On adolescence.* New York: Free Press of Glencoe.

Bock, A., Huber, E., Müller, S., Henkel, M., Sevecke, K., Schopper, A., Steinmayr-Gensluckner, M., Wieser, E. & Benecke, C. (2019). Psychisches Strukturniveau im Jugendalter und der Zusammenhang mit späterer psychischer Erkrankung – eine Langzeitstudie. *Zeitschrift für Kinder- und Jugendpsychiatrie und Psychotherapie, 47 (5)*, 400–410.

Boeger, A., Seiffge-Krenke, I. & Schmidt, C. (1995). »Ein Körper für zwei«: Chronisch kranke Jugendliche und ihre Mütter. *Forum der Psychoanalyse, 11*, 150–159.

Bogdaniak, R. C. & Piercy, F. P. (1987). Therapeutic issues of adolescent children of alcoholics (AdCA) groups. *International Journal of Group Psychotherapy, 37*, 569–588.

Bohleber, W. (1999). Psychoanalyse, Adoleszenz und das Problem der Identität. *Psyche, 53*, 507–529.

Bohleber, W. (2013). The concept of intersubjectivity in psychoanalysis. *International Journal of Psycho-Analysis, 94 (4)*, 799–823.

Bohleber, W. (2019). *Von der Orthodoxie zur Pluralität* (Psychodynamik kompakt). Göttingen: Vandenhoeck & Ruprecht.

Bohleber, W. & Leuzinger-Bohleber, M. (1981). Prüfungsprobleme und ihre psychotherapeutische Behandlung. In: E. Krejci & W. Bohleber (Hrsg.), *Spätadoleszente Konflikte* (S. 117–149). Göttingen: Vandenhoeck & Ruprecht.

Bolland, J. & Sandler, J. (1977). *Die Hampstead-Methode*. München: Kindler.

Bollas, C. (1992). *Being a character. Psychoanalysis and self experience*. London: Routledge.

Bollas, C. (2014). *Der Schatten des Objekts*. Stuttgart: Klett- Cotta.

Boll-Klatt, A. & Kohrs, M. (2018). *Tiefenpsychologisch fundierte Psychotherapie*. Stuttgart: Kohlhammer.

Borowski, D. (2002). Tiefenpsychologisch-fundierte Psychotherapie im Kindes- und Jugendalter aus der Sicht des Gutachters. *Praxis der Kinderpsychologie und Kinderpsychiatrie, 51*, 49–58.

Boschan, P. J. (1992). Psychic change and development in the theory and technique in adolescent analysis: The handling of perverse levels of transference. *International Journal of Psychoanalysis, 73*, 313–321.

Boszormenyi-Nagy, I. & Spark, G. (2001). *Unsichtbare Bindungen. Die Dynamik familiärer Systeme*. Stuttgart: Klett-Cotta (8. Aufl. 2006).

Bovensiepen, G. (1995). The clinic as container. In: M. Sidoli & G. Bovensiepen (eds.), *Incest fantasies and self-destructive acts. Jungian and post-Jungian psychotherapy in adolescence* (pp. 247–262). New Brunswick, London: Transaction Publishers.

Bovensiepen, G. & Sidoli, M. (1995). Notes on technique and the personality of the analyst. In: M. Sidoli & G. Bovensiepen (eds.), *Incest fantasies and self-destructive acts. Jungian and post-Jungian psychotherapy in adolescence* (pp. 15–24). New Brunswick, London: Transaction Publishers.

Bovensiepen, G., Hopf, H. & Molitor, G. (Hrsg.) (2002). *Unruhige und unaufmerksame Kinder. Psychoanalyse des hyperkinetischen Syndroms*. Frankfurt a. M.: Brandes & Apsel.

Bowlby, J. (1980). *Trennung. Psychische Schäden als Folge der Trennung von Mutter und Kind*. München: Kindler.

Bowlby, J. (1995). *Elternbindung und Persönlichkeitsentwicklung. Therapeutische Aspekte der Bindungstheorie*. Heidelberg: Dexter.

Brainin, E. (1999). Körper-Ich und Unbewußtes. Entwicklung und Körper-Ich in der Kindheit und Adoleszenz. *Kinderanalyse, 7*, 223–239.

Branik, E. (2001a). Gefahren und mögliche negative Auswirkungen von stationären kinder- und jugendpsychiatrischen Behandlungen – Erkennen und Vorbeugen. *Praxis der Kinderpsychologie und Kinderpsychiatrie, 50*, 372–382.

Branik, E. (2001b). Zum Stellenwert der Psychoanalyse in der stationären Kinder- und Jugendpsychiatrie. *Kinderanalyse, 9*, 1–21.

Branik, E. (2002). Inszenierung unter Einsatz des Körpers in der Psychotherapie von Jugendlichen. *Kinderanalyse, 10*, 40–61.

Branik, E. (2004). Zum Umgang mit sich selbst schneidenden Jugendlichen im stationären Setting. *Kinderanalyse, 12*, 1–21.

Branje, S. J. T., van Doorn, M., van der Valk, I. & Meeus, W. (2009). Parent-adolescent conflicts, conflict resolution types, and adolescent adjustment. *Journal of Applied Developmental Psychology, 30 (2)*, 195–204.

Brede, K. (1993). Der Berufsstand des Analytischen Kinder- und Jugendlichen-Psychotherapeuten in der »FOGS-Studie«. *Psyche, 2*, 71–81.

Breuer, J. & Freud, S. (1895). *Studien über Hysterie*. Leipzig, Wien. (Neuausgabe 1991, Frankfurt a. M.: Fischer.)

Brisch, K. H. (2000). Was heilt? Ergebnis- und prozessorientierte Evaluation in der analytischen Kinder- und Jugendlichen-Psychotherapie. *Analytische Kinder- und Jugendlichen-Psychotherapie, Heft 106*, 109–122.

Bronstein, C. (ed.) (2001). *Kleinian theory: A contemporary perspective*. London: Athenaeum.

Brown, B. B. (1999). »You're going out with who?«: Peer group influences on adolescent romantic relationships. In: W. Furman, B. B. Brown & C. Feiring (eds.), *The development of romantic relationships in adolescence* (pp. 291–329). Cambridge: Cambridge University Press.

Bründl, P. (1998). Seelische Nachwirkungen von Fluchttraumata in den nachfolgenden Generationen. In: M. Endres & G. Biermann (Hrsg.), *Traumatisierung in Kindheit und Jugend* (S. 88–115). München: Ernst Reinhardt.

Buchheim, A. (2018). *Bindungsforschung und psychodynamische Psychotherapie* (Psychodynamik kompakt). Göttingen: Vandenhoeck & Ruprecht.

Buchholz, M. B. (Hrsg.) (1995). *Psychotherapeutische Interaktion. Qualitative Studien zu Konversation und Metapher, Geste und Plan*. Opladen: Westdeutscher Verlag.

Buchholz, M. B. (1997). Psychoanalytische Professionalität. *Forum Psychoanalyse, 13*, 75–93.

Burchartz, A. (2019). *Traumatisierung bei Kindern und Jugendlichen*. Stuttgart: Kohlhammer.

Bürgin, D. (1980). Das Problem der Autonomie in der Spätadoleszenz. *Psyche, 34*, 449–463.

Bürgin, D. (1992). Zur Indikation psychoanalytischer Psychotherapie bei Kindern und Jugendlichen. *Kinderanalyse, 1*, 22–45.

Bürgin, D. (2002). Psychoanalytische Therapie in der Adoleszenz. *Psychotherapie im Dialog, 4*, 331–337.

Burgner, M. (1991). Issues of termination in the psychoanalysis of the severely disturbed adolescent. In: A. G. Schmukler (ed.), *Saying goodbye. A casebook of termination in child and adolescent analysis and therapy* (pp. 305–320). Hillsdale (NJ): Analytic Press.

Cahn, R. (2000). Gefährliche Ent-Bindungen: Psychosegefahr in der Adoleszenz. *Kinderanalyse, 10*, 175–201.

Carbonell, D. M. & Parteleno-Barehmi, C. (1999). Psychodrama groups for girls coping with trauma. *International Journal of Group Psychotherapy, 49*, 285–306.

Carroll, L. (1865). *Alice's adventures in wonderland*. London; Melbourne: Ward Lock. (Dt. Erstausgabe: 1869. Übersetzung: A. Zimmermann.)

Castendyk, S. (2004). Zur Theorie der weiblichen Sexualentwicklung. *Zeitschrift für Sexualforschung, 17 (2)*, 97–115.

Cassidy, J. & Shaver, P. R. (eds.) (1999). *Handbook of attachment. Theory, research, and clinical applications*. New York: Guilford Press.

Church, E. (1994). The role of autonomy in adolescent psychotherapy. *Psychotherapy, 31,* 101–108.
Cicchetti, D. & Toth, S. (1998). Perspectives on research and practice in developmental psychopathology. In: W. Damon (ed.), *Handbook of child psychology.* 5th ed., vol. 4: *Child psychology in practice* (pp. 479–583). New York: Wiley.
Clarkin, J. F., Yeomans, F. E. & Kernberg, O. F. (2008). *Psychotherapie der Borderline-Persönlichkeit. Manual zur psychodynamischen Therapie.* Stuttgart: Schattauer.
Clement, U. (1993). Zum Verhältnis von Sexualwissenschaft und Psychoanalyse. *Zeitschrift für Psychosomatische Medizin, 39,* 63–74.
Cohen, J. (1988). *Statistical power analysis for the behavioral sciences.* 2nd ed. Hillsdale, NJ: Lawrence Erlbaum.
Cohen, J. (1997). Child and adolescent psychoanalysis: Research, practice, and theory. *International Journal of Psychoanalysis, 78,* 499–520.
Cohen, Y. (2004). *Das misshandelte Kind.* Frankfurt a. M.: Brandes & Apsel.
Costello, E. J., Foley, D. L. & Angold, A. (2006). 10-year research update review: The epidemiology of child and adolescent psychiatric disorders: II. Developmental epidemiology. *Journal of the American Academy of Child and Adolescent Psychiatry, 45,* 8–25.
Cremerius, J. (1969). Schweigen als Problem der psychoanalytischen Technik. *Jahrbuch der Psychoanalyse, 6,* 69–103.
Cremerius, J. (1979). Die Entwicklung in der psychoanalytischen Technik. In: H. Fischle-Carl (Hrsg.), *Theorie und Praxis der Psychoanalyse* (S. 39–55). Fellbach: Bonz.
Cropp, C., Zimmermann, J. & Streeck-Fischer, A. (2014). Traumatisierungen in der Entwicklung – unterschiedliche Verläufe stationärer Psychotherapie bei jugendlichen Patienten mit und ohne Traumatisierung. *Psychotherapie, Psychosomatik, Medizinische Psychologie, 64,* 328–335.
Cropp, C., Salzer, S. & Streeck-Fischer, A. (2016). Veränderungen der psychischen Struktur im Verlauf der stationären psychodynamischen Behandlung von jugendlichen Patienten mit einer kombinierten Störung des Sozialverhaltens und der Emotionen. *Praxis der Kinderpsychologie und Kinderpsychiatrie, 65 (5),* 328–339.
Dalsimer, K. (1979). From preadolescent tomboy to early adolescent girl. *The Psychoanalytic Study of the Child, 34,* 445–461.
Davies, M. (1995). Heroic deeds, manic defense, and intrusive identification: Some reflections on psychotherapy with a sixteen-year-old boy. In: M. Sidoli & G. Bovensiepen (eds.), *Incest fantasies and self-destructive acts. Jungian and post-Jungian psychotherapy in adolescence* (pp. 81–98). New Brunswick, London: Transaction Publishers.
Davison, G. C. & Neale, J. M. (2002). *Klinische Psychologie.* München, Wien, Baltimore (Maryland): Urban und Schwarzenberg.
de Rijdt, L. (2003). Ein psychotischer Zusammenbruch in der Adoleszenz. *Analytische Kinder- und Jugendlichen-Psychotherapie, 3,* 343–357.
Deutsch, H. (1939). A discussion of certain forms of resistance. *International Journal of Psychoanalysis, 20,* 72–83. Dt.: Über bestimmte Widerstandsformen. *Internationale Zeitschrift für Psychoanalyse, 24,* 1939, 10–20.
Deutsch, H. (1944/1945). *The psychology of women.* 2 Bde. New York: Grune & Straffon. Dt.: *Psychologie der Frau.* Bern: Huber 1948/1954.
Diez Grieser, M. T. (1996). Probleme der Elternarbeit in der Psychotherapie mit Kindern und Jugendlichen. *Kinderanalyse, 3,* 241–253.

Döpfner, M., Plück, J., Berner, W., Englert, E., Fegert, J. M., Huss, M., Lenz, K., Schmeck, K., Lehmkuhl, G., Lehmkuhl, U. & Poustka, F. (1998). Psychische Auffälligkeiten und psychosoziale Kompetenzen von Kindern und Jugendlichen in neuen und alten Bundesländern – Ergebnisse einer bundesweiten repräsentativen Studie. *Zeitschrift für Klinische Psychologie, 27*, 9–19.

Doering, S. (2016). *Übertragungsfokussierte Psychotherapie.* (Psychodynamik kompakt) Göttingen: Vandenhoeck & Ruprecht.

Dornes, M. (1993). Psychoanalyse und Kleinkindforschung. Einige Grundthemen der Debatte. *Psyche, 47*, 1116–1152.

Dornes, M. (1995). *Der kompetente Säugling.* Frankfurt a. M.: Fischer.

Dornes, M. (1997). Risiko- und Schutzfaktoren für die Neurosenentstehung. *Forum der Psychoanalyse, 13*, 119–138.

Dornes, M. (2018). *Die frühe Kindheit. Entwicklungspsychologie der ersten Lebensjahre.* Frankfurt a. M.: Fischer E-Books.

Downey, T. W. (1978). Transitional phenomena in the analysis of early adolescent males. *The Psychoanalytic Study of the Child, 33*, 19–46.

du Bois, R. (2006). Emotionale Entbehrung und narzisstische Regulation – Zur Entstehung und Behandlung depressiver Krisen bei Kindern und Jugendlichen. *Praxis der Kinderpsychologie und Kinderpsychiatrie, 56 (3)*, 206–223.

du Bois, R. & Resch, F. (2005). *Klinische Psychotherapie des Jugendalters.* Stuttgart: Kohlhammer.

Dührssen, A. (1962). Katamnestische Ergebnisse bei 1004 Patienten nach analytischer Psychotherapie. *Zeitschrift für Psychosomatische Medizin, 8*, 94–113.

Dührssen, A. (1963). *Psychotherapie bei Kindern und Jugendlichen.* Göttingen: Verlag für Medizinische Psychologie.

Dührssen, A. (1964). Katamnestische Untersuchungen zur Gruppentherapie. Ergebnisse bei 270 behandelten Patienten 5 Jahre nach Abschluß der Therapie. *Zeitschrift für Psychosomatische Medizin und Psychoanalyse, 10*, 120–126.

Eckhardt-Henn, A. & Spitzer, C. (Hrsg.) (2017). *Dissoziative Bewusstseinsstörungen: Grundlagen, Klinik, Therapie.* (2. Aufl.) Stuttgart: Schattauer.

Edgcumbe, R. (1993). Developmental disturbances in adolescence and their implications for transference and technique. *Bulletin of the Anna Freud Centre, 16*, 107–120.

Egger, H. L., Costello, J. E. & Angold, A. (2003). School refusal and psychiatric disorders: A community study. *Journal of the American Academy of Child & Adolescent Psychiatry, 42*, 797–807.

Egle, U. T., Joraschky, P., Lampe, A., Seiffge-Krenke, I. & Cierpka, M. (Hrsg.) (2016). *Sexueller Missbrauch, Misshandlung, Vernachlässigung.* Stuttgart: Schattauer.

Ehrenthal, J., Seiffge-Krenke, I. & Volz, M (2020). When times go by … Does clinically relevant psychopathology in adolescents necessarily require treatment or does it »grow out«? (In Vb.)

Eiguer, A. (1996). The status of psychic reality in adolescence. *International Journal of Psychoanalysis, 77*, 1169–1180.

Eissler, K. R. (1958). Notes on problems of technique in the psychoanalytic treatment of adolescents. *The Psychoanalytic Study of the Child, 13*, 223–254.

Eissler, K. R. (1966). Bemerkung zur Technik der psychoanalytischen Behandlung Pubertierender nebst einigen Überlegungen zum Problem der Perversion. *Psyche, 20 (10/11)*, 837–872.

Ekstein, R., Cooper, B. & Meltzer, D. (1976). Die Sicherheit der Triade gegen die Intimität der Dyade. In: G. Biermann (Hrsg.), *Handbuch der Kinderpsychotherapie,* Bd. IV (S. 291–308). München: Ernst Reinhardt.

Endres, M. & Biermann, G. (Hrsg.) (1998). *Traumatisierung in Kindheit und Jugend.* München: Ernst Reinhardt.

Erdheim, M. (1996). Angst und Faszination als Antwort auf das uns Fremde. In: D. Kiesel, S. Kriechhammer-Yagmur & H. von Lüpke (Hrsg.), *Gestörte Übertragung. Ethnokulturelle Dimensionen im psychotherapeutischen Prozeß.* (S. 13–28). Frankfurt a. M.: Haag und Herchen.

Erikson, E. H. (1950). *Identität und Lebenszyklus* (Neuaufl. 2000). Frankfurt a. M.: Suhrkamp.

Erikson, E. H. (1956). The problem of ego identity. *Journal of the American Psychoanalytic Association, 4,* 56–121.

Erikson, E. H. (1970 [2003]). *Jugend und Krise: Die Psychodynamik im sozialen Wandel* (5. Aufl. 2003). Stuttgart: Klett-Cotta.

Erim, Y. (2009). Türkischstämmige Patientinnen mit masochistischen Persönlichkeitsanteilen und der Einsatz von Märchen als kultursensible Intervention. In: Y. Erim (Hrsg.), *Klinische interkulturelle Psychotherapie – ein Lehr- und Praxisbuch* (S. 64–78). Stuttgart: Kohlhammer.

Erlich, H. S. (1988). The terminability of adolescence and psychoanalysis. *The Psychoanalytic Study of the Child, 43,* 199–211.

Erlich, H. S. (1990). Boundaries, limitations, and the wish for fusion in the treatment of adolescents. *The Psychoanalytic Study of the Child, 45,* 195–213.

Erlich, H. S. (1993). Reality, fantasy, and adolescence. *The Psychoanalytic Study of the Child, 48,* 209–223.

Erlich, H. S. (1998). On loneliness, narcissism, and intimacy. *The American Journal of Psychoanalysis, 58,* 135–162.

Ermann, M. (Hrsg.) (1996). *Die hilfreiche Beziehung in der Psychoanalyse.* Göttingen: Vandenhoeck & Ruprecht.

Escher, F. & Seiffge-Krenke, I. (2018). Welchen Einfluss haben unterschiedliche Vatertypen auf das Familienklima im jungen Erwachsenenalter? Eine multiperspektivische Längsschnittuntersuchung an 14- bis 27-Jährigen und ihren Vätern. *Praxis der Kinderpsychologie und Kinderpsychiatrie,* 67 (1), 63–80.

Escher, F., Seiffge-Krenke, I., Christodoulakis, I. & Müller-Knapp, U. (2019). Veränderungen in den Skalen Bindung und Steuerung der Achse Struktur der Operationalisierten Psychodynamischen Diagnostik im Kindes- und Jugendalter (OPD-KJ) bei stationären Patienten einer Klinik für Kinder- und Jugendpsychiatrie. *Zeitschrift für Kinder- und Jugendpsychiatrie, 47,* 412–425.

Esser, G., Ihle, W., Schmidt, M. H. & Blanz, B. (2000). Der Verlauf psychischer Störungen vom Kindes- zum Erwachsenenalter. *Zeitschrift für Kinder- und Jugendpsychiatrie und Psychotherapie, 29,* 276–283.

Essau, C. A. & Dobson, K. S. (1999). Epidemiology of depressive disorders. In: C. A. Essau & F. Petermann (eds.), *Depressive disorders in children and adolescents* (pp. 69–96). Northvale (NJ): Jason Aronson.

Faber, F. R. & Haarstrick, R. (2002). *Kommentar Psychotherapierichtlinien.* München: Urban & Fischer.

Faber, F. R. & Haarstrick, R. (2018). *Kommentar Psychotherapie-Richtlinien.* Hrsg. von M. Dieckmann, A. Dahm & M. Neher. 11. Aufl. München: Elsevier.

Fahrig, H., Kronmüller, K.-T. & Rudolf, G. (1996). Therapieerfolg psychoanalytischer Psychotherapie bei Kindern und Jugendlichen. Die Heidelberger Studie zur analytischen Kinder- und Jugendlichen-Psychotherapie. *Zeitschrift für Psychosomatische Medizin und Psychoanalyse, 4,* 375–395.

Falkai, P. & Wittchen, H. U. (Hrsg.) (2015). *Diagnostische Kriterien* DSM-5. Göttingen: Hogrefe.

Farrington, D. P., Lambert, S. & West, D. J. (1998). Criminal careers of two generations of family members in the Cambridge Study in Delinquent Development. *Studies on Crime and Crime Prevention, 7,* 85–106.

Favazza, A. R. (1992). *Bodies under siege: Self mutilation and body modification in culture and psychiatry.* Baltimore (Maryland): Johns Hopkins University Press.

Fearon, P., Shmueli-Goetz, Y., Viding, E., Fonagy, P. & Plomin, R. (2014). Genetic and environmental influences on adolescent attachment. *Journal of Child Psychology and Psychiatry, 55 (9),* 1033–1041.

Federn, E. (1976). Ich-psychologische Aspekte in der Psychotherapie von Jugendlichen. In: G. Biermann (Hrsg.), *Handbuch der Kinderpsychotherapie, Ergänzungsband* (S. 65–73). München: Ernst Reinhardt.

Federn, E. (1998). Psychotherapie bei Terroropfern. In: M. Endres & G. Biermann (Hrsg.), *Traumatisierung in Kindheit und Jugend* (S. 78–82). München: Ernst Reinhardt.

Feinstein, S. C. (ed.) (1990). *Adolescent psychiatry. Developmental and clinical studies,* vol. 17. Chicago, London: University of Chicago Press.

Fenichel, O. (1945). *The psychoanalytic theory of neurosis.* London: Routledge & Kegan Paul.

Ferenczi, S. (1912). *Beitrag zu: Die Onanie. 14 Beiträge zu einer Diskussion der Wiener Psychoanalytischen Vereinigung.* Wiesbaden: J. F. Bergmann.

Fiedler, P. (2002). *Dissoziative Störungen.* Göttingen: Hogrefe.

Fingert Chused, J. (1990). Neutrality in the analysis of action-prone adolescents. *Journal of the American Psychoanalytic Association, 38,* 679–704.

Fingert Chused, J. (1992). Interpretations and their consequences in adolescents. *Psychoanalytic Inquiry, 12,* 275–295.

Fingert Chused, J. (1996). The therapeutic action of psychoanalysis: Abstinence and informative experiences. *Journal of the American Psychoanalytic Association, 44,* 1047–1071.

Fingert Chused, J. F. & Raphling, D. L. (1992). The analyst's mistakes. *Journal of the American Psychoanalytic Association, 40,* 89–116.

Fink, M. (2004). AD(H)S – Ein Diskussionsbeitrag aus der Praxis. *Psychotherapeutenjournal, 2,* 115–120.

Fischer, N. (1989). Anorexia nervosa and unresolved rapprochement conflicts. A case study. *International Journal of Psychoanalysis, 70,* 41–54.

Fishman, G. G. (1996). Listening to affect. Interpersonal aspects of affective resonance in psychoanalytic treatment. In: L. Lifson (ed.), *Understanding therapeutic action. Psychodynamic concepts of cure* (pp. 217–235) (Psychoanalytic inquiry book series, vol. 15). Hillsdale (NJ): The Analytic Press.

Flaake, K. (2019). *Die Jugendlichen und ihr Verhältnis zum Körper.* Stuttgart: Kohlhammer.

Foelsch, P. A., Schlüter-Müller, S., Odom, A. E., Arena, H., Borzutzky, A. & Schmeck, K. (2013). *Behandlung von Jugendlichen mit Identitätsstörrungen (*AIT*). Ein integratives Therapiekonzept für Persönlichkeitsstörungen.* Berlin: Springer.

Fonagy, P. (2006). *Bindungstheorie und Psychoanalyse* (2. Aufl.). Stuttgart: Klett-Cotta.

Fonagy, P. & Target, M. (1996). Predictors of outcome in child psychoanalysis: A retrospective study of 763 cases at the Anna Freud Centre. *Journal of the American Psychoanalytic Association, 44,* 27–77.

Fonagy, P. & Target, M. (2000). Mit der Realität spielen. Zur Doppelgesichtigkeit psychischer Realität von Borderline-Patienten. *Psyche, 55,* 961–995.

Fonagy, P. & Luyten, P. (2009). A developmental, mentalization-based approach to the understanding and treatment of borderline personality disorder. *Development and Psychopathology, 21,* 1355–1381.

Fonagy, P., Steele, M., Steele, H., Higgitt, A. & Target, M. (1994). The Emanuel Miller Memorial Lecture 1992. The theory and practice of resilience. *Journal of Child Psychology and Psychiatry, 35,* 231–257.

Fonagy, P., Gergely, G., Jurist, E. L. & Target, M. (2019). *Affektregulierung, Mentalisierung und die Entwicklung des Selbst.* (7. Aufl.) Stuttgart: Klett-Cotta.

Fosco, G. M. & Grych, J. H. (2010). Adolescent triangulation into parental conflicts: Longitudinal implications for appraisals and adolescent-parent relations. *Journal of Marriage and Family,* 72, 254–266.

Fraiberg, S. (1955). Some considerations in the introduction to therapy in puberty. *The Psychoanalytic Study of the Child, 10,* 264–286.

Fraiberg, S. (1982). Pathological defenses in infancy. *Psychoanalytical Quarterly, 51,* 612–635.

Fraiberg, S., Adelson, E. & Shapiro, V. (1975). Ghosts in the nursery: A psychoanalytic approach to the problems of impaired infant-mother relationships. *Journal of the American Academy of Psychiatry, 14,* 387–421.

Franke, A., Mohn, K., Sitzler, F., Welbrink, A. & Witte, M. (2001). *Alkohol- und Medikamentenabhängigkeit bei Frauen.* Weinheim: Juventa.

Franz, M. & Lensche, H. (2003). Allein erziehend – allein gelassen? Die psychosoziale Beeinträchtigung allein erziehender Mütter und ihrer Kinder in einer Bevölkerungsstichprobe. *Zeitschrift für Psychosomatische Medizin und Psychotherapie, 49,* 115–138.

Freud, A. (1927). *Introduction to the technique of child analysis.* New York, Washington: Nervous and Mental Disease Publishing Co. Dt.: *Einführung in die Technik der Kinderanalyse.* München: Ernst Reinhardt 2019.

Freud, A. (1936 [2002]). *The ego and the mechanisms of defence.* London: Hogarth Press. Dt.: *Das Ich und die Abwehrmechanismen.* London: Imago, 1952, und München: Kindler, 1968, 1980.

Freud, A. (1945). Indikationsstellung in der Kinderanalyse. *Psyche, 21,* 233–253.

Freud, A. (1958). Adolescence. *The Psychoanalytic Study of the Child, 13,* 255–278.

Freud, A. (1960). Probleme der Pubertät. *Psyche, 14,* 1–23.

Freud, A. (1965). *Normality and pathology in childhood.* New York: International University Press. Dt.: *Wege und Irrwege in der Kinderentwicklung* (7. Aufl.). Stuttgart: Klett-Cotta 2003.

Freud, A. (1970). Problems of termination in child analysis. *Writings, 7,* 3–21.

Freud, S. (1904). Die Freudsche psychoanalytische Methode. *GW V,* 3–10.

Freud, S. (1905a). Drei Abhandlungen zur Sexualtheorie. *GW V,* 30–145.

Freud, S. (1905b). Bruchstück einer Hysterie-Analyse. *GW V,* 163–286.

Freud, S. (1909a). Der Familienroman der Neurotiker. *GW VII,* 228–231.

Freud, S. (1909b). Analyse der Phobie eines fünfjährigen Knaben. *GW VII,* 241–377.

Freud, S. (1909c). Über Psychoanalyse. *GW VIII*, 3–60.
Freud, S. (1911). Die zukünftigen Chancen der psychoanalytischen Therapie. *GW VIII*, 103–116.
Freud, S. (1912). Zur Dynamik der Übertragung. *GW VIII*, 363–374.
Freud, S. (1914a). Erinnern, Wiederholen und Durcharbeiten. *GW X*, 126–136.
Freud, S. (1914b). Zur Einführung des Narzissmus. *GW X*, 137–170.
Freud, S. (1915). Bemerkungen über die Übertragungsliebe. *GW X*, 306–321.
Freud, S. (1916). Einige Charaktertypen aus der psychoanalytischen Arbeit. *GW X*, 364–391.
Freud, S. (1917a). Der Traum. *GW XI*, 79–246.
Freud, S. (1917b). Trauer und Melancholie. *GW X*, 427–446.
Freud, S. (1918). Aus der Geschichte einer infantilen Neurose. *GW XII*, 27–157.
Freud, S. (1919). Das Unheimliche. *Studienausgabe, 4*, 243–274.
Freud, S. (1920). Jenseits des Lustprinzips. *GW XIII*, 1–69.
Freud, S. (1923). Das Ich und das Es. *GW XIII*, 237–289.
Freud, S. (1926a). Hemmung, Symptom und Angst. *GW XIV*, 109–205.
Freud, S. (1926b). Die Frage der Laienanalyse. *GW, XIV*, 206–289.
Freud, S. (1932). Revision der Traumlehre. *GW, XV*, 6–31.
Freud, S. (1937a). Die endliche und die unendliche Analyse. *GW XVI*, 57–99.
Freud, S. (1937b). Konstruktionen in der Analyse. *GW XVI*, 40–56.
Freyberger, H. J. & Terock, J. (2016). Das Konzept der komplexen posttraumatischen Belastungsstörung. *Psychotherapeut, 61*, 183–190.
Fromm-Reichmann, F. (1950). *Principles of intensive psychotherapy*. Chicago: University of Chicago Press.
Fuligni, A. J., Tseng, V. & Lam, M. (1999). Attitudes toward family obligations among American adolescents with Asian, Latin American, and European backgrounds. *Child Development, 70 (4)*, 1030–1044.
Furman, W., Brown, B. B. & Feiring, C. (1999). *The development of romantic relationships in adolescence*. New York: Cambridge University Press.
Fürstenau, P. (2001). *Psychoanalytisch verstehen, systemisch denken und suggestiv intervenieren*. Stuttgart: Pfeiffer bei Klett-Cotta.
Gaffney, B. & Reyes, P. (1999). Gender identity dysphoria. In: M. Lanyado & A. Horne, *The handbook of child and adolescent psychotherapy* (pp. 369–385). London: Routledge.
Garstick, E. (2019). *Väter in der psychodynamischen Psychotherapie mit Kindern und Jugendlichen*. Stuttgart: Kohlhammer.
Geissmann-Chambon, C. (1997). Zur melancholischen Depression bei einem psychotischen Mädchen in der Adoleszenz. *Kinderanalyse,5 (3)*, 270–284.
Geleerd, E. R. (1957). Some aspects of psychoanalytic technique in adolescence. *The Psychoanalytic Study of the Child, 12*, 263–283.
Gilch-Geberzahn, G. (1998). Vom Wahrnehmen zum Deuten. Über die innere Arbeit des Psychoanalytikers. *Forum der Psychoanalyse, 14*, 34–51.
Gillman, R. D. (1992). Rescue fantasies and the secret benefactor. *The Psychoanalytic Study of the Child, 47*, 279–298.
Giovacchini, P. L. (2001). Dangerous transitions and the traumatized adolescent. *The American Journal of Psychoanalysis, 61*, 7–22.
Glover, E. (1955). *The technique of psychoanalysis*. London: Baillière, Tindall & Cox.
Godenne, G. D. (1982). The adolescent girl and her female therapist. *Adolescence, 17*, 225–242.

Gödde, G. (2018). *Mit dem Unbewussten arbeiten.* (Psychodynamik kompakt) Göttingen: Vandenhoeck & Ruprecht.

Goetze, H. & Julius, H. (2001). Psychische Auffälligkeiten von Kindern in den neuen Bundesländern am Beispiel der Uckermark. *Heilpädagogische Forschung, 27,* 15–22.

Goldberg, P.L. (1989). Actively seeking the holding environment: Conscious and unconscious elements in the building of a therapeutic framework. *Contemporary Psychoanalysis, 25,* 448–476.

Gorney, J.E. (1994). On limit and limit setting. *The Psychoanalytic Review, 81,* 259–277.

Göttken, T., White, L.O., Klein, A.M. & von Klitzing, K. (2014). Short-term psychoanalytic child therapy for anxious children: A pilot study. *Psychotherapy, 51 (1),* 148–158.

Gräser, L. (2006). *Familie in Tieren.* (1. Aufl. 1957) München: Ernst Reinhardt.

Graul, S. (2017). Das dritte Geschlecht der Binnizá zwischen Globalisierung und Ethnizität. *Forum Psychoanalyse, 33,* 57–76.

Gray, M.R. & Steinberg, L. (1999). Adolescent romance and the parent-child relationship: A contextual perspective. In: W. Furman, B.B. Brown & C. Feiring (eds.), *The development of romantic relationships in adolescence* (pp. 235–265). Cambridge: Cambridge University Press.

Greenacre, P. (1969). Probleme der Überidealisierung des Analytikers und der Analyse. *Psyche, 23,* 611–628.

Greenson, R.R. (1961 [1962]). Zum Problem der Empathie. *Psyche, 15,* 142–154.

Greenson, R.R. (1974). Loving, hating and indifference towards the patient. *International Revue of Psychoanalysis, 1,* 259–266.

Greenson, R.R. (2000). *Technik und Praxis der Psychoanalyse* (8. Aufl.). Stuttgart: Klett-Cotta.

Grieser, J. (2004). Triangulierungsprozesse und die Funktion des Rahmens. *Kinderanalyse, 12,* 85–103.

Grieser, J. (2015). *Triangulierung.* Gießen: Psychosozial-Verlag

Grieser, J. (2018). *Elternarbeit in der Psychotherapie von Kindern und Jugendlichen.* (Psychodynamik kompakt). Göttingen: Vandenhoeck & Ruprecht.

Grossmann, K. & Grossmann, K.E. (2004). *Bindungen. Das Gefüge psychischer Sicherheit.* (5., vollst. überarb. Aufl. 2012) Stuttgart: Klett-Cotta.

Grotevant, H.D. & Cooper, C.R. (1986). Individuation in family relationships. A perspective on individual differences in the development of identity and role-taking skill in adolescence. *Human Development, 9,* 82–100.

Gsell, M. & Zürcher, M. (2011). Licht ins Dunkel der Bisexualität. Bisexualität, anatomische Geschlechterdifferenz und die psychoanalytische Bedeutung von ›männlich‹ und ›weiblich‹. *Psyche, 65 (8),* 699 –729.

Gumz, A., Rugenstein, K. & Munder, T. (2017). Allianz-Fokussiertes Training: Schulenübergreifender Weg zum Umgang mit Krisen in der therapeutischen Beziehung. *Psychotherapeut, 63 (1),* 55–61.

Güç, F. (2006). Transkulturelle Psychoanalyse: Ein Psychotherapieansatz für Migranten. In: E. Wohlfart & M. Zaumseil, *Transkulturelle Psychiatrie – Interkulturelle Psychotherapie. Interdisziplinäre Theorie und Praxis* (S. 239–275). Heidelberg: Springer.

Gumz, A. (2019). Mit Spannungen und Krisen in der Therapiebeziehung kompetent(er) umgehen. *PiD – Psychotherapie im Dialog, 20,* 39–44.

Günter, M. (2000). Zersplitterung und Containment – Die stationäre Behandlung jugendlicher Psychosen. *Kinderanalyse, 8,* 266–288.

Günter, M. (2001a). Die Behandlung jugendlicher Straftäter aus psychoanalytischer Sicht. *Kinderanalyse, 9,* 41–59.

Günter, M. (2001b). Ichideal und Adoleszenz. Einführende Bemerkungen zum Aufsatz »Ego Ideal and Pseudo Ego Ideal in Adolescence« (1964) von Moses Laufer. *Kinderanalyse, 9,* 261–263.

Günter, M. (2003). *Psychotherapeutische Erstinterviews mit Kindern: Winnicotts Squiggletechnik in der Praxis.* Stuttgart: Klett-Cotta.

Haar, R. (1990). Die Modifikation der Gruppenpsychotherapie bei der Anwendung in der Arbeit mit Kindern und Jugendlichen. *Gruppenpsychotherapie und Gruppendynamik, 26,* 272–283.

Handler Spitz, E. (1999). *Inside picture books.* New Haven: Yale University Press.

Hanl, J. & Seiffge-Krenke, I. (1996). Krankheitsbezogene Einstellungen und ihr Bezug zur medizinischen Anpassung. Befunde einer Längsschnittstudie an diabetischen Jugendlichen. *Diabetes und Stoffwechsel, 5,* 259–265.

Hédervári, É. (1996). Therapeutische Implikationen des Bindungskonzeptes für die psychoanalytische Behandlung von Kindern und Jugendlichen. *Analytische Kinder- und Jugendlichen-Psychotherapie, 91,* 227–239.

Heimann, P. (1950). On counter-transference. *International Journal of Psychoanalysis, 31,* 81–84.

Heimann, P. (1957). Zur Dynamik der Übertragungsinterpretationen. *Psyche, 11 (7),* 401–415.

Heimann, P. (1960). Countertransference. *British Journal of Medical Psychology, 33,* 9–15.

Heimann, P. (1964). Bemerkungen zur Gegenübertragung. *Psyche, 18,* 483–493.

Heimann, P. (1966). Bemerkungen zum Arbeitsbegriff in der Psychoanalyse. *Psyche, 20,* 321–361.

Heimann, P. (1969). Gedanken zum Erkenntnisprozeß des Psychoanalytikers. *Psyche, 23,* 2–24.

Heinemann, E. & Hopf, H. (2001). *Psychische Störungen in Kindheit und Jugend. Symptome – Psychodynamik – Fallbeispiele – psychoanalytische Therapie.* Stuttgart: Kohlhammer.

Heinemann, E. & Hopf, H. (2006). *ADHS: Symptome, Psychodynamik, Fallbeispiele.* Stuttgart: Kohlhammer.

Heintze, I. (2004). Der Einfluss der Arbeitslosigkeit und der sozialökologischen Kontexte auf die Bildungschancen von Kindern in Ostdeutschland. *Kölner Zeitschrift für Soziologie und Sozialpsychologie, 56,* 232–256.

Herpertz-Dahlmann, B., Hagenah, T., Vloet, T. & Holtkamp, K. (2005). Essstörungen in der Adoleszenz. *Praxis der Kinderpsychologie und Kinderpsychiatrie, 4,* 248–267.

Herzog, J. M. (1982). On father hunger: The father's role in the modulation of aggressive drive and fantasy. In: S. H. Cath, A. Gurwitt & J. M. Ross (eds.), *Father and child* (pp. 163–174). Boston, MA: Little, Brown.

Heuves, W. (1992). Depression in der Frühadoleszenz. *Arbeitshefte Kinderpsychoanalyse, 16,* 49–62.

Heuves, W. (1995). Ein Selbstmordversuch in der Pubertät. Vatermord? Mutterliebe? *Arbeitshefte Kinderpsychoanalyse, 21,* 9–21.

Hilgers, M. (2006). *Scham. Gesichter eines Affekts.* Göttingen: Vandenhoeck & Ruprecht.

Hill, J. P. & Holmbeck, G. N. (1987). Familial adaptation to biological change during adolescence. In: R. M. Lerner & T. T. Foch (eds.), *Biological-psychosocial interactions in early adolescence: A life-span perspective* (pp. 207–223). Hillsdale (NJ): Lawrence Erlbaum.

Hinshelwood, R. D. (1997). *Therapy or coercion? Does psychoanalysis differ from brainwashing?* London: Karnac Books.

Hirsch, M. (1998). Zur Objektverwendung des eigenen Körpers bei Selbstbeschädigung, Masturbation und Eßstörungen. *Analytische Kinder- und Jugendlichen-Psychotherapie, 29*, 387–403.

Hirsch, M. (1999). Psychodynamik und Identitätsschicksal des Ersatzkindes. In: H. Sohni (Hrsg.), *Geschwisterlichkeit. Horizontale Beziehungen in Psychotherapie und Gesellschaft* (S. 82–99). Göttingen: Vandenhoeck & Ruprecht.

Hirsch, M, (2018). *Körperdissoziation.* (Psychodynamik kompakt) Göttingen: Vandenhoeck & Ruprecht.

Hirschmüller, B., Hopf, H., Munz, D. & Szewkies, J. (1997). *Dauer und Frequenz analytischer Psychotherapie bei Kindern und Jugendlichen. Daten und Fakten.* (VAKJP-Schriftenreihe, Bd. 5) Mannheim.

Hogan, D. P., Msall, M. E., Rogers, M. L. & Avery, R. C. (1997). Improved disability population estimates of functional limitation among American children aged 5–17. *Maternal Child Health Journal, 1*, 203–216.

Holder, A. (1996). Reflections on transference, countertransference, session frequency, and the psychoanalytic process. In: J. Tsiantis, A.-M. Sandler, D. Anastasopoulos & B. Martindale (eds.), *Countertransference in psychoanalytic psychotherapy* (pp. 51–67). Madison, CT: International Universities Press.

Hopf, A. (2000). Zur Psychoanalyse des hyperkinetischen Syndroms. *Analytische Kinder- und Jugendlichen-Psychotherapie, 107*, 279–308.

Hopf, H. (2005). *Traum, Aggression und heilende Beziehung.* Frankfurt a. M.: Edition Déjà-vu – Verlagsabteilung der Sigmund-Freud-Buchhandlung.

Hopf, H. (2014). *Die Psychoanalyse des Jungen.* Stuttgart: Klett-Cotta.

Hopf, H. (2019). Gesellschaftliche Veränderungen und neue Symptome. Brauchen wir veränderte Behandlungstechniken? In: M. Schwarz & A. M. Fink (Hrsg), *Konzepte, Erfahrungen und Perspektiven der Kinder- und Jugendlichenpsychotherapie* (S. 115–131). Gießen_ Psychozosial-Verlag

Horn, H., Geiser-Elze, A., Reck, C., Hartmann, M., Stefini, A., Victor, D., Winkelmann, K. & Kronmüller, K.-T. (2005). Zur Wirksamkeit psychodynamischer Kurzzeitpsychotherapie bei Kindern und Jugendlichen mit Depressionen. *Praxis der Kinderpsychologie und Kinderpsychiatrie, 55 (7)*, 578–597.

Horne, A. (1999). Sexual abuse and sexual abusing in childhood and adolescence. In: M. Lanyado & A. Horne (eds.), *The handbook of child and adolescent psychotherapy* (pp. 347–367). London: Routledge.

Horne, A. (2001). Brief communications from the edge: Psychotherapy with challenging adolescents. *Journal of Child Psychotherapy, 27*, 3–18.

Horney, K. (1936). The problem of the negative therapeutic reaction. *Psychoanalytic Quarterly, 5*, 29–44.

Horney-Eckardt, M. (1988). Psychoanalysis is alive and well: Meeting the challenges of diversity. *Journal of the American Academy of Psychoanalysis, 16*, 417–430.

Hug-Hellmuth, H. (1920). Zur Technik der Kinderanalyse. *Kinderanalyse, 2*, 9–27.

Hurrelmann, K., Klocke, A., Melzer, W. & Raven-Sieberer, U. (Hrsg.) (2003). *Jugendgesundheitssurvey.* Weinheim: Juventa.

Ihle, W., Esser, G. & Schmidt, M. H. (2003). Rechtsextreme Einstellungen und Gewaltbereitschaft im frühen Erwachsenenalter: Prävalenz, Korrelate, soziale, umwelt- und personenbezogene Risikofaktoren. In: U. Lehmkuhl (Hrsg.), *Aggressives Verhalten bei Kindern und Jugendlichen. Ursachen, Prävention, Behandlung* (S. 131–149). Göttingen: Vandenhoeck & Ruprecht.

Ilan, E. (1979). Probleme der psychoanalytisch ausgerichteten Psychotherapie mit männlichen Adoleszenten. *Psyche, 33,* 1099–1113.

Ingram, S., Hechtman, L. & Morgenstern, G. (1999). Outcome issues in ADHD: Adolescent and adult long-term outcome. *Mental Retardation and Developmental Disabilities Research Reviews,* 5, 243–250.

Insall, N. (1994). Use of an ending to work with a family's difficulty about differentiation. In: S. Box, B. Copley, J. Magagna & E. Moustaki Smilansky, *Crisis at adolescence. Object relations therapy with the family* (pp. 221–238). Northvale (NJ), London: Jason Aronson.

Israel, L. (2001). *Die unerhörte Botschaft der Hysterie.* München: Ernst Reinhardt.

Jacobson, T. et al. (2008). Depression, Angst und Persönlichkeitsstörungen in der PAL-Studie. *Forum Psychoanalyse, 24,* 47–62.

Jaede, W., Wolf, J. & Zeller, B. (1994). Das Freiburger Gruppeninterventionsprogramm für Kinder aus Trennungs- und Scheidungsfamilien. *Praxis der Kinderpsychologie und Kinderpsychiatrie, 43,* 360–366.

Jacobi, F., Höfler, M., Strehle, J., Mack, S., Gerschler, A., Scholl, L., Busch, M. A., Maske, U., Hapke, U., Gaebel, W., Maier, W., Wagner, M., Zielasek, J. & Wittchen, H. U. (2014). Psychische Störungen in der Allgemeinbevölkerung: Studie zur Gesundheit Erwachsener in Deutschland und ihr Zusatzmodul Psychische Gesundheit (DEGS1-MH). *Der Nervenarzt, 85,* 77–87.

Jelen-Mauboussin, A., Klipsch, O., Pressel, C., Lenz, K., Lehmkuhl, U. & Winter, S. (2012). Operationalisierte Psychodynamische Diagnostik des Kindes- und Jugendalters – Veränderungsmessung mit der Strukturachse bei Kindern und Jugendlichen mit psychiatrischer Störung. *Psychotherapeut, 58 (1),* 24–30.

Jerusalem, M. (1992). Akkulturationsstreß und psychosoziale Befindlichkeit jugendlicher Ausländer. *Report Psychologie, 2,* 16–25.

Johnson, D. E., Epstein, J. N., Waid, R., Latham, P. K., Voronin, K. E. & Anton, R. F. (2001). Neuropsychological performance deficits in adults with attention deficit/hyperactivity disorder. *Archives of Clinical Neuropsychology, 16,* 587–604.

Jones, E. (1957). *The life and work of Sigmund Freud, vol. 2.* New York: Basic Books. Dt.: *Das Leben und Werk von Sigmund Freud,* Bd. 2. Bern u. a.: Huber 1962.

Jongbloed-Schurig, U. (1997). Analytische Arbeit mit den Adoleszenten. Fragen zu Technik, Setting und Frequenz. *Analytische Kinder- und Jugendlichen-Psychotherapie, 28,* 113–134.

Jongbloed-Schurig, U. (1999). Störungen der sexuellen und der Geschlechtsidentität in der Adoleszenz – Fragen zur Behandlungstechnik. *Analytische Kinder- und Jugendlichen-Psychotherapie, 101,* 7–28.

Josselyn, I. M. (1957). Psychotherapy of adolescents at a level of private practice. In: B. H. Balser (ed.), *Psychotherapy of the adolescent* (pp. 13–38). New York: International University Press.

Jungclaussen, I. & Hauten, L. (2019). 50 Jahre Psychotherapie-Richtlinie und der »Faber-Haarstrick-Kommentar« – Eine Diskussion der veränderten Praxis-Anforderungen an die Fallkonzeption im Gutachterverfahren. *Psychodynamische Psychotherapie, 18 (4),* 217–288.

Kaiser, T., Kolar, D., Schuster, R. & Kok, R. (2020). Was sagt die LAC-Depressionsstudie wirklich aus. *Psychotherapeut, 65*, 22–26.

Kalff, D. M. (1991). Sandplay: A psychotherapeutic approach to the psyche. *Journal of Sandplay Therapy, 1*, 9–15.

Kashani, J. H. & McNaul, J. P. (1997). Mood disorders in adolescents. In: J. M. Wiener (ed.), *Textbook of child and adolescent psychiatry. 2nd ed.* (pp. 343–385). Washington D. C.: American Psychiatric Press.

Kast, V. (2019). *Träumend imaginieren.* (Psychodynamik kompakt) Göttingen: Vandenhoeck & Ruprecht.

Katan, A. (1951). The role of displacement in agoraphobia (1937). *International Journal of Psychoanalysis, 32*, 41–50.

Katz, P. (1990). The first few minutes: The engagement of the difficult adolescent. In: S. C. Feinstein (ed.), *Adolescent psychiatry. Developmental and clinical studies*, vol. 17 (pp. 69–81). Chicago, London: Universities of Chicago Press.

Kazdin, A. (1997). Practitioner review: Psychosocial treatment for conduct disorder in children. *Journal of Child Psychology and Psychiatry, 38*, 161–178.

Kennedy, R. (1990). A severe form of breakdown in communication in the psychoanalysis of an ill adolescent. *International Journal of Psychoanalysis, 71*, 309–319.

Kernberg, O. F. (1978). *Borderline-Störungen und pathologischer Narzißmus.* Frankfurt a. M.: Suhrkamp.

Kernberg, O. F. (1979). Some implications of object relations theory and technique. *Journal of the American Psychoanalytic Association, 27*, 207–240.

Kernberg, O. F. (1984). *Severe personality disorders: Psychotherapeutic strategies.* New Haven: Yale University Press. Dt.: *Schwere Persönlichkeitsstörungen. Theorie, Diagnose, Behandlungsstrategien.* (7. Aufl.) Stuttgart: Klett-Cotta, 2006.

Kernberg, O. F. (1996). The importance of diagnosis in facilitating the therapeutic action of psychodynamic psychotherapy of an adolescent. In: Lifson, L. (ed.), *Understanding therapeutic action. Psychodynamic concepts of cure* (pp. 51–68) (Psychoanalytic inquiry book series, vol. 15). Hillsdale (NJ): Analytic Press.

Kernberg, O. F., Krischer, M. K. & Foelsch, P. A. (2008). Transference focused psychotherapy for adolescents: A preliminary communication [Ubertragungsfokussierte Psychotherapie für Jugendliche: Der vorlaufige Stand]. *Praxis der Kinderpsychologie und Kinderpsychiatrie, 57*, 662–692.

Kernberg, P., Weiner, A. S. & Bardenstein, K. K. (2000). *Personality disorders in children and adolescents.* New York: Basic Books. Dt.: *Persönlichkeitsstörungen bei Kindern und Jugendlichen.* (2. Aufl.) Stuttgart: Klett-Cotta, 2005.

Kind, J. (2017). Suizidale Interaktionen. Zur Bedeutung der Suizidalität als Mittel der Beziehungsgestaltung. *Kinder- und Jugendlichenpsychotherapie, 173*, 9–27.

King, P. & Steiner, R. (2000). *Die Freud/Klein-Kontroversen.* Bd. 1: *1941–1945.* Stuttgart: Klett-Cotta.

King, R. A. & Apter, A. (1996). Psychoanalytic perspectives on adolescent suicide. *The Psychoanalytic Study of the Child, 51*, 491–511.

King, R. A. & Showalter, J. E. (1997). The clinical interview of the adolescent. In: J. M. Wiener (ed.), *Textbook of child and adolescent psychiatry.* 2nd ed. (pp. 89–93). Washington D.C.: American Psychiatric Press.

King, V. (2001). Hysterie und weibliche Adoleszenz. Inszenierung und Verhüllung des Objekts im Körper. *Forum der Psychoanalyse, 17*, 235–250.

Kins, E., Soenens, B. & Beyers, W. (2011). »Why do they have to grow up so fast?« Parental separation anxiety and emerging adults' pathology of separation-individuation. *Journal of Clinical Psychology, 67 (7)*, 647–664.

Klein, M. (1920). Der Familienroman in statu nascendi. *Internationale Zeitschrift für Psychoanalyse, 6 (2)*, 151–155.

Klein, M. (1928). Frühstadium des Ödipuskomplexes. *Internationale Zeitschrift für Psychoanalyse, 14*, 7–21.

Klein, M. (1932). *Die Psychoanalyse des Kindes.* Wien: Internationaler Psychoanalytischer Verlag; München, Basel: Ernst Reinhardt 1971.

Klein, M. (1940). Mourning and its relation to manic-depressive states. *International Journal of Psychoanalysis, 26*, 125–153. Dt: Die Trauer und ihre Beziehung zu manisch-depressiven Zuständen. In: M. Klein, *Das Seelenleben des Kleinkindes und andere Beiträge zur Psychoanalyse* (S. 95–130). Stuttgart: Klett-Cotta 2006.

Klein, M. (1946). Notes on some schizoid mechanisms. *International Journal of Psychoanalysis, 27*, 99–110. Dt.: Bemerkungen über einige schizoide Mechanismen. In: M. Klein, *Das Seelenleben des Kleinkindes und andere Beiträge zur Psychoanalyse* (S. 131–163). Stuttgart: Klett-Cotta 2006.

Klein, M. (1955 [2006]). *Das Seelenleben des Kleinkindes und andere Beiträge zur Psychoanalyse* (8. Aufl.). Stuttgart: Klett-Cotta.

Klein, M. (1957). *Envy and gratitude.* In: *The Writings of Melanie Klein,* vol. 3 (pp. 176–235). London: Hogarth. Dt.: *Neid und Dankbarkeit.* In: M. Klein, *Das Seelenleben des Kleinkindes und andere Beiträge zur Psychoanalyse* (S. 225–244). Stuttgart: Klett-Cotta 2006.

Klocke A. & Hurrelmann, K. (2013). *Kinder und Jugendliche in Armut: Umfang, Auswirkungen, Konsequenzen.* Heidelberg: Springer.

Koch, E. & Oelkers, R. (2001). Depression und Adoleszenz – entwicklungspsychopathologische Aspekte. *Psychotherapie im Dialog, 4*, 491–496.

Kogan, I. (1998). Die Suche nach der Geschichte der Nachkommen von Holocaust-Überlebenden in ihren Analysen: Rekonstruktion des »seelischen Lochs«. In: M. Endres & G. Biermann (Hrsg.), *Traumatisierung in Kindheit und Jugend* (S. 83–97). München: Ernst Reinhardt.

Kogan, I. (2007). *Der stumme Schrei der Kinder. Die zweite Generation der Holocaust-Opfer.* Gießen: Psychosozial-Verlag.

Kohrs, M. & Boll-Klatt, A. (2019). *Melanie Klein: Innere Welten zwischen Mythos und Beobachtung.* (Psychodynamik kompakt) Göttingen: Vandenhoeck & Ruprecht.

Kohut, H. (1971). *The analysis of the self.* (Monograph Series of the Psychoanalytic Study of the Child, 4) London: Hogarth Press.

Kohut, H. (1979a). *Narzißmus.* Frankfurt a. M.: Suhrkamp.

Kohut, H. (1979b). *Die Heilung des Selbst.* Frankfurt a. M.: Suhrkamp.

Kornhas, L. A., Zettl, M., Hauschild, S. & Taubner, S. (2019). Mentalisieren als Veränderungsmechanismus in der Behandlung von Störungen des Sozialverhaltens. Eine kontrollierte Fallstudie. *Praxis der Kinderpsychologie und Kinderpsychiatrie, 68 (8)*, 760–778.

Körner, J. (1989). Arbeit *an* der Übertragung? Arbeit *in* der Übertragung! *Forum der Psychoanalyse, 5*, 209–223.

Körner, J. (2016). *Psychodynamische Interventionsmethoden.* (Psychodynamik kompakt) Göttingen: Vandenhoeck & Ruprecht.

Körner, J. (2018). *Die Psychodynamik von Übertragung und Gegenübertragung.* (Psychodynamik kompakt) Göttingen: Vandenhoeck & Ruprecht.

Körner, J. (2020). *Die Kunst der Deutung und die Macht der Beziehung*. (Psychodynamik kompakt) Göttingen: Vandenhoeck & Ruprecht.

Kößler, M. & Scheid, E. C. (1997). *Konversionsstörungen: Diagnose, Klassifikation, Therapie*. Stuttgart: Schattauer.

Kouretas, N. (1996). The development of the concept of the »Borderline« in psychoanalytic diagnosis and treatment. In: J. Feher Gurewich & M. Tort (eds.), *The subject and the self* (pp. 43–61). Northvale (NJ), London: Jason Aronson.

Kraus, M. (2006): Somatisierung im kulturellen Kontext. In: E. Wohlfart & M. Zaumseil (Hrsg.), *Transkulturelle Psychiatrie – Interkulturelle Psychotherapie. Interdisziplinäre Theorie und Praxis* (S. 364–376). Heidelberg: Springer.

Kreft, I. (2015). Techniken der Übertragungsfokussierten Therapie bei Kindern. *Persönlichkeitsstörungen, 19,* 14–22.

Kroger, J., Martinussen, M. & Marcia, J. E. (2010). Identity status change during adolescence and young adulthood: A meta-analysis. *Journal of Adolescence, 33 (5),* 683–698.

Kronmüller, K.-T., Postelnicu, I., Hartmann, M., Stefini, A., Geiser-Elze, A., Gerhold, M., Horn, H. & Winkelmann, K. (2005). Zur Wirksamkeit psychodynamischer Kurzzeitpsychotherapie bei Kindern und Jugendlichen mit Angststörungen. *Praxis der Kinderpsychologie und Kinderpsychiatrie, 54 (7),* 559–577.

Krüll, M. (1979). *Freud und sein Vater. Die Entstehung der Psychoanalyse und Freuds ungelöste Vaterbindung*. München: Beck.

Küchenhoff, J. (2019). *Sich verstehen im anderen. Erkenntniswege der Psychoanalyse*. (Psychodynamik kompakt) Göttingen: Vandenhoeck & Ruprecht.

Kulish, N. (1998). First loves and prime adventures: Adolescent expressions in adult analyses. *Psychoanalytic Quarterly, 67,* 539–565.

Ladame, F. (1995). The importance of dreams and action in the adolescent process. *International Journal of Psychoanalysis, 76,* 1143–1153.

Lademann, J., Mertesacker, H. & Gebhardt, B. (2006). Psychische Erkrankungen im Fokus der Gesundheitsreporte der Krankenkassen. *Psychotherapeutenjounal, 2,* 123–129.

Laimböck, A. (2013). Szenisches Verstehen, Unbewusstes und frühe Störungen. *Psyche, 67,* 881–902.

Lambert, M., Bock, T., Naber, D., Löwe, B., Schulte-Markwort, M., Schäfer, I., Gumz, A., Degkwitz, P., Schulte, B., König, H. H., Konnopka, A., Bauer, M., Bechdolf, A., Correll, C., Juckel, G., Klosterkötter, J., Leopold, K., Pfennig, A. & Karow, A. (2013). Die psychische Gesundheit von Kindern, Jugendlichen und jungen Erwachsenen – Teil 1: Häufigkeit, Störungspersistenz, Belastungsfaktoren, Service-Inanspruchnahme und Behandlungsverzögerung mit Konsequenzen. *Fortschritte der Neurologie & Psychiatrie, 81,* 614–627.

Lanyado, M. (1999). The treatment of traumatisation in children. In: M. Lanyado & A. Horne (Hrsg.), *The handbook of child and adolescent psychotherapy* (pp. 275–291). London: Routledge.

Laubstein, C., Holz, G. & Seddig, N. (2016). *Armutsfolgen für Kinder und Jugendliche. Erkenntnisse aus empirischen Studien in Deutschland*. Gütersloh: Bertelsmann Stiftung. Im Internet: https://www.bertelsmann-stiftung.de/fileadmin/files/BStublikationen/GrauePublikationen/Studie_WB_Armutsfolgen_fuer_Kinder_und_Jugendliche_2016.pdf (Zugriff: 17.4.2020).

Laufer, M. (1964). Ego ideal and pseudo ego ideal in adolescence. *The Psychoanalytic Study of the Child, 19,* 196–221.

Laufer, M. (1965). Assessment of adolescent disturbances. *The Psychoanalytic Study of the Child, 20,* 99–123.

Laufer, M. (1980). Zentrale Onaniephantasie, definitive Sexualorganisation und Adoleszenz. *Psyche, 34,* 365–384.

Laufer, M. (1981). The psychoanalyst and the adolescent's sexual development. *The Psychoanalytic Study of the Child, 36,* 181–191.

Laufer, M. (1994). Eine gescheiterte Analyse. Von der Macht des Heimlichen und des Unheimlichen. *Analytische Kinder- und Jugendlichen-Psychotherapie, 82,* 125–137.

Laufer, M. (1996a). The psychoanalysis of the adolescent. *The Psychoanalytic Study of the Child, 51,* 512–521.

Laufer, M. (1996b). The role of passivity in the relationship to the body during adolescence. *The Psychoanalytic Study of the Child, 51,* 348–364.

Laufer, M. L. & Laufer, E. (1984). *Adolescence and developmental breakdown.* New Haven: Yale. Dt.: *Adoleszenz und Entwicklungskrise.* 2. Aufl. Stuttgart: Klett-Cotta 1994.

Lehmkuhl, G. (1992). Beziehung und Beziehungsgestaltung in der analytischen Psychotherapie von Jugendlichen mit Anorexia nervosa. *Analytische Kinder- und Jugendlichen-Psychotherapie, 92,* 381–398.

Lehmkuhl, G. & Lehmkuhl, U. (1992). Gibt es spezifische Effekte der stationären Gruppentherapie mit Jugendlichen? *Gruppenpsychotherapie und Gruppendynamik, 28,* 279–287.

Lehmkuhl, G. & Lehmkuhl, U. (2017). *Kunst als Medium psychodynamischer Therapie mit Jugendlichen.* (Psychodynamik kompakt) Göttingen: Vandenhoeck & Ruprecht.

Lehmkuhl, G., Adam, C. & Döpfner, M. (1998). Impulskontrollgestörte Kinder und ihre weitere Entwicklung. In: J. Klosterkötter (Hrsg.), *Frühdiagnostik und Frühbehandlung psychischer Störungen* (S. 97–121). Berlin: Springer.

Leichsenring, F. (2004). 71 Studien zur Wirksamkeit von psychoanalytischer Therapie bei Erwachsenen. *Forum Psychoanalyse, 20,* 34–39.

Leichsenring, F. et al. (2008). Die Göttinger Psychotherapiestudie. *Forum Psychoanalyse, 24,* 193–204.

Lenzen, C., Fischer, G., Jentzsch, A., Kaess, M., Parzer, P., Carli, V. et al. (2013). Schulabsentismus in Deutschland. Die Prävalenz von entschuldigten und unentschuldigten Fehlzeiten und ihre Korrelation mit emotionalen und Verhaltensauffälligkeiten. *Praxis der Kinderpsychologie und Kinderpsychiatrie, 62,* 570–582.

Lenzen, C., Brunner, R. & Resch, F. (2016). Schulabsentismus: Entwicklungen und fortbestehende Herausforderungen. *Zeitschrift für Kinder- und Jugendpsychiatrie und Psychotherapie, 44,* 101–111.

Leuzinger-Bohleber, M. (Hrsg.) (1985). *Psychoanalytische Kurztherapien.* Opladen: Westdeutscher Verlag.

Leuzinger-Bohleber, M. (2001). Katamnesen – ihre klinische Relevanz. In: U. Stuhr, M. Leuzinzer-Bohleber & M. Beutel (Hrsg.), *Langzeitpsychotherapie. Perspektiven für Therapeuten und Wissenschaftler* (S. 160–286). Stuttgart: Kohlhammer.

Leventhal, B. L. & Crotts, M. E. (1997). The parent interview. In: J. M. Wiener (ed.), *Textbook of child and adolescent psychiatry. 2nd edition* (pp. 95–102). Washington D.C.: American Psychiatric Press.

Lewinsky-Aurbach, B. (1980). *Suizidale Jugendliche. Grenzen und Möglichkeiten psychologischen Verstehens.* Stuttgart: Enke.

Lewis, D. O. (1997). Conduct and antisocial disorders in adolescence. In: J. M. Wiener (ed.), *Textbook of child and adolescent psychiatry. 2nd edition* (pp. 441–458). Washington D. C.: American Psychiatric Press.

Lichtenberg, J. (1998). Eine selbstpsychologische Betrachtung der Adoleszenz: Übergangsphase oder Sturm-und-Drang-Komplex? In: H. P. Hartmann et al. (Hrsg.), *Das Selbst im Lebenszyklus* (S. 59–84). Frankfurt a. M.: Suhrkamp.

Likierman, M. (1997). On rejection: Adolescent girls and anorexia. *Journal of Child Psychotherapy, 23,* 61–80.

Loch, W. (1972). *Psychotherapie bei Kindern.* Stuttgart: Klett.

Loewald, H. W. (1988). Termination analyzable and unanalyzable. *The Psychoanalytic Study of the Child, 43,* 155–166.

Luyckx, K., Soenens, B., Vansteenkiste, M., Goossens, L. & Berzonsky, M. D. (2007). Parental psychological control and dimensions of identity formation in emerging adulthood. *Journal of Family Psychology, 21,* 546–550.

Machleidt, W. & Gün, A. K. (2011). Tiefenpsychologische Behandlung interkulturell. In: W. Machleidt & A. Heinz (Hrsg.), *Praxis der interkulturellen Psychiatrie und Psychotherapie. Migration und psychische Gesundheit* (S. 401–414). München: Urban und Fischer.

Mack Brunswick, R. (1940). The preoedipal phase of the libido development. In: R. Fleiss (ed.) (1948), *The psychoanalytic reader.* New York: New York University Press.

Mahler, M. S. (1968). *On human symbiosis and the vicissitudes of individuation.* New York: International Universities Press.

Mahler, M. S. (1998). *Symbiose und Individuation.* Bd. 1: *Psychosen im frühen Kindesalter* (7. Aufl.). Stuttgart: Klett-Cotta.

Mahler, M. S., Pine, F. & Bergman, A. (1975). *Die psychische Geburt des Menschen. Symbiose und Individuation.* Frankfurt a. M.: Fischer.

Mannoni, M. (1999). *Separation and creativity.* New York: Other Press.

March, J. S., Amaya-Jackson, L. & Pynoos, R. S. (1997). Pediatric posttraumatic stress disorder. In: J. M. Wiener (ed.), *Textbook of child and adolescent psychiatry. 2nd ed.* (pp. 507–524). Washington D.C.: American Psychiatric Press.

Mark, B. S. & Anderson, R. (1997). A multimodal approach for working through a therapeutic impasse in the case of childhood sexual abuse. In: B. S. Mark & J. Incorvaia, *The handbook of infant, child and adolescent psychotherapy. New directions in integrative treatment,* vol. 2 (pp. 195–207). Northvale (NJ), New York: Jason Aronson.

Mark, B. S. & Incorvaia, J. (1995). *The handbook of infant, child and adolescent psychotherapy. A guide to diagnosis and treatment,* vol. 1. Northvale (NJ), New York: Jason Aronson.

Mattejat, F. (1997). Indikationsstellung und Therapieplanung. In: H. Remschmidt (Hrsg.), *Psychotherapie im Kindes- und Jugendalter.* (S. 18–44) Stuttgart, New York: Thieme.

Maur, S. (2019). Mehr Selbstbewusssein, bitte, Kinder und JugendlichenterapeutInnen! In: M. Schwarz & A. M. Fink (Hrsg.), *Konzepte, Erfahrungen und Perspektiven der Kinder- und Jugendlichenpsychotherapie* (S. 187–196). Gießen: Psychosozial-Verlag.

Maur, S. & Lehndorfer, P. (2017). Kinder- und Jugendlichenpsychotherapie. Berufspolitische Gedanken für eine gute Versorgung. *Psychotherapeutenjournal, 4,* 352–364.

Mayer, A., Taubner, S., Bark, C. & Holl, J. (2019). Herausforderungen in der frühpädagogischen Arbeit mit geflüchteten Familien mentalisierungsbasiert begegnen. *Praxis der Kinderpsychologie und Kinderpsychiatrie, 68 (8),* 711–727.

Mayer, S., Fuhrer, U. & Uslucan, H.-H. (2005). Intra- und intergenerationale Weitergabe von physischer Gewalt in Familien türkischer und deutscher Herkunft. In: I. Seiffge-

Krenke (Hrsg.), *Aggressionsentwicklung zwischen Normalität und Pathologie* (S. 238–263), Göttingen: Vandenhoeck & Ruprecht.

Mayr, T. (1987). Hyperaktivität im Vorschulalter. Probleme bei der Definition, Klassifikation und Diagnose. *Zeitschrift für Klinische Psychologie, 16,* 205–220.

McCarthy, J. B. (1996). Paranoia and omnipotent symbiosis in borderline adolescents. *The Journal of the American Academy of Psychoanalysis, 24,* 45–59.

Mc Donough-Caplan, H., Klein, D. N. & Beauchain, T. (2018). Comorbidity and continuity of depression and conduct problems from elementary school to adolescence. *Journal of Abnormal Psychology, 127,* 326–337.

McDougall, J. (1987). How theory shapes technique. *Psychoanalytic Inquiry, 7,* 223–232.

McLanahan, S. (1999). Father absence and the welfare of children. In: E. M. Hetherington (ed.), *Coping with divorce, single parenting, and remarriage: A risk and resiliency perspective* (pp. 117–145). Mahwah (NJ): Lawrence Erlbaum.

Mecheril, P. & Hoffahrt, B. (2009). Adoleszenz und Migration. Zur Bedeutung von Zugehörigkeitsordnungen. In: V. King & H.-C. Koller (Hrsg.), *Adoleszenz – Migration – Bildung. Bildungsprozesse Jugendlicher und junger Erwachsener mit Migrationshintergrund.* (2., erw. Aufl.) (S. 239–258). Wiesbaden: VS Verlag für Sozialwissenschaften.

Meissner, W. W. (1996). The therapeutic alliance and the real relationship in the analytic process. In: L. Lifson (ed.), *Understanding therapeutic action. Psychodynamic concepts of cure* (pp. 21–39) (Psychoanalytic inquiry book series, vol. 15). Hillsdale (NJ): Analytic Press.

Meng, H., Schleske, G. & Bürgin, D. (2002a). Trianguläre Phänomene in der Behandlung Jugendlicher im milieutherapeutischen Setting. Teil I: Zur Entwicklung der Kapazität zu triangulärem Erleben. *Kinderanalyse, 10,* 23–39.

Meng, H., Bilke, O., Braun-Scharm, H., Zarotti, G. & Bürgin, D. (2002b). Zur Indikation einer stationären jugendpsychiatrischen Behandlung. *Praxis der Kinderpsychologie und Kinderpsychiatrie, 51,* 546–558.

Mertens, E. (2001). Analytische Psychotherapie bei Kindern und Jugendlichen. Überlegungen zu einer beruflichen Standortbestimmung. *Analytische Kinder- und Jugendlichen-Psychotherapie, 32,* 273–292.

Meyer. G. (2005). *Konzepte der Angst in der Psychoanalyse,* Bd. 1: *1895–1950*. Frankfurt a. M.: Brandes & Apsel.

Milch, W. (1997). Kleinkindforschung und Erwachsenenbehandlung. *Forum der Psychoanalyse, 13,* 139–153.

Milch, W. (2019). *Selbstpsychologie.* (Psychodynamik kompakt) Göttingen: Vandenhoeck & Ruprecht.

Minuchin, S. (1978). *Familie und Familientherapie.* Freiburg: Lambertus.

Moffitt, T. E. (1993). Adolescence-limited and life-course-persistent antisocial behavior: A developmental taxonomy. *Psychological Review, 100,* 674–701.

Montemayor, R. (1983). Parent and adolescents in conflict: All families some of the time and some families most of the time. *Journal of Early Adolescence, 3,* 83–103.

Moradi, R. (1995). Family therapy, evaluation, and treatment planning. In: B. S. Mark & J. Incorvaia, *The handbook of infant, child and adolescent psychotherapy. A guide to diagnosis and treatment,* vol. 1 (pp. 109–125). Northvale (NJ), New York: Jason Aronson.

Motzkau, H. & Rudolf, G. (1997). Belastende Ereignisse und Faktoren pathogener Sozialisation bei psychisch und psychosomatisch Kranken. *Kölner Zeitschrift für Soziologie und Sozialpsychologie, 49,* 674–701.

Muise, A., Christofides, E. & Desmaris, S. (2009). More information than you ever wanted: Does facebook bring out the green-eyed monster of jealousy? *Cyberpsychology & Behavior, 12*, 441–444.

Müller-Pozzi, H. (1980). Zur Handhabung der Übertragung in der Analyse von Jugendlichen. *Psyche, 34 (4)*, 339–364.

Nagera, H. (1969). The imaginary companion. Its significance for ego development and conflict solution. *The Psychoanalytic Study of the Child, 24*, 165–196.

Nagliero, G. (1995). Sandplay therapy and verbal interpretation with an anorexic girl. In: M. Sidoli & G. Bovensiepen (eds.), *Incest fantasies and self-destructive acts. Jungian and post-Jungian psychotherapy in adolescence* (pp. 297–310). New Brunswick, London: Transaction Publishers.

Natterson, I. (1995). Sexual abuse in adolescence: Its long-term effects. In: B. S. Mark & J. Incorvaia (eds.), *The handbook of infant, child, and adolescent psychotherapy*, vol. 1 (pp. 277–233). Northvale (NJ), London: Jason Aronson.

Niedecken, D. (1991). Im Bannkreis der Musik. Fallstudie: Musiktherapie mit einem präpsychotischen Jugendlichen. Die Bedeutung der Musik im psychotherapeutischen Bearbeitungsprozeß. *Psychotherapie, Psychosomatik und Medizinische Psychologie, 41*, 77–82.

Nitschke, B. (1998). Hat Freud die Verführungstheorie aufgegeben? Trauma, Konflikt und Freud-Kritik. In: A. Streeck-Fischer (Hrsg.), *Adoleszenz und Trauma* (S. 21–31), Göttingen: Vandenhoeck & Ruprecht.

Nitzko, S. & Seiffge-Krenke, I. (2009). Wohlbefindensforschung im Kindes- und Jugendalter. Entwicklungsdynamik, Alters- und Geschlechtsunterschiede. *Zeitschrift für Gesundheitspsychologie, 17*, 69–81.

Normandin, L., Ensink, K. & Kernberg, O. F. (2015). Transference-focused psychotherapy for borderline adolescents: A neurobiologically informed psychodynamic psychotherapy. *Journal of Infant, Child & Adolescent Psychotherapy, 14*, 98–110.

Novick, J. (1976). Termination of treatment in adolescence. *The Psychoanalytic Study of the Child, 31*, 389–414.

Novick, J. (1980). Negative therapeutic motivation and negative therapeutic alliance. *The Psychoanalytic Study of the Child, 35*, 299–320.

Orlinsky, D. E., Grawe, K. & Parks, B. K. (1994). Process and outcome in psychotherapy. In: A. E. Bergin & S. L. Garfield (eds.), *Handbook of psychotherapy and behavior change* (pp. 257–310). New York: Wiley.

Ornstein, P. H. (1996). Empathy and the therapeutic dialogue: An historical-conceptual overview of self psychology and a brief clinical example. In: J. Feher Gurewich & M. Tort (eds.), *The subject and the self* (pp. 77–92). Northvale (NJ), London: Jason Aronson.

Ottino, J. (1999). Suicide attempts during adolescence: Systematic hospitalization and crisis treatment. *Crisis, 20*, 41–48.

Palombo, J. (1990). The cohesive self, the nuclear self, and development in late adolescence. In: S. C. Feinstein (ed.), *Adolescent psychiatry. Developmental and clinical studies, vol. 17* (pp. 338–359). Chicago, London: University of Chicago Press.

Parker, N. (1999). Eating disorders. In: M. Lanyado & A. Horne, *The handbook of child and adolescent psychotherapy* (pp. 387–409). London: Routledge.

Patton, G. C., Coffey, C., Romaniuk, H., Mackinnon, A., Carlin, J. B., Degenhardt, L., Olsson, C. A. & Moran, P. (2014). The prognosis of common mental disorders in adolescents: A 14-year prospective cohort study. *The Lancet, 383 (9928)*, 1404–1411.

Paz, C. A. & Olmos de Paz, T. (1992). Adolescence and borderline pathology: Characteristics of the relevant psychoanalytic process. *International Journal of Psychoanalysis, 73*, 739–755.

Persike, M. & Seiffge-Krenke, I. (2015). Stress with parents and peers: How adolescents from 18 nations cope with relationship stress. *Anxiety, Stress, & Coping, 29*, 38–59.

Person, E. S. & Klar, H. (1994). Establishing trauma: The difficulty distinguishing between memories and fantasies. *Journal of the American Psychoanalytic Society, 42*, 1055–1081.

Perret-Catipovic, M. & Ladame, F. (1998). *Adolescence and psychoanalysis*. London: Karnac.

Pestalozzi, J. (2003). The symbolic and concrete: Psychotic adolescents in psychoanalytic psychotherapy. *International Journal of Psychoanalysis, 84*, 733–753.

Peters, M. (2006). *Psychosoziale Beratung und Psychotherapie im Alter*. Göttingen: Vandenhoeck & Ruprecht.

Peters, U.-H. (1979). *Anna Freud. Ein Leben für das Kind*. München: Kindler.

Petersen, M.-L. (1994). Die Traumanalyse aus kommunikativer Sicht. *Analytische Kinder- und Jugendlichen-Psychotherapie, 81*, 41–62.

Petersen, M.-L. (1999). Überlegungen zur Wahl des Settings für die begleitende Psychotherapie der Bezugspersonen. *Analytische Kinder- und Jugendlichen-Psychotherapie, 103*, 339–360.

Petri, H. & Thieme, E. (1978). Katamnese zur analytischen Psychotherapie im Kindes- und Jugendalter. *Psyche, 32*, 21–51.

Pfeffer, C. R. (1997). Suicide and suicidality. In: J. M. Wiener (ed.), *Textbook of child and adolescent psychiatry. 2nd ed.* (pp. 727–738). Washington D.C.: American Psychiatric Press.

Pfleiderer, B. (1998). »Ich weiß gar nichts!« Möglichkeiten und Grenzen der Behandlung von sexuellem Missbrauch in der analytischen Kinder- und Jugendlichen-Psychotherapie. *Analytische Kinder- und Jugendlichen-Psychotherapie, 97*, 43–56.

Pfleiderer, B. (2002). Tiefenpsychologisch fundierte Psychotherapie bei Kindern und Jugendlichen. *Praxis der Kinderpsychologie und Kinderpsychiatrie, 51*, 31–38.

Piaget, J. & Inhelder, B. (1972). *Die Psychologie des Kindes*. Olten: Walter.

Pilz, I. (1995). Symbol, Symbolisierungsfähigkeit und die Bedeutung des Symbols in der Kinder- und Jugendlichen-Psychotherapie. *Analytische Kinder- und Jugendlichen-Psychotherapie, 86*, 93–108.

Plener, P. L., Fegert, J. M., Kaess, M., Kapusta, N. D., Brunner, R., Groschwitz, R. C. et al. (2016). Nicht-suizidales selbstverletzendes Verhalten (NSSV) im Jugendalter: Klinische Leitlinie zur Diagnostik und Therapie. *Zeitschrift für Kinder- und Jugendpsychiatrie und Psychotherapie, 44*, 1–10.

Plück, J., Döpfner, M. & Lehmkuhl, G. (2000). Internalisierende Auffälligkeiten bei Kindern und Jugendlichen in Deutschland – Ergebnisse der PAK-KID-Studie. *Kindheit und Entwicklung, 9*, 133–142.

Poehlmann, J. (2005). Representations of attachment relationships in children of incarcerated mothers. *Child Development, 76*, 679–696.

Polanczyk, G. V., Salum, G. A., Sugaya, L. S., Caye, A. & Rohde, L. A. (2015). Annual research review: A meta-analysis of the worldwide prevalence of mental disorders in children and adolescents. *Journal of Child Psychology and Psychiatry, 56 (3)*, 345–365.

Poluda, E. S. (1999). Die psychosexuelle Entwicklung der Geschlechter im Vergleich. *Forum der Psychoanalyse, 15*, 101–119.

Ponesicky, J. (2005). Ost-West-Verhältnis 15 Jahre nach der Wende aus psychoanalytischer Sicht. *Forum Psychoanalyse, 21*, 380–387.

Quindeau, I. (2017). Ist der Ödipuskomplex noch zeitgemäß? *Kinder- und Jugendlichenpsychotherapie, 174*, 207–202.

Rangell, L. (1989). Rapprochement and other crises. The specific and nonspecific in analytic reconstruction. *The Psychoanalytic Study of the Child, 44*, 19–39.

Raue, J. & Wolff, A. (1995). Das Diagnose-Profil des Instituts für analytische Kinder- und Jugendlichen-Psychotherapie Frankfurt a. M. *Analytische Kinder- und Jugendlichen-Psychotherapie, 86*, 109–126.

Reddemann, L. (2006). *Imagination als heilsame Kraft* (12. Aufl.). Stuttgart: Klett-Cotta.

Reddemann, L. (2016). *Mitgefühl, Trauma und Achtsamkeit in psychodynamischen Therapien.* (Psychodynamik kompakt) Göttingen: Vandenhoeck & Ruprecht.

Reddemann, L. & Sachsse, U. (1997). Traumazentrierte Psychotherapie. In: U. Sachsse, *Psychologische Psychotherapie der Persönlichkeitsstörungen* (3. Aufl.) (S. 113–147). Bern: Huber; Göttingen: Hogrefe.

Rehbein, F., Kleimann, M. & Mößle, T. (2009). *Computerspielabhängigkeit im Kindes- und Jugendalter: Empirische Befunde zu Ursachen, Diagnostik und Komorbiditäten unter besonderer Berücksichtigung spielimmanenter Abhängigkeitsmerkmale. Hannover*: Kriminologisches Forschungsinstitut Niedersachsen e. V., Forschungsbericht Nr. 108.

Reich, A. (1951). On countertransference. *International Journal of Psychoanalysis, 32*, 25–31.

Reich, W. (1933). *Charakteranalyse.* Wien: Selbstverlag.

Reicher, H. (2000). *Depressionen bei Kindern und Jugendlichen.* Münster: Waxmann.

Reichenberger, J., Meule, A. & Blechert, J. (2018). Essstörungen und Adipositas. In: B. Gniewosz & P. F. Titzmann (Hrsg), *Handbuch Jugend* (S. 411–435), Stuttgart: Kohlhammer.

Reid, S. (1999). The group as a healing whole. Group psychotherapy with children and adolescents. In: M. Lanyado & A. Horne (Hrsg.), *The handbook of child and adolescent psychotherapy* (pp. 247–259). London: Routledge.

Remschmidt, H., Schmidt, M. & Poustka, F. (2001). *Multiaxiales Klassifikationschema für psychische Störungen des Kindes- und Jugendalters nach ICD-10 der WHO.* Bern: Huber.

Resch, F. (1996). *Entwicklungspsychopathologie.* Weinheim: Beltz.

Resch, F. (1997). Selbstverletzendes Verhalten bei Kindern und Jugendlichen. In: Hartmannbund (Hrsg.), *Symposion: Selbstverletzendes, selbstschädigendes und parasuizidales Verhalten bei Kindern und Jugendlichen.* Marl-Sinsen: Hartmannbund.

Resch, F. (1998a). Hilft Selbstverletzung dem verletzten Selbst? Zur Klinik und Psychodynamik der Automutilation bei Jugendlichen. *Analytische Kinder- und Jugendlichen-Psychotherapie, 97*, 71–85.

Resch, F. (1998b). Zur präpsychotischen Persönlichkeitsentwicklung in der Adoleszenz. *Psychotherapeut, 43*, 11–116.

Resch, F. (2017). *Selbstverletzung als Selbstfürsorge.* (Psychodynamik kompakt) Göttingen: Vandenhoeck & Ruprecht.

Resch, F. & Schulte-Markwort, M. (2005a). *Kursbuch für integrative Kinder- und Jugendpsychotherapie. Schwerpunkt: Dissoziation und Trauma.* Weinheim: Beltz.

Resch, F. & Schulte-Markwort, M. (2005b). *Kursbuch für integrative Kinder- und Jugendpsychotherapie. Schwerpunkt: Sexualität.* Weinheim: Beltz.

Resch, F., Schulte-Markwort, M. & Bürgin, D. (1998). Operationalisierte psychodynamische Diagnostik im Kindes- und Jugendalter. Ein Beitrag zur Qualitätssicherung. *Praxis der Kinderpsychologie und Kinderpsychiatrie, 47*, 373–386.

Richmond, L. H. (1978). Some further observations on private practice and community clinic adolescent psychotherapy groups. *Corrective and Social Psychiatry, 24*, 57–61.

Richter, H.-E. (1963). *Eltern, Kind, Neurose.* Reinbek: Rowohlt.

Richter, H.-E. (1970). *Patient Familie.* Reinbek: Rowohlt.

Ringbäck Weitoft, G., Haglund, B. & Rosen, M. (2000). Mortality among lone mothers in Sweden: A population study. *The Lancet, 355,* 1215–1219.

Robinson, L.H. (1999). In defense of parents. In: S.C. Feinstein (ed.), *Adolescent psychiatry. Developmental and clinical studies,* vol. 17 (pp. 36–50). Chicago, London: University of Chicago Press.

Rogers, R. (1970). The »unmotivated« adolescent patient who wants psychotherapy. *American Journal of Psychotherapy, 24,* 411–418.

Romer, G. (2016). Editorial. *Praxis Kinderpsychologie und Kinderpsychiatrie, 65,* 700–706.

Rosenkötter, L., de Boor, C., Erdèly, Z.E. & Matthes, I. (1968). Psychoanalytische Untersuchungen von Patientinnen mit funktioneller Amenorrhoe. *Psyche, 22,* 836–846.

Roth, A. & Fonagy, P. (2004). *What works for whom? A critical review of psychotherapy research* (2nd ed.). New York: Guilford Press.

Rotmann, M. (1978). Über die Bedeutung des Vaters in der »Wiederannäherungskrise«. *Psyche, 32,* 1105–1147.

Rudolf, G. (2010). *Strukturbezogene Psychotherapie. Leitfaden zur psychodynamischen Therapie struktureller Störungen.* Stuttgart, New York: Schattauer.

Rudolf, G., Dilg, R., Grande, T., Jakobsen, T., Keller, W., Oberbracht, C., Pauli-Magnus, C., Stehle, S. & Wilke, S. (2001). Therapeutische Umstrukturierung im analytischen Prozess: Modellbildung und Verlaufsbeobachtungen. In: A.-M. Schlösser & A. Gerlach (Hrsg.), *Kreativität und Scheitern* (S. 463–476). Gießen: Psychosozial-Verlag.

Rudolf, G., Jakobson, T., Hohage, R. & Schlösser, A. (2002). Wie urteilen Psychotherapiegutachter? *Psychotherapeut, 47,* 249–253.

Rugenstein, K. (2018). *Humor in der psychodynamischen Therapie.* (Psychodynamik kompakt) Göttingen: Vandenhoeck & Ruprecht.

Rugenstein, K. (2019). *Freie Assoziation und gleichschwebende Aufmerksamkeit. Arbeiten mit der psychoanalytischen Methode.* (Psychodynamik kompakt) Göttingen: Vandenhoeck & Ruprecht.

Rüth, U. (2000). Ambulante tiefenpsychologisch fundierte oder psychoanalytische Behandlung von Kindern und Jugendlichen vor einer stationären Aufnahme in die Kinder- und Jugendpsychiatrie. *Analytische Kinder- und Jugendpsychotherapie, 107,* 355–373.

Sachsse, U., Özkan, I. & Streeck-Fischer, A. (2002). *Traumatherapie – Was ist erfolgreich?* Göttingen: Vandenhoeck & Ruprecht.

Safran, J.D., Muran, J.C. & Eubanks-Carter, C. (2011). Repairing alliance ruptures. *Psychotherapy (Chicago, Ill.), 48,* 80–87.

Sandler, J. (1976). Gegenübertragung und Bereitschaft zur Rollenübernahme. *Psyche, 30,* 297–305.

Sandler, J. & Sandler, A.-M. (1994). Comments on the conceptualisation of clinical facts in psychoanalysis. *International Journal of Psychoanalysis, 75,* 995–1010.

Sandler, J. & Sandler, A.-M. (1999). *Innere Objektbeziehungen. Stuttgart: Klett-Cotta.*

Sandler, J., Kennedy, H. & Tyson, R.L. (1982). *Kinderanalyse. Gespräche mit Anna Freud.* Frankfurt a.M.: Fischer.

Sandler, J., Dare, C. & Holder, A. (2001). *Die Grundbegriffe der psychoanalytischen Therapie* (8. Aufl.). Stuttgart: Klett-Cotta.

Sauer, N. (2017). *Die Spielbühne.* Köln: KIKT Verlag.

Schacht, L. (1975). Die Entfaltung des Arbeitsbündnisses in der Analyse eines Adoleszenten. *Psyche, 29,* 21–34.

Schauenburg, H. (2018). *Depression und Bindung: Therapeutische Strategien.* (Psychodynamik kompakt) Göttingen: Vandenhoeck & Ruprecht.

Schauenburg, H., Dinger, U., Kriebel, A., Huber, J., Friederich, H. C., Herzog, W. & Nikendei, C. (2019). Zur Entwicklung tiefenpsychologischer Ausbildungsinstitute. Das Beispiel des Heidelberger Instituts für Psychotherapie. *Psychotherapeut, 64,* 46–54.

Schepker, R. (2017). *Kultursensible Psychotherapie mit Kindern und Jugendlichen.* (Psychodynamik kompakt) Göttingen: Vandenhoeck & Ruprecht.

Schepker, R. & Toker, M. (2009). *Transkulturelle Kinder- und Jugendpsychiatrie.* Berlin: Medizinisch Wissenschaftliche Verlagsgesellschaft.

Schleske, G., Meng, H. & Bürgin, D. (2002). Trianguläre Phänomene in der Behandlung Jugendlicher im milieutherapeutischen Setting. Teil II: Die Bedeutung der Triangulierungsfähigkeit in der Adoleszenz. *Kinderanalyse, 10,* 143–160.

Schleu, A. (2019). Spektrum von Grenz- und Abstinenzverletzungen in Psychotherapien. *Psychotherapeut, 64 (6),* 455–462.

Schlüter-Müller, S. (2017). AIT (Adolescent Identity Treatment) – ein integratives Therapiekonzept zur Behandlung von Persönlichkeitsstörungen. *Praxis der Kinderpsychologie und Kinderpsychiatrie, 66 (6),* 392–403.

Schmeck, K. & Schlüter-Müller, S. (2009). *Persönlichkeitsstörungen im Jugendalter.* Heidelberg: Springer.

Schmid, M., Schmeck, K. & Petermann, F. (2008). Persönlichkeitsstörungen im Kindes- und Jugendalter? *Kindheit und Entwicklung, 17,* 190–202.

Schmidt, A. & Weigelt, S. (2019). Neuronale Prozesse in der Adoleszenz. In: B. Gniewosz & P. Titzmann (Hrsg.), *Handbuch Jugend* (S. 35–52) Stuttgart: Kohlhammer.

Schmidt-Denter, U. & Beelmann, W. (1997). Kindliche Symptombelastung in der Zeit nach einer ehelichen Trennung. Eine differentielle und längsschnittliche Betrachtung. *Zeitschrift für Entwicklungspsychologie und pädagogische Psychologie, 29,* 26–42.

Schmukler, A. G. (1990). Termination in midadolescence. *The Psychoanalytic Study of the Child, 45,* 459–474.

Schmukler, A. G. (ed.) (1991). *Saying goodbye. A casebook of termination in child and adolescent analysis and therapy.* Hillsdale (NJ), London: Analytic Press.

Schneider, F., Wien, S. & Weber-Pape, S. (2017). Epidemiologie und Ätiologie psychischer Erkrankungen. *Facharztwissen Psychiatrie, Psychosomatik und Psychotherapie, 23,* 3–10.

Schneider-Henn, K. (1988). *Die hungrigen Töchter – Eßstörungen bei jungen Mädchen.* München: Kösel.

Schulte-Markwort, M. J. & Knölker, U. (1991). Therapieabbrüche im stationären Bereich. *Praxis der Kinderpsychologie und Kinderpsychiatrie, 40,* 28–33.

Schur, M. (1978). Zur Metapsychologie der Somatisierung. In: A. Mitscherlich & M. Mitscherlich (Hrsg.), *Seelischer Konflikt – körperliches Leiden* (S. 83–142). Reinbek: Rowohlt.

Schwarz, B. & Gödde, M. (1999). Depressivität von Müttern aus Trennungsfamilien: Welche Rolle können eine neue Partnerschaft und soziale Unterstützung spielen? In: E. Sander (Hrsg.), *Trennung und Scheidung. Die Perspektive betroffener Eltern* (S. 75–93). Weinheim: Deutscher Studien-Verlag.

Schwarz, M. (2019). 25 Jahre BKJ-Berufsverband der Kinder- und Jugendlichentherapeuten. *Psychodynamische Psychotherapie, 4,* 226–230.

Schwarz, M. & Fink, M. (2019). *Konzepte, Erfahrungen und Perspektiven der Kinder- und Jugendlichenpsychotherapie.* Gießen: Psychosozial-Verlag.

Schweizer, K., Köster, E. M., & Richter-Appelt, H. (2019). Varianten der Geschlechtsentwicklung und Personenstand. *Psychotherapeut, 64*,106–112.

Segal, H. (1988). Sweating it out. *The Psychoanalytic Study of the Child, 43*, 167–175.

Segal, H. (1993). A dictionary of Kleinian thought. *International Journal of Psychoanalysis, 74*, 417–419.

Seiffge, M. J. (2017). *Obergutachter- und Gutachterverfahren bei ambulanten psychodynamischen Psychotherapien: Ein Versuch der Qualitätssicherung*, Inauguraldissertation zur Erlangung des Dr. med., Medizinische Fakultät Mannheim, Universität Heidelberg.

Seiffge-Krenke, I. (1989). Problem intensity and the disposition of adolescents to take therapeutic advice. In: M. Brambring, F. Loesel & H. Skowronek (eds.), *Children at risk* (pp. 457–477). Berlin, New York: de Gruyter.

Seiffge-Krenke, I. (1994). *Gesundheitspsychologie des Jugendalters.* Göttingen: Hogrefe.

Seiffge-Krenke, I. (1997a). Wie verändern sich die familiären Beziehungen im Jugendalter? Diskrepanzen in der Einschätzung von Jugendlichen und ihren Eltern. *Zeitschrift für Entwicklungspsychologie und Pädagogische Psychologie, 29*, 133–150.

Seiffge-Krenke, I. (1997b). Die psychoanalytische Perspektive. In: H. Keller (Hrsg.), *Handbuch der Kleinkindforschung* (S. 183–216). Bern: Huber.

Seiffge-Krenke, I. (1999). Families with daughters, families with sons: Different challenges for family relationships and marital satisfaction? *Journal of Youth and Adolescence, 3*, 325–342.

Seiffge-Krenke, I. (2000). Ein sehr spezieller Freund: Der imaginäre Gefährte. *Praxis Kinderpsychologie und Kinderpsychiatrie, 49*, 689–702.

Seiffge-Krenke, I. (2001a). Neuere Ergebnisse der Vaterforschung: Sind Väter notwendig, überflüssig oder sogar schädlich für die Entwicklung ihrer Kinder? *Psychotherapeut, 46*, 391–397.

Seiffge-Krenke, I. (2001b). Väter und Söhne, Väter und Töchter. *Forum der Psychoanalyse, 17*, 51–63.

Seiffge-Krenke, I. (2001c). Die Bedeutung von Phantasieproduktionen für die Psychotherapie bei Kindern und Jugendlichen. *Zeitschrift für Analytische Kinder- und Jugendlichen-Psychotherapie, 109*, 113–130.

Seiffge-Krenke, I. (2001d). »Liebe Kitty, du hast mich gefragt …«: Phantasiegefährten und reale Freundschaftsbeziehungen im Jugendalter. *Praxis der Kinderpsychologie und Kinderpsychiatrie, 50 (1)*, 1–15.

Seiffge-Krenke, I. (2002). Emotionale Kompetenz im Jugendalter: Ressourcen und Gefährdungen. In: M. v. Salisch (Hrsg.), *Emotionale Kompetenz entwickeln. Grundlagen in Kindheit und Jugend* (S. 51–72). Stuttgart: Kohlhammer.

Seiffge-Krenke, I. (2003a). Entwicklung in der frühesten Kindheit aus psychoanalytischer Sicht. In: H. Keller (Hrsg.), *Handbuch der Kleinkindforschung* (3., korr., überarb. und erw. Aufl.) (S. 183–221). Bern u. a.: Huber.

Seiffge-Krenke, I. (2003b). Testing theories of romantic development from adolescence to young adulthood: Evidence of a developmental sequence. *International Journal of Behavioral Development, 27*, 519–531.

Seiffge-Krenke, I. (2004a). Adoleszenzentwicklung und Bindung. In: A. Streeck-Fischer (Hrsg.), *Adoleszenz – Bindung – Destruktivität* (S. 156–175). Stuttgart: Klett-Cotta.

Seiffge-Krenke, I. (2004b). *Psychotherapie und Entwicklungspsychologie. Beziehungen: Herausforderungen, Ressourcen, Risiken.* Heidelberg: Springer.

Seiffge-Krenke, I. (Hrsg.) (2005). *Aggressionsentwicklung zwischen Normalität und Pathologie.* Göttingen: Vandenhoeck & Ruprecht.

Seiffge-Krenke, I. (2006a). Leaving home or still in the nest? Parent-child relationships and psychological health as predictors of different leaving home patterns. *Developmental Psychology, 42,* 864–876.

Seiffge-Krenke, I. (2006b). *Nach PISA. Stress in der Schule und mit den Eltern. Bewältigungskompetenz deutscher Jugendlicher im internationalen Vergleich.* Göttingen: Vandenhoeck & Ruprecht.

Seiffge-Krenke, I. (2008). Depression und Depressivität. In: M. Klein (Hrsg.), *Kinder und Suchtgefahren* (S. 245–261). Stuttgart: Schattauer.

Seiffge-Krenke, I. (2010). Predicting the timing of leaving home and related developmental tasks: Parents' and children's perspectives. *Journal of Social and Personal Relationships, 27,* 495-518.

Seiffge-Krenke, I. (2012a). Entwicklungspsychologie der Adoleszenz: Erwachsen werden im 21. Jahrhundert. In: B. Grimmer, I. Sammet & G. Dammann (Hrsg.), *Psychotherapie in der Spätadoleszenz* (S. 15–34). Stuttgart: Kohlhammer.

Seiffge-Krenke, I. (2012b). *Therapieziel Identität. Veränderte Beziehungen, Krankheitsbilder und Therapie.* Stuttgart: Klett-Cotta.

Seiffge-Krenke, I. (2012c). Die Konfliktachse der OPD-KJ. Grundlagen, klinische Anwendung und erste empirische Ergebnisse. *Kinderanalyse, 20,* 43–59.

Seiffge-Krenke, I. (2013a). »Weck mich auf, wenn ich 18 bin!?« Neue Herausforderungen in der Behandlungstechnik bei Jugendlichen. *Analytische Kinder- und Jugendlichen-Psychotherapie, 158,* 179–203

Seiffge-Krenke, I. (2013b). Arbeitsbündnis und Übertragung in der psychotherapeutischen Behandlung von Kindern und Jugendlichen. In: R. Sannwald, M. Schulte-Markwort & F. Resch (Hrsg.), *Psychotherapeutische Fertigkeiten* (S. 97–116). Göttingen: Vandenhoeck & Ruprecht.

Seiffge-Krenke, I. (2015a). »Emerging Adulthood«: Forschungsbefunde zu objektiven Markern, Entwicklungsaufgaben und Entwicklungsrisiken. *Zeitschrift für Psychiatrie, Psychologie und Psychotherapie, 65,* 165–174.

Seiffge-Krenke, I. (2015b). Jungen und Freundschaft. In: N. Blomberg & N. Neuber (Hrsg), *Männliche Selbstvergewisserung im Sport* (S. 61–76), Heidelberg: Springer VS.

Seiffge-Krenke, I. (2015c). Identität, Körper und Weiblichkeit in Jugendtagebüchern unter spezieller Berücksichtigung der Tagebücher Karen Horneys. *Analytische Kinder- und Jugendlichenpsychotherapie, 165,* 29–48.

Seiffge-Krenke, I. (2016a). Bindungsbezogene psychische Störungen bei Kindern und Jugendlichen. In: B. Strauß & H. Schauenburg (Hrsg), *Bindung in Psychologie und Medizin* (S. 137–150). Stuttgart: Kohlhammer.

Seiffge-Krenke, I. (2016b). *Väter, Männer und kindliche Entwicklung: Ein Lehrbuch für Psychotherapie und Beratung.* Heidelberg: Springer.

Seiffge-Krenke, I. (2017a). *Psychoanalyse des Mädchens.* Stuttgart: Klett-Cotta.

Seiffge-Krenke, I. (2017b). Das Aschenputtelphänomen. Neid unter Schwestern und die Aufspaltung des Mutterbildes. *Psyche, 9/10,* 841–864.

Seiffge-Krenke, I, (2017c). Studierende als Prototyp der »emerging adults«. Verzögerte Identitätsentwicklung, Entwicklungsdruck und hohe Symptombelastung. *Psychotherapeut, 62,* 403–410.

Seiffge-Krenke, I. (2017d). *Widerstand, Abwehr und Bewältigung.* Göttingen: Vandenhoeck & Ruprecht.

Seiffge-Krenke, I. (2018). Bisexuelles Schwanken und homoerotische Bestrebungen bei Mädchen. *Kinder- und Jugendlichen-Psychotherapie, 178,* 291–312.

Seiffge-Krenke, I. (2019a). Essstörungen: Entwicklungspsychologische und entwicklungspsychopathologische Perspektiven, *Kindheit und Entwicklung, 28,* 197–209.

Seiffge-Krenke, I. (2019b). Was verursacht Zukunftsstress bei deutschen und immigrierten Jugendlichen und wie gehen beide Gruppen damit um? *Praxis der Kinderpsychologie und Kinderpsychiatrie, 68,* 606–622.

Seiffge-Krenke, I. (2020). *Auf der Suche nach dem neuen Ich: Identitätsentwicklung im Jugendalter.* Stuttgart: Kohlhammer.

Seiffge-Krenke, I. & Cierpka, M. (Hrsg.) (2005). Themenheft: Kinderzeichnungen. Entwicklungspsychologische und klinische Perspektiven. *Praxis der Kinderpsychologie und Kinderpsychiatrie, 54 (1).*

Seiffge-Krenke, I. & Cinkaya, F. (2017). *Behandlungsabbrüche: Therapeutische Konsequenzen einer Metaanalyse.* Göttingen: Vandenhoeck & Ruprecht.

Seiffge-Krenke, I., Escher, F. J. (2018). Was ist noch »normal«? Mütterliches Erziehungsverhalten als Puffer und Risikofaktor für das Auftreten von psychischen Störungen und Identitätsdiffusion. *Zeitschrift für Psychosomatische Medizin und Psychotherapie, 64 (2),* 128–143.

Seiffge-Krenke, I. & Gelhaar, T. (2006). Entwicklungsregulation im jungen Erwachsenenalter: Zwischen Partnerschaft, Berufseinstieg und der Gründung eines eigenen Haushalts. *Zeitschrift für Entwicklungspsychologie und Pädagogische Psychologie, 38,* 18–31.

Seiffge-Krenke, I. & Kirsch, H. (2002). The body in adolescent diaries – The case of Karen Horney. *The Psychoanalytic Study of the Child, 57,* 400–410.

Seiffge-Krenke, I. & Kollmar, F. (1998). Discrepancies between mothers' and fathers' perceptions of sons' and daughters' problem behaviour: A longitudinal analysis of parent-adolescent agreement on internalising and externalising problem behaviour. *Journal of Child Psychology and Psychiatry, 39,* 687–697.

Seiffge-Krenke, I. & Nitzko, S. (2011). Wie wirksam sind analytische und tiefenpsychologisch fundierte Langzeitpsychotherapien bei Jugendlichen? Ein Vergleich der Einschätzung von Patienten, ihren Eltern und Therapeuten. *Zeitschrift für Kinder- und Jugendpsychiatrie und Psychotherapie, 39 (4),* 253–264.

Seiffge-Krenke, I. & Petermann, F. (2015). Kinder und Jugendliche als Täter und Opfer. In: U. T. Egle, P. Joraschky, A. A. Lampe, I. Seiffge-Krenke & M. Cierpka (Hrsg), *Sexueller Missbrauch, Misshandlung, Vernachlässigung* (S. 264–281). Stuttgart: Schattauer.

Seiffge-Krenke, I. & Posselt, M. (2020a). Welchen Einfluss haben Therapieform und Qualität der Elternarbeit auf die Reduktion von Symptomen in psychodynamischen Psychotherapien von Kindern und Jugendlichen? *Zeitschrift für Kinder- und Jugendlichenpsychotherapie* (im Druck).

Seiffge-Krenke, I. & Posselt, M. (2020b). Qualitätssicherung in der psychodynamischen Psychotherapie: Diagnosespezifische Verläufe, der Einfluss unterschiedlicher Informanten und ihre Sicht auf Moderatoren der Veränderung. *Zeitschrift für Kinder- und Jugendpsychiatrie und Psychotherapie* (im Druck).

Seiffge-Krenke, I. & Posselt, M. (2020c). Welchen Einfluss haben belastende Lebensereignisse auf den Verlauf und die Effizienz psychodynamischer Therapien bei Kindern und Jugendlichen? *Psychotherapie, Psychosomatik, Medizinische Psychologie* (eingereicht).

Seiffge-Krenke, I. & Schmeck, K. (Hrsg.) (2020). *Diagnostische und therapeutische Arbeit mit der OPD-KJ-2: Ein Fallbuch.* Göttingen: Vandenhoeck & Ruprecht.

Seiffge-Krenke, I. & Schneider, N. (2012). *Familie – nein danke?! Familienglück zwischen neuen Freiheiten und alten Pflichten.* Göttingen: Vandenhoeck & Ruprecht.

Seiffge-Krenke, I. & Seiffge, J. M. (2005). »Boys play sport …?« Die Bedeutung von Freundschaftsbeziehungen für männliche Jugendliche. In: V. King & K. Flaake (Hrsg.), *Männliche Adoleszenz* (S. 267–285). Frankfurt a. M., New York: Campus.

Seiffge-Krenke, I. & Ziegenhain, U. (2009). Adoleszenz, junges Erwachsenenalter und Bindung. In: J. M. Fegert, A. Streeck-Fischer & H. J. Freyberger (Hrsg.), *Adoleszenzpsychiatrie. Psychiatrie und Psychotherapie der Adoleszenz und des jungen Erwachsenenalters* (S. 142–153). Stuttgart: Schattauer.

Seiffge-Krenke, I., Hertel, M. & Nieder, T. (2001). Kommunikation und Coping von Vätern diabetischer Jugendlicher. *Kindheit und Entwicklung, 10,* 3–12.

Seiffge-Krenke, I., Beher, S. & Skaletz, C. (2007). Die Wirksamkeitsforschung von systemischer Therapie/ Familientherapie. Zeitbezogene Trends und Unterschiede in der Qualität von Studien zu verschiedenen Behandlungsmodellen. *Zeitschrift für Familienforschung, 19 (2),* 231–246.

Seiffge-Krenke, I., Kiuru, N. & Nurmi, J.-E. (2010). Adolescents as »producers of their own development«: Correlates and consequences of the importance and attainment of developmental tasks. *European Journal of Developmental Psychology, 7,* 479–510.

Seiffge-Krenke, I., Mayer, S. & Winter, S. (2011). Beurteilerübereinstimmung bei der OPD-KJ: Wovon hängt sie ab und welchen Erfolg bringt das Training? *Klinische Diagnostik und Evaluation, 4,* 176–193.

Seiffge-Krenke, I., Persike, M., Chau, C., Hendry, L. B., Kloepp, M., Terzini-Hollar, M., Tam, V., Rodriguez Naranjo, C., Herrera, D., Menna, P., Rohail, I., Veisson, M., Hoareau, E., Luwe, M., Loncaric, D., Hyeyoun, H. & Regusch, L. (2012a). Differences in agency? How adolescents from 18 countries perceive and cope with their futures. *International Journal of Behavioral Development, 36,* 258–270.

Seiffge-Krenke, I., Mayer, S., Rathgeber, M. & Sommer, T. (2012b). Konflikt- und Strukturachse der Operationalisierten Psychodynamischen Diagnostik des Kindes- und Jugendalters. *Psychotherapeut, 58 (1),* 6–14.

Seiffge-Krenke, I., Fliedl, R. & Katzenschläger, P. (2013). Diagnosespezifische Strukturdefizite. *Psychotherapeut, 58 (1),* 15–23.

Seiffge-Krenke, I., Dietrich, H., Adler-Corman, P., Timmermann, H., Heinz-Rathgeber, M., Winter, S. & Röpke, C. (2014). *Die Konfliktachse der OPD-KJ-2: Ein Fallbuch für die klinische Arbeit.* Göttingen: Vandenhoeck & Ruprecht.

Seiffge-Krenke, I., Weitkamp, K., Cok, F., Glogowska, K., Pawlopoulos, V., Perchec, C., Rohail, I. & Saravia, J. C. (2019). Psychopathologie bei Jugendlichen aus sieben Ländern. Welche Bedeutung hat die Kontrolle von Identitätsentwicklung und Familienbeziehungen? *Zeitschrift für Kinder- und Jugendpsychiatrie und Psychotherapie, 47,* 441–452.

Sevecke, K. & Krischer, M. (2016). *Jugendliche Persönlichkeitsstörungen im psychodynamischen Diskurs.* (Psychodynamik kompakt). Göttingen: Vandenhoeck & Ruprecht.

Shane, E. & Shane, M. (1990). The opening phase: A developmental perspective. In: T. J. Jacobs & A. Rothstein (eds.), *On beginning an analysis* (pp. 27–43). Madison: International Universities Press.

Shelley, M. W. (2000). *Frankenstein.* München: dtv.

Shaw, S. K. & Dallos, R. (2005). Attachment and adolescent depression: The impact of early attachment experiences. *Attachment and Human Development, 7 (4),* 409–424.

Shirk, S. R. & Russell, R. L. (1996). *Change process in child psychotherapy.* New York: Guilford Press.

Showalter, E. (1997). *Hystorien.* Berlin: Berlin-Verlag.

Shulman, S. & Seiffge-Krenke, I. (2015). *Fathers and adolescents. Developmental and clinical perspectives.* London, New York: Routledge.

Shulman, S., Seiffge-Krenke I., Walsh, S. D. (2017a.). Is sexual activity during adolescence good for future romantic relationships? *Journal of Youth and Adolescence, 46,* 1867–1877.

Shulman, S., Seiffge.-Krenke, I., Scharf, M., Lev-Ari, L. & Levy, G. (2017b). Adolescent depressive symptoms and break up distress during early emerging adulthood: Associations with the quality of romantic interactions. *Emerging Adulthood, 5 (4),* 251–258.

Sidoli, M. & Bovensiepen, G. (1995). Experience of time and death fantasies in adolescence. In: M. Sidoli & G. Bovensiepen (eds.), *Incest fantasies and self-destructive acts. Jungian and post-Jungian psychotherapy in adolescence* (pp. 25–35). New Brunswick, London: Transaction Publishers.

Silbereisen, R. K. & Walper, S. (1989). Arbeitslosigkeit und Familie. In: R. Nave-Herz & M. Markefka (Hrsg.), *Handbuch für Familien- und Jugendforschung* (S. 535–557). Neuwied: Luchterhand.

Sierau, S., Schneider, E., Nesterko, Y., von Klitzing, K. & Glaesmer, H. (2019). Psychische Belastung bei unbegleiteten jungen Geflüchteten in Jugendhilfeeinrichtungen. *Psychiatrische Praxis, 46 (3),* 135–140.

Sischka, K., Filter, S. & Singer, S. (2018). Psychoanalytische Kompetenz in Aus- und Weiterbildung. *Forum Psychoanalyse, 34,* 249–265.

Skodol, A. E., Shea, T., Yen, S., White, C. N. & Gunderson, J. G. (2010). Personality disorders and mood disorders: Perspectives on diagnosis and classification from studies of longitudinal course and family associations. *Journal of Personality Disorders, 24,* 83–108.

Smetana, J. G., Yau, J. & Hanson, S. (1991). Conflict resolution in families with adolescents. *Journal of Research on Adolescence, 1,* 189–206.

Smith, M. L. & Glass, G. V. (1977). Metaanalysis of psychotherapy outcome studies. *American Psychologist, 32,* 752–760.

Spatz Widom, C. (1989). Does violence beget violence? A critical examination of the literature. *Psychological Bulletin, 106 (1),* 3–28.

Staehle, A. (1999). »Innere Landschaften und Fremdkörper« – oder der »Schatten des Objektes«. Aus der Behandlung eines Jugendlichen mit Symbolisierungsstörungen. *Analytische Kinder- und Jugendpsychotherapie, 30,* 497–519.

Stakelbeck, F. (2017). Ausgeschlagenes Erbe. Der vollständige Ödipuskomplex und das Homosexualitätstabu. *Forum Psychoanalyse, 33,* 1–18.

Stark, M. (1996). From structural conflict to relational conflict. In: L. Lifson (ed.), *Understanding therapeutic action. Psychodynamic concepts of cure* (pp. 237–252) (Psychoanalytic inquiry book series, vol. 15). Hillsdale (NJ): Analytic Press.

Statistisches Bundesamt (2017). *Aktualisierte Tabellen zum Datenreport: Die Familie im Spiegel der amtlichen Statistik. Ausgewählte Ergebnisse des Mikrozensus 2003.* Bonn: Statistisches Bundesamt.

Steck, B. (1997). Narrative von adoptierten Kindern und Jugendlichen über ihren Beziehungs- und Herkunftsabbruch. *Analytische Kinder- und Jugendlichen-Psychotherapie, 95,* 335–350.

Steck, B. (1999). Die psychoanalytisch orientierte Psychodrama-Gruppentherapie bei Kindern und Jugendlichen. *Kinderanalyse, 7,* 23–52.

Stegemann, T., Brüggemann, A., Bodorek, A. & Romer, G. (2010). Die Funktion von Musik im Zusammenhang mit selbstverletzendem Verhalten und Suizidalität bei Jugendlichen. *Praxis der Kinderpsychologie und Kinderpsychiatrie, 59 (10),* 810–830.

Stegmann, D. (1997). *Lebensläufe Alleinerziehender in West- und Ostdeutschland.* Wiesbaden: Bundesinstitut für Bevölkerungsforschung.

Stein, A. (1968). An evaluation of the results of group psychotherapy: A clinical appraisal. In: S. Lesse (ed.), *An evaluation of the results of the psychotherapies* (pp. 153–189). Springfield (Illinois): Charles C. Thomas Publ.

Stein, M. H. (1990). Acting out: Special considerations of diagnosis and technique. In: T. J. Jacobs & A. Rothstein (eds.), *On beginning an analysis* (pp. 179–199). Madison: International Universities Press.

Steinert, C. & Leichssenring. F. (2017). *Psychodynamische Psychotherapie in Zeiten evidenzbasierter Medizin.* (Psychodynamik kompakt) Göttingen: Vandenhoeck & Ruprecht.

Stekel, W. (1938). *Technik der analytischen Psychotherapie.* Bern: Huber.

Stern, D. N. (1985). *The interpersonal world of the infant.* New York: Basic Books Dt.: *Die Lebenserfahrung des Säuglings.* Stuttgart: Klett-Cotta, 11. Aufl. 2016.

Stern, D. (2012). *Veränderungsprozesse.* Frankfurt a. M.: Brandes & Apsel.

Stierlin, H. (1970). Familientherapie mit Adoleszenten im Lichte des Trennungsprozesses. *Psyche, 24,* 756–767.

Stierlin, H. (1975). The adolescent as a delegate of his parents. *Adolescent Psychiatry, 4,* 72–83.

Stierlin, H. & Ravenscroft, K. (1974). Trennungskonflikte bei Jugendlichen. *Psyche, 28,* 719–746.

Stierlin, H., Rücker-Embden, I., Wetzel, N. & Wirsching, M. (2001). *Das erste Familiengespräch* (8. Aufl.). Stuttgart: Klett-Cotta.

Stork, J. (1993). Suizid und Inzestwunsch bei Adoleszenten. *Kinderanalyse, 1 (1),* 12–24.

Stösser, D. & Klosinski, G. (1995). Die Eingangssituation in einer kinder- und jugendpsychiatrischen Poliklinik. Zugangswege, Informiertheit, Vorbereitung, Vorstellungen, Erwartungen und Befürchtungen bei Kindern, Jugendlichen und ihren Eltern. *Praxis Kinderpsychologie und Kinderpsychiatrie, 44,* 72–80.

Stracke, D. M. (2000). Überlegungen zur Funktion und Wirkungsweise bildnerischen Gestaltens innerhalb der Kinder- und Jugendlichen-Psychotherapie. *Analytische Kinder- und Jugendlichen-Psychotherapie, 105,* 71–90.

Streeck, U. & Leichsenring, F. (2015). *Handbuch psychoanalytisch-interaktionelle Therapie.* Göttingen: Vandenhoeck & Ruprecht.

Streeck-Fischer, A. (1995). Stationäre Psychotherapie von Kindern und Jugendlichen mit sog. Frühstörungen. *Psychotherapeut, 40,* 79–87.

Streeck-Fischer, A. (1999a). Misshandelt – missbraucht: Probleme der Diagnostik und Psychotherapie traumatisierter Jugendlicher. In: A. Streeck-Fischer (Hrsg.), *Adoleszenz und Trauma* (S. 174–223). Göttingen: Vandenhoeck & Ruprecht.

Streeck-Fischer, A. (Hrsg.) (1999b). *Adoleszenz und Trauma*. Göttingen: Vandenhoeck & Ruprecht.

Streeck-Fischer, A. (2002a). Jugendliche in stationärer Psychotherapie mit Beispielen von Traumatisierten. *Psychotherapie im Dialog, 4,* 353–361.

Streeck-Fischer, A. (2002b). Tiefenpsychologisch fundierte Psychotherapie von Kindern und Jugendlichen – Einführung in die Thematik. *Praxis der Kinderpsychologie und Kinderpsychiatrie, 51,* 3–11.

Streeck-Fischer, A. (2006). *Trauma und Entwicklung*. Stuttgart: Schattauer.

Streeck-Fischer, A. (Hrsg) (2018). *Die frühe Entwicklung. Psychodynamische Entwicklungspsychologie von Freud bis heute*. Göttingen: Vandenhoeck & Ruprecht.

Streeck-Fischer, A., Cropp, C., Streeck, U. & Salzer, S. (2016). *Borderline-Störungen bei Jugendlichen: Die psychoanalytisch-interaktionelle Methode*. Göttingen: Hogrefe.

Stuhler, H., Kontny, L., Schleu, A. & Strauß, B. (2019). Von schleichenden Grenzverletzungen zu sexuellem Missbrauch in Psychotherapien. *Psychotherapeut, 64 (6),* 470–475.

Sturzbecher, D. & Tausendteufel, H. (2003). Gewalt unter Jugendlichen – Trends und Ursachen. In: S. Andresen, K. Bock, M. Brumlik, H.-U. Schmidt & D. Sturzbecher (Hrsg.), *Vereintes Deutschland – geteilte Jugend. Ein politisches Handbuch* (S. 197 – 212). Opladen: Leske & Budrich.

Sugarman, A. (1997). Dynamic underpinnings of father hunger as illuminated in the analysis of an adolescent boy. *The Psychoanalytic Study of the Child, 52,* 227–243.

Sulloway, F. (1999). *Der Rebell in der Familie*. Berlin: Siedler Verlag.

Sydow, K. von, Beher, S., Retzlaff, R. & Schweitzer, J. (2006). *Die Wirksamkeit der systemischen Therapie/Familientherapie*. Heidelberg: Springer.

Taubner, S. & Volkert, J. (2017). *Mentalisierungsbasierte Therapie für Adoleszente (Mbt-A)* (Psychodynamik Kompakt) Göttingen: Vandenhoeck & Ruprecht.

Taubner, S., Wiswede, D., Nolte, T. & Roth, G. (2010). Mentalisierung und externalisierende Verhaltensstörungen in der Adoleszenz. *Psychotherapeut, 55 (4),* 312 – 320.

Thomä, H. & Kächele, H. (1997). *Lehrbuch der psychoanalytischen Therapie*. Heidelberg: Springer.

Timmermann, F. (2001). *Psychoanalytische Indikationsgespräche mit Adoleszenten*. Frankfurt a. M.: Brandes & Apsel.

Tibud, S. (2016). Ludo ergo sum – ich spiele, also bin ich … Kinderpsychoanalytikerin. *Kinder- und Jugendlichen-Psychotherapie, 171 (3),* 313–339.

Tramontana, M. G. (1980). Critical review of research on psychotherapy outcome with adolescents. *Psychological Bulletin, 88,* 429–450.

Tschuschke, V. (2019). *Psychische Störungsbilder bei Kindern und Jugendlichen*. Stuttgart: Kohlhammer.

Tylim, J. (1978). Narcissistic transference and countertransference in adolescent treatment. *The Psychoanalytic Study of the Child, 33,* 279–292.

Urlić, I., Strkalj-Ivezić, S. & John, N. (2009). Trauma, shame and psychotic depression experienced by ex-POWs after release. *Psychiatria Danubina, 21, Suppl. 1,* 81–87.

VAKJP (Verein Analytischer Kinder- und Jugendlichentherapeuten) (Hrsg.) (2003). *Analytische Kinder- und Jugendlichen-Psychotherapie: Berufsbild, Ausbildung, Rechtsgrundlagen*. Frankfurt a. M.: Brandes & Apsel.

van der Kolk, B. A. (1999). Das Trauma in der Borderline-Persönlichkeitsstörung. *Persönlichkeitsstörungen: Theorie und Therapie, 3,* 21–29.

van IJzendoorn, M. H., Scheungel, C. & Bakermans-Kranenburg, M. J. (1999). Disorganized attachment in early childhood: Meta-analysis of precursors, concomitants and sequelae. *Development and Psychopathology, 11 (2),* 225–249.

Vogt, M. & Winizki, M. (1996). Gruppentherapie als Unterstützung des Adoleszenzprozesses. *Analytische Kinder- und Jugendlichen-Psychotherapie, 91,* 285–312.

Vollebergh, W. A., ten Have, M., Dekovic, M., Oosterwegel, A., Pels, T., Veenstra, R., de Winter, A., Ormel, H. & Verhulst, F. (2005). Mental health in immigrant children in the Netherlands. *Social Psychiatry and Psychiatric Epidemiology, 40,* 489–496.

von Aster, M., Reitzle, M. & Steinhausen, H. C. (1994). Differentielle therapeutische und pädagogische Entscheidungen in der Behandlung von Kindern und Jugendlichen. *Psychotherapeut, 39,* 360–367.

von Gontard, A. (2017). *Theorie und Praxis der Sandspieltherapie.* Stuttgart: Kohlhammer.

von Irmer, J. & Seiffge-Krenke, I. (2008). Der Einfluss des Familienklimas und der Bindungsrepräsentation auf den Auszug aus dem Elternhaus. *Zeitschrift für Entwicklungspsychologie und Pädagogische Psychologie, 40 (2),* 69–78.

von Klitzing, K. & Bürgin, D. (1994). Psychoanalytische Behandlung eines 8jährigen, in der frühen Kindheit deprivierten Jungen. *Zeitschrift für Kinder- und Jugendpsychiatrie, 22,* 206–213.

von Widdern, S., Häßler, F., von Widdern, O. & Richter, J. (2004). Ein Jahrzehnt nach der Wiedervereinigung: Wie beurteilen sich Jugendliche einer nordostdeutschen Schülerstichprobe hinsichtlich ihrer psychischen Befindlichkeit? *Praxis Kinderpsychologie und Kinderpsychiatrie, 53,* 652–673.

Waddell, M. (1999). Assessing adolescents: Process or procedure – the problems of thinking about thinking. *Psychoanalytic Inquiry, 19,* 215–228.

Waddell, M. (2002). The assessment of adolescents. Preconceptions and realizations. *Journal of Child Psychotherapy, 28,* 365–382.

Waldvogel, B. (1997). Längere Psychotherapien wurden als nützlicher erlebt. Ergebnisse und Diskussion einer unabhängigen Umfrage in den USA. *Forum der Psychoanalyse, 13,* 172–182.

Walper, S. & Pekrun, R. (2001). *Familie und Entwicklung.* Göttingen: Hogrefe.

Walsh, D. & Shulman, S.(2007). Splits in the self following immigration: An adaptive defense or a pathological reaction? *Psychoanalytic Psychology, 24 (2),* 355–372.

Wampold, B. E. (2001). *The great psychotherapy debate.* Mahwah, NJ: Lawrence Erlbaum.

Wampold, B. E., Imel, Z. E. & Flückinger, C. (2018). *Die Psychotherapie-Debatte.* Bern: Hogrefe.

Weisz, J. R., Weiss, B., Hahn, S. S., Granger, D. A. & Morton, T. (1995). Effects of psychotherapy with children and adolescents revisited: A meta-analysis of treatment outcome studies. *Psychological Bulletin, 117,* 450–568.

Weisz, J. R., Kuppens, S., Yi Ng, M., Eckshtain, D., Ugueto, A. M., Vaughn-Coaxum, R. et al. (2017). What five decades of research tells us about the effects of youth psychological therapy: A multilevel meta-analysis and implications for science and practice. *American Psychologist, 72,* 79–117.

Weitkamp, K., Daniels, J. K., Hofmann, H., Timmermann, H., Romer, G. & Wiegand-Grefe, S. (2014). Psychoanalytic psychotherapy for children and adolescents with severe depressive psychopathology: Preliminary results of an effectiveness trial. *Psychotherapy (Chicago, Ill.)*, 51, 138–147.

Welter, N. & Seiffge-Krenke, I. (2006). Essstörung oder dissoziative Störung? Diagnostische Probleme und Verschiebung des Konfliktfokus im Verlauf einer Jugendlichentherapie. *Kinderanalyse, 14*, 207–234.

Wenk-Reich, C. (1997). Aus der Analyse einer Adoleszenten: Work in Progress. *Kinderanalyse, 5 (1)*, 15–34.

Werner, E. E. & Smith, R. S. (1992). *Overcoming the odds: High risk children from birth to adulthood.* New York: Ithaca.

Westen, D., Ludolph, P., Silk, K., Kellam, A., Gold, L. & Lohr, N. (1990). Object relations in borderline adolescents and adults: Developmental differences. In: S. C. Feinstein (ed.), *Adolescent psychiatry. Developmental and clinical studies*, vol. 17 (pp. 360–384). Chicago, London: The University of Chicago Press.

Wiesse, J. & Weinstock-Kroczek, E. (1989). Anxiety in adolescence and its significance for psychoanalysis. *Adolescence, 24*, 403–410.

Will, H. (2006). *Psychoanalytische Kompetenzen. Standards und Ziele für die Psychotherapeutische Ausbildung und Praxis.* Stuttgart: Kohlhammer.

Willi, J. (1975). *Die Zweierbeziehung.* Reinbek: Rowohlt.

Willi, J. (1996). *Ökologische Psychotherapie.* Göttingen: Hogrefe.

Windaus, E. (1991). Die Marginalisierung der Kinderanalyse. *Arbeitshefte Kinderanalyse, 14*, 37–55.

Windaus, E. (1999). Psychoanalytische Elternarbeit und szenisches Verstehen. *Analytische Kinder- und Jugendlichenpsychotherapie, 30*, 307–338.

Windaus, E. (2005). Wirksamkeitsstudien im Bereich der tiefenpsychologisch fundierten und analytischen Kinder- und Jugendlichen-Psychotherapie: Eine Übersicht. *Praxis der Kinderpsychologie und Kinderpsychiatrie, 54 (7)*, 530–558.

Windaus, E. (2009). *Neue Studien zur Wirksamkeit psychoanalytischer und psychodynamischer Therapie bei Kindern und Jugendlichen.* Bericht auf der VAKJP-Tagung in Frankfurt, 14. 2. 2009.

Winkelmann, K. et al. (2000). Stabilität des Therapieerfolges nach analytischer Kinder- und Jugendlichen-Psychotherapie – eine Fünf-Jahres-Katamnese. *Praxis der Kinderpsychologie und Kinderpsychiatrie, 49*, 315–328.

Winkelmann, K., Stefini, A., Hartmann, M., Geiser-Elze, A., Kronmüller, A., Schenkenbach, C., Horn, H. & Kronmüller, K.-T. (2005). Zur Wirksamkeit psychodynamischer Kurzzeitpsychotherapie bei Kindern und Jugendlichen mit Verhaltensstörungen. *Praxis der Kinderpsychologie und Kinderpsychiatrie, 54 (7)*, 598–614.

Winnicott, D. W. (1960). The theory of the parent-infant relationship. *International Journal of Psychoanalysis, 41*, 585–595.

Winnicott, D. W. (1965). *The maturational processes and the facilitating environment.* London: Hogarth.

Winnicott, D. W. (1969a). *Kind, Familie und Umwelt.* München, Basel: Ernst Reinhardt.

Winnicott, D. W. (1969b). Übergangsobjekte und Übergangsphänomene. *Psyche, 23*, 666–682.

Winnicott, D. W. (1971). *Playing and reality.* London: Tavistock Publications.

Winnicott, D. W. (1974 [2002]). *Reifungsprozesse und fördernde Umwelt.* Gießen: Psychosozial-Verlag.

Winnicott, D.W. (1984 [1956]). Primary maternal preoccupation. In: Winnicott, *Through paediatrics to psychoanalysis: Collected papers.* London: Karnac, 300–305.

Winnicott, D.W. (1996). *Blick in die analytische Praxis.* Stuttgart: Klett-Cotta.

Winter, S., Jelen, A., Pressel, C., Lenz, K. & Lehmkuhl, U. (2011). Klinische und empirische Befunde mit OPD-KJ. *Praxis der Kinderpsychologie und Kinderpsychiatrie, 60,* 39–55.

Wirsching, M. (1979). Jugendliche und ihre Familien. In: F. Specht, K. Gerlicher & K. Schütt (Hrsg.), *Beratungsarbeit mit Jugendlichen* (2. Aufl.) (S. 36–44). Göttingen: Vandenhoeck & Ruprecht.

Witt, A., Rassenhofer, M., Fegert, J. M. & Plener, P. L. (2015). Hilfebedarf und Hilfsangebote in der Versorgung von unbegleiteten minderjährigen Flüchtlingen: Eine systematische Übersicht. *Kindheit und Entwicklung, 24,* 209–224.

Wolff, A. (1998). Fokaltherapie bei Kindern und Jugendlichen – Vorläufiger Bericht über ein Projekt. In: U. Jongbloed-Schurig & A. Wolff (Hrsg.), *»Denn wir können die Kinder nach unserem Sinne nicht formen«. Beiträge zur Psychoanalyse des Kindes- und Jugendalters* (S. 164–174). Frankfurt a. M.: Brandes & Apsel.

Wurmser, L. (1981). *The mask of shame.* Baltimore (Maryland): Jason Aronson.

Zeanah, C. H., Smyke, A. T., Koga, S., Carlson, E. & the BEIP Core Group (2005). Attachment in institutionalized and community children in Romania. *Child Development, 76,* 1015–1028.

Zulliger, H. (1973). Die Spaziergangsbehandlung – eine Form des psychotherapeutischen Umgangs mit gefährdeten Jugendlichen. In: G. Biermann (Hrsg.), *Handbuch der Kinderpsychotherapie,* Bd. I (3. Aufl.) (S. 39–51). München, Basel: Ernst Reinhardt.

Personenregister

A

Abbass, A. A. 378
Adler, A. 18, 305
Adler-Corman, P. 12, 66, 92, 123, 129, 132, 134, 141, 153
Aichhorn, A. 19, 148, 195, 348, 358
Akhtar, S. 210
Alberts, A. 51
Althoff, M. L. 283
Altmeyer, M. 70
Amato, P. R. 74
Andersen, H. C. 206
Anderson, S. 34
Anzieu, A. 142
Anzieu, D. 256
Apter, A. 156 f.
Argelander, H. 95, 97, 100, 104
Arnett, J. J. 17, 56
Aronson, S. 361
Aster, M. von 94
Atkinson, S. 268 f.

B

Babatzanis, G. 298
Bachmann, H. I. 219
Balint, M. 27, 169
Barkmann, C. 63
Bauers, W. 291
Bauriedl, T. 342
Beck, W. 343 f.
Becker, R. 72
Beeferman, D. 361
Belz, M. 306, 319
Benecke, C. 12, 371, 380
Berenstein, F. H. 208
Berger, M. 279
Berger-Reiss, D. 287
Berman, L. B. 149
Bernfeld, S. 18, 24 f., 262
Berns, I. 199 f., 356
Bettelheim, B. 214
Bick, I. 215
Biermann, G. 343
Bion, W. 27, 29, 173, 222 f., 249, 332
Bird, H. R. 67
Bischof, D. 264
Bloch, H. S. 34, 36, 154, 183, 185, 245
Blos, P. 15 f., 18 f., 21 ff., 29, 31 f., 34, 38, 40, 56, 241 f., 248 f., 255, 260, 263, 305
Bock, A. 381
Boeger, A. 186, 297
Bogdaniak, R. C. 361
Bohleber, W. 27, 32 ff., 39, 173, 188
Bolland, J. 104, 120
Bollas, C. 39, 246
Boll-Klatt, A. 12, 18, 61, 203, 246, 324, 342
Booth, A. 74
Borowski, D. 175, 355
Boschan, P. J. 199
Boszormenyi-Nagy, I. 281
Bovensiepen, G. 31, 52, 129, 185 f., 197, 209, 249
Bowlby, J. 28, 42 f., 45, 59, 73, 205, 226 f.
Brainin, E. 135, 264
Branik, E. 140, 252, 365 f.
Branje, S. J. T 46
Brede, K. 178
Breuer, J. 123, 165, 167, 349
Brisch, K. H. 370
Bronstein, C. 28
Brown, B. B. 51
Bründl, P. 343
Brunner, R. 150
Buchheim, A. 12, 42, 46, 227, 274

Buchholz, M. B. 161
Burchartz, A. 92, 123, 157, 299, 323, 342
Bürgin, D. 33, 35, 37, 93, 105, 184, 194, 273, 364
Burgner, M. 274
Burlingham, D. 120

C

Cahn, R. 135, 137
Carbonell, D. M. 345
Carroll, L. 13
Cassidy, J. 205
Castendyk, S. 37, 266
Church, E. 189
Cicchetti, D. 66
Cierpka, M. 12, 219
Cinkaya, F. 173, 272, 387
Clarkin, J. F. 330
Clement, U. 264
Cohen, J. 62
Cohen, Jac. 378
Cohen, Y. 14, 130, 133, 143, 148, 154, 157 f., 342
Cooper, C. R. 48
Costello, R. D. 155
Cremerius, J. 171
Cropp, C. 94, 148, 324, 339, 374, 381 f.
Crotts, M. E. 284

D

Dallos, R. 46
Dare, C. 165
Davies, M. 156, 223
Davison, G. C. 86
de Rijdt, L. 136
Deutsch, H. 19, 22 f., 171, 266
Dietrich, H. 12, 146
Diez Grieser, M. T. 279
Dobson, K. S. 66
Doering, S. 331
Döpfner, M. 63, 71
Dornes, M. 40, 77, 207
Downey, T. W. 262
du Bois, R. 123, 154 f., 157, 187
Dührssen, A. 86, 371, 377

E

Eckhardt-Henn, A. 124, 127
Edgcumbe, R. 41
Egger, H. L. 150
Egle, U. T. 48, 74, 76, 80, 158, 299, 323, 342
Ehrenthal, J. 86
Eiguer, A. 37
Eissler, K. R. 104, 194, 233, 347
Ekstein, R. 296
Endres, M. 343
Erdheim, M. 319
Erikson, E. H. 18, 20 f., 26, 33, 39, 61, 86, 133, 242, 263, 305
Erim, Y. 310, 319
Erlich, H. S. 30, 37, 257, 260, 274
Ermann, M. 224
Escher, F. J. 12, 48, 69 f., 381
Essau, C. A. 66
Esser, G. 66
Eysenck, H.-J. 371

F

Faber, F. R. 120, 354
Fahrig, H. 376
Fairbairn, R. 27
Farrington, D. P. 148
Favazza, A. R. 139
Federn, E. 194, 238, 343
Feinstein, S. C. 266, 357, 360
Fenichel, O. 171, 251
Ferenczi, S. 167, 210, 353
Fiedler, P. 124
Fingert Chused, J. 195, 225 f., 292 f.
Fink, M. 129
Fischer, N. 142
Fishman, G. G. 222
Flaake, K. 37 f., 89, 146, 263
Fliess, R. 60
Foelsch, P. A. 333
Fonagy, P. 26, 28, 35, 43, 62, 77, 91, 120, 133, 140, 159, 223, 246, 252, 273 f., 330, 335, 338, 376, 386
Fosco, G. M. 48
Fraiberg, S. 204, 250, 256, 260
Franke, A. 73
Franz, M. 73

Freud, A. 17 ff., 24, 26 ff., 40 f., 60, 62, 79 f., 86, 105, 120, 161, 164, 166 f., 170, 174, 176 f., 183, 194, 196, 200, 203, 230 f., 242 ff., 252, 278, 305, 385
Freud, J. 60
Freud, S. 17 f., 23 f., 35 ff., 50, 59 ff., 89, 92, 123 f., 126, 134, 154, 156, 161 ff., 165 ff., 170 f., 205 f., 215, 230 f., 242, 248 f., 252, 256, 264, 270, 273, 277 f., 305, 322, 342, 349, 352
Freyberger, H. J. 12, 331
Fromm-Reichmann, F. 167
Fuligni, A. 75
Furman, W. 53
Fürstenau, P. 172

G

Gabbard, G. O. 268 f.
Gaffney, B. 145
Garstick, E. 279, 297
Geissmann-Chambon, C. 136
Geleerd, E. R. 194
Gelhaar, T. 68
Gergely, G. 335
Gilch-Geberzahn, G. 239
Gillman, R. D. 206 f.
Glass, G. V. 377
Glover, E. 171, 241
Gödde, G. 172
Godenne, G. D. 267
Goetze, H. 71
Goldberg, P. L. 198
Gontard, A. von 111
Goodrich, W. 149
Gorney, J. E. 257
Göttken, T. 375
Gräser, L. 106
Graul, S. 266
Gray, M. R. 50
Greenacre, P. 230
Greenson, R. R. 163, 165 f., 168 f., 189, 202
Grieser, J. 12, 35, 184, 257, 259, 279, 285, 288 f., 291, 303, 307
Grossmann, K. 45
Grossmann, K. E. 45
Grotevant, H. D. 48
Grych, J. H. 48
Gsell, M. 38
Güç, F. 307
Gumz, A. 202, 240, 379
Gün, A. K. 311
Günter, M. 105, 134 ff., 147 f., 183, 218, 251, 269 f., 367

H

Haarstrick, R. 120, 354
Handler Spitz, E. 214
Hanl, J. 241
Hartmann, H. 331
Hauten, L. 119 f.
Hechtman, L. 66
Hédervári, É. 226
Heimann, P. 100, 103, 163 f., 167 ff.
Heinemann, E. 123, 129
Heintze, I. 72
Herpertz-Dahlmann, B. 67, 126, 141
Herzog, J. M. 297
Heuves, W. 141, 207
Hill, J. P. 47
Hirsch, M. 49, 137 f., 140 f., 143
Hirschmüller, B. 387
Hoffahrt, B. 305
Hoffmann, E. T. A. 206
Hofmann, A. 341
Hogan, D. P. 74
Holder, A. 165, 196
Holmbeck, G. N. 47
Hopf, H. 12, 37, 123, 129 f., 132, 193, 211 f.
Horn, H. 375
Horne, A. 135, 149, 251
Horney, K. 23, 68, 270, 305
Horney-Eckardt, M. 68
Hug-Hellmuth, H. 278
Hurrelmann, K. 55, 72

I

Ilan, E. 272
Incorvaia, J. 215, 255
Ingram, S. 66, 129
Inhelder, B. 23, 52, 113
Insall, N. 302
Irmer, J. von 56
Israel, L. 124, 128

J

Jaede, W. 361
Jelen-Mauboussin, A. 381
Jerusalem, M. 75
Johnson, D. E. 129
Jones, E. 203, 352
Jongbloed-Schurig, U. 37, 79, 181, 195
Josselyn, I. M. 181
Julius, H. 71
Jung, C. G. 173
Jungclaussen, I. 119 f.
Jurist, E. L. 335

K

Kächele, H. 163, 172, 229
Kaiser, T. 373
Kalff, D. M. 111
Karen, R. 68
Kashani, J. H. 153 f.
Kast, V. 12, 173
Katan, A. 261
Katz, P. 97
Kazdin, A. 386
Kempf-Giefing, M. 217
Kennedy, R. 91
Kernberg, O. F. 29, 95, 133, 169, 204, 231, 305, 330 f., 338
Kernberg, P. 123, 132
Kind, J. 160
King, R. A. 156 f., 280, 292
King, V. 124
Kins, E. 70
Kirsch, H. 23
Klar, H. 159
Klein, M. 26 ff., 39, 59, 161, 176 f., 203 f., 206, 210, 222, 246, 270, 278, 305, 331, 359
Klitzing, K. von 364
Klocke, A. 72
Klosinski, G. 368
Koch, E. 135, 154
Kogan, I. 90, 343
Kohrs, M. 12, 18, 61, 203, 246, 324, 342
Kohut, H. 29 f., 38, 139, 168 f., 222, 231, 237, 305
Kollmar, F. 85
Körner, J. 12, 39, 161, 173, 224, 322
Kößler, M. 92, 126
Kouretas, N. 95
Kreft, I. 330, 332
Krischer, M. 132 f., 323
Kroger, J. 56
Kronmüller, K.-T. 375
Krüll, M. 60, 305
Küchenhoff, J. 172
Kulish, N. 40

L

Ladame, F. 206, 211
Lademann, J. 63
Lambert, M. 79
Lambert, S. 81 f., 148
Lanyado, M. 353
Laubstein, C. 72
Laufer, E. 30, 136, 144, 156
Laufer, M. 23, 30 ff., 136, 144, 156, 182, 216, 262, 265
Lehmkuhl, G. 219, 376
Lehmkuhl, U. 219, 376
Lehndorfer, P. 174 f., 178 ff., 200
Leichsenring, F. 339, 372 f., 378
Lensche, H. 73
Lenzen, C. 150
Leuzinger-Bohleber, M. 353, 373
Leventhal, B. L. 283 f.
Lewinsky-Aurbach, B. 251, 270
Lewis, D. O. 148
Lichtenberg, J. 52
Likierman, M. 142
Loch, W. 349
Loewald, H. W. 274
Luyckx, K. 69

M

Machleidt, W. 311
Mack Brunswick, R. 22
Mahler, M. S. 26, 35, 134, 210, 256
Mannoni, M. 205
Mann, T. 23
March, J. S. 158, 344
Mark, B. S. 215, 255
Mattejat, F. 293
Maur, S. 174 f., 178 ff., 200
Mayer, A. 336

Mayer, S. 75
McCarthy, J. B. 133
McDougall, J. 138
McLanahan, S. 74
McNaul, J. P. 153 f.
Mecheril, P. 305
Meissner, W. W. 228 f.
Meng, H. 33, 35, 257, 362 ff., 366
Mertens, E. 175, 195, 348, 356
Meyer, G. 162
Midgley, N. 378
Milch, W. E. 30, 172
Minuchin, S. 81
Montemayor, R. 47
Moradi, R. 279, 293
Morgenstern, G. 66
Motzkau, H. 76, 298
Muise, A. 71
Müller-Pozzi, H. 233

N

Nagliero, G. 111
Natterson, I. 159
Neale, J. M. 86
Niedecken, D. 262
Nietfeld, M. 72
Nitschke, B. 60, 342
Nitzko, S. 141, 302, 370, 379, 385, 387
Normandin, L. 330
Novick, J. 271 ff.

O

Oelkers, R. 154
Olmos de Paz, T. 132, 134
Orlinsky, D. E. 372
Ornstein, P. H. 222
Orvaschel, H. 361
Ottino, J. 156, 351
Özkan, I. 306, 319, 343

P

Palombo, J. 30
Parker, N. 141
Parteleno-Barehmi, C. 345
Patton, G. C. 63
Paz, C. A. 132, 134
Persike, M. 54
Person, E. S. 159
Pestalozzi, J. 136 f.
Petermann, F. 147
Peters, U.-H. 196, 208 f., 305
Petersen, M. H. 212, 278, 283, 285, 294
Petri, H. 377, 384
Pfeffer, C. R. 155
Pfleiderer, B. 344, 356
Piaget, J. 23, 52, 113
Piercy, F. P. 361
Pilz, I. 203
Pine, F. 256
Plener, P. L. 138, 140
Plück, J. 64
Poe, E. A. 206
Poehlmann, J. 44
Polanczyk, G. V. 63
Poluda, E. S. 37
Ponesicky, J. 71
Posselt, M. 67, 383, 385

Q

Quindeau, I. 35

R

Rabung, S. 378
Rangell, L. 222
Rank, O. 353
Raphling, D. L. 225
Reddemann, L. 12, 39, 173, 344
Refseth, J. S. 378
Reich, A. 168, 171
Reich, W. 171
Reichenberger, J. 141
Reicher, H. 67, 153
Reid, S. 359
Reitzle, M. 94
Remschmidt, H. 124
Resch, F. 12, 76, 80, 123, 139, 150, 350
Reyes, P. 145
Richter, H.-E. 81, 278, 288
Ringbäck Weitoft, G. 73
Robinson, L. H. 290
Rogers, R. 202
Romer, G. 310
Rosenkötter, L. 104
Rotmann, M. 31

Rudolf, G. 12, 39, 61 f., 76, 93, 97, 118, 173, 298, 322 ff., 330, 339
Rugenstein, K. 172, 184
Russell, R. L. 379
Rüth, U. 285, 303

S

Sachsse, U. 39, 157, 173, 330, 343 f.
Safran, J. D. 187, 379, 388
Sandler, A.-M. 26, 188
Sandler, J. 26, 104, 120, 165, 168 f., 188, 196, 248, 274
Schacht, L. 200 f.
Schauenburg, H. 12, 43, 46, 155, 161, 172, 374, 389
Scheid, E. C. 92, 126
Schepker, R. 183, 305 ff., 319
Schleske, G. 33, 35, 257, 259
Schleu, A. 253
Schlüter-Müller, S. 12, 123, 333 ff., 379
Schmeck, K. 12, 101, 116, 123, 135, 146, 217, 333
Schmid, M. 132
Schmidt, A. 52
Schmidt-Denter, U. 74
Schmukler, A. G. 186, 274, 292
Schneider, N. F 57, 69
Schneider-Henn, K. 142
Schulte-Markwort, M. 63, 76, 80, 350
Schur, M. 138
Schwarz, M. 13, 178, 180
Schweizer, K. 38, 144 f.
Segal, H. 137, 203 ff., 268
Sendak, M. 214
Sevecke, K. 132, 149, 323
Shane, E. 195
Shane, M. 195
Shaver, P. R. 205
Shaw, S. K. 46
Shelley, M. W. 216
Shirk, S. R. 379
Showalter, J. E. 124, 128, 280, 292
Shulman, S. 12, 48, 51
Sidoli, M. 31, 52, 185 f., 197, 209
Sierau, S. 306
Sischka, K. 176
Skodol, A. E. 133
Smetana, J. G. 47
Smith, M. L. 377
Smith, R. S. 42, 74, 77
Spark, G. 281
Spatz Widom, C. 66, 149
Spitz, R. 43
Spitzer, C. 124, 127
Staehle, A. 204
Stakelbeck, F. 266
Steck, B. 216, 361
Stein, A. 376
Stein, M. H. 251
Steinberg, L. 50
Steinert, C. 373
Steinhausen, H.-C. 94
Stekel, W. 353
Stern, D. N. 239
Stierlin, H. 95, 150, 281, 288
Stoller, R. J. 301
Stork, J. 156
Stösser, D. 368
Stracke, D. M. 219
Streeck, U. 339
Streeck-Fischer, A. 12, 32 f., 37, 61 f., 64, 76, 90 f., 94, 149, 157, 159, 185, 188, 194, 198, 218, 250, 260, 324, 339 f., 342 f., 354 f., 362 f., 365, 388
Stuhler, H. 267
Sturzbecher, D. 71
Sugarman, A. 298
Sulloway, F. 49
Sydow, K. von 87

T

Target, M. 26, 35, 140, 252, 330, 335, 376, 386
Taubner, S. 335 f.
Tausendteufel, H. 71
Terock, J. 331
Thieme, E. 377, 384
Thomä, H. 163, 172, 229
Tibud, S. 182, 184
Timmermann, F. 91, 93
Timmermann, H. 12, 97, 101
Toker, M. 306
Toth, S. 66
Tramontana, M. G. 183, 377
Tschuschke, V. 123

U
Urlić, I. 307

V
van der Kolk, B. A. 158 f.
van IJzendoorn, M. H. 44
Vogt, M. 358
Volkert, J. 335 f.
Vollebergh, W. A. 306

W
Waddell, M. 33, 105
Wampold, B. E. 161, 193, 330, 371 f.
Weigelt, S. 52
Weinstock-Kroczek, E. 235
Weissensteiner, R. 217
Weisz, J. R. 377 f., 385
Welter, N. 94, 127
Wenk-Reich, C. 237
Werner, E. E. 42, 74, 77
West, D. J. 148
Westen, D. 134
Westhoff, K. 12
Widdern, S. von 71
Wiesse, J. 235
Will, H. 161
Willi, J. 49, 169
Windaus, E. 285, 288, 353, 370, 388
Winizki, M. 358
Winkelmann, K. 370, 375 f.
Winnicott, D. W. 27 ff., 32, 37, 59, 70, 86, 89, 91, 104 f., 181, 186, 194, 204 f., 211, 216, 238, 249 ff., 261, 263, 288, 291, 338, 357, 367
Witt, A. 305 f.
Wolf, J. 361
Wolff, A. 353

Z
Zeanah, C. H. 43
Zeller, B. 361
Zimmermann, J. 94, 324
Zulliger, H. 348
Zürcher, M. 38

Sachwortregister

A

Abbruch der Therapie 171, 202, 225, 230, 235, 238 f., 241, 248, 261, 271 f., 295, 302 ff., 341, 345, 370, 385 ff., 390
Ablösungsprozess 18, 22, 24, 26, 40 f., 44 ff., 48 ff., 88, 104, 135, 160, 198, 215, 230, 243, 245, 272, 276 f., 288, 295, 302, 304, 358, 367
– Ausstoßungsmodus 216, 289, 362
– Bindungsmodus 288, 290
– Delegationsmodus 289
Abstinenz, therapeutische 124, 163, 168, 225, 236, 252 f., 255 f., 269, 332, 348
– Abstinenzregel 252, 310
– modifizierte A. 183, 307, 309, 319 f.
Abwehr 19 f., 22, 28, 31, 38, 60, 81, 92, 100, 114 f., 124, 129, 134, 138, 149, 166, 169 f., 173, 186, 191 f., 207, 229, 231, 233, 240 ff., 254, 265, 268 f., 274, 276, 281 f., 293, 295, 322 f., 344
Abwehrmechanismen 20, 24, 26, 31, 34, 93, 117, 126, 133, 149, 167, 170 f., 191 ff., 203, 223, 242, 290, 343, 351
– jugendspezifische A. 19 f., 22, 24, 31, 34, 235, 240 ff., 360
– kulturspezifische A. 244, 311 f.
Abwehrpsychose 170
acting in (Agieren innerhalb der Analyse) 247 ff.
acting out (Agieren außerhalb der Analyse) 37, 177, 186, 235, 238, 247 ff., 261, 293, 358
ADHS (Aufmerksamkeitsdefizit-Hyperaktivitätssyndrom) 123, 129 f., 150, 385
Adolescent Identity Treatment (AIT) 321, 330, 333 ff., 342, 346, 379
Adoleszenz 15 ff., 28 f., 31 ff., 35 ff., 40, 45, 47, 49, 51 f., 55 f., 63, 66, 68, 70, 76, 83, 86, 123, 135 ff., 143, 148, 152 ff., 182, 198, 201, 210 ff., 218, 242, 256 f., 260, 262, 264, 272, 276, 286 ff., 335, 347; *siehe auch* Fünfphasenmodell der Adoleszenz
– Adoleszenzkrise 33, 133
– normative Krise 33
– pathologisch prolongierte A. 16, 56, 263
– prolongierte A. 16, 25, 56, 263
Adoption 150, 221, 300, 315
affect attunement (Gefühlsabstimmung) 29, 172
affektive Störungen 153, 155, 157
Affektregulation 139, 224, 252
Affektumkehr 20, 242
Affiliation 114
Aggression 33, 130 f., 148, 182, 224, 244, 251, 253, 259, 269, 275, 280, 294, 297, 328, 365
– A. als Weg zur Kontaktfindung 234
– Autoaggression 139, 365
– Benennen der A. 251
– primitive/archaische A. 27, 270
– Zeugen von A. 158
Aggressionshemmung 295
Aggressivität 28, 66, 71, 75, 87 f., 99, 133, 143, 148, 156 f., 209, 251, 257, 262, 270, 296, 329
Agieren 23 f., 28, 32, 64, 93, 128, 167, 186, 188, 211, 234, 236, 241, 246 ff., 253, 257, 260, 270, 274 ff., 293, 296, 328, 332, 337, 359, 363, 365 ff., 369
– Körperagieren, destruktives 33, 93, 137 ff., 252
Akkulturation 305, 312 f.
alien self 288, 338
Alleinerziehende 69, 71 ff., 76
Als-ob-Modus der Therapie 184, 246

Altersbegrenzung (in der Diagnostik) 132
Ambivalenz, affektive 48, 82, 230, 249
Amnesie 128
Analyse 28
– Dauer 162, 174, 196, 278 f., 308, 353 f.
– Frequenz 116, 161 f., 172, 174, 179, 195 ff., 253, 273, 308, 354 f., 359 f., 376
Anamnese 95, 101, 104, 117, 119, 219, 284
Anna Freud-Melanie Klein-Kontroverse 27 f., 161, 176 f.
Anorexia nervosa 31, 81, 104, 111, 137, 141 ff.
– Pro-Ana 71, 255, 359
Arbeitsbündnis, therapeutisches 103, 105, 116, 163, 199 ff., 211, 228 f., 233, 241, 284, 291, 293 f., 303 f., 309, 338, 351, 357, 372, 388
Arbeitsmodelle 43, 46, 78, 227 f.
Aschenputtel-Phänomen 49
Askese 20, 24, 242 ff.
Assoziation, freie 163, 165, 168, 170, 177, 205, 213, 231, 310, 332, 360
Ätiologie 14, 59 ff., 119, 125, 127, 134, 136, 140, 142, 145, 331
Aufmerksamkeit, frei schwebende 163 f., 168, 172 f., 236
Aus- und Weiterbildung in Psychotherapie 12 ff., 16, 84, 100, 116, 178 ff., 189, 229, 236, 342, 368, 389 f.
– Fachkundeerwerb 389
– Lehranalyse 176
– Master in Psychotherapie 12, 14, 84, 177 f., 180
– PA 84, 178, 180, 389
– Qualitätssicherung 189, 374, 389
– Reform des Psychotherapeutengesetzes 13, 180
– Supervision 176
– TP 12, 84, 172 f., 175, 178, 180, 389
– verklammerte Ausbildung 178, 389
Ausfallsregelung 171, 196 ff., 241, 291, 298
Ausschluss von Dritten 278, 302
Autismus 65, 296
Automutilation (Selbstverletzung) 31, 33, 63, 81, 123, 127, 137 ff., 159 f., 232, 235 f., 250, 252, 255 f., 260, 275, 298, 331 f., 335, 337, 359, 364, 368
– Rote Tränen 71, 359
Autonomie 36, 44, 46 ff., 56, 89, 115, 126, 138 ff., 154, 157, 183, 185, 187, 189, 191, 196, 198 f., 225, 233, 245, 256, 260 ff., 289, 294, 296 ff., 310, 316, 318, 351, 353, 366 f., 390

B

basic trust 91, 229
Basis, sichere 43, 45, 114, 205, 227
– innere B. 330, 344
Bedarfsplanung 13
Bedeutungsgewissheit 100
Beeinflussung 114
Beendigung der Therapie 149 f., 193, 260, 268, 272 ff., 276, 294, 302, 386
Behandlungsbedürftigkeit 56, 81 f., 118, 122, 219
Behandlungsmotivation 80 ff., 86 f., 89, 92, 97, 102, 104 f., 115 f., 118, 122, 174, 177, 183, 200 ff., 270 f., 280, 282, 352, 390
Behandlungstechnik, kleinianische 30, 177 f., 196
Behandlungstechnik, neue 11, 15 f., 93 f., 192 f., 321, 329
– Imaginationsübungen 330
– körpertherapeutische Ansätze 329
Behandlungsvertrag 252, 332, 335, 355
Behandlungsverzögerung 81 f.
Behandlungsziel 29, 118 f., 174, 222, 243, 251, 276, 284, 322, 345, 351 ff., 355, 361, 364, 373
– psychoanalytisches B. 162
– tiefenpsychologisches B. 175
Benennung von Gefühlen 340
Beratung 59, 81, 195, 347 ff., 387
Beratungsdienste 12, 59, 75 f., 80, 82, 183, 349, 357, 361, 369, 387
– Online-B. 89, 146, 263
Bescheinigungen für Behörden 310, 319
Bildung 55 f., 73 ff., 92, 263
Bindungen, infantile 19, 205, 233, 241 ff., 261, 273, 296
Bindungsfähigkeit 74
Bindungsmuster 43 ff., 97, 113, 133, 142, 154, 226, 228, 274, 365
– sichere Bindung 43 ff., 62
– unsichere Bindung 43 f., 56, 62
  – desorganisiert 43 f.
  – unsicher-ambivalent 44, 290

- unsicher-distanziert 44
- unsicher-vermeidend 44, 46, 154, 227
- verstrickt 46

Bindungstheorie 14 f., 17, 28 f., 32, 42 ff., 57, 62, 154, 173, 205, 223, 226 ff., 272, 274, 276, 322, 329, 335
Bisexualität 18, 24, 38, 146 f.
- bisexuelles Durchgangsstadium 18 f., 23, 37, 146, 266

Blickkontakt 226, 307 f.
Borderline-Persönlichkeitsstörung 30, 65, 91, 132 ff., 147, 155, 215, 220, 235, 246, 321, 323, 330 ff., 335
Bulimie 137, 141, 143
- Pro-Mia 71, 255, 359

C

commitment 229, 279
Computerspiele 52, 71, 215 f., 251, 296
- Computerspielabhängigkeit 71, 92, 358

concern 28, 186, 251
containing 29, 39, 57, 142, 173, 185, 191, 195, 197, 203 f., 213, 222 ff., 251, 256, 276, 323 f., 330, 332 f., 342 f., 364, 366 f., 369
Cyberbullying 71

D

Defizit
- kognitives D. 43
- neurologisches D. 66
- neuropsychologisches D. 129
- strukturelles D. 38 f., 59, 61, 66, 92 f., 103, 116, 128, 132 f., 137, 197, 203, 237, 253, 290, 296, 322 ff., 329 f., 341, 346, 361, 380 ff.

Defizitorientierung 57
Depersonalisation 139 f., 235
Depression 28, 46, 54 f., 63 f., 66 f., 71 ff., 85, 88, 98, 108, 123, 130, 150 ff., 157, 204, 210, 231, 235, 243, 270 f., 285, 294 f., 306, 317, 335, 343, 349, 358, 361 f., 372 f., 375, 379, 381, 385
Desillusionierung, optimale 38, 207, 211
Destruktivität, unbewusste 30
Deutung 93 ff., 100, 124, 143, 164 ff., 170 ff., 177, 190 f., 198, 212 f., 222 ff., 231, 233 f., 237, 239, 241, 271, 276, 323, 332 f., 356, 360
- zu frühe oder nicht geteilte D. 239

DGPT (Deutsche Gesellschaft für Psychoanalyse, Psychotherapie, Psychosomatik und Tiefenpsychologie) 389
Diagnostik 16, 33, 61, 63 f., 66 f., 79 ff., 97 ff., 108 ff., 122 ff., 126 f., 129 f., 133, 150, 152 f., 158, 163, 180, 218, 282 f., 305, 320, 323, 331, 336 f., 345, 370, 376, 380
- Baum-Test 95, 119
- Differentialdiagnostik 20, 94, 127, 132
- Familie in Tieren (FIT) 95, 105 ff., 117, 119
- Geschlechtsabhängigkeit der Diagnose 65
- Modediagnose 64 f., 296
- Operationalisierte Psychodynamische Diagnostik (OPD) 61, 112, 119
- Operationalisierte Psychodynamische Diagnostik im Kindes- und Jugendalter (OPD-KJ) 12, 61, 79, 86, 93, 96, 112 f., 116, 119 ff., 127, 134, 268, 287, 294, 370, 380
  - Achse »Behandlungsvoraussetzungen« 84, 86, 89, 93, 103, 115, 117
  - Achse »Beziehung« 113
  - Achse »Konflikt« 38, 100, 114 ff., 322, 380
  - Achse »Struktur« 103, 114, 285, 290, 322, 324, 326 f., 346, 380 f.
  - Fallkonzeption 117
  - Interview 94 ff., 101, 112, 116, 191, 255
  - Manualisierung der Achsen 380
- Sandspiel 111, 119
- Satzergänzungstest (SET) 95, 105, 110, 117
- Spielbühne 112, 221
- Squiggle-Technik 105, 218

Diät 53, 141
Die Operationalisierte Psychodynamische Diagnostik *siehe* Diagnostik 112
Dolmetscher 307
DPV (Deutsche Psychoanalytische Vereinigung) 172, 373
Drogen- oder Alkoholmissbrauch der Eltern 345
DSM (Diagnostisches und Statistisches Manual Psychischer Störungen) 148
- DSM-5 92, 119, 123, 132, 145, 153, 155, 158, 333
  - Level of Personality Functioning Scale 132

Durcharbeiten 165, 171, 173, 186, 208, 220, 224, 233 f., 271, 274, 276, 322, 342, 360, 372
Dyade 106

E

earned security 227, 273
Effektivität/Effizienz von Kinder- und Jugendlichen-Psychotherapie 11, 15, 87, 189, 225, 370 f., 373 ff., 381, 383, 385 f., 388 ff.
Egozentrismus 20, 51, 124, 249
Ehrenmord 314
Einsicht in Behandlungsbedarf 102, 174, 200 ff., 223 f., 354
Einwilligung des Patienten 363
Einzeltherapie 87, 148, 195, 281, 324, 347 f., 354 ff., 359, 369, 376
Elternarbeit 16, 87, 184, 187, 195 f., 209, 277 ff., 283 ff., 288 ff., 293, 298, 301 ff., 314, 316 f., 333 ff., 354, 370, 385, 387, 390
– Arbeit mit ausländischen Familien 314
– Arbeit mit dem Vater 283, 293, 297 f., 301, 312, 314, 320
– Arbeit mit der Familie 311
– Arbeit mit der Mutter 283, 293
– getrennt lebende Eltern 283
– Stärkung der Elternfunktion 279
– väterliches Prinzip in der E. 277
Elternersatz 49, 109, 138, 208, 238, 324
Elternzeit der Therapeuten 140, 228, 236
EMDR (Eye Movement Desensitization and Reprocessing) 330, 341, 343
emerging adulthood 15 ff., 19, 25, 34, 55 f., 64, 68, 263
Emojis 90
Emotionsregulierung 41, 43, 45, 50 f., 122, 128, 175, 290, 297, 304, 327, 329, 333 f.
Empathie 51, 70, 132, 172, 193, 195, 222 f., 227, 235, 281, 287, 304, 307, 327 f., 372
– E. als Identifizierung mit dem Patienten 164, 238
– Mangel an E. 88, 91, 359, 365
– Mangel an elterlicher E. 154, 275, 288, 323
– Mangel an therapeutischer E. 188
Entidealisierung der Eltern 19 f., 154, 206, 298
Entwicklung
– Autonomieentwicklung 36, 58, 69, 367
– emotionale E. 20, 25, 41, 43, 46 f., 50 f., 54, 72, 165, 222
– Identitätsentwicklung 20 f., 30, 34, 39 f., 56 f., 69, 133, 160, 215, 257, 333, 348, 358
– kognitive E. 41, 43, 51 f., 54, 113, 157, 175, 244
– sexuelle E. 18, 21 ff., 37, 39, 127 f., 154, 264 ff.
– soziale E. 47, 51, 358
Entwicklungsphase
– ödipale E. 18, 24, 35, 176, 186
– präödipale E. 27, 35, 134, 145, 186, 210, 262, 268
Entwicklungsprozesse 18, 25, 34, 41 f., 46, 48, 154, 285
– Trennung von normal und pathologisch 86, 133
Entwicklungspsychologie 15 ff., 21, 32, 40 ff., 82, 104, 112 ff., 156, 159, 231, 249, 260, 349
Entwicklungspsychopathologie 15, 42, 57, 364
epistemic trust 273, 336
Erfolg der Psychotherapie 113, 119, 181, 185, 197, 222, 227, 280, 285, 293, 302, 308, 352, 372, 375 ff., 379 ff., 386
Erinnern 98, 129, 158 f., 163, 165, 170 f., 199, 212, 214, 225, 248 f., 274, 289
Erwachsenenanalyse 176, 199
Es 19, 60
Evaluation 113, 116, 120, 370, 373
Evaluationsstudien 15, 375 ff., 386 f.
Evidenz, situative 98, 100, 164, 190, 212
Exploration 43 ff., 53, 191, 205, 216, 227, 240, 263, 331, 338, 359
Externalisierung 62, 64, 71, 94, 135, 177, 195, 217, 319, 338

F

Fallkonzeption 16, 116 f., 119 f.
Familie
– familiäres Subsystem 308
– Familienehre 307, 314, 316
– Familienhierarchie 308
– Familienoberhaupt 308

– Großelterngeneration 69, 308
– interethnische Familie 312 f., 315
Familiendynamik 56, 80, 278, 283, 297, 361
Familiengeheimnisse 201, 291 ff.
Familienstruktur, patriarchale 308, 314, 318
Familientherapie 87, 361 ff.
Fehlerkultur 188 f., 192
Fehlleistung 98, 166, 205
Feminisierung des Therapeutenberufs 266
Flashbacks 158, 323
Flucht- und Migrationshintergrund 11, 55, 75 f., 181, 244, 287, 305 ff., 343
– unbegleitete, minderjährige Flüchtlinge 62, 208, 305 f., 319
FOGS-Studie 174, 178
Fokaltherapie 347, 352 f.
Fokusformulierung 336 f.
Follow-up 375
Folter- und Terroropfer 343
Fragmentierung 110, 134, 136, 159, 345, 367
Fremde-Situation-Test (FST) 43 f.
Frequenz 179, 196 f., 273, 308, 336, 354 f., 359, 376
– Indikation von hoch- und niederfrequenter Behandlung 196 f.
Frustrationstoleranz 133, 182 f.
Fünfphasenmodell der Adoleszenz 21 ff.

G

Gefährte, imaginärer 50, 52 f.
Gegenaggression 240
Gegenübertragung 39, 41, 102, 113, 117, 131, 168 f., 173 ff., 182, 185, 188 f., 193, 196 f., 208, 227, 230, 232, 234 ff., 240, 243 f., 267 ff., 275 f., 278, 284, 294, 299, 301 ff., 318 ff., 322, 327, 340, 342 ff., 347, 354, 360, 387, 390
Generationendifferenzierung 279
Generationsgrenze 18, 35, 57, 66, 69 f., 78, 128, 160, 257, 279, 285
Geschichten in der Therapie 105, 200, 214 ff., 276, 310, 345
Geschlecht des Therapeuten, Bedeutung 266 ff.
Geschlechtsidentität 35, 38, 144 ff., 265 f., 269 f., 297
Geschlechtsidentitätsstörung (GID) 145, 265
geschlechtsspezifische Werte und Erziehungshaltungen 316
Geschlechtsspezifität von Störungen 64, 110, 178, 250
Gleichsetzung, symbolische 137, 203 f.
Grenzen setzen 186, 238, 252, 256 f., 259 f., 273, 296
Grenze zur Normalität 123
Grenzverletzungen in der Psychotherapie 253, 267
Grundregel, analytische 163 ff., 171, 197, 199 f.
Gruppentherapie 180, 308, 345, 347 f., 357 ff., 369, 375 f., 387
Gutachten 40, 62, 79, 117 ff., 122, 175, 188, 272, 356
– Obergutachten 118

H

Haltung
– H. der Neugierde 311
– H. gegenüber anderen Kulturen 183, 188, 238, 305, 307, 315
– therapeutische 13, 100, 172, 181, 184, 191, 194, 224, 229, 256, 261, 277, 293, 301, 307, 319, 324, 332 ff., 336 f., 351, 353, 388
Helikopter-Eltern 257
Heterosexualität 18 f., 22, 24, 38, 44 f., 53, 147, 261, 266
Hilfs-Ich 324, 343
Hirnentwicklung 51 f., 183, 329
Höflichkeit, kulturelle
– Geschenke für den Therapeuten 309
– Therapeut als Familienmitglied ansprechen 309
holding function 29, 195, 222, 367
Holocaust-Überlebende 287, 343
Homeplan 335
Homosexualität 18 f., 23, 25, 44, 146, 169, 199, 207 ff., 261, 263
– homosexuelles Durchgangsstadium 23
Horrorfilme, -videos 216
Hospitalisation 149, 274, 363, 366
»Hotel Mama« 70
Hypnose 162 f.

Hysterie 92, 94, 123 f., 126 f., 167, 170, 349, 352

I

ICD (multiaxiales Klassifikationsschema)
– ICD-10 119, 124
– ICD-11 92, 119, 123, 127, 153, 158
Ich-Funktion 24, 26, 136, 203, 290, 343, 364
Ich-Ideal 23, 34, 156
Ich-Psychologie 26, 167
Ich-Stärke 21, 93, 343
Ich-Stützung 193, 236, 330, 350, 360
Idealisierung 23, 45, 71, 154, 188, 207, 210 f., 298
– I. des Fremden 319
– I. des Therapeuten 181, 188, 230 ff., 237, 241, 253, 257, 276, 296, 301 ff., 334
– primitive I. 133, 210
Identifizierung, Identifikation 21, 36, 39, 47, 142, 145, 164, 201, 207, 209, 224, 237, 245, 255, 267, 301, 343, 353, 357, 359 f.
– I. mit dem Patienten 164, 223, 301, 303
– projektive I. 29, 39, 133, 173, 203, 222 f., 235, 242, 270, 301, 338, 343
Identität 17, 20 f., 24, 29 f., 39 ff., 49 ff., 54, 57, 78, 108, 110, 115, 133, 136, 139, 143, 147, 156, 207 ff., 215, 233, 242, 257, 268, 348 f., 352, 358, 366
– ethnische I. 313
– sexuelle I. 30 f., 142 f., 145, 147 f., 204, 207, 264 f., 268 ff., 297
Identitätsdiffusion 20 f., 133, 204
Indikation für Psychotherapie 15 f., 79 f., 87, 89, 91 ff., 100, 103, 118 ff., 122, 161, 172, 174, 194, 235, 280 f., 321, 331, 349 f., 352 f., 356, 358, 362 f., 369, 374, 380
– Kriterien 35, 91, 93 f., 102 f., 117 ff., 162, 347, 354, 358, 362
Individuations-Separations-Phase 35, 134 f., 256 f., 260, 297
Inszenierung 71, 125, 128, 139, 221, 223, 232, 259, 266, 323, 328, 361, 365, 369
– hysterische I. 299
– Reinszenierung (reenactment) 139, 147, 158, 249 f., 345
Integrationsfähigkeit 20 f., 25 f., 30, 86, 114, 117, 133 ff., 159, 186, 225, 252, 267, 270, 367
Intellektualisierung 20, 24, 235, 242 ff.
Internet als elterliche Informationsquelle 296
Internetforen, gefährliche
– Pro-Ana 255, 359
– Pro-Mia 255, 359
– Rote Tränen 255, 359
interpersonelle Ebene 139, 311, 333, 339 f., 372
Interpretation 36, 106, 110, 173, 176 f., 207, 209, 212, 215, 225, 228, 255, 282, 293, 372
Intersexualität 266
Intersubjektivität 26 f., 32, 34, 39, 57, 91, 172, 223
Intervention, therapeutische 122, 165 f., 177, 185, 190 ff., 209, 231, 236, 250, 255, 264 f., 271, 276, 281 f., 284, 293 f., 303, 323, 348, 350, 352, 360, 372
– Haltung gegenüber der I. 172
– interpretative I. 195
– Krisenintervention 344, 347 ff., 356, 362 f., 369
– strukturbezogene I. 195, 330, 346
– Zeitpunkt der I. 122, 145, 237, 271
Interview 44, 95, 97 f., 100, 103 f., 116, 201, 283
– Adult Attachment Interview (AAI) 44
– Erstinterview, psychoanalytisches 79, 94 f., 97 ff.
– Erstinterview, psychodynamisches 95, 97, 117, 122
– Familieninterview 281 f., 351
– strukturelles I. 95 ff., 331
Intervision 186, 302
Introjektion 27, 90
Introspektionsfähigkeit 93, 116, 196, 255, 358

K

Kamikaze-Spiel 297
Katamnese 371 ff., 376 ff., 384
Katharsis 162, 350
Kauai-Längsschnittstudie 42, 77
Kinderarmut 42, 55, 68 f., 72 f., 78
KJP (Kinder- und Jugendlichen-Psychotherapeuten) 12 ff., 64, 161, 178 ff., 184, 192, 195, 211, 240, 253, 371, 380, 388, 390

Klarifikation 95, 165 f., 198, 223, 225 f., 231, 284, 309, 311, 318, 328, 334, 344, 349 f.
Kommunikationsanalyse 379
Komorbidität 67, 123, 139, 160, 376 f.
Kompetenz
– behandlungstechnische K. 193, 277
– diagnostische K. 79, 84, 119, 123, 161, 176, 181
– Forschungskompetenz 189, 370, 389
– kulturelle K. 16, 305
– psychodynamische K. 161, 192
– therapeutische K. 187
– triadische K. 29, 31, 35 f., 138, 149, 184, 187, 192, 256 f., 259, 277 ff., 283, 289 ff., 298, 330, 364
Konflikt
– Autonomie-Abhängigkeits-Konflikt 36, 44, 46 f., 115 f.
– entwicklungsbehindernder K. 38, 48, 86, 100, 115, 130, 174, 195, 208, 259, 320, 322, 373, 380
– Identitätskonflikt 115, 132, 314 f., 320
– intrapsychischer K. 61, 113 ff., 139, 230, 276, 294, 348, 354, 356, 373, 376
– Loyalitätskonflikt 75, 115, 201, 289, 294 f.
– neurotischer K. 162 f., 174, 176, 178, 255, 323, 354
– ödipaler K. 18, 35 f., 38, 99, 115, 126 ff., 142 f., 156, 165, 246, 259, 264, 268, 287, 322, 326 ff.
– Selbstwertkonflikt 29, 75, 115, 264, 270
– unbewusster K. 60, 97 f., 100, 126, 128, 188, 225, 347
Konfliktfokus 89, 93, 116, 324, 326, 346
– Verschiebung des K. 326
Konfliktmodell
– K. der Ätiologie 61
– strukturelles vs. relationales K. 38 f., 92, 166, 195, 322
Konfliktpathologie 15, 61, 321 ff., 346
Konfrontation 68, 91, 95, 154, 165 f., 188, 191, 198, 202, 206, 223, 234, 251, 260, 270, 324, 328, 334, 350, 360
Kontrolle, psychologische 46, 56, 69 f., 114 f., 326
Konzentrationsstörungen 129 f., 133, 153
Körperbild 144
Körperkonzept 17, 41, 50, 53 f., 57, 186
Krankenkasse 13 f., 63, 79, 94, 117 f., 122, 197, 272, 291, 298, 354, 357
Krankheitseinsicht 102, 174, 200 ff., 354
Krankheitsgewinn 84, 93, 102 f., 116, 171
Krankheitsmodelle 38, 321 ff., 326, 346
Krankheitswandel 11, 15 f., 39, 57, 59 ff., 92, 161, 321 f., 346 f.
Krankheitswertigkeit 40, 118 f.
Kultur
– individualistische K. 312, 315, 317
– kollektivistische K. 307, 311 ff., 315, 317
Kunsttherapie 152, 217 ff., 364
Kurzzeittherapie (KZT) 117, 175, 195, 287, 308, 344, 347 f., 352 f., 356, 363, 369, 374 f., 377

L

Langzeittherapie (LZT) 30, 116 ff., 161, 274, 308, 330, 346, 353, 373 f., 377 f., 380 f., 383 ff.
Latenzzeit 23
Lehranalyse 168, 175 f., 181 f., 186, 188
Leidensdruck 80 ff., 86, 89, 93, 102 f., 115, 122, 197, 272, 282, 364
Leitfaden zur Erstellung des Berichts an den Gutachter (PTV3) 120, 122
LGBTQ (Lesbian, Gay, Bisexual, Transgender, Queer) 147

M

Manipulation 91, 197, 243, 249, 270, 296
Märchen 206, 214 f., 232, 254
– Tradition im Nahen Osten 310
Medialisierung 68, 306, 346
Medien 59, 62, 70, 78, 266, 310
– Bücher 214 f., 255
– Filme, Videos 52, 149, 196, 209, 214 ff., 255, 276, 310
– mediale Inszenierungen 33, 65, 69, 71, 266, 276
– neue M. 11, 15, 50, 71, 206, 214, 244, 255
– soziale M. 50, 63, 69, 71, 90, 150, 185, 198, 244, 310
– Suggestibilität 127
Mentalisierung 43, 45, 80, 91, 93, 103, 116,

122, 140, 175, 195, 201, 203 f., 252, 304, 311, 323, 329 f., 335 ff., 346, 359, 364 f., 381 f.
– Mentalisierungsfähigkeit der Eltern 288, 323
– Mentalisierungsfähigkeit des Familiensystems 337
– Reflective Functioning Scale (RF) 382
Mentalisierungsbasierte Therapie (MBT) 336
Mentalisierungsbasierte Therapie für Adoleszente (MBT-A) 15, 288, 321, 323, 330, 334 ff., 342, 346, 382
Mentalisierungsstörung 335 f.
Meta-Analyse 63, 371 ff., 377 f., 385, 387, 390
Missbrauch, sexueller 60, 66, 77, 80, 91, 135, 139, 145, 147 ff., 158 f., 185, 237, 264, 267, 299, 342 ff., 359, 365, 372
– innerfamiliärer M. 158 f., 264, 299 f.
– Missbrauchsanschuldigung 299 f.
Misshandlung 80, 91, 135, 138 f., 147, 158, 250, 260, 299
Mobbing 127, 147, 150, 327
Modifikation der Behandlungstechnik 29, 92, 161 f., 183, 192, 282, 307, 309, 320, 330, 333, 335
Moratorium, psychosoziales 20, 26, 263
Motivation zur Therapie 79 ff., 86 f., 89, 92, 97, 103 f., 115 f., 118, 177, 183, 200 ff., 270 ff., 280, 282, 388 ff.
Musiktherapie 364
Mutter-Kind-Beziehung 28, 31, 39, 43, 70, 73 f., 110, 113, 134, 138, 203, 222, 231, 297

N

Narzissmus 23 f., 29 f., 51, 71, 88, 90, 132, 137, 139 f., 147, 154, 156 f., 198, 224, 231, 235, 237, 242, 249, 262, 352, 360
– Zeitalter des N. 70, 78, 231
negative therapeutische Motivation 270 ff.
negative therapeutische Reaktion 171, 241, 270 f.
Neid auf das andere Geschlecht 266
Neurobiologie 11, 14, 32, 51, 131, 158, 173, 324, 329
Neurose 60 f., 162 f., 168 ff., 174, 176, 178, 228, 238, 255, 323, 355, 376 f.
– Übertragungsneurose 167, 176 f., 230
Neutralität, analytische 162, 177, 235, 252 f., 255 f., 277, 293, 303, 309, 319, 332 f., 343, 353
Non-contact-Missbrauch 299, 301
Nostalgie 210, 312
NSSV (nicht-suizidales selbstverletzendes Verhalten) 139 f.

O

Objektbeziehungen, innere 26 ff., 134, 140, 233
Objektbeziehungstheorie 17, 26 f., 29, 31 f., 38, 40, 57, 134, 138, 160, 195, 203
Objekt-Wahrnehmung 215, 290, 304, 327, 329, 340
Ödipuskomplex 18, 24, 31, 35 f., 38, 57, 176, 265
Offenheit in der Therapie 103, 116, 198 f., 256, 279
Omnipotenz 37, 53, 133, 147, 169, 206 f., 211, 224, 231, 243, 245, 270 f., 296
Onanie 31, 182, 262, 264 f.
Operationalisierte Psychodynamische Diagnostik *siehe* Diagnostik
Operationalisierte Psychodynamische Diagnostik im Kindes- und Jugendalter (OPD-KJ) *siehe* Diagnostik

P

Paardynamik 301
Parentifizierung 75
Passivität, defensive 114, 159, 200, 242 f., 249, 252
Patchworkfamilie 69 f.
Persönlichkeitsstörungen 119, 123, 132 ff., 138, 147, 155 f., 204, 215, 220, 235, 303, 321, 323, 331, 339, 346, 352, 362, 372 f., 376
Phantasien 24, 26 ff., 31, 37, 51 f., 60, 135, 138, 159, 167, 177, 182, 203 ff., 213 f., 216, 224, 231, 233 f., 237, 244, 248, 251, 265 f., 268 f., 309 f., 323, 330, 342, 353
– Familienroman 34, 206
– Größenphantasien 40, 147, 149
– »if only«-Ph. 209 ff., 242, 312
– ödipal-sexuelle Ph. 308
– ödipale Ph. 31
– Ph. der Erschaffung eines neuen Selbst 206

– Ph. über eine andere Identität 208 f.
– Ph. und Realität 37, 59, 90, 204, 214, 216, 223, 228, 344
– Remigrationsphantasie 312
– Rettungsphantasien 37, 181, 188, 206 ff., 237, 247, 251 f., 254, 298
– sexuelle Ph. 143, 267
– »some day«-Ph. 209 ff., 312
– symbiotische Ph. 207
– Todesphantasien 110, 274
– unbewusste Ph. 15, 27, 52, 59, 78, 176 f., 205, 210
– Verschmelzungsphantasien 31, 134, 138, 157, 207
– zentrale Onaniephantasie 30 f., 262, 264 f.
PISA-Studien 54
Planung der Psychotherapie 113, 116, 118 ff., 122, 380
Prävalenz 63 ff., 73, 129, 138, 141, 150, 152, 306
»Prinzip Antwort« 97, 324, 339 f.
Prinzip, mütterliches 29, 259
Prinzip, väterliches 29, 259, 277, 330
Privatsphäre des Jugendlichen 122, 292
probatorische Sitzungen 79, 85, 89, 93 f., 100, 103 ff., 110 f., 117, 119, 122, 127, 181, 191, 200, 220, 230, 232, 234 f., 241, 279 ff., 294, 298, 300, 307
Probehandeln 23, 31
Prognose der Psychotherapie 118
Projektion 27, 29, 33, 53, 242, 267, 338
Psychoanalytische Therapie (PA) 14, 174 f., 178 ff., 225, 383, 389
Psychoanalytisch-interaktionelle Methode (PIM) 17, 27, 32, 40, 98, 162, 195, 224, 321, 324, 330, 339 ff., 346, 381 f.
Psychodrama-Gruppentherapie 345, 361
Psychodynamik 12 ff., 17 f., 21, 31 ff., 42, 56 f., 62, 78, 84, 92 f., 100, 112 ff., 118 ff., 122, 129 f., 132, 139, 145 ff., 160 ff., 172 f., 175, 177 ff., 182, 188 f., 192, 199, 201, 203, 212, 225, 229, 239, 252, 255, 259, 267, 293, 305, 307, 311, 322 ff., 329 f., 337 f., 342 ff., 346, 348 f., 353, 361, 364, 369, 371, 381, 387
Psychodynamische Therapie (TP) 11 f., 14 ff., 67, 79, 81, 92 ff., 102 f., 119, 173 ff., 178 ff., 182, 192 ff., 219, 226, 232, 321 f., 329, 337 f., 344, 348, 367, 369 ff., 376, 378, 380 f., 383 f., 387, 389 f.
– TP versus PA 93
Psychoedukation 333 f., 337
Psychologik 100
Psychopathologie 15, 33, 45, 77, 120, 133, 154, 156, 333, 336, 374
Psychose 24, 31, 33, 91 f., 123, 134 ff., 170, 182, 235, 323, 358, 362, 367, 376
Psychotherapeutengesetz 13, 161, 172, 177, 180, 370
psychotherapeutische Versorgung von Kindern und Jugendlichen 122, 177 ff., 380, 389
– ambulante Versorgung 13, 192, 235, 331, 337, 361, 374
– Behandlungsgruppe 374 f., 378, 389
– Gruppentherapie 180
– Krankenversorgung 181
– niedrigschwellige Angebote 181, 349
– Stadt-Land-Gefälle 13, 180 f.
– stationäre Versorgung 13, 64, 75, 119, 136, 140, 149 f., 181, 235, 250, 259, 274, 282, 298, 303, 331, 337, 348, 357, 361 ff., 374, 376, 380 ff., 390
– TP 175
– Wartekontrollgruppe 374 f., 389
Psychotherapieforschung 11, 14 ff., 42 f., 48, 50, 57, 62, 84, 176, 180, 189, 222 f., 240, 329, 370 ff., 377 f., 386 f., 389 f.
Psychotherapierichtlinien 87, 117 f., 252, 282, 308, 322, 354
Pubertät 19, 30, 37, 46, 66, 76, 80, 142, 145, 156, 194, 206, 211, 231, 234, 347, 374
Pubertätsaskese 20, 24, 242 ff.

Q

Qualitätssicherung 16, 189, 197, 370 ff., 375 ff., 386 ff.

R

Rahmen, therapeutischer 16 f., 29, 31, 53, 57, 67, 81, 94, 105, 116, 118, 120, 123, 138, 146, 162 f., 173, 184 f., 195 ff., 206, 211, 225, 253, 259 f., 291, 303, 332, 336, 358, 360, 368, 379, 381 f.
– Attacken auf den R. 240

Realität 26 f., 39, 52, 59, 61 f., 73, 91, 97, 104, 136, 175, 205 f., 210, 224, 228 ff., 236, 243, 250, 252, 260, 265, 311, 318, 341, 344
- innere und äußere R. 15, 26 f., 37, 59 ff., 67, 78, 90, 159, 204, 209, 214, 216, 223 f., 228, 344, 357; *siehe auch* Phantasien
- Realitätsprinzip 243, 328
- Realitätsprüfung 24, 167, 175, 323, 328

Regression 31, 35, 37, 86, 114, 135 ff., 142, 162, 167, 174, 183, 202, 207, 233, 250, 252, 261, 265, 274, 276, 354, 360, 367
- Abwehr durch R. 114, 242
- Angst vor der therapeutischen R. 81
- maligne R. 353, 366

Repräsentanz
- Elternrepräsentanz 19, 228
- Fremdenrepräsentanz 319
- innere R. 78
- Körper-Selbst-R. 137 f.
- Objekt-R. 134, 138, 225, 227 f., 261
- Selbst-R. 89, 134, 137 f., 225, 227 f., 261, 336, 338
- symbolische R. 247, 310

Resilienz 42, 77
Resonanzerfahrungen 70 f.
Ressourcenorientierung 57, 93, 95, 103, 115 f., 191, 194, 281, 330, 341 f., 344, 388
Retraumatisierung 329, 342
Richtlinien-Psychotherapie 179 ff., 192, 273
Rollenumkehr 75, 332
Rückzugsverhalten 44, 55, 85, 153, 245, 251
Rupturen (ruptures) 187, 189, 239 f., 271, 360, 379, 388
- Konfrontationsrupturen 240
- Rückzugsrupturen 240
- rupture and repair 189, 239, 379

S

Scham 88, 110, 146, 262, 264, 278, 282, 301, 306 f., 309, 311, 314, 317, 342, 344
Scheitern der Therapie 171, 211, 235, 241, 271 f., 368, 385, 388 ff.
Schlafarrangement 18, 69, 288, 300, 367
Schuld, Schuldgefühl 19, 22, 69, 99, 108, 131, 153 f., 171, 185, 225, 241, 245, 270, 277 ff., 282 ff., 289, 302, 307, 317, 319, 345
- Autonomieschuld 154, 275, 315, 317, 320
- emanzipatorische Sch. 36, 154, 245
- ödipale Sch. 36, 246

Schule
- Schulangst 150, 300, 318, 327
- Schulphobie 150
- Schulschwänzen 147, 150 f.
- Schulverweigerung 33, 131, 148, 150 f., 183, 257, 269, 299 ff., 313, 316, 349, 362, 387

Schweigen
- Schw. des Patienten 166, 171, 200, 226, 234, 240, 251, 360
- Schw. des Therapeuten 97, 164, 255

Schweigepflicht 185, 198 f., 291 f., 308, 335, 359
Science-Fiction 214 ff.
Selbst
- aggrandiertes 29
- falsches 30

Selbstentfremdung 139
Selbsterfahrung des Therapeuten 175, 302
- Spiel-S. 182, 184

Selbstfokus 32, 56, 328
Selbstfragmentierung 140, 338
Selbstkohärenz 70, 93
Selbstkonzept 50
Selbstobjekt 36, 69 f., 78, 151, 160, 257, 285
Selbst-Objekt-Differenzierung 93, 117, 128, 134, 141, 285, 290, 304, 335, 340
Selbstoptimierung 265
Selbstpsychologie 17, 26 f., 29 f., 32, 38, 57, 160, 195
Selbstreflexion 39, 43, 113, 174, 354
Selbstverletzung *siehe* Automutilation 138
Selbstwahrnehmung 202, 215, 223, 290, 304, 327, 329, 340
Selbstwertgefühl 29, 75, 115, 264
Selbstwirksamkeit 30, 70, 116
Separation 302, 313 f.
Separationsängste, elterliche 70
Separations-Individuations-Bemühungen 35, 134 f., 256, 297, 314
Setting, stationäres 148 ff., 251, 259, 344, 347, 362 ff.
Sexualität 18, 21 ff., 30 f., 37 ff., 44 f., 53, 60, 62, 89, 96, 98, 115, 123 f., 126 ff., 135 f., 139, 142 f., 147, 154, 156, 158 f., 169, 182, 186,

199, 207 ff., 211, 213, 215 f., 220, 244, 255, 260 ff., 267 f., 276, 286 f., 289, 295, 328, 342, 345, 349 f., 368
– sexuelle Orientierung 38, 146 f.
– sexuelle Präferenz 144
– unverbindl. sexuelle Beziehungen 51
Sexualstraftäter, jugendliche 147 f., 269 f.
Somatisierung 153, 159, 306, 323
– Somatisierungsstörung 320
Spaltung 24, 27 ff., 90, 133, 135 ff., 156 f., 159, 164, 194, 203, 210, 214 ff., 222, 242, 278, 282, 290, 298, 302, 312, 317, 331, 338, 360, 365 f., 369
Spiegelung 30, 46, 70 f., 165, 168, 176, 228, 231, 237, 323 f., 346, 359
Spielen in der Therapie 184, 192, 217 f., 221, 233 f., 236, 243, 332, 336, 338
– veränderte Bedeutung 310
Sprachlosigkeit 28, 32, 90, 159, 188, 210, 246 f., 250, 345
Störung
– Angststörung 22, 64, 66 f., 73, 85, 149, 157 f., 233, 247, 263, 290, 306, 349, 362, 372 f., 375
– Bindungsstörung 345, 382
– dissoziale St. 19, 147, 196, 349, 363
– dissoziative St. 67, 92, 94, 103, 123 f., 126 ff., 138 f., 156, 158, 315, 323, 331, 345, 372
– emotionale St. 64, 296, 364, 376 f., 381 f.
– Essstörung 33, 63 f., 67, 85, 94, 111, 126 ff., 137 f., 141 ff., 207, 219, 235 f., 244, 252, 294, 298, 335, 359, 362, 368, 372
– externalisierende St. 236, 336
– Gangstörung 126, 315
– ich-strukturelle St. 57, 59, 66, 92 f., 132 ff., 162, 173, 204, 207, 222 f., 250, 255, 323, 330, 358, 377
– neurotische St. 60, 132 f., 162 f., 169, 174, 176, 178, 228, 255, 323, 376 f.
– psychosomatische St. 31, 54 f., 73 f., 138, 362
– Schlafstörung 153, 159, 317
– somatoforme St. 67, 92, 372
– strukturelle St. 57, 65, 90, 92, 94, 162, 173, 207, 246, 255, 330, 339 f., 356, 369
Stressbewältigung 17, 57
Stressoren 42, 62, 75 ff., 80, 155, 160
Struktur
– Bindung 114
– Identität 114
– Interpersonalität 114
– Steuerung 114
– Strukturmodell 39
– trianguläre S. 35, 257, 259, 282 f., 364
Strukturaufbau 38, 93, 95, 204, 304, 326, 348, 355
Strukturfokus 93, 321, 324, 346
Strukturniveau 120, 322, 331, 348, 373, 380 ff.
strukturorientierte Psychotherapie 15, 321, 323 f., 339
Strukturpathologie 15, 61, 321 ff., 346
Suizidalität 25, 31, 52, 91, 108, 123, 139 f., 147, 149, 151, 153, 155 ff., 185, 199, 232, 235 f., 251, 270 f., 307, 318, 332, 335, 345, 351 f., 362 ff., 368
Sündenbock-Funktion 49, 80, 131, 288, 302
Supervision 12, 108, 125, 152, 176, 186, 236, 252, 254, 269, 275, 300, 302, 342, 389
Symboldeutung 166, 203, 212
Symbolisierungsfähigkeit 29, 91, 93, 103, 124, 126, 132 f., 136 f., 159, 166, 203 f., 208, 212, 215, 218, 323, 365
Symptombeschreibungen 85, 310
systemische Therapie 87, 336
Szene 90, 95, 97 f., 102, 111, 122, 217, 247, 274

T

Tabu 307
Tanztherapie 152, 364
Therapeut
– erfahrener bzw. unerfahrener Th. 189 ff., 234 f., 253
– »hinreichend guter« Th. 15, 175 f., 181 ff.
– therapeutische Beziehung 172
Therapieende 302
Tradition 284, 308, 313 f., 318
Transgender 18, 35, 65, 144, 146 f., 186, 264 ff.
– geschlechtsangleichende Operation 146
Trauer 24, 38, 108 f., 154, 204, 343, 361
– Trauerarbeit 19 f., 132, 154
Trauma 15, 33, 42 f., 57, 62, 76, 78, 80, 90 f., 103, 115, 118, 123, 126 f., 134, 138 ff., 145, 149,

155, 157 ff., 173, 198, 203, 207, 209, 218, 220, 222 f., 229, 237, 246 f., 250, 252 f., 255, 260, 274, 285, 299, 321, 323 f., 329, 341 ff., 356, 365, 369, 382
– Fluchttraumata 343
– Jugendliche als Behälter elterlicher Traumata 287
– Mehrfachtraumatisierung 62, 158, 323
– Posttraumatische Belastungsstörungen (PTBS) 92, 127, 157 f., 306, 310, 324, 345
– reale Traumatisierung 11, 60 ff., 135, 158, 205, 250, 342
– sekundäre Traumatisierung 92
– Traumamodell 39
Traumapathologie 15, 61, 321 ff., 346
Träume 171, 211 ff.
– Deuten von T. 165 f., 212 f.
– Tagträume 37, 52, 205, 210
– Tierträume 212
– traumatische T. 158 f.
– Umgang mit T. 211 ff.
Trauminhalt
– latenter T. 162, 165
– manifester T. 165, 212
Trennung 23, 28, 51, 74, 154, 219, 257, 262, 272 ff., 288 ff., 296, 302, 337, 362
– Trennungsangst 70, 150, 155, 214, 344
– Trennungsfamilien 55, 74, 76, 80, 88, 247, 279, 282 f., 290, 299, 303, 313, 361
Triangulierung 29, 31, 35 f., 77, 106, 113, 138, 149, 184, 256 f., 259, 289 f., 296, 298, 330

U

Übergangsobjekt 24, 28, 204, 208, 260 ff., 344
Übergangsphänomen 28, 262
Übergangsraum 28, 91, 220, 260
Über-Ich 60, 167, 185, 241
– Strenge des Über-Ichs 154
– Widerstand des Über-Ichs 171
Überidentifikation 238
Übertragung 41, 57, 97, 99, 103, 117, 124, 162 f., 165, 167 ff., 176 f., 190, 192, 195, 198 f., 201 f., 224, 226, 228 ff., 233 f., 237, 239, 241, 249 f., 261, 267 ff., 273 f., 276 f., 291, 303, 311, 331, 342, 346 f., 355, 357
– Begriffsdefinition 163 ff., 167
– erotische Ü. 168, 215, 268 f.
– mangelnde Fähigkeit zur Ü. 133, 230, 323
– negative Ü. 168, 224, 231 f., 253, 261, 276
– positive Ü. 167
– pseudopositive Ü. 168
– »schwierige Ü.« 133, 270, 343
– Spiegelübertragung 168, 231, 237
– Ü. als »falsche Verknüpfung« 124
– Ü. bei Deprivation 29
– Zwillingsübertragung 168
Übertragungsbeziehung 81, 165, 167 f., 175, 182, 229 ff., 233 f., 270, 272, 296
Übertragungsdeutung 95, 166, 190, 233
Übertragungsfokussierte Psychotherapie (TFP) 15, 95, 288, 311, 321, 323, 330 ff., 335, 338, 342, 346
Übertragungs-Gegenübertragungs-Geschehen 174 f., 182, 193, 196 f., 212, 278, 284, 294
Übertragungsobjekt 230, 237
Übertragungswiderstand 170 f., 173 f., 192 f., 196 f., 230, 241, 249 ff., 278, 284, 294, 296, 304, 354
Umwandlungsantrag 120, 348
Unbewusstes 15, 18, 27, 30, 52, 59 f., 70, 78, 97 f., 100, 104 f., 126, 128, 150, 154, 162 ff., 167 f., 176 f., 188, 192, 199, 201, 203 ff., 210 ff., 214, 225, 229, 234, 240, 244, 248, 252, 265, 270, 276, 287, 302, 343, 347, 349, 356 f.
Uniformismus 24

V

VAKJP (Verein analytischer Kinder- und Jugendlichen-Psychotherapeuten) 64, 81, 123, 178
Validierung, empathische 311, 338
Varianten der Geschlechtsentwicklung (Leitlinie) 144
Vater-Kind-Beziehung 48, 60, 70, 73, 75, 85, 110 f., 113, 271, 283, 297, 299, 303, 314 f., 320, 330
– Sichtweise des Vaters 85
– unzuverlässiger Vater 99, 298
Veränderungen
– familienstrukturelle V. 15, 40, 57, 69, 74, 78, 257, 283

– gesamtgesellschaftliche V. 15, 59, 61, 63, 68, 76, 78, 158, 193, 257, 346
– V. der familiären Beziehungen 46, 48, 57, 160, 257, 279, 346, 368
– V. der Krankheitsbilder 193, 321, 346
Verführungstheorie 59 f., 62, 264, 342
Verhaltensstörung 63 f., 66 f., 74, 85, 129, 153, 185, 297, 306, 349, 375, 381
– antisoziales Verhalten 66, 93, 148 ff., 155, 248 ff., 335, 365, 381 ff.
– sexuell deviantes Verhalten 147
– sexuelle V. 349
– vermeidendes Verhalten 226; *siehe auch* Bindungsmuster
Verhaltenstherapie (VT) 14, 67, 84, 92, 179 f., 364, 371 f., 378
Verleugnung 20, 22, 33, 91, 124, 126, 128, 133, 149, 157, 210, 317
Verlust 19, 28, 42, 80, 108, 115, 134 f., 145, 154 ff., 193, 204 ff., 216, 231, 274, 289 f., 343, 353, 361, 367
– Autonomieverlust 353
– Identitätsverlust 313
– Impulskontrollverlust 139, 341
– Interessenverlust 153
– Kontrollverlust 263 f.
– Selbstverlust 135, 207
– V. der Omnipotenz 211
– Vertrauensverlust 91, 160
Vernachlässigung 40, 72, 77 f., 80, 98, 149, 219, 231, 237, 289, 299
– innerfamiliäre V. 158
Verschmelzung 31, 134, 138, 141, 143, 157, 207
Verstehen, szenisches 98, 100, 102, 117
Verwöhnung, übermäßige 78, 149, 151, 160, 295, 316, 320
Verzicht, ödipaler 24, 36, 256 f.
Virtualität 71, 340, 358
Vorgespräch 116, 284
Vulnerabilität 15, 42, 57, 77, 80, 134, 154, 157, 323, 338, 367, 382
– Fenster der Vulnerabilität 15

W

westliche Werte und Erziehungsprinzipien 75, 183, 315 f.
– Autonomie und Selbstverwirklichung 310
– Geschlechterbilder 309
– Romantisierung einer Liebesbeziehung 309
Widerstand 26, 30, 40, 93, 103, 163 ff., 168, 170 f., 173, 176, 187, 192 f., 196 ff., 202 f., 230, 234, 237, 240 ff., 249 f., 254, 267, 271 f., 274, 276 ff., 281 f., 295 f., 304, 307, 351, 357, 360, 362, 387, 390
– kulturspezifischer W. 244
Widerstandsanalyse 162, 166, 170 f., 174, 291, 354
Wiederholen 18, 148, 158, 165, 167 f., 201, 224, 229, 249, 251, 271, 282, 342, 365
Wirkfaktoren, therapeutische 222, 371 f., 390
Wissenschaftlicher Beirat Psychotherapie (WBP) 371, 388
Wunscherfüllung, halluzinatorische 251

Z

Zeichnungen 106, 108 ff., 117, 217 ff., 234, 276, 343 f.
Zukunftsangst 55, 75
Zukunftsperspektive 25, 30, 52, 54 ff., 59, 110, 211, 284
Zwangsstörung 135, 258, 362, 385
»zweite Chance« 15, 57

Die Autorin

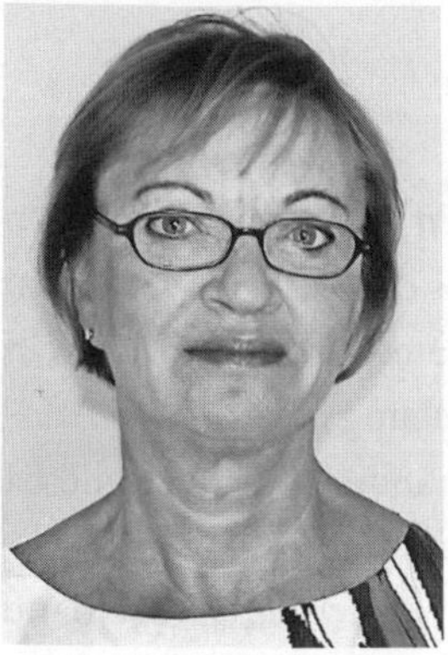

Inge Seiffge-Krenke, Dr. phil., Professorin für Entwicklungspsychologie und Gesundheitspsychologie, zuletzt an der Universität Mainz. Sie ist Psychoanalytikerin und in der Lehre und Supervision von Weiterbildungskandidaten für Erwachsenen-, Kinder- und Jugendlichen-Therapeuten tätig. Aufbauend auf ihrem früheren Buch, für das die Autorin den Heigl-Preis erhielt, legt sie nun eine vollständig überarbeitete und aktualisierte Fassung vor. Sie erhielt 2020 von der European Association for Research in Adolescence den Life Time Achievement Award für ihre Forschungen zu Jugendlichen und ihren Familien.

Zu den Vorauflagen

»Insgesamt ein sehr gelungenes Update zum gegenwärtigen Stand der Jugendlichen-Psychotherapie. Es sei nicht nur dem Ausbildungskandidaten als ›must‹, sondern auch dem erfahrenen Kliniker empfohlen, der sich einen gut lesbaren Überblick verschaffen will über fachhistorische Entwicklungslinien zum gegenwärtigen Stand der Forschung.«

Michael Naumann-Lenzen, Deutsches Ärzteblatt

Zur vorliegenden Auflage

»1986 ist das Buch von Inge Seiffge-Krenke zum ersten Mal erschienen. Von Beginn an war es ein hilfreiches Standardwerk. Jetzt hat es die Autorin wiederum gründlich überarbeitet und erneut einen stimmigen theoretischen Rahmen, ein hilfreiches Gerüst an Einsichten und Techniken zur Verfügung gestellt. Die Adoleszenz hat sich in den vergangenen Jahren erheblich verändert. Mittlerweile ist das sogenannte Transitionsalter in den Mittelpunkt geraten, eine komplexe Phase, die bis in die End-Zwanziger dauern kann. Die Autorin hat sich in Deutschland mit diesem wichtigen Buch über die Jugendlichen-Psychotherapie sehr verdient gemacht. Es sollte von jedem Ausbildungskandidaten als Vorbereitung zur Prüfung, aber auch von niedergelassenen Kolleginnen und Kollegen sorgfältig durchgearbeitet werden.«

Dr. Hans Hopf

»Jugendliche, ihre Lebenswelten und ihre psychischen Störungen können heute aus der Perspektive klassischer und moderner psychodynamischer Konzepte nicht mehr ausreichend verstanden und behandelt werden. Die Stärke des konzeptuellen und behandlungstechnischen Ansatzes liegt darin, dass die Autorin die gesellschaftliche und psychische Situation der heutigen Jugendlichen in zahlreichen eigenen Studien untersucht und anhand der internationalen Forschungsliteratur beschrieben hat. So ist denn auch das therapeutische Vorgehen in dem vorliegenden Buch auf diese Störungsschwerpunkte und Lebensprobleme der Gegenwart ausgerichtet und stützt sich dabei auf moderne Ansätze der psychodynamischen Diagnostik und Behandlungstechnik, die in zahlreichen Fallbeispielen illustriert werden. Für den Bereich der psychodynamischen Literatur hat Inge Seiffge-Krenke hier ein wirklich beispielgebendes Buch vorgelegt."

Prof. Dr. Gerd Rudolf, Heidelberg